现代呼吸科诊疗及护理实践

主编 王保健 李 强 张 鼎
王 辉 李海燕 叶和江

XIANDAI HUXIKE ZHENLIAO
JI HULI SHIJIAN

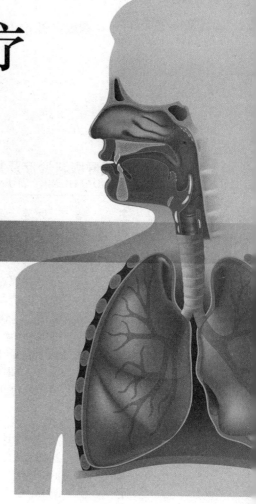

黑龙江科学技术出版社

图书在版编目（CIP）数据

现代呼吸科诊疗及护理实践 / 王保健等主编. -- 哈
尔滨：黑龙江科学技术出版社, 2018.1
ISBN 978-7-5388-9537-7

Ⅰ.①现… Ⅱ.①王… Ⅲ.①呼吸系统疾病-诊疗②
呼吸系统疾病-护理 Ⅳ.①R56②R473.5

中国版本图书馆CIP数据核字(2018)第024233号

现代呼吸科诊疗及护理实践
XIANDAI HUXIKE ZHENLIAO JI HULI SHIJIAN

主　　编　王保健　李　强　张　鼎　王　辉　李海燕　叶和江
副 主 编　程艳慧　师喜云　焦彦歌　毛　芳　王金花
　　　　　魏柯柯　刘彩玲　李晓迪　李言言
责任编辑　李欣育
出　　版　黑龙江科学技术出版社
　　　　　地址：哈尔滨市南岗区公安街70-2号　邮编：150001
　　　　　电话：（0451）53642106 传真：（0451）53642143
　　　　　网址：www.lkcbs.cn　www.lkpub.cn
发　　行　全国新华书店
印　　刷　济南大地图文快印有限公司
开　　本　787 mm×1 092 mm　1/16
印　　张　18
字　　数　437 千字
版　　次　2018年1月第1版
印　　次　2018年1月第1次印刷
书　　号　ISBN 978-7-5388-9537-7
定　　价　88.00元

前　言

近年来随着人们生活水平的不断提高，呼吸系统疾病的发病率也逐渐增长，呼吸系统疾病诊疗的新技术、新理论也不断涌现，呼吸科医师和护理人员在临床工作中面临巨大的压力和挑战。本书编者结合自身多年丰富的临床经验，并参考了大量国内外最新的相关学术文献，倾力合著此书，以求与广大同仁与时俱进、共同提高，为患者提供更高水平的医疗服务。

本书较为系统、全面地介绍了呼吸科疾病的诊断方法和治疗技术，包括疾病的临床表现、辅助检查、诊断、鉴别诊断和治疗等方面的内容，涵盖了上呼吸道感染、气管支气管疾病、感染性肺疾病、慢性阻塞性肺疾病、肺血管疾病、间质性肺疾病、肺癌、睡眠呼吸障碍疾病的诊断与治疗，针对呼吸科疾病的护理也做了系统阐述。资料新颖，简明实用，重点突出，适合呼吸科专业人员以及基层医务工作者阅读。

在编写的过程中，虽力求做到写作方式和文笔风格一致，但由于各位作者的临床经验及编书风格有所差异，加之时间仓促，书中难免有一些疏漏和错误，望广大读者见谅，并予以批评指正，也欢迎各位同仁在使用本书的过程中提出意见和建议，以供今后修订时参考。

编　者

2018 年 1 月

目 录

第一章 临床呼吸生理

第一节 呼吸力学

一、呼吸动力

人体在呼吸过程中，胸廓和肺会出现相应的活动，吸气时胀大，呼气时缩小。胸肺活动的发生动力主要来源于呼吸肌的收缩和舒张活动以及胸肺的弹性回缩。神经中枢与体液化学因素的调节，使呼吸肌肉有节律地收缩。

1. 吸气动力　吸气时，呼吸中枢产生的吸气讯号通过神经传导引起吸气肌肉兴奋收缩，膈肌中心部分下移增加了胸廓的长径；肋间外肌的收缩使胸骨及肋骨上抬、胸廓前后径及左右径均增宽，使胸腔容积增大。吸气肌中最主要的吸气肌肉如膈肌、肋间肌、胸锁乳突肌等也参与用力吸气活动。

2. 呼气动力　平静状态下呼气的动力主要来源于扩张的胸廓和肺部产生的弹性回缩力。呼气肌肉不参与呼气活动，但用力呼气时呼气肌肉参与其中，肋间内肌收缩使肋骨下移，胸廓前后径变小，腹壁肌肉的收缩使腹腔容积变小，膈肌上抬，最终使胸肺容积变小。

由此可见，正常的呼吸中枢驱动、神经传导、呼吸肌肉功能及完整的胸廓是呼吸动力正常的主要影响因素，任何原因影响到这些因素［如脑外伤、出血、炎症、肿瘤等导致的呼吸中枢受损、神经肌肉疾病（如重症肌无力）、胸廓疾病（如开放性气胸）等］都会使呼吸动力（或称呼吸泵）的功能受损。

二、呼吸阻力

呼吸动力做功的目的是要吸入气体，使空气（氧气）从肺外进入肺内，而这必须克服呼吸阻力。呼吸系统的阻力如按解剖位置分类，可分为鼻腔阻力、口腔阻力、咽喉部阻力、气管阻力、支气管阻力、肺泡与肺组织阻力以及胸廓阻力等。如按物理特性分类，则可分为黏性阻力、弹性阻力和惯性阻力（图 1 - 1）。

1. 黏性阻力（resistance）　系气体流动通过气道时因摩擦消耗所产生的阻力，分布在大、小气道和肺组织，但绝大部分来自于气道。阻力的大小与气体的性质（密度）、气道的长度和管径以及引起气流的压力差等因素有关，其中以气道的管径影响最大，因而气道狭窄（如哮喘）会导致气道阻力的迅速增加。

2. 弹性阻力（capacitance）　系胸廓和肺组织扩张膨胀所消耗的阻力，主要分布在胸廓、肺组织、肺泡和可扩展的细小支气管。弹性阻力的倒数即为顺应性（compliance），即单位压力下的容量变化，按部位可分为胸廓顺应性和肺顺应性。气管因有软骨环作支架，气

1

管容积基本变化不大，其顺应性可忽略。

3. 惯性阻力（inertance） 系在气体流动和胸廓扩张运动过程中产生的阻力，主要存在于大气道和胸廓。

如消耗于三种阻力的压力恒定，则黏性阻力的大小取决于呼吸流量，弹性阻力取决于胸肺容积，而惯性阻力则取决于呼吸气流的加速度。呼吸系统的黏性阻力、弹性阻力和惯性阻力之总和统称为呼吸总阻力或呼吸总阻抗（impedance）。

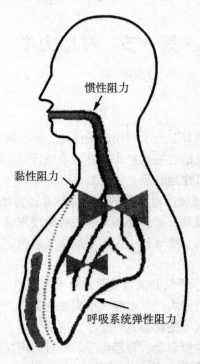

图1-1 呼吸阻力分布

呼吸阻力增大使气体进入体内变得困难，患者感到胸闷、气促、喘息等不适。气道阻塞性疾病如支气管哮喘的急性发作期、慢性阻塞性肺疾病（chronic obstructive pulmonary disease，COPD）、支气管肿瘤等，以及胸肺顺应性下降的疾病如肺纤维化、肺水肿、胸廓畸形等疾病均可有呼吸阻力增高的表现。

（张 鼎）

第二节 肺通气功能

呼吸做功克服呼吸阻力使呼吸得以进行，气体通过气道进出肺部，肺容量发生相应的改变，是呼吸气体交换的第一步。按改变与呼吸时间的关系可分为静态肺容量和动态肺通气。

一、静态肺容量

指肺部能容纳的呼吸气量，在不同的呼吸时相位肺容量可有相应的改变，如残气位、功能残气位、肺总量位等的肺容量。肺容量是临床肺功能评估的基础。

二、肺通气功能

指单位时间随呼吸运动进出肺的气体容积，即呼吸气体的流动能力，是临床评估肺功能最常用和最广泛使用的检查方法。

肺通气的产生机制和过程：在呼吸动力学中已经描述，吸气肌肉的收缩增加了胸廓的长径、前后径以及左右径，使胸肺容积增大，这导致胸腔及肺泡内负压增大低于开口压（大气压），两者的差异为经肺压。气体压力的差异产生气流，驱动气体从体外进入，经鼻、咽、喉、气管、支气管等大小气道最终进入肺泡，当肺泡压与口腔压相等时吸气气流停止，而增大的胸廓和肺容积亦导致胸肺弹性回缩力增加；当吸气肌肉停止收缩后，胸廓和肺由于弹性回缩力的作用而使胸腔容积和肺容积趋于缩小，肺泡内压高于口腔压，形成自然呼气。通常吸气是主动的，呼气为被动的，呼气时只有肋间内肌与腹壁肌肉收缩参与才构成主动呼气。由于吸气肌、呼气肌的轮流收缩、松弛以及胸廓、肺的弹性力量产生胸部风箱式的呼吸动作和呼吸气流进出肺泡，因此形成通气。

在用力呼气相早期（高肺容量位）时，呼气流量与用力程度成正比；但在中后期的低肺容量位，呼气流量却呈非用力依赖性特点。这一现象可用等压点学说阐明。用力呼气时，由于气流阻力的作用，肺内气体沿周围气道呼出至气管开口端的过程中，气道内压逐渐下降，当气道内压降至与胸膜腔内压相等的某一点，称为等压点。依等压点学说气道可分为两段：自等压点至肺泡侧的较小气道称为上游段；等压点至气道开口的较大气道为下游段。在上游段，气道内压＞胸膜腔内压，管腔不会被压缩；在下游段，气道内压＜胸膜腔内压，故气道被压缩，管腔变小。但等压点在用力呼气过程中并非固定位置不变，它所反映的是动态生理变化。从动力学角度而言，肺泡弹性回缩力是肺泡等压点气道内产生流量的驱动力，而气道阻力则决定肺泡回缩力能有效作用于气道壁上保持通畅的长度（即上游段的长度）。驱动力愈大，气道阻力愈小，而等压点离肺泡则愈远，这见于高肺容量用力呼气时，等压点移至大气道，其下游段气道因有气管软骨环支持而不被压缩，气道阻力小。因此，高肺容量时气流量具有用力依赖性，随呼气肺容积减少、驱动力下降，等压点渐向周围气道移动，这时下游段气道在胸膜腔内压作用下被挤压，管腔狭小，气道阻力增大，抵消了胸膜腔内压作用于肺泡增加呼气流量的作用力，表现为流量自我受限，即低肺容量下呼气流量的非用力依赖性。

凡能影响呼吸频率、呼吸幅度和气体流量的生理、病理因素均可影响肺通气功能。气道阻塞性疾病以及肺容积扩张受限性疾病均可导致通气功能受损。

通气功能在不同的时间或季节可有波动变化，这种变化在气道敏感性增高的患者（如支气管哮喘）更加明显，气道反应性检查多在通气功能检查的基础上进行。

（张　鼎）

第三节　气体分布

气体进入肺内后将广泛分布于各肺泡中，但即使在正常人也存在气体分布不均的现象。

肺上、下部单位肺容积的通气量不等，不同呼吸时相气体在肺内的分布也有差异，其最主要原因在于经肺压的重力依赖性；另外，胸廓结构的影响和肺门组织的牵拉也导致通气分布不均。

直立位受重力作用的影响，下胸部的胸膜腔内压较上胸部高（即负压较小），低垂部位的跨肺压低于上肺部跨肺压，呈重力依赖性。平静呼吸时，下肺区的肺单位常常是开放的，但跨肺压常较上肺区低，正常吸气时气体首先进入下肺区，越靠近膈肌，单位肺容积通气量越多，局部肺泡容积和肺泡通气之间存在明显的矛盾现象。吸气过程中，下肺区跨肺压的改变比上肺区改变明显，所以通气在下肺区的分布多于上肺区；由于胸廓上部和底部外形的差异使胸廓上部的活动度较下部少，横膈下降使肺下叶扩张比上叶明显。这种气体分布不均主要出现在功能残气位以下的水平，而在功能残气位以上水平，肺内气体分布则相对均匀。

由于受到重力作用的影响，不同的体位亦影响通气在肺部的分布。健康人于清醒坐位时，右肺通气稍多于左肺，这与右肺容积略大于左肺有关；在仰卧位时，虽然功能残气量减少，但单位肺容积的通气分布相对均匀；而在直立位时，下叶的通气分布较上叶好；同样，侧卧位低垂部位的通气分布较高位部分好，因为在功能残气位时，低侧肺接近残气位，而高侧肺接近最大吸气位，膈肌的低侧部分处在胸廓的较高位置，使低侧肺在吸气时能更有效地收缩，从而获得较大的容积改变。低侧肺的优先通气与低侧肺血液灌注增加，使得其通气/血流比值无明显变化。

胸廓扩张降低胸膜腔内压，使肺组织扩张，但肺门周围肺组织的扩张亦受大气道的牵拉和限制，因而在直立位的任何水平肺组织，吸气动作都使外周肺组织扩张度较肺门周围肺组织明显。所以，除了存在垂直方向的通气不均外，尚有水平位的通气分布不均。

生理因素产生了一定程度的通气不均匀分布，肺和气道的病理改变则加重了此现象。局部肺组织弹性下降如肺纤维化，将使肺顺应性下降。在跨肺压差一定时，肺组织顺应性越小，肺组织的扩张度亦越小。局部气道阻塞如肿瘤压迫气道，增加了气流阻力，使某些肺区域通气不良。胸腔积液可限制肺扩张，使肺顺应性下降，导致通气不均匀分布。

通气分布不均不仅是通气功能异常的结果，而且也是换气功能异常的原因之一。弥漫性支气管肺疾病可加剧这种分布不均，通气/血流分布不均是动脉低氧血症的最常见原因。因此，测定通气在肺内的分布对判断病理状况下病理生理改变有重要价值。

（张　鼎）

第四节　肺换气功能

肺除了具有通气作用外，也是人类进行气体交换的唯一器官。气体分子［有呼吸生理意义的主要为氧气（O_2）及二氧化碳（CO_2）］通过肺泡膜进行气体交换。肺泡膜由肺泡上皮及其基底膜、肺泡毛细血管内皮及其基底膜以及两个基底膜之间的结缔组织所构成。由于气体交换是通过被动扩散或称弥散的方式进行，因而也称为肺的弥散功能。

影响肺内气体弥散的决定因素主要有以下4种。

1. 呼吸膜两侧的气体分压差　气体交换的动力取决于该气体的肺泡压与毛细血管压之间的差值。依气体的压力梯度（或浓度梯度）从高压区移向低压区，分压差越大，则进行交换的气体越多。要保证这种压力梯度，需有正常的通气功能及正常的气体分布，以维持动脉血氧分压（PaO_2）、动脉二氧化碳分压（$PaCO_2$）在正常范围以及时间常数（＝气道阻力×肺顺应性）正常。由于肺泡中的氧气分压（或浓度）较肺泡毛细血管高，而肺泡毛细血管中的二氧化碳分压（或浓度）较肺泡高，因而氧气从肺泡进入肺泡毛细血管，而二氧化碳则从肺泡毛细血管进入肺泡。

2. 气体的溶解度　气体在肺泡内弥散至液体的相对速率与气体的密度及气体在液体中的溶解度有关，后者是影响气体在液体中弥散的重要因素。二氧化碳的弥散能力比氧气大20倍，当患者弥散功能发生异常时，氧的交换要比二氧化碳更易受影响。在临床上，肺弥散功能的障碍可明显影响动脉血氧水平，而非至终末期不会发生二氧化碳弥散障碍，故肺弥散实际上是指氧气的弥散是否正常。

3. 弥散距离　气体在肺内的弥散路径包括表面活性物质层、呼吸膜、毛细血管中血浆层、细胞膜及红细胞内血红蛋白，其中呼吸膜的厚度对弥散功能有重要影响，呼吸膜任何部分的病变（如增厚、渗透等）均可使弥散距离增加从而影响肺弥散。由于氧在液体（血液）中的溶解度很低，氧气必须和血液中的血红蛋白结合才能携带足够的氧气供机体的新陈代谢所需，因而临床上肺的弥散功能试验还包括了氧与毛细血管红细胞内血红蛋白结合的过程，血液中的血红蛋白量少亦会导致弥散距离增加从而影响弥散能力。

4. 弥散面积　是指与有血流通过的毛细血管相接触的具有功能的肺泡面积。任何损害肺血流或肺泡膜结构的因素均可影响肺通气与血流灌注比例（V/Q），导致弥散功能下降。

临床上，影响肺泡膜两侧氧分压差的主要原因是环境低氧（如高原）；影响气体通过肺泡膜的主要原因是气体交换面积减少（如毁损肺、肺气肿等）或弥散距离增加（如肺纤维化、肺水肿等）。V/Q异常常见于肺气肿、肺动静脉分流、大面积的肺栓塞等；血红蛋白含量减少（如失血、贫血）或特异性改变（如血红蛋白异常、中毒等）也会导致肺的弥散能力下降。

使用氧气进行弥散功能检查是最有临床意义的方法，然而有许多原因限制了氧的弥散功能的测定。临床上，一氧化碳（CO）是测定气体弥散功能的理想气体，因其透过肺泡毛细血管膜以及与红细胞血红蛋白反应的速率与氧气相似；除大量吸烟者外，正常人血浆内一氧化碳含量几乎是零，因而便于计算检查一氧化碳的摄取量；一氧化碳与血红蛋白的结合力比氧气大210倍，因此生理范围内的氧分压不是一个主要干扰因素；另外，一氧化碳在转运过程中几乎不溶解在血浆中。因此，临床多利用一氧化碳做弥散功能检测。

血气分析亦是检查肺换气功能的一项重要指标，临床测定较为简便。引起肺通气和（或）换气功能下降的任何因素都可能引起血气分析的异常，而血气分析异常则说明患者的呼吸功能已处于失代偿状态。

（张　鼎）

第五节　气道反应性

自然界存在着各种各样的刺激物，如生物性刺激（尘螨、动物皮毛、花粉等）、物理性刺激（冷空气等）及化学性刺激（如甲苯、二氧化硫等）。当这些刺激物被吸入时，气道可做出不同程度的收缩反应，此现象称为气道反应性（airway reactivity）。

气道反应的强度可因刺激物的特性、刺激物的作用时间以及受刺激个体对刺激的敏感性而有所不同。正常人对这种刺激反应程度相对较轻或无反应；而在某些人群（特别是哮喘），其气管、支气管敏感状态异常增高，对这些刺激表现出过强和（或）过早出现的反应，则称为气道高反应性（airway hyperreactivity，或 airway hyperresponsiveness，AHR）。

一、气道反应性的特点

气道反应性的改变可表现为气道的舒张和收缩，通过气道管径的大小反映出来。由于在整体上检查气道管径有困难，根据流体力学中阻力与管腔半径的 4 次方成反比这一原理，临床和实验室检查常用测定气道阻力的大小来反映气道管腔的改变。同时，由于气道阻力与气体流量成反比，因此气体流量也常用于反映气道管径的大小。

气道反应随刺激物剂量的变化可通过剂量 - 反应曲线显示，如图 1 - 2 所示。随刺激物剂量的增大气道阻力呈 S 形增加，对较低浓度的刺激无气道阻力明显反应，为曲线的低平台部分；随刺激物剂量的增加，当达到一定的阈值后，气道阻力开始增加，但当反应达到最大值时，即使再增加刺激物剂量也无反应，出现曲线的高平台部分。图中曲线 A 为正常曲线；曲线 B 左移，提示较小剂量的刺激即可引起气道管径的改变，刺激阈值前移，敏感性（sensitivity）增加；曲线 C 幅度增大，提示其刺激域虽与正常曲线相同，但增加剂量情况下其气道反应的强度即反应性（reactivity）增大。曲线 D 则为气道敏感性和反应性均增高，AHR 者多见此种改变。

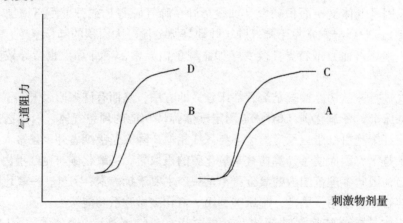

图 1 - 2　剂量 - 反应曲线

曲线 A 为正常曲线；曲线 B 左移，提示较小剂量的刺激即可引起气道管径的改变，敏感性增加；曲线 C 幅度增大，提示虽然刺激域与正常曲线相同，但增加剂量情况下其气道反应的强度即反应性增大；曲线 D 则为气道敏感性和反应性均增高

变应原刺激既可引起哮喘的急性发作（速发反应），也可引起哮喘的慢性发作（迟发反应）。迟发反应的强度和持续时间往往较速发反应更为明显和持久，对患者给予变应原刺激者须注意对迟发反应的观察。临床实践中，考虑到受试者的安全性，一般当给予刺激后机体反应达到一定的强度时即终止激发试验，而无须达到反应最大值。

二、气道反应性的临床检查

1. 支气管激发试验 支气管激发试验（bronchial provocation test 或 bronchial challenge test）是通过吸入某些刺激物诱发气道收缩反应的方法，借助肺功能指标的改变来判定支气管缩窄或舒张的程度。

支气管激发试验主要适用于协助临床诊断气道反应性增高，尤其是对支气管哮喘的诊断。此外，支气管激发试验亦用于对气道高反应性严重度的判断和治疗效果的分析，并可用于对气道疾病发病机制的研究。

2. 支气管舒张试验 气道受到外界因素的刺激可引起痉挛收缩反应。与之相反，痉挛收缩的气道可自然或经支气管舒张药物治疗后舒缓，此现象称为气道可逆性（airway reversibility）。气道反应性和气道可逆性是气道功能改变的两个重要的病理生理特征。与支气管激发试验的原理相同，由于直接测定气道管径较为困难，临床上也常用肺功能指标来反映气道功能的改变。通过给予支气管舒张药物的治疗，观察阻塞气道舒缓反应的方法，称为支气管舒张试验（bronchial dilation test），亦称支气管扩张试验。

支气管对支气管扩张药的反应性是气道上皮、神经、介质及支气管平滑肌的综合反应。支气管舒张试验是了解气流受限变化可逆性的最重要的检查，是临床上慢性阻塞性肺疾病的诊断依据之一，也是在吸入支气管舒张药后的肺功能结果作为诊断的金标准。

（张 鼎）

第二章　现代呼吸病学的学科发展方向与要求

呼吸疾病严重影响人民群众的健康与生命，其发病率高、致残与致死率高，疾病负担巨大。因此，增进对呼吸疾病的认识，发展新的有效的预防与治疗方法是现代呼吸病学发展的不竭动力。

第一节　呼吸学科正面临着严峻的形势

一、呼吸疾病构成对人类和我国人民健康的重大危害

根据近二十年的国家卫生统计数据，呼吸疾病所致死亡高居城乡人口死亡率的 1~4 位。随着我国工业化、现代化进程的加速和生活方式的转型，空气污染、人群吸烟、人口老龄化等问题日趋严重，使呼吸系统疾病愈发成为影响我国人民健康和生命的重大、常见、多发疾病，所造成的疾病负担极为严重。近年的疫情说明，新发呼吸道传染病亦构成对人类健康的重大威胁。

二、呼吸学科的发展相对滞后

相形之下，我国呼吸学科作为一个大学科，长期以来其发展相对滞后，新的发现与发明创造较少，在所需承担的任务、使命面前，学科队伍薄弱，特别是较之心血管病学、肿瘤病学等先进学科的差距显著。从近年科技部和卫生部等重大项目立项、国家自然科学基金申报与立项数目、SCI 论文发表、科研奖项、专业人才资助与奖项等方面看，与兄弟学科比较，我们的学科处于显著的落后状态。如 2011 年国家自然科学基金申报项目数，呼吸学科仅800 余项，消化学科则达 1 300 余项，心血管学科更是高达 2 400 余项，反映出各学科学术研究活跃程度的差别。人的健康与生命如木桶中水，循环、呼吸、消化、泌尿等系统是围成木桶之板。呼吸学科由于长期以来发展不足，已经使呼吸系统疾病防治成为影响桶中生命之水积聚的"短板"。如此状况，实为呼吸学界不堪承受之重。

除过去已处于相对落后地位及已经形成的差距外，当前，在新型医学生物工程技术、基因组学、蛋白组学、代谢组学、生物－医学信息学等新的学术与技术方法及循证医学、转化医学等新的医学观念与研究模式不断涌现的情况下，呼吸学界在敏锐、积极地运用新的办法、接受新的观念、实践新的模式等方面仍显迟钝，以致在新形势下与其他先进学科的差距似有进一步扩大之势。

三、呼吸学科与其他学科存在广泛的交叉

当代各学科发展已呈现广泛交叉、交融，越是学科交叉的领域往往越是充满活力、富于

创新，同时也属"兵家必争之地"，充满挑战与竞争。新形势下，传统的学科范畴正在被重新划分。在中华医学会呼吸病学分会（呼吸学会）以学组形式划分的 11 个专业领域中，除慢性阻塞性肺疾病、间质性肺疾病、支气管哮喘似尚为呼吸学科的固有"领地"，鲜有其他专业主动拓展问津外，呼吸衰竭与呼吸危重症、肺栓塞与肺血管病、呼吸系统感染、肺癌、睡眠与呼吸障碍、烟草病学、介入呼吸病学、呼吸治疗八个领域与其他相关学科已形成广泛交叉共融关系，哪个学科能够以更积极的姿态与作为投身其中，更多地承担起发展该领域的责任与使命，哪个学科就会更多地"主宰"该领域的业务与发展。各个传统学科，包括呼吸学科在内，当前和今后都面临着重大的机遇和挑战——或"拓土封疆"，或"丢田失所"，各学科都面临着重新划分学科格局的严酷现实。呼吸学科在这一变局中或发展壮大，或低靡萎缩，其命运在于从业人员的把握。

呼吸学科正面临着严峻的形势，为此，呼吸学人需要审时度势，制定呼吸学科的发展战略并推行之。

（叶和江）

第二节　现代呼吸病学应当与危重症医学实行捆绑式发展

呼吸病学的发展采取与危重症医学的捆绑式发展已成为现代呼吸病学的重要发展模式。

一、呼吸病学与危重症医学关系密切

危重症医学（critical care medicine）是以研究危重症患者脏器功能障碍或衰竭的发病机制、诊断、监测和治疗为主要内容的一门临床学科。重症监护治疗病房（intensive care unit, ICU）是为适应危重症患者的强化医疗需要而集中必需的人员和设备所形成的医疗组织形式。危重症医学以 ICU 为其医疗、科研和教学基地，以脏器功能监测和脏器功能支持治疗为其主要技术手段。

呼吸衰竭的诊治和呼吸支持技术是危重症医学中最常涉及的问题和技术，也是在多脏器功能障碍综合征（multiple organ disfunction syndrome, MODS）或多脏器功能衰竭（multiple organ failure, MOF）的处理中至关紧要和经常处于发病和治疗关键地位的方面。呼吸病学先于危重症医学而存在，其有关呼吸衰竭的基本理论、研究方法和诊治手段是形成现代危重症医学不可或缺的，而危重症医学利用现代的呼吸支持手段和实时监护技术使我们比以往任何时候都可能更直观、更真切、更长时间地在临床上对每一名呼吸衰竭患者的病理生理变化和对治疗的反应进行严密的观察，由此才能使我们对呼吸生理和呼吸衰竭时的病理生理的认识达到前所未有的深度。现代呼吸病学的发展，如果仅仅依靠传统的做法而舍弃危重症医学领域这一块肥沃的土壤，是很难迅速而健康地成长的。应当说，现代呼吸病学与危重症医学的紧密结合既是学科快速发展所必需，又是学科快速发展中的必然，只有如此才能组建合理的学科框架。

二、国际上呼吸病学与危重症医学已形成捆绑式发展模式

由于两个学科相辅相依的密切联系，国外呼吸病学在其发展过程中非常重视本学科与危

重症医学的结合，其发展过程充分体现了现代呼吸病学与危重症医学实行捆绑式发展的必然趋势。在北美，内科重症监护治疗病房（MICU）常规设于呼吸科内，由呼吸内科医师负责，即在大内科（department of internal medicine）下设呼吸病学与危重症医学亚科（division of pulmonary&critical care medicine），在从事呼吸病学专业的同时，负责内科危重症的监护治疗。MICU 是呼吸科重要的"领地"。一个没有 ICU 的呼吸科不是一个完整的呼吸科。为体现呼吸病学与危重症医学"浑然一体"的学科架构，从 1994 年起，美国肺病协会（ALA）/美国胸科学会（ATS）的学术刊物，呼吸病学领域最为权威的杂志美国呼吸病评论（American Review of Respiratory Diseases）正式更名为《美国呼吸与危重症医学杂志》（American Journal of Respiratory&Critical CareMedicirze）。许多危重症方面的指导性文献，如关于全身性炎症反应综合征（systemic inflammatory response syndrome，SIRS）、感染中毒症（sepsis）、感染中毒性休克（septic shock）、MODS、急性呼吸窘迫综合征（ARDS）等的定义、诊断标准和关于机械通气等呼吸支持技术应用的一系列指导与推荐性意见，都是由呼吸专业医师的学术团体——美国胸科学会或美国胸科医师学院（ACCP）制订或会同美国危重症医学会（SCCM）制订的。在美国，持危重症医学医师执照的医生中很高比例是呼吸内科医师，特别是从事内科危重症医学专业的医生基本上是呼吸内科医师。由此可见，在北美，传统呼吸科的建制在 20 世纪 90 年代以来早已普遍变为呼吸与危重症医学科建制，呼吸专业医师已成为 MICU 的主导力量。近年来，法国、英国等欧洲国家的医院亦开始将传统呼吸科更名为呼吸与危重症医学科。

三、促进我国呼吸病学与危重症医学的捆绑式发展

1. 加强呼吸学科 ICU 建设、推动呼吸科更名为呼吸与危重症医学科 呼吸学科与危重症医学科的捆绑式发展格局既有利于呼吸学科发展，亦有利于危重症医学科的发展，是对两个学科的壮大与深化。必须强调，这种格局是对危重症医学科的加强，而不是削弱，一支最熟悉呼吸生理和病理生理、最善于救治危重症中最常见的呼吸衰竭的有生力量因此而加入到危重症医学科中。此外，应当清醒地认识到，对于"非危重症"需要专科化诊疗以求精深，对于危重症同样需要专科化诊疗以提高救治水平。如同当年之大内科、大外科分化为各个专科，使诊疗水平显著提高一样，危重症救治的专科化与大医院中 ICU 的专科化设置为学理使然、治病需要、患者利益所在，是学科发展的规律与必然趋势。

呼吸学科又理所归地必须在呼吸衰竭的救治中承担责任、义务与使命，不会规范地救治呼吸衰竭的医生不是合格的呼吸专业医生。危重症监护治疗病房（ICU）是呼吸衰竭救治之所，无 ICU，就无处以现代医学技术规范、高水平地救治重症呼吸衰竭。因此，呼吸学科建制中必须包括 ICU，一般为内科 ICU（MICU）或至少呼吸 ICU（RICU）。没有 ICU 的呼吸科，将难以履行其学科的基本医疗职能，不是合格的呼吸科。我国呼吸界从 20 世纪 70 年代开始，即开展了以肺心病监护室为代表的危重症监护治疗，这种在呼吸科或内科中设立的呼吸监护室或内科监护室就是 MICU 或 RICU 的雏形。90 年代初以来，呼吸学界的有识、有志、有为之士大力呼吁、推进、实践这一现代呼吸病学发展模式，即呼吸病学与危重症医学的捆绑式发展模式，积极开展现代机械通气等关键生命支持技术，建立了大批 MICU 或 RICU，培养了众多的内科危重症救治专业人才。实践证明，这一模式符合学科发展规律，适合中国情况。中华医学会呼吸病学分会下设了临床呼吸生理与 ICU 学组，2010 年后将临

床呼吸生理部分分出后，改为危重症医学学组是对这一学科模式的反映。

为体现现代呼吸病学学科发展格局与学科建制，使学科名实相符，并且依照国际惯例，呼吸科应当更名为呼吸与危重症医学科，负责呼吸疾病及内科危重症的救治，其医生既应当是呼吸专业医师，同时又是危重症医学专业医师。中国医师协会呼吸医师分会和中华医学会呼吸病学分会先后于 2008 年 12 月和 2011 年 6 月都正式建议将呼吸科更名为呼吸与危重症医学科，各家医院纷纷响应，据不完全统计，目前已有至少逾 60 家大型医院呼吸科已更名为呼吸与危重症医学科，以呼吸病学与危重医学的捆绑、交融式发展为主要特征的现代呼吸病学的基本格局开始形成。

2. 促进呼吸与危重症医学专科发展及呼吸专科医师规范化培训　现代呼吸病学的发展有赖于培养出一批专业技能全面，包括能够掌握危重症医学理论和技能的专业医师。今后的呼吸专业医师应当既是呼吸科医生，又是 ICU 医生。凡不能形成这种专业格局者将在专业发展上处于不利地位。北美已把危重症医学纳入呼吸专科医生必修的培训内容。若要成为合格的呼吸专科医师，必须经过严格的危重症医学培训和至少一年的 ICU 工作经验。欧洲近年亦已开始对呼吸专科医师的培训作类似安排。为适应我国呼吸病学和危重症医学的发展要求，中华医学会呼吸病学分会（CTS）在 2013 年中华医学会呼吸病学年会和 Chest 杂志 2014 年 1 期发布了《CTS 与 ACCP 关于促进呼吸与危重症医学专科发展的联合声明》，启动了 CTS – ACCP 呼吸与危重症医学专科医师联合培训项目，拟借助国际经验，促进呼吸危重症医学（PCCM）专科发展及呼吸专科医师规范化培训。

（叶和江）

第三节　呼吸学科应当在多学科交融的呼吸 疾病防治领域中发挥主导作用

当代医学迅猛发展，正在发生深刻变革。医学模式由生物医学模式转变为生物 – 心理 – 社会医学模式；医学研究模式由传统的基础医学、临床医学、预防医学、药学、生物医学工程学各行其道，相互少有往来与联合的模式转变为积极沟通、协同交融，特别是临床医学与基础医学紧密结合，共同为防治疾病提供全套解决方案（total solution）的转化医学研究模式（translation medicine）；临床医学的各个学科也相互交融，传统的内科与外科、临床与医技的界限已开始模糊，以器官或系统为中心，融合传统多学科，构建适于疾病防治的"立体"新体系已成为临床医学发展的重要趋势。在这样一个大的变局中，各个学科都面临着重新学科定位，重新划分"疆域"，或所谓重新"洗牌"的过程。一个崭新的医学学科格局正在形成中。

如何在这个新格局的形成过程中本着以患者利益为上，尊重学术、技术与学科发展规律，尊重学理，找准自身定位与角色，是各个学科都面临的重大问题。纵观呼吸学科的"疆域"，呼吸危重症医学、肺癌、肺栓塞与肺血管疾病、肺部感染、睡眠呼吸障碍、烟草病学、介入呼吸病学、呼吸治疗 8 个领域与其他学科的交叉和交融尤为突出。在与其他学科有广泛交融的呼吸疾病防治领域，呼吸学科应当承担责任与使命，努力体现呼吸学科的特点与优势，发挥主导作用，与兄弟学科一道，努力深化研究，提高预防与诊疗水平。付出劳动、履行责任才能产生"权益"与"权威",才能得到认可与尊重。在当今各个学科既相互协作又相互竞争的形势下,只有自身努力进取,才是巩固与拓展学科"疆域",共荣发展,服务广大患者的人间正道。

呼吸学科的发展正面临着空前的机遇与严峻的挑战。我们必须明辨形势,坚定地实施呼吸病学与危重症医学的捆绑式(交融式)发展战略,在与多学科交融的呼吸疾病防治领域发挥主导作用,在当前激烈的学科变局中为呼吸学科的发展赢得空间,这是历史所赋予当代呼吸学界同道的责任与使命。让我们团结起来,以积极昂扬的精神投身于建设与发展呼吸学科、防治呼吸疾病的宏伟事业!

(叶和江)

第三章 上呼吸道感染

第一节 普通感冒

普通感冒（common cold）是最常见的上呼吸道病毒感染，主要病原体是病毒，临床表现为急性鼻炎和上呼吸道卡他。

一、病因

根据抗原分型感冒病毒有上百种，主要病原体为鼻病毒，其他为流感病毒、副流感病毒（1，3型）、呼吸道合胞病毒、腺病毒、冠状病毒和肠道病毒中的柯萨奇病毒 A_7 和 A_{21} 型、埃可病毒（V型），此外，尚有 5~10 种是由肺炎霉浆菌引起。

二、流行病学

主要是通过飞沫传播，也可由手接触病毒而传染。1/3 的鼻病毒和 2/3 的冠状病毒的感染者无临床症状。鼻病毒感染后病毒复制 48 小时达到高峰浓度，传播期则持续 3 周。个体易感性与营养健康状况和上呼吸道异常（如扁桃体肿大）及吸烟等因素有关，发病以冬季多见，与气候变化、空气湿度和污染及年龄、环境有关。但寒冷本身并不会引起感冒，而寒冷季节多见的部分原因与病毒类型有关，也可能因寒冷导致室内家庭成员或人群聚集增加及拥挤有关。感染症状受宿主生理状况影响，过劳、抑郁、鼻咽过敏性疾病、月经期等均可加重症状。

三、发病机制

（一）基本发病机制

普通感冒的病原体主要是鼻病毒，以鼻病毒为例，鼻腔或眼部是其进入机体的门户，鼻咽部是最先感染的部位。腺体淋巴上皮区域的 M 细胞含有鼻病毒细胞间黏附分子 - 1（ICAM - 1）受体，病毒首先在此黏附，并借鼻腔的黏液纤毛活动到达后鼻咽部。此时病毒迅速复制，并向前扩散到鼻道。鼻腔上皮细胞活检及鼻腔分泌物的研究表明炎症介质（缓激肽、前列腺素）、白介素 -1 和白介素 -8 等分泌增加，可能与感冒的部分临床症状有关。组胺的作用尚不清楚，尽管组胺鼻内滴入可引起感冒症状，但抗组胺药治疗感冒的效果并不肯定。副交感神经阻滞药对解除感冒症状有效，表明神经反射机制在感冒发病机制中可能也存在着一定的作用。免疫反应（IgA、干扰素产生）通常是短暂的，加上病毒抗原的多样性及漂移，所以一生中可反复多次感冒。

（二）非典型发病机制

感冒病毒侵入鼻旁窦、中耳、支气管、消化道可引起相应部位的炎症反应，而出现非典型的感冒症状。

四、病理和病理生理

细胞的病理变化与病毒的毒力及鼻腔的感染范围有关。呼吸道黏膜水肿、充血，出现大量的漏出液和渗出液，但细胞群并未发生任何重要变化，修复较为迅速，并不造成组织损伤。不同病毒可引起不同程度的细胞增殖及变性，鼻病毒及肠道病毒较黏液性病毒更为严重。当感染严重时，连接呼吸道的鼻旁窦、中耳管道可能被阻塞，发生继发感染。

机体的抵抗力，生理状态如疲乏，全身状况，血管舒张神经的反应性，有否鼻炎等都影响机体的免疫力。鼻分泌液是第一道保护屏障，黏液的流动对呼吸道上皮有一定的保护作用，同时鼻分泌液含有 IgG、IgA，IgA 是主要的局部免疫球蛋白。受呼吸道病毒感染后，细胞能产生干扰素，从而抑制病毒的繁殖。

五、临床表现

（一）症状

1. 常见症状 起病急骤，潜伏期短，临床表现个体差异很大。早期有咽部干燥、喷嚏，继以畏寒、流涕、鼻塞、低热。咳嗽、鼻分泌是普通感冒的一特征性症状，开始为清水样，以后变厚，黄脓样，黏稠。鼻塞约 4~5 天。如病变向下发展，侵入喉部、气管、支气管，则可出现声音嘶哑，咳嗽加剧或有小量黏液痰，1~2 周消失。全身症状短暂，可出现全身酸痛、头痛、乏力、胃纳差、腹胀、便秘或腹泻等，部分患者可伴发单纯性疱疹。

2. 非典型症状 从病原分型发现感冒病毒有上百种，不同病毒感染，必然引起不同的临床表现，包括病程长短及程度轻重，但从临床上很难区分，加之个体的易感性不同，使得这些不同的微生物不可能引起固有的或特异的临床表现。因此在诊断方面应对非典型的临床表现加以重视，以防漏诊或误诊。以下列举几种类型的不典型表现。

（1）流行性胸痛：潜伏期为 2~5 天，主要表现为发热和阵发性胸痛，本病有自限性。

（2）急性阻塞性喉－气管－支气管炎（哮吼）：儿童多见，可出现痉挛性咳嗽，有大量分泌物，以致造成不同程度的呼吸道阻塞、哮喘和呼吸困难。呼吸道合胞病毒感染在幼儿中常表现为发热、咳嗽、气促、发绀和呼吸困难，需及时进行抢救，病死率为 1%~5%。

（二）常见体征

体检鼻和咽部的黏膜充血水肿。

（三）并发症

1. 鼻窦炎及中耳炎 在鼻旁窦及中耳液中可发现鼻病毒。但在治疗中应注意并发细菌感染所起的作用。

2. 急性心肌炎 流感病毒、柯萨奇病毒和埃可病毒的感染可损伤心肌，或进入人体繁殖而间接作用于心肌，引起心肌局限性或弥漫性炎症。一般在感冒 1~4 周内出现心悸、气急、呼吸困难、心前区闷痛、心律失常，于活动时加剧。

六、实验室检查

白细胞计数正常或稍增，淋巴细胞稍升高。必要时进行病毒分离。

七、器械检查

鼻旁窦及中耳、胸部 X 线摄片可协助诊断。心电图检查可出现心动过速、期前收缩、房室传导阻滞等。

八、诊断

根据病史及临床症状，并排除其他疾病如过敏性鼻炎、癌性感染、急性传染病前驱期的上呼吸道炎症症状，如脑炎、流行性脑膜炎、伤寒、斑疹伤寒等，进行密切观察辅以必要的化验，诊断并不困难。病原的确定需进行病毒分离，由于病毒培养和免疫血清学诊断需要一定的设备，费时耗材，因此在临床工作当中，分离出特异性病毒并不实际，只有在确定流行病因和鉴别继发性细菌感染和真菌感染，才做病毒分离。

九、鉴别诊断

（一）常见表现鉴别诊断

（1）流行性感冒。

（2）鼻炎

1）过敏性鼻炎：临床上很像伤风，所不同的是起病急骤，持续时间短，常突然痊愈。主要表现为喷嚏频作，鼻涕多，呈清水样，鼻腔水肿，苍白，分泌物中有较多嗜酸粒细胞，经常发作，常伴有其他过敏性疾病如荨麻疹等。

2）血管舒缩性鼻炎：无过敏史，以鼻黏膜间歇性血管充盈、打喷嚏和流清涕为特点，干燥空气能使症状加重。根据病史以及无脓涕和痂皮等可与病毒性或细菌性相鉴别。

3）萎缩性鼻炎：鼻腔异常通畅，黏膜固有层变薄且血管减少，嗅觉减退并有痂皮形成及臭味，容易鉴别。

4）鼻中隔偏曲、鼻息肉：鼻镜检查可明确诊断。

（3）急性传染病前驱期：麻疹、脊髓灰质炎、流行性脑膜炎、伤寒、斑疹伤寒、人类免疫缺陷病毒（HIV）等在患病初期常有上呼吸道炎症症状。在这些病的流行区及流行季节应密切观察，并进行必要的化验检查以资鉴别。

（二）非典型表现的鉴别诊断

1. 白喉　起病较缓，咽部有灰白色伪膜，不易拭去，剥离后易出血，但局部疼痛不剧烈。咽拭纸培养与锡克试验、亚碲酸钾快速诊断结合流行季节病学资料等可协助诊断。

2. 樊尚咽峡炎（奋森咽峡炎）　咽部有污灰色坏死组织形成的假膜，剥离后可见出血和溃疡。全身症状一般不重，可有中度发热，但局部疼痛较重。伪膜涂片检查可见梭形杆菌与樊尚螺旋体。

3. 支气管哮喘　急性喉-气管-支气管炎主要表现为吸气性呼吸困难和特征性哮吼声。而支气管哮喘患儿可有家族过敏史，主要表现为发作性呼气性呼吸困难，典型体征为呼气哮鸣音，与呼吸困难同时出现与消失。β₂ - 受体激动药和氨茶碱治疗后可迅速缓解，借此得以鉴别。

4. 其他　在感冒期间出现急性心肌炎并发症时，应除外甲状腺功能亢进症、二尖瓣脱垂综合征及影响心肌的其他疾病如风湿性心肌炎、中毒性心肌炎、冠心病、结缔组织病、代谢性疾病以及克山病（克山病地区）等。如有条件必须进行上述任何一项病原学检查。

十、治疗

（一）常用对症治疗药物

1. 抗感冒药　各种抗感冒药大多含有下述几种成分，但不同品种所含成分或剂量有差别，应根据临床症状特点选用相应品种。

（1）伪麻黄碱：作用于呼吸道黏膜α - 肾上腺素能受体，缓解鼻黏膜充血，对心脏和其他外周血管α - 受体作用甚微。可减轻鼻塞，改善睡眠。

（2）抗组胺药：第一代抗组胺药物如马来酸氯苯那敏（扑尔敏）对减少打喷嚏和鼻溢有效，非镇静作用的抗组胺药缺少抗胆碱能作用，效果不肯定。

（3）解热镇痛药：在发热和肌肉酸痛、头痛患者可选用。阿司匹林反复运用增加病毒排出量，而改善症状轻微，不予推荐。

（4）镇咳药：为保护咳嗽反射一般不主张应用，但剧咳影响休息时可酌情应用，以右美沙芬应用较多。

2. 治疗矛盾　运用感冒药对症治疗旨在控制症状，防止疾病进一步的发展。但抗感冒药中所含成分的不良反应对各种不同人群有着不同的影响，如伪麻黄碱在收缩鼻黏膜血管、减轻鼻塞的同时有可能出现较轻的兴奋、失眠、头痛。抗组胺药如氯苯那敏在减轻打喷嚏及鼻溢的同时有引起嗜睡的作用，最近研究还发现有影响血液系统的改变如血小板减少性紫癜等。解热镇痛药如对乙酰氨基酚（扑热息痛），长期使用或超量使用存在肾功能损害及慢性肾衰竭的风险。镇咳药如美沙芬在止咳的同时也使痰不易咳出。有吸烟、支气管哮喘、慢性阻塞性肺疾病等基础疾病者往往痰多黏稠，使用含有美沙芬成分的感冒药，有可能引起痰液阻塞。

3. 对策　选用感冒药应因人因症而异，即根据感冒的症状、抗感冒药的组成、感冒患者的年龄、生理特征、职业、并发症、基础病、伴随用药等多方面因素综合考虑。凡驾驶机动车船或其他机械操作、高空作业者在工作期间均应禁用含氯苯那敏的抗感冒药。以免引起嗜睡、头昏而肇事。小儿、老年人、有出血疾病的人，应慎用感冒通。高血压、心脏病、甲状腺功能亢进、青光眼、糖尿病、前列腺肥大患者，慎用含有伪麻黄碱成分的酚麻美敏（泰诺）、白加黑等感冒药。哺乳期妇女慎用速效伤风胶囊，以免引起闭乳，孕期头 3 个月禁用抗感冒药，全程避免使用速效伤风胶囊。有溃疡病的患者不宜选用含有阿司匹林、双氯芬酸等成分的药物，以免引起或加重溃疡出血。痰多不易咳出者可采取多饮水，使呼吸道炎性分泌物黏稠度降低，易于痰液的咳出，并注意室内温度和湿度；也可蒸汽吸入或超声雾化吸入，湿化痰液，有利于排痰；使用祛痰药，如氨溴索（沐舒坦）等稀释痰液。

（二）抗病毒药物的治疗

1. 利巴韦林（病毒唑）　其对流感和副流感病毒、呼吸道合胞病毒有一定的抑制作用，临床应用仅限于儿童下呼吸道感染呼吸道合胞病毒时。对鼻病毒和其他呼吸道病毒目前尚无有效的抗病毒药物。

2. 治疗矛盾　利巴韦林最主要的毒性是溶血性贫血，在口服治疗后最初 1~2 周内出现血红蛋白下降，其中约 10% 的患者可能伴随心肺方面不良反应。已经有报道伴随有贫血的患者服用利巴韦林可引起致命或非致命的心肌损害，并对肝、肾功能有影响，对胎儿有致畸作用。药物少量经乳汁排泄，对乳儿有潜在的危险。

3. 对策　定期进行血常规（血红蛋白水平、白细胞计数、血小板计数）、血液生化（肝功能、甲状腺雌激素）检查，尤其血红蛋白检查（包括在开始前、治疗第 2 周、第 4 周）。对可能怀孕的妇女每月进行怀孕测试。不推荐哺乳期妇女服用利巴韦林。

严重贫血患者慎用，有珠蛋白生成障碍性贫血（地中海贫血）、镰刀细胞性贫血患者不推荐使用利巴韦林。有胰腺炎症状或明确有胰腺炎患者不可使用利巴韦林。具有心脏病史或明显心脏病症状患者不可使用利巴韦林。如使用利巴韦林出现任何心脏病恶化症状，应立即停药给予相应治疗。

肝肾功能异常者慎用。肌酐清除率 <50ml/min 的患者，不推荐使用利巴韦林。老年人肾功能多有下降，容易导致蓄积，应慎用。

利巴韦林对诊断有一定干扰，可引起血胆红素增高（可高达 25%），大剂量可引起血红蛋白降低。

（三）抗细菌治疗

1. 抗生素的应用　一般不应该用、也不需要用抗生素，但婴幼儿患者、年老伴有慢性疾病患者或有继发细菌感染时，则可考虑选用适当的抗菌药物治疗。一项安慰剂对照的研究表明鼻喉冲洗物培养有肺炎链球菌、流感嗜血杆菌或卡他莫拉菌生长。因此在有细菌定植、呼吸道分泌物中粒细胞增加、出现鼻窦炎、中耳炎等并发症，慢性阻塞性肺病（COPD）基础疾病和病程超 1 周者可适当选用针对肺炎链球菌、流感嗜血杆菌、卡他莫拉菌的药物治疗。

2. 治疗矛盾　强调积极用药的必要性的同时带来不少不良用药甚至抗生素滥用之间的矛盾。造成抗生素滥用的原因在于对病原学的研究重视不够，盲目的经验性用药或对抗生素的应用缺乏必要的知识和训练。呼吸道吸入抗生素治疗虽可提高局部药物浓度，克服血液支气管肺屏障造成的呼吸道药物浓度不足，但局部应用易诱导耐药。

3. 对策　使用抗生素应参考流行病学和临床资料，推测可能的病原体，有针对地选择抗生素，不主张不加区别地普遍采取联合用药和无选择地应用"高级别"的抗生素。联合用药旨在通过药物的协同或相加作用，增强抗菌能力。根据药代学及药动学（PK/PD）的原理制订治疗方案。不推荐呼吸道局部吸入抗生素。

（师喜云）

第二节　流行性感冒

一、定义及概况

流行性感冒（infuenza，简称流感）是由流感病毒引起的急性呼吸道传染病，病原体为甲、乙、丙三型流行性感冒病毒，通过飞沫传播，临床上有急起高热，乏力、全身肌肉酸痛和轻度呼吸道症状，病程短，有自限性，老年人和伴有慢性呼吸道疾病或心脏病患者易并发肺炎。流感病毒，尤以甲型极易变异，往往造成暴发、流行或大流行。自 20 世纪以来已有五次世界性大流行记载，分别发生于 1900 年、1918 年、1957 年、1968 年和 1977 年，其中以 1918 年的一次流行最为严重，死亡人数达 2000 万人之多。我国从 1953—1976 年已有 12 次中等或中等以上的流行，每次流行均由甲型流感病毒所引起。20 世纪 80 年代以后流感的疫情以散发与小暴发为主，没有明显的大流行发生。

二、病因

流感病毒属正黏病毒科，系 RNA 病毒，病毒颗粒呈球形或细长形，直径为 $80 \sim 120nm$，有一层脂质囊膜，膜上有糖蛋白纤突，是由血凝素（H）、神经氨酸酶（N）所构成，均具有抗原性。血凝素促使病毒吸附到细胞上，故其抗体能中和病毒，免疫学上起主要作用；神经氨酸酶作用点在于细胞释放病毒，故其抗体不能中和病毒，但能限制病毒释放，缩短感染过程。

流感病毒的核酸是 8 个片段的单股 RNA，核蛋白质具有特异性，可用补体结合试验将其区分为甲、乙、丙三型。抗核蛋白质的抗体对病毒感染无保护作用。除核蛋白质外，核心内还有三个多聚酶蛋白（P_1、P_2、P_3），其性质不明。核心外有膜蛋白（M_1、M_2）和脂质囊膜包围。

甲型流感病毒变异是常见的自然现象，主要是血凝素（H）和神经氨酸酶（N）的变异。血凝素有 H_1、H_2、H_3，而神经氨酸酶仅有 N_1、N_2，有时只有一种抗原发生变异，有时两种抗原同时发生变异，例如 1946—1957 年甲型流行株为（H_1N_1），1957—1968 年的流行株为（H_2N_2）。1968 年 7 月发生的一次流感流行是由甲型（H_3N_2）毒株引起，自 1972 年以来历次流感流行均由甲型（H_3N_2）所致，与以往的流行株相比，抗原特性仅有细微变化，但均属（H_3N_2）株。自 1976 年以来旧株（H_1N_1）又起，称为"俄国株"（H_1N_1），在年轻人中（尤其是学生）引起流行。甲型流感病毒的变异，系由于两株不同毒株同时感染单个细胞，造成病毒基因重新组合，使血凝素或/与神经氨酸酶同时发生变化，导致新型的出现，称为抗原性转变（antigenic shift），例如在人群中流行株的血凝素基因与鸟型流感病毒基因重新组合；另一种称为抗原性漂移（antigenic drift），在免疫系统压力下流感病毒通过变异与选择而成的流行株，主要的改变在血凝素上氨基酸的替代，1968 年以来的 H_3N_2 各流行株都是如此。近年来又出现甲型流感病毒 H_1N_1 株、H_3N_2 亚型的 O 相变异，即病毒株只能在麦丁达比犬肾（MDCK）细胞中复制，而难以在鸡胚中复制。由于 MDCK 的传代细胞有致癌性，这给疫苗的产生带来了困难。

Webster RG 等 1993 年报道，根据 8 株甲型流感病毒 RNA 片段的核苷酸科研序列种系分析，人类宿主的甲型流感病毒来自鸟类流感病毒基因库，有学者对意大利猪群中循环的经典 H_1N_1 株、鸟型 H_1N_1 株和人类 H_3N_2 株进行种系分析发现基因重组是在欧洲猪群中鸟类与人类病毒间进行。这些学者认为欧洲猪群可能作为人类与鸟类宿主的水磨石病毒基因重新组合的混合场所，因此提出下一次世界大流行可能从欧洲开始。

三、发病机制

（一）流行病学

1. 流行特点　发病率高，起病急且迅速蔓延，流行过程短但可反复多次。

2. 流行环节

（1）传染源：患者是主要传染源，自潜伏期末即可传染，病初 2~3 天传染性最强，体温正常后很少带毒，排毒时间可至病后 7 天。病毒可存在于患者的鼻涕、口涎及痰液中，并随咳嗽、喷嚏排出体外。由于部分免疫，感染后可不发病，成为隐性感染。带毒时间虽短，但在人群中易引起传播，迄今尚未证实有长期带毒。

（2）传播途径：主要通过空气飞沫传播，病毒存在于患者或隐性感染者的呼吸道分泌物中，通过说话、咳嗽、喷嚏等方式散播至空气中，并可保持 30 分钟，易感者吸入后即能感染。其传播速度取决于人群的密度，通过污染食具或玩具的接触也可引起传播。

（3）易感人群：人群对流感病毒普遍易感，与年龄、性别、职业等均无关。抗体于感染后 1 周出现，2~3 周达高峰，1~2 个月后开始下降，1 年左右降到最低水平，抗体存在于血液和鼻分泌物中，但分泌物中的抗体仅为血液中的 5% 左右。流感病毒三个型别之间无交叉免疫，感染后免疫维持时间不长，据临床观察，感染 5 个月后虽然血中有抗体存在，但仍能再次感染同一病毒。呼吸道所产生的分泌型抗体，能阻止病毒的侵入，但当局部黏膜上皮细胞脱落后，即失去其保护作用，故局部抗体比血液中的抗体更为重要。

（二）基本发病机制

带有流感病毒颗粒的飞沫（直径一般小于 $10\mu m$）吸入呼吸道后，病毒的神经氨酸酶破坏神经氨酸，使黏蛋白水解，糖蛋白受体暴露，糖蛋白受体乃与血凝素（含糖蛋白成分）结合，这是一种专一性吸附。具有特异性，它能被血凝素抗体所抑制，在人的呼吸道分泌物中有一种可溶性黏液蛋白，具有流感病毒受体且能与血凝素结合，从而抑制病毒侵入细胞，但只有在流感症状出现后，呼吸道黏液分泌增多时，才有一定的防护作用。病毒穿入细胞时，其包膜丢失在细胞外。在感染早期，流感病毒 RNA 被转运到细胞核内，在病毒转录酶和细胞 RNA 多聚酶Ⅱ的参与下，病毒 RNA 被转录完成后，形成互补 RNA 及病毒 RNA 合成的换板。互补 RNA 迅速与核蛋白体结合，构成信息 RNA，在复制酶的参与下，复制出病毒 RNA，再移行到细胞质中参加装配。核蛋白在细胞壁内合成后，很快转移到细胞核，与病毒 RNA 结合成核衣壳，然后再移行到细胞膜部位进行装配。病毒成熟前，各种病毒成分已结合在细胞表面，最后的装配称为芽生，局部的细胞膜向外隆起，包围住结合在细胞膜上的核衣壳，成为新合成的有感染性的病毒体。此时神经氨酸酶可水解细胞表面的糖蛋白，释放 N－乙酰神经氨酸，促使复制病毒由细胞释放出。一个复制过程的周期为 4~6 小时，排出的病毒扩散感染到附近细胞，并使大量呼吸道纤毛上皮细胞受染、变性、坏死和脱落，产生炎症反应。

（三）非典型表现发病机制

流感病毒感染是通过患者污染的呼吸道分泌物传染给易感者而获得。小颗粒气溶胶（直径小于 $10\mu m$）在这种人与人传播的过程中十分重要。一旦病毒停留在呼吸道上皮，除非有特异性分泌抗体，非特异性黏液蛋白或黏液纤毛层机械运动保护，否则病毒将黏附其上通过胞饮作用穿透柱状上皮细胞。导致疾病的主要机制是病毒复制引起细胞死亡。病毒感染后血清和气管分泌物中特异性 IgG 和 IgE 上升，并出现气道反应性增高。

四、病理和病理生理

（一）典型表现病理和病理生理

单纯性流感的病理变化主要是流感病毒入侵呼吸道黏膜上皮细胞，在上皮细胞内繁殖，损害柱状上皮细胞、杯状细胞和分泌腺体，纤毛上皮细胞变性、坏死和脱落，黏膜局部充血、水肿和表浅溃疡等卡他性病变。起病 4～5 天后，基底细胞层开始增生，形成未分化的上皮细胞，2 周后纤毛上皮细胞重新出现和修复。

（二）非典型表现病理和病理生理

流感病毒肺炎型则有肺脏充血和水肿，切面呈暗红色，气管和支气管内有血性分泌物，黏膜下层有灶性出血、水肿和细胞浸润，肺泡腔内含有纤维蛋白和渗出液，呈现浆液性出血性支气管肺炎，应用荧光抗体技术可检出流感病毒。若并发金黄色葡萄球菌感染，则肺炎呈片状实变或有脓肿形成，易发生脓胸、气胸。如并发肺炎球菌感染，可呈大叶或小叶实变，继发链球菌、肺炎杆菌感染时，则多表现为间质性肺炎。当并发中毒性休克时，肺部可出现肺水肿、肺不张、微血管阻塞，从而导致肺顺应性下降、生理分流及生理无效腔增加。如并发 Reye 综合征，可出现脑水肿和缺氧性神经细胞退行性变，肝细胞脂肪浸润。严重细菌感染的漫延可引起严重的后遗症如骨髓炎，海锦体血栓性静脉炎，硬脑膜外或硬脑膜下脓肿，脑膜炎或脑脓肿。但这种并发症极其少见。

五、临床表现

（一）症状

1. 常见症状　本病的潜伏期一般为 1～3 天（数小时至 4 天），临床上可出现发热、肌肉痛和白细胞减低等全身毒血症样表现但不发生病毒血症。也可有急起高热，全身症状较重而呼吸道症状并不严重，表现为畏寒、发热、头痛、乏力、全身酸痛等，体温可达 39～40℃，一般持续 2～3 天后渐退。全身症状逐渐好转，但鼻塞、流涕、咽痛、干咳等上呼吸道症状较显著，少数患者可有鼻衄、食欲不振、恶心、便秘或腹泻等轻度胃肠道症状。

2. 非典型症状

（1）肺部症状：可有以下三种类型。

1）原发性病毒性肺炎：本病较少见，是 1918—1919 年大流行时死亡的主要原因。多见于原有心肺疾病患者（特别是风湿性心脏病、二尖瓣狭窄）或孕妇。肺部疾病以浆液性出血性支气管肺炎为主，有红细胞外渗、纤维渗出物和透明膜形成。临床上有高热持续不退、气急、发绀、阵咳、咯血等症状。

2）继发性细菌性肺炎：以单纯型流感起病，2～4 天后病情加重，热度增高并有寒战，全身中毒症状明显，咳嗽增剧，咳脓痰，伴有胸痛。

3）病毒与细菌混合性肺炎：流感病毒与细菌性肺炎同时并存，起病急，高热持续不退，病情较重，可呈支气管肺炎或大叶性肺炎，除流感抗体上升外，也可找到病原菌。

（2）肺外症状

1）Reye 综合征：系甲型和乙型流感的肝脏、神经系统并发症，也可见于带状疱疹病毒感染。本病限于 2~6 岁的儿童，因与流感有关，可呈暴发流行。临床上在急性呼吸道感染热退数日后出现恶心、呕吐，继而嗜睡、昏迷、惊厥等神经系统症状，但脑脊液检查正常。

2）中毒性休克综合征：多在流感后出现，伴有呼吸衰竭。

3）横纹肌溶解（Rhabdomyolysis）：系局部或全身骨骼肌坏死，表现为肌痛和肌弱。

（二）体征

1. 常见体征　体检发热是最常见的体征，患者呈急病容，面颊潮红，眼结膜轻度充血和眼球压痛，咽充血，口腔黏膜可有疱疹，肺部听诊仅有粗糙呼吸，偶闻胸膜摩擦音。症状消失后，仍感软弱无力，精神较差，体力恢复缓慢。

2. 非典型体征　发生病毒性肺炎时，体检双肺呼吸音低，满布哮鸣音，但无实变体征。病程可长达 3~4 周，患者可因心力衰竭或周围循环衰竭而死亡。抗菌药物治疗无效，病死率较高。继发细菌性肺炎时，体检可见患者呼吸困难、发绀、肺部满布啰音，有实变或局灶性肺炎征。

发生 Reye 综合征时，有肝大，但无黄疸、无脑炎征，病理变化脑部仅有脑水肿和缺氧性神经细胞退行性变，肝细胞有脂肪浸润。病因不明，近年来认为与服用阿司匹林有关。

六、实验室检查

（一）常见表现

1. 血常规　白细胞总数减少，淋巴细胞相对增加，嗜酸粒细胞消失。并发细菌感染时，白细胞总数和中性粒细胞增多。

2. 免疫荧光或免疫酶染法检测抗原　取患者鼻洗液中黏膜上皮细胞的涂片标本，用荧光或酶标记的流感病毒免疫血染色检出抗原，出结果快、灵敏度高，有助于早期诊断，如应用单克隆抗体检测抗原则能鉴定甲、乙、丙型流感。

3. 多聚酶链反应（PCR）测定流感病毒 RNA　它可直接从患者分泌物中检测病毒RNA，是个快速、直接、敏感的方法。目前改进应用 PCR－细胞免疫（PCR－EIA）直接检测流感病毒 RNA，它比病毒培养敏感得多，且测定快速、直接。

4. 病毒分离　将急性期患者的含漱液接种于鸡胚羊膜囊或尿囊液中，进行病毒分离。

5. 血清学检查　应用血凝抑制试验、补体结合试验等测定急性期和恢复期血清中的抗体，如有 4 倍以上增长，则为阳性。应用中和免疫酶学试验测定中和滴度，可检测中和抗体，这些都有助于回顾性诊断和流行病学调查。

（二）非典型表现

血清肌酸磷酸酶（creatine phosphokinase）升高和电解质紊乱，可有急性肾衰竭，表现为血肌酐、尿素氮升高。血液中可有流感抗体上升，气管分泌物可找到病菌，以金黄色葡萄球菌为多见。中毒性休克综合征患者血气分析可出现 I 型呼吸衰竭。

七、器械检查

(一) 常见表现

单纯型流行性感冒胸部摄片无异常发现。

(二) 非典型表现

流感肺炎型患者，X 线检查双侧肺部呈散在性絮状阴影。中毒性休克综合征患者胸片可显示急性呼吸窘迫综合征，但肺炎病变不明显。Reye 综合征者，腹部 B 超检查可见肝脏肿大，并有脂肪浸润。

八、诊断

当流感流行时诊断较易，可根据：①接触史和集体发病史；②典型的症状和体征。散发病例则不易诊断，如单位在短期内出现较多的上呼吸道感染患者，则应考虑流感的可能，应做进一步检查，予以确定。

九、鉴别诊断

(一) 常见表现鉴别诊断

1. 呼吸道感染　起病较缓慢，症状较轻，无明显中毒症状，因而局部症状较全身症状明显，血清学和免疫荧光学等检查可明确诊断。

2. 流行性脑脊膜炎（流脑）　流脑早期症状往往类似流感，但流感有明确的季节性，儿童多见。早期有剧烈的头痛、脑膜刺激征、瘀点、口唇疱疹等均可与流感相鉴别。脑脊液检查可明确诊断。

(二) 非典型表现鉴别诊断

1. 军团菌肺炎　本病多见于夏秋季，临床上表现为重症肺炎，白细胞总数增高，并有肝肾并发症，但轻型病例类似流感。红霉素、利福平等抗生素对本病有效，确诊有助于病原学检查。

2. 支原体肺炎　支原体肺炎与原发性病毒性肺炎的 X 线表现相似，但前者的病情较轻，冷凝集试验和 MG 链球菌凝集试验可呈阳性。

3. 其他　在诊断 Reye 综合征时，必须排除其他原因引起的急性脑病及肝功能不全，如病毒性肝炎、肝性昏迷及其他遗传代谢性疾病如先天性高氨血症等。可根据其显著的肝功能异常，脑脊液无明显变化等，与化脓性、结核性或病毒性脑膜炎、脑炎区别；又根据本病肝功能虽异常但无黄疸，与重症肝炎、肝性脑病鉴别。某些遗传代谢病如尿素循环酶缺陷，有机酸尿症可酷似 Reye 综合征表现，可通过详细病史，针对代谢病的尿液筛查以及遗传学诊断进行鉴别。

十、治疗

(一) 基本原则

1. 尽早应用抗流感病毒药物治疗　现有流感药物有两类，即金刚烷胺（Amantadine）

及其衍生物金刚乙胺（Rimantadine）和神经氨酸抑制剂类（neuraminidase inhibitors）。前者阻止病毒进入宿主细胞内，后者抑制流感病毒表面的神经氨酸酶，从而防止新的病毒颗粒自感染细胞释放，限制感染扩散。因此抗病毒药物治疗只有早期（起病 1~2 天内）使用，才能取得疗效。

2. 加强支持治疗和预防并发症　休息，多饮水，注意营养，饮食要易于消化，特别在儿童和老年患者应予充分强调。密切观察和监测并发症，抗生素仅在明确或有充分证据提示继发细菌感染时才有应用指征。

3. 谨慎和合理应用对症治疗药物　早期应用抗流感病毒药物大多能改善症状。必要时联合应用缓解鼻黏膜充血药物（喷雾剂、滴剂或口服剂型，前两者使用不应超过 3 天）、止咳祛痰药物。儿童和少年（<20 岁）忌用阿司匹林药物以及其他水杨酸制剂，因为该类药物与流感的肝脏和神经系统并发症即 Reye 综合征存在相关，偶可致死。

（二）抗流感病毒药物治疗

1. 金刚烷胺和金刚乙胺

（1）用药方法：金刚烷胺特异性地抑制甲型流感病毒，阻止病毒进入细胞内，抑制病毒脱壳和释放其核酸，并能改变血凝素构型而抑制病毒装配。盐酸金刚烷胺对于成年人的推荐剂量为 100mg（1 片），每日 2 次。对于严重肝功能不全、肾衰竭（Clcr≤10ml/min）和老年人家庭护理患者，推荐剂量为每日 100mg（1 片）。金刚乙胺的用药剂量与金刚烷胺相同，但其活性比金刚烷胺强 4~10 倍，且毒性低。早期应用此类药物半数以上患者能使症状减轻，症状持续时间缩短 1~2 天，并减少排毒量。在高危患者能否减少流感相关并发症尚无定论。在出现 A 型流行性感冒的症状和体征时，服用本品越早越好，在 48 小时内服用本品治疗效果更好，从症状开始连续治疗约 7 天。

（2）治疗矛盾：在应用金刚烷胺和金刚乙胺治疗的同时可发生不良反应，如，消化系统：腹泻、消化不良等；神经系统：注意力下降、运动失调、嗜睡、急躁不安、抑郁等；有的还会出现如步态反常、精神愉快、运动过度、震颤、幻觉、意识模糊、惊厥等；心血管系统：心悸、高血压、脑血管功能紊乱、心脏衰竭、下肢水肿、心脏神经传导阻滞、心动过速、晕厥等；以及呼吸困难、非产后泌乳、皮疹、耳鸣等。目前还没有多剂量的数据可以证实对于肾或肝损伤的受试者是安全的。因为在多剂量期，金刚乙胺的代谢物有可能会积累。据报道，有癫痫病史的患者服用盐酸金刚烷胺后，癫痫发作的发病率增加。

（3）对策：虽然一般而论金刚烷胺的不良反应为轻度和一过性的，但在应用时必须根据患者年龄、体重、肾功能和基础疾病等情况，慎重用药和密切观察。对任何肾功能不全患者应监视其不良反应，必要时调整剂量。如有脑血管病或病史者、有反复发作的湿疹样皮疹病史、末梢性水肿、充血性心力衰竭、精神病或严重神经官能症、有癫痫病史者可增加发作。尤其对有癫痫发作史的患者，发现癫痫样发作仍有活动以及出现中枢神经系统功能失常应立即停药。由于有轻度嗜睡，故高空作业、驾车、机械操作者工作时不宜使用。

2. 神经氨酸酶抑制药

（1）用药方法：神经氨酸酶抑制药目前有两个品种即扎那韦尔和奥司托维尔（商品名为达菲）被批准临床使用，目前在中国仅有奥司托维尔。神经氨酸酶抑制剂仅用于流感病毒，而对宿主、其他病毒和细菌的神经氨酸酶很少或者无作用。口服奥司托维尔 100mg，3.7 小时后血清峰浓度达 250μg/L，12 小时后为峰浓度的 35%。与金刚烷胺相比，奥司托维尔发生耐药甚少，而且耐药速度产生缓慢，耐药突变株毒力显著降低。推荐剂量和疗程：成人奥司托维尔（胶囊）75mg，2次/天，应用5天，儿童参照表3-1。

表3-1　奥司托维尔用于儿童的推荐剂量

体重/kg	年龄/岁	剂量/mg	体重/kg	年龄/岁	剂量/mg
≤15	1~3	30（混悬剂）	24~40	8~12	60（混悬剂）
16~23	4~7	45（混悬剂）	>40	>13	75（胶囊）

（2）治疗矛盾：奥司托维尔在治疗的同时可出现恶心、呕吐等消化道反应。腹痛、头痛、头晕、失眠、咳嗽、乏力等服药后症状在试验组与安慰剂组的发生率无差异。

（3）对策：对奥司托维尔或药物的任何成分过敏者禁用。对肌酐清除率小于30ml/min的患者建议做剂量调整。目前尚缺乏足够数据评价怀孕妇女服用奥司托维尔后导致胎儿畸形或药物有胎儿毒性的潜在可能性。同时也尚不知奥司托维尔及其代谢产物两者会不会从人乳中排出。因此肾功能不全患者及孕妇、哺乳期妇女用药应慎重。

3. 利巴韦林　利巴韦林在组织培养中显示对甲型、乙型流感病毒有抑制作用，但临床不能肯定其治疗作用。

十一、预防

1. 早期发现和迅速诊断流感　及时报告，隔离和治疗患者，凡遇到以下情况，应疑有本病流行，及时上报疫情：①门诊上呼吸道患者连续3天持续增加，并有直线上升趋势；②连续出现临床典型病例；③有发热感冒患者2例以上的家庭连续增多。遇上述情况，应采取措施，早期就地隔离，采集急性期患者标本进行病毒分离和抗原检测，以早期确诊和早期治疗，减少传播，降低发病率，控制流行期间应减少大型集会和集体活动，接触者应戴口罩。

2. 药物预防　金刚烷胺与金刚乙胺预防甲型流感有一定效果，乙型流感则无效，因此，在流行早期必须及时确定流行株的型别，对无保护的人群和养老院人员进行药物预防。也可试用中草药预防。

3. 疫苗预防　流感疫苗可分为减毒活疫苗和灭活疫苗两种，接种后在血清和分泌物中出现抗血凝素抗体和抗神经氨酸抗体或T细胞毒反应，前两者能阻止病毒入侵，后者可降低疾病的严重度和加速复原。减毒活疫苗经鼻喷入可在局部产生抗体，阻止病毒吸附，接种后半年至1年后可预防同型流感病毒作用，发病率可降低50%~70%。灭活疫苗采用三价疫苗皮下注射法，在中、小流行中对重点人群使用。

由于流感病毒经常变异，疫苗使用中的主要问题是毒种的选择，制造疫苗的毒株力求接近流行株，根据美国CDC实施免疫专家委员会的推荐，1994—1995年度的三价流感疫苗包括A/德克斯/36/1（H_1N_1）、A/山东/9/93（H_2N_2）和B巴拿马/45/90（乙型）三种毒株为宜。老年人除应用流感疫苗外，还应接种肺炎球菌疫苗，以防止下呼吸道并发症。Mader R等曾报道有3例接种流感疫苗后发生系统性脉管炎，虽属少见，但大范围接种应注意。

（师喜云）

第四章　气管支气管疾病

第一节　慢性支气管炎

一、定义及概况

慢性支气管炎（chronic bronchitis，简称慢支炎）是指气管、支气管黏膜及周围组织的慢性非特异性炎症。临床以咳嗽、咳痰或伴有喘息及反复发作的慢性过程为特征。病情若缓慢进展，常并发阻塞性肺气肿，甚至肺动脉高压、肺源性心脏病。它是一种严重危害人民健康的常见病，尤以老年人多见。据 1992 年国内普查统计资料，慢性支气管炎患病率为 3.2%，其发病率的特点为：北方较南方高；农村较城市高；山区较平原高；随年龄增长而增高。

二、病因及发病机制

病因尚未完全清楚。一般认为与以下因素有关，可分内因和外因两方面。

（一）外因

1. 吸烟　研究证明，吸烟与慢性支气管炎的发生有密切关系。大部分患者均有吸烟史，吸烟时间越长，烟量越大，患病率越高；戒烟后可使病情缓解，甚至痊愈。动物实验证明，吸烟雾可引起以下改变：①副交感神经兴奋，支气管痉挛。②呼吸道上皮纤毛变短、不规则，纤毛运动减弱。③支气管杯状细胞增生、黏液分泌增加，气道净化能力减弱。④支气管黏膜充血、水肿、黏液积聚，肺泡中吞噬细胞功能减弱，易导致感染。

2. 感染　感染是慢性支气管炎发生和发展的重要因素，主要为病毒和细菌感染。病毒以鼻病毒、黏液病毒、腺病毒、呼吸道合胞病毒多见。细菌以流感嗜血杆菌、肺炎球菌、甲型链球菌及奈瑟球菌多见。

3. 理化因素　刺激性烟雾、粉尘、大气污染（二氧化硫等）的慢性刺激，常为慢性支气管炎的诱发病因。长期吸入硫酸、盐酸蒸气的工作人员，由于化学性损伤，可患职业性慢性支气管炎。在我国城市和农村，以煤炭和木材为燃料做饭取暖，无排烟设施，造成室内空气污染，也是一个重要的致病因素。

4. 过敏因素　据调查，喘息型支气管炎往往有过敏史，如尘埃、尘螨、细菌、真菌、寄生虫、花粉及煤烟、油烟等都可成为抗原而致病。过敏反应可使支气管收缩或痉挛、组织损害和炎症反应，继而发生慢性支气管炎。

5. 气候　寒冷常为慢性支气管炎发作的重要诱因。寒冷可引起以下改变：①减弱上呼吸道的防御功能。②黏膜血循环障碍。③支气管平滑肌反射性收缩，分泌物排出困难，从而诱发或加重感染。

（二）内因

1. 自主神经功能失调　呼吸道副交感神经功能亢进，气道反应性增高，进而出现支气管收缩、痉挛、分泌增加，产生咳嗽、咳痰、喘息等症状。

2. 呼吸道防御功能低下　正常人呼吸道始终保持无菌状态，其机制有以下几个方面：①上呼吸道对吸入空气的过滤，加温和湿润作用。②气管、支气管的黏液纤毛运动。③咳嗽反射。④细支气管、肺泡的巨噬细胞吞噬作用。⑤SIgA 的作用。

3. 营养因素　维生素 C、维生素 A 缺乏，支气管黏膜上皮修复差，溶菌酶活性降低，也是慢性支气管炎的易患因素。

4. 遗传因素　遗传因素也可能是慢性支气管炎的易患因素，但机制尚待研究。

三、病理

早期病变限于气道黏膜上皮，表现为气道上皮细胞的纤毛粘连、倒伏、脱失。上皮细胞空泡变性，坏死，增生，鳞状上皮化生；杯状细胞增多和黏液腺肥大和增生，分泌旺盛，大量黏液潴留；黏膜和黏膜下层充血，浆细胞、淋巴细胞浸润及轻度纤维增生。急性发作时可见大量中性粒细胞浸润及黏膜上皮细胞坏死、脱落。病情较重且病程较久者，炎症由支气管壁向周围组织扩散，黏膜下层平滑肌束断裂、萎缩。病变发展至晚期，黏膜萎缩，支气管周围纤维组织增生，支气管壁中的软骨片可发生不同程度的萎缩变性，造成管腔僵硬，塌陷。病变蔓延至细支气管和肺泡壁，形成肺组织结构破坏或纤维组织增生。

电镜观察可见 I 型肺泡上皮细胞肿胀、变厚，II 型肺泡上皮细胞增生；毛细血管基底膜增厚，内皮细胞损伤，血栓形成，管腔纤维化，闭塞；肺泡壁纤维组织弥散性增生。

四、病理生理

早期一般没有明显病理生理变化，少数患者可表现为小气道（内径 <2mm 的气道）功能异常。随着病情加重，逐渐出现气道狭窄、阻力增加，常规肺通气功能检查可有不同程度异常。缓解期大多可恢复正常。随着病情发展，气道阻力增加，气流受限可成为不可逆。

五、临床表现

（一）症状

1. 常见症状　慢性支气管炎的主要症状为咳嗽、咳痰、喘息。多数起病缓慢，病程较长，反复急性发作而加重。

（1）咳嗽支气管黏膜充血、水肿，管腔内分泌物聚集可引起咳嗽：慢性支气管炎的咳嗽具有长期、反复、逐渐加重的主要特点。开始时仅在冬春气候变化剧烈时或接触有害气体、颗粒时发作，夏季或停止接触有害气体、颗粒后咳嗽减轻或消失。此外可有以下表现：①咳嗽的严重程度与支气管黏膜炎症及痰量多少有关；晨起多，白天较少；临睡前有阵咳或排痰。②咳嗽的声音及连续性：早期清朗有力，单声咳或间歇咳；有痰时咳声重浊，连声阵咳。

（2）咳痰：清晨排痰较多，一般为白色黏液或浆液泡沫性痰，急性发作并发细菌感染时，咳黏液脓性痰，痰量增多。晚期患者支气管黏膜腺体萎缩，咳痰量可以减少，但黏稠不易咳出，给患者带来很大痛苦。

（3）喘息：喘息多由支气管痉挛引起，或因支气管黏膜水肿，管壁肥厚和痰液阻塞所致；以喘息型慢性支气管炎多见。喘息可反复发作，并发阻塞性肺气肿时，可有气急，先有活动后气急，严重时稍活动即气急加重。

2. 非典型症状

（1）咳、痰、喘症状的不典型：慢性支气管炎的典型表现为咳嗽、咳痰或伴喘息，每年发病持续三个月，连续两年或以上，但临床上部分患者临床表现不典型，缺乏典型的咳嗽、咳痰、喘息这三大表现。另有部分患者虽有咳嗽咳痰病史，但每年连续发病不到 3 个月，缺乏慢性支气管炎的典型临床症状，但影像检查有慢性支气管炎表现，并可发展到阻塞性肺气肿阶段。

（2）咯血：少数慢性支气管炎患者在病程中可出现咯血。此类患者咯血的特点是常发生于急性发作期，伴随咳嗽、咳痰等其他症状出现，极少单独咯血。咯血量一般为痰中带血或小量咯血。因此，在临床工作中，处于临床缓解期的慢性支气管炎患者出现咯血，或急性发作期、慢性迁延期患者出现中量以上咯血，应考虑是否患有可出现咯血的其他疾病。

（二）体征

早期轻症慢性支气管炎可无任何体征。急性发作期可有散在的干、湿啰音，以中、细湿啰音为主，多在肺底部和背部，多少和部位不恒定，咳嗽后可减少或消失。喘息型支气管炎可听到哮鸣音。

（三）分型和分期

1. 分型　可分为单纯型和喘息型。单纯型患者表现为咳嗽、咳痰两项症状；喘息型除咳嗽、咳痰症状外，还有喘息。有人认为喘息型慢性支气管炎实际上是慢支炎并发哮喘。

2. 分期　按病情进展分为三期。

（1）急性发作期：指在 1 周内咳、痰、喘三大症状中任一症状加重或伴发热者。

（2）慢性迁延期：指不同程度的咳嗽、咳痰或喘息状迁延不愈超过 1 个月者。

（3）临床缓解期：上述症状明显缓解或基本消失，并保持 2 个月以上者。

六、实验室检查

1. 血液检查　急性发作期或并发肺部感染时，白细胞计数及中性粒细胞计数增多。喘息型患者嗜酸粒细胞可增多。

2. 痰液检查　痰涂片及培养可见流感嗜血杆菌、肺炎链球菌、甲型链球菌及奈瑟球菌等；痰涂片中可见大量中性粒细胞、已破坏的杯状细胞，喘息型患者可见较多嗜酸粒细胞。

七、器械检查

（一）常见表现

1. X 线表现　可见双肺纹理增粗、紊乱，可有斑点状或网状阴影，以双下肺野较明显。

2. 呼吸功能检查　早期无异常。小气道阻塞时，最大呼气流速 - 容积曲线在 75% 和 50% 容量时流量明显下降，闭合气量和闭合容积明显增加。发展到气道狭窄或阻塞时，

FEV_1 减少（<70%），MVV 减少（<预计值的80%）。

（二）非典型表现

胸部 X 线表现无异常有37.1%~46.3%的慢性支气管炎患者胸部 X 线检查无异常改变。只有当支气管炎症波及末梢支气管，导致支气管壁增厚、腔内炎性分泌物阻塞和/或小叶间隔或（和）支气管-血管周围纤维组织增生等，胸部 X 线才能显示非血管性纹理增多、粗乱或（和）网织结节影。

八、诊断

多数患者主要根据临床症状做出诊断。

（1）咳嗽、咳痰或伴喘息，每年发病持续三个月，连续两年或以上，排除其他心肺疾患时，可做出诊断。

（2）每年发病持续时间不足3个月，但有明确的客观检查依据（X线、肺功能），亦可诊断。

九、鉴别诊断

慢性支气管炎的诊断属排他性诊断，做出诊断前必须首先排除其他可以引起慢性咳嗽、咳痰或喘息的心、肺疾患。

（一）常见表现鉴别诊断

1. 肺纤维化 两者均有慢性咳嗽、气短等症状，肺纤维化患者胸片上的网状纹理容易误诊为慢性支气管炎。部分患者肺部听诊可在胸部下后侧闻及 Velcro 啰音，动脉血气分析 PaO_2 降低，肺功能检查为限制性通气功能障碍。可出现杵状指。胸部 CT 见间质性结节影和/或间质性网格影，甚至为纤维条索影，均有助于鉴别。

2. 支气管哮喘单纯型慢支炎与支气管哮喘的鉴别较容易 支气管哮喘常于青年或幼年起病；一般无慢性咳嗽、咳痰史；以发作性哮喘为特征；发作时两肺布满哮鸣音，缓解期无症状。但喘息型支气管炎与已经具有一定程度不可逆性气道阻塞的支气管哮喘的鉴别有时十分困难。有人认为喘息型慢支炎就是慢支炎并发支气管哮喘，因而不需要对二者再进行鉴别，而且此时二者在治疗上有很多相同之处。对咳嗽变异型支气管哮喘须注意与慢支炎进行鉴别，前者多为阵发性干咳，无痰，夜间及清晨症状较重，X 线胸片无异常改变，支气管激发试验阳性。

3. 嗜酸粒细胞支气管炎 两者均有慢性咳嗽、胸闷等症状，但嗜酸粒细胞支气管炎患者常有过敏史，常规肺功能检查正常，支气管激发试验阴性，痰中嗜酸粒细胞比例增高，超过3%，这些检查有助于鉴别。

4. 肺沉着病 两者亦均有慢性咳嗽、气短等症状，但矽肺患者有粉尘和职业接触史；胸部 X 线检查肺部可见矽结节，肺门阴影扩大，较易鉴别。

（二）非典型表现鉴别诊断

（1）支气管扩张与慢支炎相似，也有慢性反复咳嗽、咳痰，但痰量常较慢支炎多，痰的性质多为脓性，并发感染时可有发热、大量脓痰，常有反复咯血；肺部体征以固定性湿啰音为主，部位与病灶位置吻合；病程长者可伴消瘦，可有杵状指（趾）；X 线检查常见病变部位纹理紊乱，严重者呈卷发状或蜂窝状；胸部 CT（尤其是高分辨率薄层 CT 扫描）可以明确诊断。

（2）肺结核患者多有低热、盗汗、乏力、消瘦、食欲不振等结核中毒症状，约 1/3 患者有咯血；胸部 X 线和痰结核菌检查可明确诊断。

（3）肺癌肺癌起病隐匿，早期没有任何特异性临床表现，部分有慢性咳嗽、咳痰表现的肺癌患者可被误诊为慢支炎。肺癌患者年龄常在 40 岁以上；可为刺激性咳嗽，常伴咯血（多为痰中带血丝）；胸部 X 线检查可发现肺部块影或结节影；痰脱落细胞及纤支镜活检可明确诊断。对于以往已明确诊断为慢支炎的患者，并不能据此排除罹患肺癌的可能，仍应定期行胸部 X 线检查，以免漏诊。

十、治疗

采取防治结合的综合措施，目的在于缓解症状，防止肺功能损伤，促进康复。急性发作期和慢性迁延期应以控制感染和祛痰、止咳为主；伴发喘息时，应予解痉平喘治疗。在缓解期以加强锻炼、增强体质、提高机体抵抗力、预防复发为主。

（一）急性发作期的治疗

急性发作的原因最多见的是细菌或病毒感染，应确定急性发作的原因及病情严重程度，决定门诊或住院治疗。

1. 控制感染　应用抗菌药物，可分为经验治疗与目标治疗，经验治疗可给予 β - 内酰胺类/β - 内酰胺酶抑制剂、第二代头孢菌素、大环内酯类或喹诺酮类。如门诊可用阿莫西林/克拉维酸、头孢唑肟 0.25g，每日 3 次。左氧氟沙星 0.2g，每日 2 次。

近年研制开发的氟喹诺酮类，与环丙沙星、氧氟沙星等相比，具有以下特点：①对革兰阳性球菌的抗菌活性增强，如葡萄球菌属（包括 MRSA 及 MRCNS）、化脓性链球菌、肺炎链球菌（PSSP 及 PRSP）、粪肠球菌、屎肠球菌等，但耐环丙沙星菌株对之耐药。②对厌氧菌包括脆弱拟杆菌的作用增强。③加强对肺炎支原体、肺炎衣原体、沙星衣原体、鹦鹉热衣原体、军团菌、弓形虫、结膜分枝杆菌及其他分枝杆菌的作用。④对革兰阴性杆菌仍保留良好抗菌活性。新开发的品种有莫西沙星（Moxifloxacin）、加替沙星（Gatiflixacin）、吉米沙星（Cermifoxacin）、西他沙星（Sitafloxacin）等，其中莫西沙星被称为专为治疗呼吸道感染的新喹诺酮类药物，对肺炎链球菌的体外活性是环丙沙星的 4～16 倍，对金黄色葡萄球菌的活性是环丙沙星的 16 倍，对脆弱拟杆菌亦有较好活性，而抗支原体、衣原体的活性较环丙沙星强 66～125 倍。莫西沙星 0.4g，1 次/天；或加替沙星 0.4g，2 次/天。较重者可用头孢曲松钠 2.0g 加于生理盐水 100～250ml 静脉点滴，1 次/天。或莫西沙星 0.4g，静脉点滴，1 次/天。目标治疗为根据痰培养及药敏选药。

2. 祛痰、镇咳　对痰不易咳出者可应用祛痰镇咳药。常用药物有溴己新，16mg，3 次/天。盐酸氨溴索（Ambroxol），30mg，3 次/天。羧甲司坦（Carbocisteine）0.5g，3 次/天。

3. 解痉、平喘

（1）茶碱类：茶碱缓释或控释片，0.2g，2 次/天。

氨茶碱（Aminophylline），0.1g，3 次/天。

（2）抗胆碱药：异丙托溴氨（lpratropium）气雾剂，40～80μg（每喷 20μg），雾化吸入，2 次/天。

噻托溴氨为一种新的抗胆碱类舒张支气管药物，在缓解症状、改善患者肺功能、改善健康状况及减少急性加重频率方面均优于异丙托溴氨。用量为 $18\mu g$/天。

（3）β_2 - 肾上腺素受体激动剂：沙丁胺醇（Salbutamol）气雾剂，$100 \sim 200\mu g$（每喷 $100\mu g$），雾化吸入，疗效持续 $4 \sim 5$ 小时，每 24 小时不超过 $8 \sim 12$ 喷。

特布他林（Terbutaline）气雾剂。

（二）缓解期治疗

应注意避免各种致病因素，吸烟者须戒烟。加强锻炼，增强体质，提高机体免疫能力。可冬病夏治，一些扶正固本的中药方药，可有一定效果。也可用卡介苗注射液，1ml 肌内注射，隔日 1 次，连用 $1 \sim 2$ 个月，临床上已观察到较好疗效。

十一、预后

慢性支气管炎如无并发症，消除诱发因素（如吸烟、寒冷、粉尘等），并积极进行治疗，防止复发，预后良好。如病因持续存在，治疗不彻底，迁延不愈或反复发作，使病情不断发展，易并发阻塞性肺气肿、慢性阻塞性肺疾病，甚至慢性肺源性心脏病，危及生命。

（王保健）

第二节　上气道梗阻

上气道梗阻（upper airway obstruction，UAO）是一类由多种原因所致的上气道气流严重受阻的临床急症，其临床表现不具特异性，易与支气管哮喘及慢性阻塞性肺疾病等疾病相混淆。临床上，该症以儿童多见，在成人则较为少见。引起上气道梗阻的原因较多，其中，以外源性异物所致者最为常见，其余较常见者有喉运动障碍、感染、肿瘤、创伤以及医源性等。对上气道梗阻的及时认识和治疗具有极为重要的临床意义，因为大多数患者既往身体健康，经有效治疗后可以完全康复。

一、上气道解剖

呼吸系统的传导气道包括鼻、咽喉、气管、主支气管、叶支气管、段支气管、细支气管直至终末细支气管等部分。根据周围小气道和中心大气道在机械力学等呼吸生理功能上的不同，一般将呼吸道分为三个部分，即：①小气道，指管径小于 2mm 的气道。②大气道，指隆凸以下至直径 2mm 的气道。③上气道，为自鼻至气管隆凸的一段呼吸道，包括鼻、咽、喉及气管等，见图 4 - 1。

通常以胸腔入口或胸骨上切迹为界将上气道分为胸腔外上气道和胸腔内上气道两个部分。胸腔外上气道包括下颌下腔（包括可产生 Ludwig 咽峡炎的区域）、咽后腔（包括可生产咽后脓肿的区域）和喉部。广义的喉部范围上至舌根部，下至气管，可分为声门上喉区（会厌、杓会厌皱襞及假声带）、声门（包括杓状软骨的声带平面内的结构）和声门下区（为一长 $1.5 \sim 2.0$cm，由环状软骨所包绕的气道）。

成人气管的总长度为 $10 \sim 13$cm，其中胸腔内的长度为 $6 \sim 9$cm。胸腔外气管的长度为 $2 \sim 4$cm，从环状软骨的下缘至胸腔入口，其在前胸部高于胸骨上切迹 $1 \sim 3$cm。正常气管内冠状直径，男性为 13 ~ 25mm，女性为 10 ~ 21mm。引起气管管径缩小的因素有以下几种：①Saber 鞘气管。②淀粉样变性。③复发性多软骨炎。④坏死性肉芽肿性血管炎。⑤气管支气管扁骨软骨成形术。⑥鼻硬结病。⑦完全性环状软骨。⑧唐氏综合征。

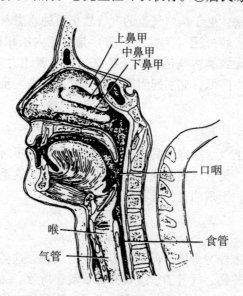

图 4 −1 上气道的解剖结构

二、上气道梗阻的病理生理学

正常情况下，吸气时，呼吸肌收缩使胸内压力降低，气道内压力低于大气压，气体由外界进入肺内；相反，呼气时，呼吸肌松弛使胸内压力升高，气体由肺内排出体外。急性上气道阻塞则可直接影响机体的通气功能，外界的氧气不能被吸入肺内，机体代谢所产生的二氧化碳亦不能排出体外，引起急性呼吸衰竭，如未能获得及时救治，每因严重缺氧和二氧化碳潴留导致患者死亡。

上气道的胸外部分处于大气压之下，胸内部分则在胸膜腔内压作用之下。气管内外两侧的压力差为跨壁压。当气管外压大于胸膜腔内压，跨壁压为正值，气道则趋于闭合；当跨壁压为负值时，即气管内压大于气管外压，气管通畅。上气道阻塞主要影响患者的通气功能，由于肺泡通气减少，在患者运动时可产生低氧血症，但其弥散功能则多属正常。上气道阻塞的位置、程度、性质（固定型或可变型）以及呼气或吸气相压力的变化，引起患者出现不同的病理生理改变，产生吸气气流受限、呼气气流受限，抑或两者均受限。临床上，根据呼吸气流受阻的不同可将上气道阻塞分为以下三种：可变型胸外上气道阻塞、可变型胸内上气道阻塞和固定型上气道阻塞。

（一）可变型胸外上气道阻塞

可变型阻塞指梗阻部位气管内腔大小可因气管内外压力改变而变化的上气道阻塞。可变型胸外上气道阻塞，见于患气管软化及声带麻痹等疾病的患者。正常情况下，胸外上气道外周的压力在整个呼吸周期均为大气压，吸气时由于气道内压降低，引起跨壁压增大，其作用方向为由管外向管内，导致胸外上气道倾向于缩小。存在可变型胸外上气道阻塞的患者，当其用力吸气时，由于 Venturi 效应和湍流导致阻塞远端的气道压力显著降低，跨壁压明显增大，引起阻塞部位气道口径进一步缩小，出现吸气气流严重受阻；相反，当其用力呼气时，气管内压力增加，由于跨壁压降低，其阻塞程度可有所减轻。

（二）可变型胸内上气道阻塞

可变型胸内上气道阻塞，见于胸内气道的气管软化及肿瘤患者。由于胸内上气道周围的压力与胸膜腔内压接近，管腔外压（胸膜腔内压）与管腔内压相比为负压，跨壁压的作用方向由管腔内向管腔外，导致胸内气道倾向于扩张。当患者用力呼气时，Venturi 效应和湍流可使阻塞近端的气道压力降低，亦引起阻塞部位气道口径进一步缩小，出现呼气气流严重受阻。

（三）固定型上气道阻塞

固定型上气道阻塞指上气道阻塞性病变部位僵硬固定，呼吸时跨壁压的改变不能引起梗阻部位的气道口径变化者，见于气管狭窄和甲状腺肿瘤患者。这类患者，其吸气和呼气时气流均明显受限且程度相近，出现明显的呼吸困难。

三、病因

临床上，上气道阻塞虽较为少见，但可由多种疾病引起，这类原因主要包括：①气道瘢痕狭窄：多为气管结核、外伤、气管插管或切开术等治疗所致。②气道壁病变：如咽喉部软组织炎、咽后壁脓肿、扁桃体肿大、声带麻痹、喉或气管肿瘤、气管软化以及复发性多软骨炎等。③气道腔内病变：以气道内异物为多见，以及带蒂气管内息肉或肿瘤和炎性肉芽肿。④气道外部压迫：气道周围占位性病变如甲状腺癌、食管癌、淋巴瘤、脓肿、血肿或气体的压迫。⑤气道内分泌物潴留：呼吸道出血或大量痰液未能咳出，胃内容物大量吸入等。兹将引起成人和儿童不同解剖部位上气道阻塞的常见原因，总结于表 4－1，供临床诊断时参考。极少数情况下，功能性声带异常或心理性因素，亦可引起上气道阻塞。

表 4－1　成人和儿童上气道阻塞的常见原因

1. 化脓性腮腺炎

2. 扁桃体肥大/扁桃体周围脓肿

3. 化脓性颌下腺炎（Ludwig 咽峡炎）

4. 舌：①巨舌症。②舌下血肿。③舌蜂窝织炎

5. 咽后壁脓肿

6. 喉：①喉癌；②错构瘤。③喉部狭窄。④喉部水肿：a. 血管性水肿：过敏反应；酯酶抑制剂缺乏；血管紧张素转换酶抑制剂；b. 气管插管拔管后；c. 烧伤。⑤喉结核。⑥会厌：会厌炎；杓会厌皱襞肥大。⑦声带：a. 息肉及乳头状瘤；b. 声带麻痹：单侧麻痹（鳞癌，喉返神经损伤/迷走神经损伤）；双侧麻痹（喉张力障碍）：帕金森病，Cerhardt 综合征，镇静药物过量，Shy－Drager 综合征，橄榄体脑桥小脑萎缩；代谢原因：低血钾，低血钙；复发性多软骨炎；颅内肿瘤；喉运动障碍；类风湿关节炎；c. 异物

7. 气管：①气管软化。②肿瘤：a. 鳞癌，腺样囊腺癌；b. 霍奇金淋巴瘤；c. 卡波西肉瘤。③气管受压迫：a. 甲状腺肿/甲状腺癌；b. 食管源性：食管异物，食管癌，食管失迟缓症；c. 血管原因：动脉穿刺出血，胸主动脉破裂，上腔静脉阻塞，主动脉创伤，肺血管悬吊，无名动脉瘤；d. 液体从中心导管外渗；e. 支气管囊肿；f. 霍奇金淋巴瘤纵隔转移。④气管狭窄：a. 声门下狭窄：喉气管支气管炎，坏死性肉芽肿性血管炎；b. 气管：气管切开后，气管插管后，外伤，气管结核。⑤气管缩窄。⑥气管导管源性黏液瘤。⑦气管炎。⑧异物

四、临床表现

上气道阻塞的症状和体征与气道阻塞的程度和性质有关。上气道阻塞早期一般无任何表现，往往在阻塞较严重时始出现症状。急性上气道阻塞起病急骤，病情严重，甚至导致窒息而死亡，常有明显的症状和体征。上气道阻塞的临床表现并无特异性，可表现为刺激性干咳、气喘和呼吸困难，患者往往因呼吸困难而就诊；其呼吸困难以吸气困难为主，活动可引起呼吸困难明显加重，且常因体位变化而出现阵发性发作。少数患者夜间出现打鼾，并可因呼吸困难加重而数次惊醒，表现为睡眠呼吸暂停综合征。吸入异物所致者，可有呛咳史，常有明显的呼吸窘迫，表情异常痛苦，并不时抓搔喉部。偶见慢性上气道阻塞引起肺水肿反复发生而出现肺水肿的表现。

临床上所见的大多数上气道阻塞为不完全性阻塞。主要体征为吸气性喘鸣，多在颈部明显，肺部亦可闻及但较弱，用力吸气可引起喘鸣明显加重。出现喘鸣提示气道阻塞较为严重，此时气道内径往往小于5mm。吸气性喘鸣多提示胸外上气道阻塞，多见于声带或声带以上部位；双相性喘鸣提示阻塞在声门下或气管内；屈颈时喘鸣音的强度发生变化多提示阻塞发生于胸廓入口处。儿童出现犬吠样咳嗽，特别是夜间出现，多提示为喉支气管炎，而流涎、吞咽困难、发热而无咳嗽则多见于严重的会厌炎。一些患者可出现声音的改变，其改变特点与病变的部位和性质有关，如单侧声带麻痹表现为声音嘶哑；双侧声带麻痹声音正常，但有喘鸣；声门以上部位病变常出现声音低沉，但无声音嘶哑；口腔脓肿出现含物状声音。

五、特殊检查

（一）肺功能检查

气道阻塞时，流量－容积曲线出现明显的变化，具有一定的诊断价值。但肺功能检查对有急性窘迫的患者不能进行，且对上气道梗阻的敏感性并不高。因此，目前已逐渐为内镜检查所替代。

（二）影像学检查

1. 颈部平片　气道平片对上气道阻塞的诊断虽可提供重要信息，但其准确性较差，应与病史和体征相结合进行判断，目前已较少使用。

2. CT扫描　气道CT扫描可以了解阻塞处病变的大小和形态，气道狭窄的程度及其与气道壁的关系，以及病变周围组织的情况，是目前诊断上气道梗阻的主要检查手段之一。对疑为上气道梗阻的患者应进行颈部和胸部的CT扫描，必要时进行气道三维重建。增强CT扫描尚有助于明确病变的血供情况。

3. MRI检查　具有很好的分辨能力，可预计气道闭塞的程度和长度，对评价纵隔情况具有较好的价值。

（三）内镜检查

内镜如纤维喉镜或纤维支气管镜检查能直接观察上气道情况，观察声带、气管环的变化以及呼吸过程中病变的动态特征，且可采集活体组织进行病理学检查，故对诊断具有决定性作用，其价值优于影像学检查。因此，对疑为上气道阻塞者，均应考虑进行内镜检查。但严重呼吸困难者不宜进行检查，且对血管性疾病严禁进行活组织检查。

33

六、诊断

要对上气道梗阻做出及时而准确的诊断，关键在于要考虑到上气道梗阻的可能性。虽然呼吸困难为上气道梗阻的主要表现，但呼吸困难常见于其他疾病。因此，对临床上存在以下情况者，应及时进行 CT 扫描和内镜检查：①以气促、呼吸困难为主要表现，活动后明显加重，有时症状的加重与体位有关，经支气管扩张剂治疗无效者。②存在上气道炎症、损伤病史，特别是有气管插管和气管切开史者。③肺功能检查示最大呼气流速、最大通气量进行性下降，肺活量不变，FEV_1 降低不明显，与最大通气量下降不成比例者。根据影像学检查和内镜检查，即可做出上气道梗阻的诊断。

七、治疗

由于引起上气道梗阻的原因较多，治疗方法的选择须根据其病因和严重程度而定。对严重的上气道梗阻应采取紧急处理措施，解除呼吸道阻塞，挽救患者生命。对一些类型的上气道梗阻，改变体位可以使其症状得以减轻；对感染性疾病所致者，如会厌炎、咽后壁脓肿等应及时给予敏感而有效的抗生素治疗。

急性上气道梗阻常发生在医院外，如不能及时获得诊断和处理，易导致患者死亡。由于上气道梗阻不可能允许进行临床治疗的对比研究，其治疗措施均基于有限的临床观察资料，且存在较大的争议。但有关内镜下治疗上气道梗阻，近年来获得长足的发展，取得了较为满意的疗效。

（一）上气道异物阻塞的救治

1. 吸入异物的急救手法　首先使用牙垫或开口器开启口腔，并清除口腔内异物；以压舌板或示指刺激咽部，同时以 Heimlich 手法使患者上腹部腹压急速增加，可排出一些气道内异物；对清醒可直立的患者，施救者可从患者后面抱住其上腹部，右手握拳，拇指指向剑突下方，左手紧压右拳，急速地向上向内重压数次；对于仰卧的患者，施救者可面向患者跪于其双腿两侧，上身前倾，右手握拳置于剑突下方，左手置于右手之上，急速地向下向前内重压上腹部。

2. 支气管镜摘除异物　经上述手法不能取出的异物，或不适宜手法取出的异物如鱼刺，应尽快在喉镜或支气管镜的窥视下摘除异物。

（二）药物治疗

对于喉或气管痉挛所致的上气道梗阻，以及一些炎症性疾病引起的黏膜水肿所致上气道梗阻，药物治疗具有重要的价值。对这类上气道梗阻有效的药物主要为肾上腺素和糖皮质激素，常可挽救患者的生命；但应注意，这两类药物对会厌炎的治疗效果不佳，甚至导致不良反应而不宜使用。

1. 肾上腺素　可兴奋 α 肾上腺素受体，引起血管收缩，减轻黏膜水肿，对喉支气管炎具有良好的治疗作用，也可用于治疗喉水肿。使用时，多采用雾化吸入或气管内滴入，每次 1~2mg，亦可选用皮下或肌内注射，每次 0.5~1mg，起效迅速，但维持时间短暂，应多次用药。

2. 糖皮质激素　具有消除水肿，减轻局部炎症的作用，可用于多种原因所致的上气道阻塞，如气管插管后水肿等。对于病毒性喉支气管炎，吸入激素具有良好的效果。Durward等发现给予布地奈德（budesonide）吸入治疗，可明显降低插管率。但激素治疗对上气道瘢痕或肿瘤性狭窄所致者无效。

（三）气管插管或气管切开术

气管插管或切开可建立有效的人工气道，为保持气道通畅和维持有效呼吸提供条件。尤其对需要转院治疗者，气管插管可明显降低患者的死亡率。对于喉水肿、喉痉挛、功能性声带功能失调、吸入性损伤、咽峡炎、会厌炎、喉和气管肿瘤等，可考虑进行气管插管或切开。但应注意，气管插管或切开本身亦可引起上气道阻塞，故对接受这类治疗的患者更应密切观察。

（四）手术治疗

对于喉或气管肿瘤或狭窄所致的上气道阻塞，可采用喉气管切除和重建进行治疗，87%的患者可获得良好的治疗效果。对于扁桃体肥大的上气道阻塞，进行扁桃体摘除可使其症状明显改善。对于口咽部狭窄所致者，进行咽部手术具有一定的治疗作用。对于内镜下无法摘除的异物，亦应行手术治疗。

（五）激光治疗

激光治疗可使肿瘤、肉芽肿等病变组织碳化、缩小，并可部分切除气管肿瘤，从而达到解除气管狭窄，缓解症状，具有一定的治疗作用。激光治疗可经纤维支气管镜使用。目前临床上使用的激光主要是以钇铝石榴石晶体为其激活物质的激光（Nd：YAG 激光），其穿透力较强。

（六）气管支架

气道支架置入即通过气管镜将支架安置于气道的狭窄部位，以达到缓解患者呼吸困难的目的。可用于气管肉芽肿、瘢痕所致的良性狭窄或肿瘤所致的恶性狭窄。近年来，纤维支气管镜下支架置入在临床使用较多且疗效显著。诸多文献对其疗效及并发症等进行评价，大部分作者认为，支架置入的近期疗效显著，并发症较少，远期疗效尚待评估。目前广泛使用的镍钛记忆合金制备的气管支架，具有较好的临床效果，且长期置入后无变形及生锈变色等，对气道不产生严重的炎症反应和刺激。一般先将支架置于冰水中冷却并塑形为细管状，并装入置入器内，经纤维支气管镜检查将导引钢丝送入狭窄气道，让患者头部尽量后仰，将置入器沿导引钢丝置入气道狭窄部位，然后拔出导引钢丝。再次纤维支气管镜检查确定支架良好地置于狭窄部位。置入后，支架受机体温度的影响，恢复其原有形状与气道紧密贴合，并逐渐将狭窄部位撑开扩张，达到解除狭窄的效果。

（叶和江）

第三节　支气管哮喘

一、支气管哮喘的病因

支气管哮喘的发病原因极为复杂，至今尚无满意的病因分类法，目前多主张将引起支气管哮喘的诸多因素分为致病因素和诱发因素两大类。致病因素是指支气管哮喘发生的基本因素，因此是该疾病的基础，无论在支气管哮喘的发生抑或发作中均起重要作用。诱发因素也可称为激发因素，是指患者在已有哮喘病的基础（即气道炎症和气道高反应性）上促使哮喘急性发作的因素，是每次哮喘发病的扳机。

在哮喘的气道炎症学说提出以前，传统上把哮喘分为外源性（过敏性）和内源性（隐源性）哮喘。现在已经普遍感觉到这种分类法的明显不足和理论上的不合理性。其实哮喘的内因，更多指作为哮喘的易感者的患者本身的"遗传素质"、免疫状态、内分泌调节等因素，但同时也包含精神心理状态，而后者并不是"哮喘易感者"的决定因素，一般作为激发因素起作用。实际上这些因素对外源性或内源性哮喘患者来说都是存在的。周围环境的因素在哮喘的发病过程中既起致病作用，又起激发作用。

（一）支气管哮喘的遗传因素

众所周知，支气管哮喘有非常明确的家族性，表明哮喘的发生与遗传有密切的关系，但它属于"多基因病"，环境因素也起重要的作用，因此遗传只决定患者的过敏体质，即是否容易对各种环境因素产生变态反应，是否属于哮喘的易感人群。引起哮喘发病还必须有环境因素，如过敏源和激发因素。

哮喘实际上是主要发生在气道的过敏性（即变态反应性）炎症，而变态反应是因免疫功能异常所造成的。许多有过敏性体质（或称特应性）的患者，患者的一级亲属发生各种过敏性疾病（包括过敏性哮喘、过敏性鼻炎、花粉症、婴儿湿疹、荨麻疹等）的概率，比其他无过敏体质的家庭成员高得多。就哮喘病而言，许多哮喘患者祖孙三代，甚至四代均有患哮喘的患者。我们曾经对 150 名确诊的哮喘患者进行了问卷调查，其三代成员共 1775 人，哮喘患病率高达 18.3%，相当一般人群的将近 20 倍。文献也报道哮喘家族的哮喘患病率高达 45%。我们最近采用序列特异性引物聚合酶链反应（seqence - specific primer polymerase chain react，SSP - PCR）研究了人白细胞抗原（HLA）- DRB 的等位基因在 50 例哮喘患者和 80 例健康对照者间的分布，同时用 RAST 法测定了 50 例哮喘患者的血清总免疫球蛋白 E（TIgE），屋尘螨（d_1）特异性免疫球蛋白 E（sIgE）及其与乙酰甲胆碱支气管激发试验和 β_2 受体激动剂支气管扩张试验，受试者均为北京及其周边地区的居民。结果显示 HLA - $DR_{6(13)}$，DR_{52} 基因频率在哮喘组明显高于对照组（17% vs4.3%，$p < 0.01$；50% vs17.5%，$p < 0.01$），相对危险度（RR）分别为 7.55，4.7。而 $DR_{2(15)}$，DR_{51} 则低于对照组（7% vs18%，$p < 0.01$；2% vs33.8%，$p < 0.01$）。HLA 单体型 $DRB_1 13 - DRB_3$ 在哮喘组也显著高于对照组，具有统计学差异（20% vs4%，$p < 0.01$，RR6.4）。70% $DR_{6(13)}$ 及 56% DR_{52} 阳性个体血清 d_1 的 sIgE +4 级。27% $DR_{6(13)}$ 及 28% DR_{52} 阴性个体血清 d_1sIgE +4 级。HLA - DRB 等位基因与 TIgE 及气道高反应性（BHR）间无显著相关性。我们的研究提示 $DR_{6(13)}$，DR_{52} 为北京地区哮喘人群的易感基因，而 $DR_{2(15)}$，DR_{51} 可能是哮喘发病的抗性基因。$DR_{6(13)}$，DR_{52} 基因与 d_1sIgE 抗体的产生呈正相关。上述结果表明 HIA - DRB 基因在哮喘患者对某种过敏源的特异性免疫应答中起重要作用，也表明遗传因素在哮喘的发病中的确起十分重要的作用。然而，并非所有具遗传因素者都会发生哮喘，父亲或母亲患哮喘的同一个家庭中，兄弟姐妹数人，并非每人都发生哮喘。因此只能认为遗传因素导致"潜在"性发展为哮喘的过敏性或特应性体质。

遗传因素对哮喘发病的影响可能是通过调控免疫球蛋白 E（IgE）的水平及免疫反应基

因，两者相互作用，相互影响的结果，导致气道受体处于不稳定状态或呈高反应性。现已有文献报道，第 11 对染色体 13q 区存在着与特应症发病有关的基因，此外，还发现了其他的染色体异常。

既然遗传因素在哮喘的发病中起着重要作用，那么是不是出生后很快就发作哮喘呢？不一定，其规律目前还不很清楚。下一代可以在出生后的婴幼儿期即发病，也可以到了成年后才发病，也可以在第三代才出现哮喘患者，即所谓隔代遗传。我们曾见到一位哮喘患者，其女儿只有过敏性鼻炎症状，毫无哮喘症状，但气道激发和扩张试验显示明显的气道高反应性。大约经过半年以后，因感冒，哮喘即开始发作，肺底可闻哮鸣音。

（二）外源性过敏源

引起哮喘的过敏源与引起变态反应的其他过敏源一样，大都是蛋白质或含有蛋白质的物质。它们在变态反应的发病过程中起抗原的作用，可以引起人体内产生对应的抗体。在周围环境中常见的过敏源可分为以下几类。

1. 外源性变应原的分类

（1）吸入性变应原：一般为微细的颗粒，包括：①家禽、家畜身上脱落下来的皮屑。②衣着上脱落的纤维，如毛毯、绒衣或羽绒服上脱落的毳毛。③经风媒传播的花粉。④飞扬在空气中的细菌、真菌等微生物和尘螨等昆虫，人因吸入昆虫排泄物诱发哮喘也有报道，以蟑螂为多见，有人认为它是华东地区主要过敏源之一，有些昆虫例如蜜蜂、黄蜂则经叮刺后诱发Ⅰ型变态反应。⑤尘土或某种化学物质，这些微小物质一旦从鼻孔中吸入，就可能引起过敏性哮喘的发作。⑥油烟。⑦职业性吸入物，例如棉纺厂、皮革厂、羊毛厂、橡胶厂和制药厂的工人吸入致敏性或刺激性气体和灰尘可诱发哮喘。

（2）摄入性变应原：通常为食品，经口腔进入，如牛奶、鸡蛋、鱼、虾、蟹及海鲜等，引起过敏反应的药物实际也属这一类。

（3）接触性变应原：指某些日用化妆品，外敷的膏药，外用的各种药物。药物涂擦于皮肤，吸收到体内后，即可引起过敏反应。可表现为局部反应，如接触性皮炎，也可导致哮喘发作。

2. 哮喘的常见变应原　严格讲，除了食盐和葡萄糖外，世界上千千万万的物质，都可能成为变应原，但什么人发生过敏，这要看他（她）是否是易感者，对什么过敏。

虽然理论上几乎什么东西都可以引起过敏，但至今比较明确的过敏源约有 500 种，能够用特异性免疫球蛋白 E（sIgE）抗体检测出来的变应原约为 450 种。引起哮喘的变应原多由特异性 IgE 介导，因此多为速发型过敏反应。

（1）屋尘和粉尘：包括卧室中的灰尘和工作环境的灰尘，如图书馆的灰尘。粉尘包括面粉厂粉尘、皮革厂粉尘、纺织厂棉尘、打谷场粉尘等。卧室或某些工厂车间的灰尘含大量的有机物，如人身上脱落的毛发、上皮，微生物，小的昆虫尸体，螨及各种衣物的纤维碎屑等。这些有机物都是引起呼吸系统等过敏的重要致敏原。

（2）花粉：花粉是高等植物雄性花所产生的生殖细胞，可引起花粉症。主要分为风媒花和虫媒花两大类。风媒花粉经风传播，虫媒花粉是由昆虫或小动物传播。引起过敏者主要是风媒花粉，其体积小，在风媒花植物开花的季节，空气中风媒花粉含量高，很容易被患者吸入呼吸道而致病。这类花粉春天多为树木花粉，如榆、杨、柳、松、杉、柏、白蜡树、胡桃、枫杨、桦树、法国梧桐、棕榈、构、桑、臭椿等；夏秋季多为杂草及农作物花粉，如蒿、豚草、藜、大麻、葎草、蓖麻、向日葵、玉米等。这些花粉的授粉期一般均在 3~5 月和 7~9 月，所以花粉症和花粉过敏的哮喘患者多集中在这两个季节发病。其中蒿和豚草花粉是强变应原，危害极严重，可引起花粉症的流行。

花粉引起人体过敏，是因为它含有丰富的植物蛋白。由于花粉粒体积很小，大多数直径在 $20~40\mu m$，加上授粉季节空气中花粉含量很高，极易随着呼吸进入人体。当花粉粒被其过敏者吸入后，便和支气管黏膜等组织的相应抗体（特异性 IgE）相结合，产生抗原抗体反应，引起发病。

（3）真菌：真菌有一个庞大家族，约有 10 万多种。它们寄生于植物、动物及人体或腐生于土壤。但无论是哪种生存方式，在繁殖过程中都会把大量的孢子散发到空气中，在过敏患者的周围形成包围圈。常见的致敏真菌为毛霉、根霉、曲霉、青霉、芽枝菌、交链孢霉、匍柄霉、木霉、镰刀菌、酵母菌等。

真菌的孢子和菌丝碎片均可引起过敏，但以真菌的孢子致敏性最强。真菌和花粉一样，都富含多种生物蛋白，其中某些蛋白质成分可引起过敏。许多患者的哮喘发作有明确的季节性或在某一季节加重，这除了与季节花粉过敏有关以外，还与真菌和气候条件的变化有关。

（4）昆虫：昆虫过敏的方式可分为叮咬过敏、蜇刺过敏和吸入过敏等。引起叮咬过敏的昆虫如蚊、白蛉、跳蚤等，它们通过口部的吸管排出分泌物进入人体皮肤后引起过敏；蜇刺过敏的昆虫主要为蜜蜂、马蜂等，它们通过尾部蜇针（排毒管）蜇刺，并将毒液注入人体而引起过敏；吸入过敏的昆虫主要有蟑螂、家蝇、象鼻虫、娥、螺，而最主要者为尘螨，它是引起哮喘的最常见，也是最重要的过敏源。此外，一些昆虫的排泄物、分泌物等经与人体接触后亦可引起皮疹、湿疹等。

螨在分类学上属于蜘蛛纲，目前已知有约 5 万种，但与人类变态反应有关系的螨仅是少数几种，如屋尘螨、粉尘螨和宇尘螨等。屋尘螨主要生活在卧室内的被褥、床垫、枕套、枕头、沙发里或躲藏在木门窗或木椅桌的缝隙里，附着在人的衣服上，也可与灰尘混在一起，随灰尘到处飘扬。据统计，1 克屋尘内最多可有 2 000 只螨。粉尘螨生长在各种粮食（如面粉）内，并以其为食，因此在仓储粮食内，常有大量的螨生长。宇尘螨为肉食螨，以粮食、屋尘等有机物中的真菌孢子为食料。

尘螨的致敏性很强，但引起过敏的原因并不是活螨进入人体内，而是螨的尸体、肢体碎屑、鳞毛、蜕皮、卵及粪便。这些过敏源随着飘浮的灰尘被吸入到人的呼吸道内而致病。

尘螨引起的哮喘发病率极高，据报道，德国 60% 以上的支气管哮喘患者均与尘螨过敏有关。1974 年，国外有人报道儿童哮喘患者的皮试结果，显示对螨的反应阳性率高达 89.4%。尘螨一年到头与哮喘患者缠绵不断，因此对尘螨过敏的患者一般是全年都可发病，但在尘螨繁殖高峰季节，症状常常加重。

（5）纤维：包括丝、麻、木棉、棉、棕等。这类物品常用于服装、被褥、床垫等的填充物或各种织品。患者因吸入它们的纤维碎屑而发病，其中对丝过敏者最多见。

（6）皮毛：包括家禽和家畜皮毛，如鸡毛、鸭毛、鹅毛、羊毛、驼毛、兔毛、猫毛、马毛等，它们的碎屑可致呼吸道过敏。

（7）食物：米面类、鱼肉类、乳类、蛋类、蔬菜类、水果类、调味食品类、硬壳干果（如腰果、花生、巧克力等）类等食物均可成为变应原，引起皮肤、胃肠道、呼吸系统等过敏。

食物过敏大都属 I 型变态反应，即由过敏源和特异性 IgE 相互作用而发生。临床可见哮喘患者常伴有口腔黏膜溃疡，有些患儿可出现"地图样"舌或伴有腹痛和腹泻等消化道症状，而食物过敏患儿也常伴有哮喘的发作。

（8）化妆品：化妆品种类很多，成分也较复杂，常用的如唇膏、脂粉、指甲油、描眉物、擦脸油及染发剂等。这些化妆品大部分为化学物质，属于半抗原，不单独引起过敏，但当它们和人体皮肤蛋白质结合后，即可形成全抗原，可引起接触性皮炎，有时也可引起哮喘。

其他可引起过敏者尚有药物，有机溶剂，各种金属饰物等。

（三）哮喘发作的主要诱因

引起哮喘发作的诱因错综复杂。作为诱因，主要是指过敏源以外的各种激发哮喘发作的非特异因素，包括气候、呼吸道感染、运动、药物、食物和精神等。吸入、摄入或接触过敏源虽然也可激发哮喘的发作，但它主要是作为特异性（即为特应性）的致病因子参与气道炎症和哮喘的发病过程的，有别于非特异（非特应性）的激发因素。

1. 气候　许多哮喘患者对天气的变化非常敏感，气候因素包括气压、气温、风力和风向、湿度、降水量等。气压低往往使哮喘患者感到胸闷、憋气。气压低诱发哮喘发作的原因尚不清楚，可能是低气压使飞扬于空气中的花粉、灰尘及真菌孢子沉积于近地面空气层，增加患者吸入机会之故。气压突然降低可使气道黏膜小血管扩张、充血、渗出增多，支气管腔内分泌物增加、支气管腔变窄、支气管痉挛而加重哮喘。南方初春的黄梅季节就是气压较低、湿度又大的季节，哮喘发病也增加。

气温的影响中温差的变化尤其重要。冷空气侵袭往往发生于季节变化时刻。如华东地区的秋季日平均气温从 25℃ 下降到 21℃ 时，哮喘发作的患者明显增多。初冬季节，寒潮到来，气温突然下降，温差迅速增大，哮喘发作者猛增。在秋天，空气中的花粉要比春季少得多，这时螨类数量虽增加，但气温和湿度并不适合它的大量繁殖。由此可见，秋季哮喘发作的主要原因可能是由于冷空气刺激具有高反应性气道之故，这也说明哮喘患者对气温的变化特别敏感。

风力的作用与哮喘发作的关系主要有两方面：风力强，空气流动快常导致气温的下降，若在秋天或初冬，必定会增加气道的冷刺激；强风时增加了气道的阻力，使本来存在呼气性呼吸困难的哮喘患者更加感到出不来气。风向常常与空气的湿润度有关，初冬时主要刮来自西伯利亚的西北风，途经沙漠地带，因此特别干燥，这对哮喘患者不利，因为哮喘患者的气道比正常人更需要温暖和湿润。

正常人的气道必须有一定的湿度，降水量和空气的湿度直接影响哮喘患者气道的湿润度。但过于潮湿的空气和环境有利于真菌的繁殖，增加了吸入气中过敏源的密度，对哮喘患者不利。

空气离子浓度对哮喘的发作也有一定关系。一般情况下空气中的阳离子多于阴离子。空气中的阳离子可使血液碱化，致支气管平滑肌收缩，对健康人和哮喘患者均不利，而阴离子可使支气管纤毛运动加速，使支气管平滑肌松弛，可缓解哮喘的发作。对于正常人来说，阳离子与阴离子的作用基本处于平衡状态。但当气候变化使空气中阳离子浓度增加时，气道处于高反应性的患者就容易发作哮喘。相反如果 $1cm^3$ 空气中含有 10 万 ~ 100 万个阴离子时就具有防治疾病的作用。国内外已应用阴离子发生器来改善环境气候，防治哮喘等疾病。

环境污染对哮喘发病有密切的关系，诱发哮喘的有害刺激物中，最常见的是煤气（尤其是煤燃烧产生的二氧化硫）、油烟、被动吸烟、杀虫喷雾剂、蚊烟香等。烟雾对已经处于高反应状态的哮喘患者气道来说，是一种非特异的刺激，可以使支气管收缩，甚至痉挛，使哮喘发作。烟雾的有害物质在气道沉积下来以后，可导致慢性支气管炎。慢性支气管炎形成后支气管黏膜增厚，分泌物增多等因素不但可增加气道的刺激，而且可进一步造成管腔的狭窄。这些因素都会加重哮喘患者的病情，而且给治疗造成困难。

2. 运动　由于运动诱发的支气管收缩在哮喘患者中是一种很普遍的问题，人们在运动与哮喘的关系方面作了大量的研究，但仍有很多问题尚待解决。首先，在哮喘患者的运动耐量问题上，人们普遍认为在重度的哮喘患者的运动耐量是减低的，但在轻中度的哮喘患者中则有不同意见。有报道认为是减低的，亦有报道认为是与正常无差异的。在临床上，大多数哮喘或过敏性鼻炎的患者，运动后常导致哮喘发作或出现咳嗽、胸闷。短跑、长跑和登山等运动尤其容易促使轻度哮喘或稳定期哮喘发作。游泳的影响相对比较轻，因此较适于哮喘患者的运动锻炼。但我们最近的研究发现轻中度哮喘患者的运动耐量与相同日常活动量的正常人是没有差异的。哮喘患者与正常人在无氧阈水平和最大运动量水平上均显示了与正常人相似的氧耗量、分通气量和氧脉搏，由此推论他们具有与正常人相等的运动能力，亦即在哮喘患者中不存在对运动的通气和循环限制。$FEV_{1.0}$是衡量哮喘严重程度的主要指标之一，但我们的研究发现，$FEV_{1.0}$无论以绝对值形式或占预计值的百分比的形式表示，都与运动所能取得的最大氧耗量没有相关关系，表明在轻中度哮喘患者中，疾病的严重程度并不影响其运动耐量。有研究发现，即使是在重度的哮喘患者，下降的运动耐量与控制较差的疾病之间也没有相关性，表明运动能力的下降是多因素的，不能仅仅用疾病本身来解释，在这些因素中，日常活动量起一很重要的作用。然而，运动过程中$FEV_{1.0}$可能会有不同程度的下降，对此，也许可以通过预先吸入β_2受体激动剂而得到解决。因此目前大多数研究表明运动锻炼在哮喘患者中是安全而有效的，经过运动锻炼，运动耐量是可以提高的，在完成相同运动时的通气需求是下降的，从而也能预防EIA的发生。

3. 呼吸道感染　呼吸道感染一般不作为特应性因子激起哮喘的发作，但各种类型的呼吸道感染，如病毒性感染、支原体感染和细菌性感染都往往诱发哮喘的发作或加重。

呼吸道病毒性感染尤其多见于儿童，好发于冬春季节，以上呼吸道为常见，但可向下蔓延引起病毒性肺炎。病毒感染与支气管哮喘的发作之间确实有着密切的关系，尤其是5岁以下的儿童。儿童呼吸道病毒感染引起哮喘发作者高达42%，在婴幼儿甚至可达90%。成人虽较少，但也有约3%。在有过敏体质或过敏性疾病家族史者中，呼吸道病毒感染引起哮喘发作更为多见，尤其男性。引起哮喘发作的病毒种类可因年龄而有所不同。一般来说，成人以流感病毒及副流感病毒较为多见，而儿童则主要为鼻病毒及呼吸道合胞病毒，婴幼儿主要是呼吸道合胞病毒。病毒可作为过敏原，通过机体T-细胞、B-细胞的一系列反应，继而刺激浆细胞产生特异性IgE。特异性IgE与肥大细胞上的IgE受体结合，长期停留在呼吸道黏膜的肥大细胞上。当相同的病毒再次入侵机体时，即可发生过敏变态反应，损伤呼吸道上皮，增加了炎性介质的释放和趋化性，降低了支气管壁β受体的功能，增加了气道胆碱能神经的敏感性，还可产生对吸入抗原的晚相（迟发性）哮喘反应。

病毒的感染大多在冬末春初和晚秋温差变化比较大时发生。一般起病较急，起病初可有发热、咽痛，以后很快出现喷嚏、流涕、咳嗽、全身酸痛、乏力和食欲减退等症状，继而出现气急、呼气性呼吸困难等哮喘的症状，肺部可闻及明显的哮鸣音。文献还报道，持续和（或）潜伏性腺病毒感染，可能影响皮质激素和支气管扩张剂对哮喘的疗效。

呼吸道病毒感染不但可使哮喘患者的气道反应性进一步增高，哮喘发作，而且可引起健康人的气道反应性增高和小气道功能障碍，这种状态一般持续6周左右。

气道急性或慢性细菌感染并不引起过敏反应，但由于气道分泌物增多，因此可加重哮喘患者的气道狭窄，使哮喘发作或加重。这时抗菌药物的使用是必要的，而且有效的抗菌治疗往往可收到缓解症状之功。呼吸道细菌性感染虽然也可诱发气道平滑肌痉挛，但较病毒性感染要轻得多。

4. 精神和心理因素　精神和心理状态对哮喘的发病肯定有影响，但这一因素往往被患者和医务人员所忽视。许多患者受到精神刺激以后哮喘发作或加重，而且很难控制。

据报道，70%的患者的哮喘发作有心理因素参与，而在引起哮喘发作的诸多因素中，其中单纯以外源性过敏原为主要诱因者占29%，以呼吸道感染为主要诱因者占40%，心理因素为主的占30%。还有的学者报道，在哮喘发作的诱因中过敏反应并发精神因素占50%。与哮喘有关的精神心理状态涉及非常广泛的因素，包括社会因素，性格因素和情绪因素，社会因素常常是通过对心理和情绪的影响而起作用的。哮喘患者在出现躯体痛苦的同时，伴有多种情绪、心理异常表现，主要为焦虑、抑郁和过度的躯体关注。因此，往往形成依赖性强、较被动、懦弱而敏感、情绪不隐和自我中心等性格特征，是比较典型的呼吸系统的心身疾病。哮喘儿童的母亲也常呈"神经质性"个性，母亲的焦虑、紧张、唠叨、烦恼的表现影响儿童哮喘的治疗和康复。

精神因素诱发哮喘的机制目前还不清楚，有人认为在可接受大量感觉刺激的人脑海马回部位，可能存在与基因有关的异常。遗传素质或早年环境的影响，造成某些哮喘患者精神心理的不稳定状态。同时精神忧虑或紧张的哮喘患者，生理上气道的敏感性升高，可能与迷走神经兴奋性增强有关。长期的情绪低落，心理压抑可使神经－内分泌－免疫网状调节系统功能紊乱，引起一系列心身疾病。

精神和心理因素也属于内因，但它有别于遗传背景。精神和心理因素不决定一个人是否成为哮喘的易感者，然而可明显地影响哮喘的发作及其严重程度，对于哮喘常年反复发作的患者来说，这种影响尤其显著。因此许多学者强调哮喘的防治必须采用包括心与身两方面的综合性治疗措施。

5. 微量元素缺乏　以缺铁、缺锌为较常见，这些微量元素缺少可致免疫功能下降。

6. 药物　药物引起哮喘发作有特异性过敏和非特异性过敏两种，前者以生物制品过敏最为常见，因为生物制品本身即可作为完全抗原或半抗原引起哮喘发作。以往认为阿司匹林引起哮喘发作的机制是过敏，现在普遍认为是由于患者对阿司匹林的不耐受性。非特异性过敏常发生于交感神经阻断药，例如普萘洛尔（心得安）和增强副交感神经作用药，如乙酰胆碱和新斯的明。

二、支气管哮喘临床表现与诊断

（一）支气管哮喘的临床表现

几乎所有的哮喘患者的都有长期性和发作性（周期性）的特点，因此，近年认为典型哮喘发作3次以上，有重要诊断意义。哮喘的发病大多与季节和周围环境、饮食、职业、精神心理因素、运动或服用某种药物有密切关系。过敏性疾病的病史和家族性的哮喘病史对哮喘的诊断也很有参考意义。此外还应注意有无并存呼吸道感染及局部慢性病灶。

1. 主要症状　自觉胸闷、气急，即为呼吸困难，以呼气期为明显，但可以自行缓解或经用平喘药治疗而缓解。典型的哮喘发作症状易于识别，但哮喘病因复杂，其发作与机体的反应性，即遗传因素和特应性素质的个体差异，过敏原和刺激物的质和量的不同均可导致哮喘发作症状的千变万化。有些患者表现为咳嗽，称为咳嗽变异性哮喘或过敏性咳嗽，其诊断标准（小儿年龄不分大小）是：①咳嗽持续或反复发作 > 1 个月，常在夜间（或清晨）发作，痰少，运动后加重。②没有发热和其他感染表现或经较长期抗生素治疗无效。③用支气管扩张剂可使咳嗽发作缓解。④肺功能检查确认有气道高反应性。⑤个人过敏史或家族过敏史和（或）过敏原皮试阳性等可作辅助诊断。

2. 体征　发作时两肺（呼气期为主）可听到如笛声的高音调，而且呼气期延长的声音，称为哮鸣音是诊断哮喘的主要依据之一。一般哮鸣音的强弱和气道狭窄及气流受阻的程度相一致，因此哮鸣音越强，往往说明支气管痉挛越严重。哮喘逐步缓解时，哮鸣音也随之逐渐减弱或消失。但应特别注意，不能仅靠哮鸣音的强弱和范围来作为估计哮喘严重度的根据，当气道极度收缩加上黏痰阻塞时，气流反而减弱或完全受阻，这时哮鸣音反而减弱，甚至完全消失，这不是好现象，而是病情危笃的表现，应当积极抢救。

3. 哮喘严重发作

（1）"哮喘持续状态"：哮喘严重发作通常称为"哮喘持续状态"，这是指一次发作的情况而言，并不代表该患者的基本病情，但往往发生于重症的哮喘患者，而且与预后有关，可威胁患者的生命。因此哮喘严重发作是哮喘病本身的一种最常见的急症。

以往给"哮喘持续状态"所下的定义是："哮喘严重持续发作达 24 小时以上，经用常规药物治疗无效"。现在认为这样的定义是不全面的。因为事实上，许多危重哮喘病例的病情发展常常在一段时间内逐渐加剧，因此所有重症哮喘的患者在某种因素的激发下都有随时发生严重的致命性急性发作的可能，而无特定的时间因素。其中一部分患者可能在哮喘急性发作过程中，虽经数小时以至数天的治疗，但病情仍然逐渐加重。也有一些患者在间歇一段相对缓解的时期后，突然出现严重急性发作，甚至因得不到及时和有效治疗而在数分钟到数小时内死亡，这就是所谓"哮喘猝死"。哮喘猝死的定义通常定为：哮喘突然急性严重发作，患者在 2 小时内死亡。其原因可能为哮喘突然发作或加剧，引起气道严重阻塞或其他心肺并发症导致心跳和呼吸骤停。重症哮喘患者出现生命危险的临床状态称为"潜在性致死性哮喘"。这些因素包括：①必须长期使用口服糖皮质激素类药物治疗。②以往曾因严重哮喘发作住院抢救治疗。③曾因哮喘严重发作而行气管切开，机械通气治疗。④既往曾有气胸或纵隔气肿病史。⑤本次发病过程中须不断超常规剂量使用支气管扩张剂，但效果仍不明显。除此以外，在本次哮喘发作的过程中，还有一些征象值得高度警惕，如喘息症状频发，持续甚至迅速加剧，气促（呼吸超过 30 次/分），心率超过 140 次/分，体力活动和说话受限，夜间呼吸困难显著，取前倾位，极度焦虑、烦躁、大汗淋漓，甚至出现嗜睡和意识障碍，口唇、指甲发绀等。患者的肺部一般可以听到广泛哮鸣音，但若哮鸣音减弱，甚至消失，而全身情况不见好转，呼吸浅快，甚至神志淡漠和嗜睡，则意味着病情危笃，随时可能发生心跳和呼吸骤停。此时其他有关的肺功能检查很难实施，唯一的检查是血液气体分析。如果患者呼吸空气（即尚未吸氧），那么若其动脉血氧分压 < 8kPa（60mmHg）和（或）动

脉血二氧化碳分压>6kPa（45mmHg），动脉血氧饱和度<90%，则意味着患者处于危险状态，应马上进行抢救，以挽救患者生命。

（2）"脆性哮喘"：正常人的支气管舒缩状态呈现轻度生理性波动，第一秒用力呼气容积（FEV$_1$）和最大呼气流速（PEF）在晨间降至最低（波谷），而午后达最大值（波峰），在哮喘患者，这种变化尤其明显。1977年Turner－Warwich报道将哮喘患者的肺功能改变分为三种主要类型：①治疗后PEF始终不能恢复正常，但有一定程度的可逆。②用力呼气肺活量（FVC）改变可逆，而FEV$_1$和PEF的降低不可逆。③FEV$_1$和PEF在治疗前后或一段时间内大幅度地波动，即为"飘移者"，作者将这一类型称之为"脆性哮喘"（BA）。其后关于BA的定义争论不休。如美国胸科协会（AST），用此概念描述那些突发、严重、危及生命的哮喘发作。最近Ayres在综合各种观点的基础上提出BA的定义和分型为：

Ⅰ型BA：尽管采取了正规、有力的治疗措施，包括吸入皮质激素（如吸入二丙酸倍氯米松1 500μg/d以上）或口服相当剂量皮质激素，同时联合吸入支气管扩张剂，连续观察至少150天，半数以上观察日的PEF变异率>40%。

Ⅱ型BA：特征为在基础肺功能正常或良好控制的背景下，无明显诱因突然急性发作的支气道痉挛，3小时内哮喘严重发作伴高碳酸血症，可危及生命，常需机械通气治疗。经期前哮喘发作往往属于此种类型。

4. 特殊类型的哮喘

（1）运动性哮喘：运动性哮喘也称运动诱发性哮喘，是指达到一定的运动量后引起支气管痉挛而产生的哮喘，因此其发作都是急性的、短暂的，而且大多数能自行缓解。运动性哮喘固然均由运动引起，但运动的种类、运动持续时间、运动量和运动强度均与哮喘的发作有直接关系。运动性哮喘并非说明运动即可引起哮喘，实际上短暂的运动不但不会引起哮喘，而且还可兴奋呼吸，使支气管有短暂的扩张，肺通气功能改善，FEV$_1$和PEF有短暂的升高。其后随着运动时间的延长，强度的增加，支气管转而发生收缩。虽然运动性哮喘常常兼发于支气管哮喘患者，但与过敏性哮喘不同，其特点为：①发病均在运动后。②有明显的自限性，发作后只需经过一定时间的安静休息即可逐渐自然恢复正常。③无外源性或内源性过敏因素参与，特异性变应原皮试阴性。④一般血清IgE水平不高。但有些学者认为，运动性哮喘常与过敏性哮喘共存，因此认为运动性哮喘与变态反应（过敏反应）存在着一些间接的关系。

临床表现疑为运动性哮喘者，应进一步作运动前后的肺功能检查，根据运动前后的肺功能变化来判断是否存在运动性哮喘，这种方法也称为运动诱发试验。常用的运动方式有跑步、自行车功率试验和平板车运动试验。如果运动后FEV$_1$下降20%~40%，即可诊断轻度运动性哮喘，如果FEV$_1$下降40%~65%，即为中度运动性哮喘，FEV$_1$下降65%以上，则属重度运动性哮喘。受检患者患有严重心肺或其他影响运动的疾病则不能进行运动试验，试验时要备有适当抢救措施，应在专业医务人员指导下进行。

（2）药物性哮喘：哮喘的发作是由使用某些药物引起（诱发）的，这类哮喘就叫作药物性哮喘。可能引起哮喘发作的药物很多，常见者为：阿司匹林，β受体阻断剂（包括非选择性β受体阻断剂－普萘洛尔、噻吗洛尔和选择性β受体阻断剂），局部麻醉剂，添加剂（如酒石黄，是一种黄色染料，广泛用作许多食品、饮料以及药物制剂的着色剂），医用气雾剂中的杀菌复合物（如用作定量气雾剂的防腐剂例如氯化苯甲烃铵抗氧化剂），用于饮用酒、果汁、饮料和药物作防腐保藏剂（如亚硫酸盐）和抗生素或磺胺药（包括青霉素、磺胺药、呋喃类药）等。个别患者吸入定量的扩张支气管的气雾剂时，偶尔也可引起支气管收缩，这可能与其中的氟利昂或表面活性剂有关。免疫血清、含碘造影剂等除了可引起皮疹、发热、血管炎性反应、嗜酸性粒细胞增多和过敏性休克等全身过敏表现外，也可引起哮喘的发作，但往往被忽略。

药物性哮喘的发生机制与哮喘本身极为相似，首先决定于患者的体质因素，即对某种药物的敏感性。因为这些药物通常是以抗原（如免疫血清），半抗原或佐剂的身份参与机体的变态反应过程的，没有机体的易感性就不容易发生过敏性反应。但并非所有的药物性哮喘都是机体直接对药物产生过敏反应而引起的，β 受体阻断剂更是如此，它是通过阻断 β 受体，使 $β_2$ 受体激动剂不能在支气管平滑肌的效应器上起作用，导致支气管痉挛，哮喘发作。

（3）阿司匹林性哮喘：阿司匹林又是诱发药物性哮喘中最常见的药物，某些哮喘患者于服用阿司匹林或其他解热镇痛药及非类固醇抗炎药后数分钟或数小时内即可诱发剧烈的哮喘，其表现颇似速发型变态反应，因此以往许多人从药物过敏的角度理解阿司匹林性哮喘，但迄今尚未发现阿司匹林的特异性 IgE，也未发现其他的免疫机制参与，变应原皮肤试验阴性。所以近年来普遍认为可能不是由过敏所致，而是对阿司匹林的不耐受性。除阿司匹林以外，吲哚美辛、安乃近、氨基比林、非那西丁、保泰松、布洛芬等解热镇痛药也可引起类似的哮喘发作。这种对以阿司匹林为代表的解热镇痛药的不耐受现象就称为阿司匹林性哮喘。其中约半数并发鼻息肉和鼻窦炎，对于这种现象，过去称为阿司匹林哮喘三联征或阿司匹林三联征。对于这些提法各家意见不一，最近有些学者建议称为阿司匹林性综合征。

阿司匹林性哮喘多发生于中年人，有时也可见于少数儿童患者。在临床上可分为两个时相，即药物作用相和非药物作用相。药物作用相指服用阿司匹林等解热镇痛药后引起哮喘持续发作的一段时间，其临床表现为：服这类药 5 分钟至 2 小时，或稍长时间之后出现剧烈的哮喘。绝大多数患者的哮喘发作的潜伏期为 30 分钟左右。患者的症状一般都很重，常可见明显的呼吸困难和发绀，甚至出现意识丧失，血压下降，休克。药物作用相的持续时间不一，可短至 2 小时，也可 1~2 天。非药物作用相阿司匹林性哮喘系指药物作用时间之外的时间。患者可因各种不同的原因而发作哮喘。

阿司匹林性哮喘发病率各家报道不一，国外报道它在哮喘人群中的发病率为 1.7% ~ 5.6%，但如果用口服阿司匹林作激发试验，则它的发病率可占成人哮喘的 8% ~22%。北京协和医院变态反应科于 1984 年曾对 3 000 例初诊的哮喘患者进行调查，其结果为：阿司匹林哮喘在哮喘人群中的发病率为 2.2%。

由于阿司匹林性哮喘的发病很可能通过抑制气道花生四烯酸的环氧酶途径，使花生四烯酸的脂氧酶代谢途径增强，因而产生炎性介质，即白细胞三烯。后者具有很强的收缩支气管平滑肌作用所致。因此近年研制的白细胞三烯受体拮抗剂，如扎鲁司特（zafirlukast，商品名 Accolate，即安可来）和孟鲁司特钠（montelukast，商品名 Singulair，即顺尔宁）可以完全抑制口服阿司匹林引起的支气管收缩。

（4）职业性哮喘：随着工农业的发展，各种有机物或无机物以尘埃、蒸汽或烟雾三种形式进入生产者的工作环境。如果这些有害物质被劳动者吸入而引起哮喘发作，那么这些有害物质就称为"职业性致喘物"（变应原）。从广义来说，凡是由职业性致喘物引起的哮喘就称为职业性哮喘，但从职业病学的角度，职业性哮喘应有严格的定义和范围。然而，不同国家，甚至同一个国家的不同时期，职业性哮喘的法定含义不同。我国在 20 世纪 80 年代末制定了职业性哮喘的诊断标准，致喘物规定为：异氰酸酯类（如甲苯二异氰酸盐等）、苯酐类、多胺类固化剂（如乙烯二胺、二乙烯三胺、三乙烯四胺等）、铂复合盐、剑麻和青霉素。

职业性哮喘的发生率往往与工业发展水平有关，工业越发达的国家，职业性哮喘发生率越高，估计美国职业性哮喘的发病率为 15%。1988 年美国公共卫生署估计职业性哮喘占整个职业性呼吸系统疾病的 26%。

职业性哮喘的病史有如下特点：①有明确的职业史，因此本病的诊断只限于与致喘物直接接触的劳动者。②既往（从事该职业前）无哮喘史。③自开始从事该职业至哮喘首次发作的"哮喘潜伏期"最少半年以上。④哮喘发作与致喘物的接触关系非常密切，接触则发病，脱离则缓解，甚至终止，典型的职业性哮喘往往是在工作期间或工作后数小时发生气促、胸闷、咳嗽、喘鸣，常伴鼻炎和（或）结膜炎，工作日的第一天（如星期一）症状最明显，周末、节假日或离开工作场所后，上述症状缓解，因此，有人称它为"星期一"综合征。还有一些患者在吸入氯气、二氧化硫及氟化氢等刺激性气体时，出现急性刺激性剧咳、咳黏痰、气急等症状，称为反应性气道功能不全综合征，气道反应性增高可持续至少 3 个月。

（二）支气管哮喘的诊断

支气管哮喘的诊断可以分为非特异性诊断与特异性诊断两类。非特异性诊断亦即不要求明确病因的一般病种诊断，最主要是通过肺功能检查结合临床表现确定，而支气管哮喘的特异性诊断则是属于病因性诊断，最主要是通过变态反检查确定。哮喘诊断的主要程序一般为：病史采集、物理检查、胸部 X 线检查、肺功能检查和特异性过敏原检查等。

1. 哮喘的病史采集　几乎所有的哮喘患者的喘息发作都有长期性、发作性（周期性）、反复性、自限性、可逆性的特点，因此，近年认为典型哮喘发作 3 次以上，有重要诊断意义。哮喘的发病大多与季节和周围环境、过敏原接触、饮食、职业、精神心理因素、运动或服用某种药物有密切关系。过敏性疾病的病史和家族性的哮喘病史对哮喘的诊断也很有参考意义。此外还应注意有无并存呼吸道感染及局部慢性病灶。

两肺以呼气期为主的哮鸣音是诊断哮喘的主要依据之一。一般哮鸣音的强弱和气道狭窄及气流受阻的程度相一致，因此哮鸣音越强，往往说明支气管痉挛越严重。哮喘逐步缓解时，哮鸣音也随之逐渐减弱或消失。但应特别注意，不能仅靠哮鸣音的强弱和范围来作为估计哮喘严重度的根据，当气道极度收缩加上黏痰阻塞时，气流反而减弱或完全受阻，这时哮鸣音反而减弱，甚至完全消失，这可能是病情危笃的表现，应当进行血液气体分析，准确判断。

2. 胸部 X 线检查　哮喘患者常常需要进行胸部 X 线检查，特别是初诊时。胸部 X 线检查除一般的胸部平片以外，有时还需要进行胸部 CT 检查，这些检查对哮喘的诊断、鉴别诊断和估计哮喘病情的严重度有帮助。

哮喘患者的胸部 X 线表现并没有更多的特异性，常见为肺纹理增多，紊乱和肺气肿（或肺通气过度）征，有些患者可见肺大疱，有时可见气胸、纵隔气肿或肺动脉高压等并发症。但胸部 X 线检查在哮喘的鉴别诊断方面应为基本，而且重要。胸部 X 线检查也是长期皮质激素治疗安全性的重要保障之一，特别对患有肺结核的患者，因此皮质激素治疗前和治疗过程的定期胸部 X 线检查极为重要。

3. 肺功能检查　哮喘患者的气道处于不稳定状态，气道平滑肌的收缩性增加，黏膜和黏膜下层增厚，管腔分泌液增多都可能使气道的功能状态恶化，引起气流阻塞。支气管有效通气管径的缩小可使患者出现喘鸣和呼吸困难，而反映在肺功能上的改变就是通气功能的损害。因此哮喘患者的肺功能检查对于哮喘的诊断和治疗都很重要：①气道激发试验和（或）支气管扩张试验（气道可逆试验）有助于确立哮喘的诊断并与单纯慢性支气管炎鉴别。②支气管扩张试验还有助于估计 β_2 受体激动剂的可能疗效，为药物选择提供参考。③以第一秒用力呼气容积（FEV_1）和最大呼气流速（PEF，也称呼气峰流速）为主要指标，结合肺总量和残气量以及临床症状，特别是夜间哮喘的发作情况等估计哮喘患者病情的严重程度，结合血气分析的结果，尤其是动脉血氧分压（PaO_2），氧饱和度（SaO_2）和二氧化碳分压（$PaCO_2$）等参数估计哮喘急性发作期病情的严重程度。④客观评价药物的临床疗效。

哮喘患者的肺功能测定通常包括通气功能、肺动力学和血液气体分析。

（1）通气功能的测定

1）哮喘患者呼气流速、气道阻力和静态肺容量测定：喘息症状发作时累及大、小气道，但最主要的病变部位在小支气管，而且是弥漫性的。小支气管的横截面积又远远大于大气道，再加上，吸气过程是主动的，呼气过程是被动的，因此呼气阻力一般大于吸气阻力，FEV_1、最大呼气流速（PEF）、用力肺活量（FVC）均明显下降。最大呼气流速 - 容积曲线（F - V 环）测定是哮喘肺功能检查中极为常用也是最重要的部分，因为呼出的气量和相应的瞬间流量形成用力呼气流速 - 容积曲线，它能反映气流在气道里通过的情况和小气道功能状态。

正常人第 1 秒用力呼气容积和用力肺活量之比（FEV_1/FVC）应大于 75%，而哮喘患者在哮喘发作时一般小于 70%。这些参数的检测较为简易，无创伤性，如果操作正确，重复性也比较好，基本设备容易满足，因此在许多医院，包括基层医院都可以进行检查。通过这些检查可以帮助判断急性哮喘发作的严重程度，了解哮喘病情的"可逆性"（实际为处于收缩状态的支气管的可扩张性）以及平喘药物的治疗效果。采用袖珍的呼气流速仪，在家庭中和工作岗位上进行连续多日的昼夜检查，记录最大呼气流速变异的动态变化，对于发现哮喘急性发作的早期征兆和及时治疗有很大的帮助。

哮喘发作时呼吸阻力明显增加，有过多的气体潴留在肺内，所以肺残气量和肺总量增加。闭合气量在哮喘发作时不易测量，但在缓解期仍高于正常。静态肺容量测定有助于鉴别阻塞性通气功能障碍抑或限制性通气功能障碍，而且可从肺功能的角度了解肺气肿的程度，因此它对中重度哮喘的肺功能评价尤其重要。

近年来又根据脉冲振荡（Impulse Oscillometry，IOS）原理研制、开发、生产出新一代肺功能机。脉冲振荡技术也称强迫振荡技术（Forced Oscillation Technique），其主要意义在于比较精确地测定气道阻力，与传统的肺功能机比较，脉冲振荡技术能够更全面、确实地反映呼吸力学的变化，更符合生理，而且不需患者的合作，可用于儿童、老年人和呼吸功能较差的患者。运动心肺功能测定也可有助于早期哮喘的诊断，而且可了解哮喘患者对运动的耐受性，指导患者的运动耐量训练，提高健康水平。

2）肺动态顺应性测定：顺应性系弹性物体的共同属性，是一个物理学概念。用一句通俗的话来说，肺顺应性就是肺组织顺应呼吸活动而变化的特性，即吸气时肺泡充气，体积增大，呼气时肺泡排气，肺体积出现适度的回缩，这种功能活动与肺组织的弹性关系非常密切，因此肺顺应性实际反映了肺的弹性。在吸气末高肺容积（肺总量位）时肺顺应性最低，而当呼气末肺容积接近残气量位时肺顺应性最高。肺顺应性即为单位压力改变时所引起的容积改变，通常包含肺顺应性、胸壁顺应性和总顺应性，例如：

$$顺应性（C）=\frac{容积改变（\Delta V）}{压力改变（\Delta P）}L/kPa$$

$$肺顺应性（CL）=\frac{肺容积改变（\Delta V）}{经肺压}L/kPa$$

肺顺应性可分为静态肺顺应性（Clst）和动态肺顺应性（Cldyn）两种。静态肺顺应性是指在呼吸周期中，气流暂时阻断（1~2秒）时所测得的肺顺应性，相当于肺组织的弹力（实际还包含肺泡表面张力）。动态肺顺应性系指在呼吸周期中气流未阻塞时所测得的肺顺应性，受肺组织弹力和气道阻力的双重影响。当哮喘患者作快速呼吸时，与已狭窄的各级支气管相连的肺泡不能及时充气，肺容积相对减少，故动态顺应性下降，而静态顺应性仍可正常。

3）通气分布不均匀：哮喘发作时吸入的气体在肺部的分布极不均匀，存在着明显的呼气延缓和减低区。这种情况在哮喘缓解期和慢性阻塞性肺疾病患者也同样存在。通气不均的现象对于吸入疗法的影响比较大，因为临床医师让患者进行吸入治疗时总是希望有比较多的药物能到达病变部位，结果适得其反，药物到达通气功能正常部位反而多于通气差的部位，通气越差，药物分布越少。

综上所述，哮喘患者肺功能检查时的常用指标是肺活量（VC，实际临床上更多测量用力呼吸肺活量，即FVC），FEV_1和PEF。FEV_1和PEF是用于观测用力呼气流量的两个最常用的参数。每天不同时间测定的PEF之间的变异率提供了一个评价哮喘稳定性和（或）严重度的合理指数，其测定设备简单，方便，患者可自行操作，而且与FEV_1有良好的相关性，测定结果的重复性也好，因此使用广泛。但评判气流阻塞严重度的最佳单一指标是FEV_1。FEV_1/VC的比值是一个观测早期气流阻塞的敏感指标，由于该比值能区别限制性和阻塞性气道疾病，因此更多用于诊断。

PEF测定最好每日2~3次定时测定，其意义为：①根据最大呼气流速的绝对值评估气流阻塞的程度，其值越低，气流阻塞就越严重。②根据每天监测并计算出的最大呼气流速的变异率估计哮喘病情的稳定性，一般来说，变异率越小，病情越稳定。③根据使用某种药（如吸入药）前后最大呼气流速绝对值和变异率的变化，评估该药的疗效。因此实际测定时应计算最大呼气流速占预计值的百分率和最大呼气流速的变异率，其计算公式如下：

$$\frac{正常（预计）值-实测值}{正常（预计）值}\times100\%，即为实测值相当正常（预计）值的百分数$$

每日最大呼气流速变异率由下列公式计算：

$$\frac{每日最高值-最低值}{最高值}\times100\%，即为当天最大呼气流速变异率$$

（2）弥散功能：常用一氧化碳弥散量来表示。单纯哮喘，无并发症的患者的肺弥散功能一般是正常的，但严重哮喘患者可降低。

（3）动脉血气体分析：哮喘发作后，通过动脉血气分析可对哮喘急性发作的严重程度进行判断。在轻度或中度发作时，动脉血二氧化碳分压接近正常或略有下降，甚至表现呼吸性碱中毒，而氧分压则下降，此主要由于肺内通气/血流比例异常所致。当病情继续加重时，缺氧更严重，而且可出现动脉血二氧化碳分压升高，这时就需要采用急救措施以挽救生命。

（4）气道激发试验：气道激发试验是检验气道对某种外加刺激因素引起收缩反应的敏感性，并根据其敏感性间接判断是否存在气道高反应性。气道激发试验分特异性气道激发试验和非特异性气道激发试验两类，特异性气道激发试验时吸入的是不同浓度的过敏源溶液，非特异性气道激发试验则吸入不同浓度的气道收缩剂。它们的共同特点都是在吸入前后，做肺通气功能检查或观察气道阻力的变化，以寻找或确定过敏源，并评估气道（主要为支气管）对某种特异性变应原或非特异性刺激物的反应性（即敏感程度）。其中，主要观察指标仍然为表示肺通气功能状态的 FEV_1 或 PEF。

1）特异性气道激发试验：可根据需要选择过敏源，但过敏源溶液必须新鲜配制。在临床上可采用鼻黏膜激发试验（nasalmucous provocation test）和气管内激发试验（bronchial provocation test）两种方法。鼻黏膜激发试验又有鼻吸入试验（nasal inhalation test），即将抗原经由鼻内吸入以激发呼吸道过敏症状；鼻内抗原滴入法（nasal in hala tion test）和抗原滤纸片鼻黏膜敷贴的激发试验，后者约有 60% 的阳性反应。气管内激发试验亦分气管内抗原滴入及气管内抗原吸入两种。气管内滴入法目前已很少用，因为操作不便，且抗原分布不均匀。当今主要采用抗原气雾吸入法，即每次试验时让患者吸入定量抗原，然后定时检查肺哮鸣音出现，同时进行 FEV_1 测定，如激发后 FEV_1 下降 15% 以上，即可认为有阳性反应。目前常用的激发抗原有蒿属花粉、屋内尘土、尘螨等。大约有 70% 的哮喘患者有阳性反应，其中约有 2/3 与皮试结果相符，而且皮试反应愈强，则激发的阳性率愈高，症状亦明显。痰中有时还可出现大量的嗜酸性粒细胞。

特异性气道激发试验可能引起较明显的哮喘发作，甚至严重发作，因此必须在严密监护下进行，而且适应证必须严格限制为此，特异性气道激发试验目前只用于研究以前不认识的职业性哮喘或用于确定工作环境中的过敏源，即特定环境的过敏性疾病的病因物质或作医学鉴定。一般认为吸入特异性过敏源溶液后，患者的 FEV_1 或 PEF 下降 20% 以上，才能做出基本肯定的诊断，但阴性结果，并不排除职业性哮喘的存在。此外，应该注意有些过敏源在特定的工作环境中有致敏作用，而在实验室里却不一定能够引出相似的反应，因为特异性气道激发试验的结果可受吸入过敏源的特异性、吸入浓度、吸入量、试验场所以及检测指标等的影响。此外还应指出，特异性气道激发试验可表现早期（速发）、晚期（迟发）和双相哮喘反应。因此试验时应严密观察比较长的时间，以免由于晚期（迟发）反应而引起严重哮喘的发作。

2）非特异性气道激发试验：常用的气道收缩剂有组胺和乙酰甲胆碱，也有人用高张盐水、蒸馏水、普萘洛尔。运动激发试验或过度通气激发试验也属于非特异性气道激发试验。但目前临床上应用最多的非特异性气道激发试验仍然为吸入组胺或乙酰甲胆碱，试验时所用的吸入气道收缩剂浓度从低浓度开始，由低至高，倍倍递增，例如由每 1ml 含 0.25、0.5、1mg 起逐渐增加。

目前国际上所用的药物吸入非特异性气道激发试验有两种不同的方法，一种为平静吸入经雾化器产生的雾化液，其浓度从最低起，逐步提高，以使 FEV_1 或 PEF 比试验前降低 20% 时为止，所用药液的累积量即表示气道对该刺激物的反应性。累积量越少，表明气道对该刺激物的敏感性越高，反应性越强。累积量越大，表示气道对该刺激物的刺激越不敏感，反应性越弱。试验时每次吸入某浓度的雾化液 2 分钟，若吸入后测定的 FEV_1 或 PEF 的减少不足试验前的 20%，则再吸入浓度大 1 倍的溶液，进行同样的试验，直至 FEV_1 或 PEF 降至基础值（试验前的测定值）的 20% 为止。另一种方法在日本及澳大利亚较广泛应用，即将不同浓度的气道收缩剂放入一种由电脑控制的容器里，该仪器能全自动地转换浓度并记录气道阻力。受检者含住接口器作平静呼吸，当气道阻力成角上升时即可终止，从记录曲线即可计算出气道反应性。这种方法患者操作较为方便和省力，但曲线稳定性稍差，仪器费用较贵。非特异性气道激发试验诱发哮喘发作的程度较轻，持续时间较短，但仍须严密监护。用日本气道高反应仪进行气道激发试验时，最后一管装有支气管扩张剂，在试验结束后，让患者吸入即可解除支气管痉挛状态。

组胺或乙酰甲胆碱吸入激发试验时的气道反应性阳性的判断指标是：使 FEV_1 或 PEF 降低 20% 时，组胺的累积量为小于 7.8mol，乙酰甲胆碱累积量为小于 12.8mol。

3）运动激发试验（exercise provocation test）：对于运动性哮喘的患者可采用运动激发试验，如登梯试验、原地跑步试验、蹲起试验、蹬自行车试验、仰卧起坐试验等。只要达到一定的运动量，患者即可有喘息。同时肺功能试验显示 FEV_1、最大呼气中期流速（MMEF）、PEF、气道阻力（Raw）、功能残气量（FRC）及用力肺活量（FVC）等均有一定的变化。

（5）支气管舒张试验：支气管舒张试验也称支气管扩张试验或气道阻塞可逆性试验，是哮喘的重要诊断手段之一，因此在临床上得到广泛的应用，但应该指出，支气管舒张试验阴性不能作为否定哮喘诊断的依据，特别是重症哮喘患者或哮喘并发慢性支气管炎的患者。另一方面，10% 的慢性阻塞性肺疾病（COPD）患者的支气管舒张试验也可为阳性。由于支气管舒张试验所用的是 β_2 受体激动剂，因此从另一角度来说，支气管舒张试验也是检验收缩或痉挛的支气管对 β_2 受体激动剂的效应，如果吸入 β_2 受体激动剂以后，FEV_1 明显增加，这就表明患者的支气管平滑肌对 β_2 受体激动剂有着良好的效应，在治疗过程中可比较重用这类药物。

支气管舒张试验的适应证是 FEV_1 的基础值小于 70% 的预计值。试验时先测定基础的 FEV_1 或 PEF，然后用定量雾化吸入器（MDI）吸入 β_2 受体激动剂（如沙丁胺醇的制剂喘乐宁，喘宁碟）200～400g，吸入 15～20 分钟后，再次测定 FEV_1 或 PEF（北京协和医院呼吸科通常以吸入喘宁碟 400g，20 分钟后再测定 FEV_1），其后按下列公式计算 FEV_1 或 PEF 的改善率：

$$FEV_1（或 PEF）改善率（\%）=\frac{吸药后 FEV_1（或 PEF）-吸药前 FEV_1（或 PEF）}{吸药前 FEV_1（或 PEF）}\times100\%$$

如果改善率≥15%，则为试验阳性，即表明原来处于收缩状态的支气管可能重新舒张。

对于 FEV_1 的基础值大于预计值 70% 者，一般先进行支气管激发试验，阳性者再进行支气管舒张试验，如果均为阳性，则表明气道处于高反应状态。

对于支气管舒张试验阴性者，有时为了进一步确定气道阻塞是否真的是不可逆的，可进一步进行口服泼尼松试验，即每日口服泼尼松 20～30mg，连服 1 周，其后复查 FEV_1 或 PEF，如 1 周后它们的改善率 15%，仍可认为支气管舒张试验阳性。对于基础 FEV_1 过低者，吸入 β_2 受体激动剂后，除计算其改善率外，还应考虑 FEV_1 改善的绝对值，当改善率 15%，FEV_1 的绝对值增加超过 200ml 时，支气管舒张试验才是真正的阳性，如果只有改善率达到 15%，而增加的绝对值不足 200ml，这时的支气管舒张试验可能为假阳性，因为肺通气功能差的患者，只要 FEV_1 稍微有所增加，其改善率就可达到15% 。这时 FEV_1 的这一点点增加对通气功能的改善并无太大的帮助。

（6）动脉血气分析：哮喘急性发作，特别是严重发作时应当进行动脉血气分析以分析血液中的酸碱度和 PaO_2、$PaCO_2$ 和 HCO_3^- 以及机体氧合状态（即了解机体有没有缺氧）。这对了解哮喘患者的通气功能状态是极为重要的，而且可指导危重患者的抢救。

4. 过敏原检查

（1）特异性过敏原的体内诊断：鉴于大部分支气管哮喘是由于抗原抗体作用的结果，而过敏性抗体 IgE 对于皮肤及黏膜下组织的肥大细胞有极强的亲和力，故可利用患者的皮肤或黏膜进行特异性过敏原的检查以明确病因。

皮肤试验包括斑贴试验、抓伤试验、点刺或挑刺试验、皮内试验等。目前在国外多用点刺试验，其优点为疼痛比皮内试验轻，方法较简便，容易得到儿童的合作，结果亦相当可靠，但所用抗原的浓度要比皮内试验者高出 100 倍。各种试验均应用氯化钠溶液或抗原的溶媒做阴性对照，同时用 0.1mg/ml 的磷酸组胺做阳性对照。但部分患者仍然可以出现假阴性或假阳性。

（2）阿司匹林耐受性试验：对高度怀疑、但一时不能确诊的阿司匹林不耐受性哮喘的患者，可以在备好必要的急救条件的情况下进行口服激发试验：即口服阿司匹林从 15mg 开始，依次逐渐增加口服剂量，如 37.5、75、150、225mg 等，各剂量间隔 3 小时。如果肺功能检查 FEV_1 下降20% ~25%，其结果即可判定为试验阳性，对阿司匹林性哮喘的诊断有价值。一般敏感者常在口服阿司匹林 30mg 以下即表现为阳性。

（3）食物激发试验（food provocation test）：由食物过敏引起哮喘者较少，但部分患者食物诱因与吸入性诱因同时并存。在致敏食物中容易引起哮喘者有牛奶、葱、蒜、香菜、韭菜、酒、醋、鱼、虾、螃蟹、蛤蚌、牛肉、羊肉、辣椒、胡椒等。此类食物往往带有一定的异味，故它的致敏可能兼有食入和吸入双重性质。由于食物抗原的皮肤试验灵敏度较差，必要时亦可进行食物激发试验。即令患者空腹 4 小时以上，而且就试前 48 小时停用一切可疑致敏的食物及种种平喘药、激素、抗组胺药物等。激发前先为患者测量脉搏、呼吸、肺部听诊及肺功能测定，然后令患者食用激发性食物，如生蒜 2~3 瓣或饮酒 20~30ml。然后定时观测患者呼吸、脉搏、肺部体征及肺功能，对比激发前后的变化以做出判断。一般食物激发的阳性症状出现较慢，维持时间则较长。

（4）职业性激发试验（occupational provocation test）：适用于职业性哮喘患者，根据患者工作中可疑的致敏诱因，采用不同的职业性变应原，让患者模拟职业性操作，进行试验。常用的职业性致敏原有甲苯二异氰酸酯（TDI）、特弗隆（teflon）、粮食粉尘、鱼粉、脱粒机粉尘、洗涤剂粉尘、油漆涂料等。亦可令患者进入工作现场，操作一段时间然后观察患者的临床表现及肺功能变化。

（5）特异性变应原的体外诊断：由于特异性变应原的体内诊断受许多因素的影响，故近年来趋于将体内试验改为体外试验，以期一次采血即可完成多种微量的特异性体外试验。既能节省患者时间，又可减少患者痛苦及危险性，亦不受抗原品种的限制。现有的特异性体外诊断方法有：①特异性免疫沉淀反应—琼脂单相或双相扩散试验。②肥大细胞脱颗粒试验。③特异性荧光免疫反应。④特异性酶标免疫吸附试验。⑤特异性体外白细胞组胺释放试验。⑥特异性淋巴细胞转化试验。⑦特异性放射变应原吸附试验等。上述诸法需要有特殊的仪器设备和技术，且其灵敏度、特异性、重复性未必完善，而我科近年引进了瑞典 Pharmacia Diagnostics 的变态反应体外诊断仪器，即用酶标荧光免疫方法检测总 IgE，Phadiatop（可用于常见变应原的筛选），嗜酸性粒细胞阳离子蛋白（ECP）和用于各种特异性 IgE（Cap System）。经 400 多例的检测，我们认为确有较好的灵敏度与特异性，器械的自动化性能亦较高。

5. 哮喘的诊断标准

（1）反复发作喘息、气急、胸闷或咳嗽，多与接触变应原、冷空气、物理、化学性刺激、病毒性上呼吸道感染、运动等有关。

（2）发作时在双肺可闻及散在或弥漫性，以呼气相为主的哮鸣音，呼气相延长。

（3）上述症状可以治疗缓解或自行缓解。

（4）症状不典型者（如无明显喘息或体征）应至少具备以下一项试验阳性

1）支气管激发试验或运动试验阳性。

2）支气管舒张试验阳性（FEV_1 增加 15% 以上，且 FEV_1 增加绝对值 > 200ml）。

3）最大呼气流量（PEF）日内变异率或昼夜波动率 ≥ 20%。

（5）除外其他疾病所引起的喘息、气急、胸闷和咳嗽。

6. 支气管哮喘的分期 根据临床表现支气管哮喘可分为急性发作期和缓解期。缓解期系指经过治疗或未经治疗症状、体征消失，肺功能恢复到急性发作前水平，并维持 4 周以上。哮喘患者的病情评估应分为两个部分。

（1）哮喘病情严重度的评估：许多哮喘患者即使没有急性发作，但在相当长的时间内总是不同频度和（或）不同程度地出现症状（喘息、咳嗽、胸闷），因此需要依据就诊前临床表现，肺功能对其病情进行估价，见表 4-2。在治疗过程中还应根据症状和肺功能变化重新进行严重度的评估，以便及时调整治疗方案（表 4-3）。

表 4-2 治疗前哮喘病情严重程度评估

病情	临床特点
间歇发作	症状 < 每周 1 次
	短暂发作
	夜间哮喘症状 ≤ 每月 2 次
	FEV_1 或 PEF ≥ 80% 预计值
	PEF 或 FEV_1 变异率 < 20%
轻度持续	症状 ≥ 每周 1 次，但 < 每天 1 次
	发作可能影响活动和睡眠
	夜间哮喘症状 > 每月 2 次
	FEV_1 或 PEF ≥ 80% 预计值
	PEF 或 FEV_1 变异率 20% ~ 30%
中度持续	每日有症状
	发作可能影响活动和睡眠
	夜间哮喘症状 > 每周 1 次
	FEV_1 或 PEF 60% ~ 80% 预计值
	PEF 或 FEV_1 变异率 > 30%

续　表

病情	临床特点
重度持续	每日有症状
	频繁发作
	经常出现夜间哮喘症状
	体力活动受限
	FEV_1 或 PEF $\leqslant$ 60% 预计值
	PEF 或 FEV_1 变异率 > 30%

注：一个患者只要具备某级严重度的一个特点则可将其列入该级之中。

表 4 - 3　治疗中哮喘严重度的分类

	现行分级治疗		
	一级 间歇发作	二级 轻度持续	三级 中度持续
治疗中患者的症状和肺功能	严重度		
一级：间歇发作	间歇发作	轻度持续	中度持续
症状少于每周 1 次			
短暂急性发作			
夜间症状不多于每月 2 次			
二级：轻度持续	轻度持续	中度持续	重度持续
症状多于每周 1 次，但少于每日 1 次			
夜间哮喘多于每月 2 次，但少于每周 1 次			
两次发作之间肺功能正常			
三级：中度持续	中度持续	重度持续	重度持续
每天均有症状			
急性发作可能影响活动和睡眠			
夜间症状至少每周 1 次			
60% < FEV_1 < 80% 预计值，或			
60% < PEF < 80% 平素最高值			
四级：重度持续	重度持续	重度持续	重度持续
每天均有症状			
经常发生急性发作			
经常出现夜间症状			
FEV_1 $\leqslant$ 60% 预计值，或			
PEF $\leqslant$ 80% 平素最高值			

　　（2）哮喘急性发作时严重程度的评价：哮喘急性发作是指气促、咳嗽、胸闷等症状突然发生，常有呼吸困难，以呼气流量降低为其特征，常因接触变应原等刺激物或治疗不当所致。其程度轻重不一，病情加重可在数小时或数天内出现，偶尔可在数分钟内即危及生命，故应对病情做出正确评估，以便给予及时有效的紧急治疗。哮喘急性发作时严重程度的评估，见表 4 - 4。

表 4－4　哮喘急性发作时严重程度的评估

临床特点	轻度	中度	重度	危重
气短	步行、上楼时	稍事活动	休息时	
体位	可平卧	喜坐位	端坐呼吸	
讲话方式	连续成句	常有中断	单字	不能讲话
精神状态	可有焦虑，尚安静	时有焦虑或烦躁	常有焦虑、烦躁	嗜睡或意识模糊
出汗	无	有	大汗淋漓	
呼吸频率	轻度增加	增加	常 >30 次/分	
辅助呼吸肌活动及三凹征	常无	可有	常有	胸腹矛盾运动
哮鸣音	散在，呼吸末期	响亮、弥漫	响亮、弥漫	减弱乃至无
脉率	<100 次/分	100～120 次/分	>120 次/分	脉率变慢或不规则
奇脉	无，<10mmHg	可有，10～25mmHg	常有，>25mmHg	无，提示呼吸肌疲劳
使用 β_2 受体激动剂后 PEF 占正常预计值或本人平素最高值%	>80%	60%～80%	<60%，或 <100L/min，或作用时间 <2h	
PaO_2（吸空气）	正常	>60mmHg	<60mmHg	
$PaCO_2$	<45mmHg	≤45mmHg	>45mmHg	
SaO_2（吸空气）	>95%	91%～95%	≤90%	
pH				降低

（3）控制水平的分级：这种分级方法更容易被临床医师掌握，有助于指导临床治疗，以取得更好的哮喘控制。控制水平的分级，见表 4－5。

表 4－5　控制水平分级

	完全控制（满足以下所有条件）	部分控制（在任何 1 周内出现以下 1～2 项特征）	未控制（在任何 1 周内）
白天症状	无（或 ≤2 次/周）	>2 次/周	出现 ≥3 项部分控制特征
活动受限	无	有	
夜间症状/憋醒	无	有	
需要使用缓解药的次数	无（或 ≤2 次/周）	>2 次/周	
肺功能（PEF 或 FEV_1）	正常或 ≥正常预计值/本人最佳值的80%	<正常预计值（或本人最佳值）的80%	
急性发作	无	≥每年 1 次	在任何 1 周内出现 1 次

（4）相关诊断试验：肺功能测定有助于确诊哮喘，也是评估哮喘控制程度的重要依据之一。对于有哮喘症状但肺功能正常的患者，测定气道反应性和 PEF 日内变异率有助于确诊哮喘。痰液中嗜酸性粒细胞或中性粒细胞计数可评估与哮喘相关的气道炎症。呼出气一氧化氮（FeNO）也可作为哮喘时气道炎症的无创性标志物。痰液嗜酸性粒细胞和 FeNO 检查

有助于选择最佳哮喘治疗方案。可通过变应原皮试或血清特异性 IgE 测定证实哮喘患者的变态反应状态，以帮助了解导致个体哮喘发生和加重的危险因素，也可帮助确定特异性免疫治疗方案。

7. 支气管哮喘的鉴别诊断　哮喘的病理生理学改变包括三个特征：①气流受限，但可经支气管舒张剂治疗而逆转。②气道对各种刺激的高反应性。③气流受限呈周期性或发作性。这一组功能性改变的发病机制最可能为局限于气道的炎症过程。

哮喘急性发作时，患者都会有不同程度的呼吸困难。呼吸困难的第一个症状就是气促，患者的主诉就是胸闷、憋气、胸部压迫感。症状的出现常常与接触过敏源或激发因素（如冷空气、异味等）有关，也常常发生于劳作后或继发于呼吸道感染（如气管炎）之后。但任何原因引起的缺氧也可出现类似症状。由此可见，胸闷、憋气不是哮喘所特有，不是它的专利，应该注意区别，以免导致误诊和误治。非哮喘所致的呼吸困难可见于下列几种情况：

（1）慢性支气管炎和 COPD：慢性支气管炎常发生于吸烟或接触粉尘及其他刺激性烟雾职业的人，其中尤以长期吸烟为最常见的病因。因此患者多为中老年人，大多有长期咳嗽、咳痰史，每每在寒冷季节时症状加剧。一个人如果每年持续咳嗽 3 个月以上，连续 2 年，并排除其他可引起咳嗽、咳痰的原因者，即可诊断为慢性支气管炎。病程较长的慢性支气管炎患者的气道也可造成气流的受限，可并发肺气肿、发生通气功能障碍，而且常易发生急性呼吸道细菌或病毒感染。慢性阻塞性肺疾病（COPD）的患者与哮喘患者一样，运动常常引起症状的发作，但两者有区别。COPD 患者一般是在运动或劳作后发生喘息和呼吸困难，而哮喘患者通常是在运动过程发生中症状发作或加重。

（2）心源性哮喘：大多数发生于老年人，特别是原有高血压病、冠心病者，也常见于风湿性心脏病、心肌病的患者。他们的心功能太差，肺循环瘀血。这时，即使肺通气功能正常，也会因肺循环障碍，肺泡与其周围的毛细血管的气体交换不足而缺氧。急性左心功能不全（常见与急性广泛心肌梗死）还可出现喘息症状（医学上称为心源性哮喘），特点为夜间出现阵发性呼吸困难，不能平卧，咳嗽频数，且有多量血性泡沫痰，与哮喘有别。心源性哮喘是非常严重的病症，如治疗延误，往往危及患者的生命，应紧急诊治。

（3）肺癌：大部分肺癌发生于支气管腔内，肿瘤的生长增大必将导致支气管腔的狭窄，造成通气功能的障碍。位于气管腔内的癌症，对气流的影响更为严重，可以引起缺氧，使患者喘息，甚至误诊为哮喘。发生于大气道的肺癌常常引起阻塞性肺炎。当感染或肺炎形成以后，患者的气促、咳嗽、喘鸣等症状更加明显，有时还会造成混淆。但是肺癌引起的咳嗽、喘息症状往往是逐渐形成，进行性加重，常有咯血丝痰或少量血痰的现象，平喘药物治疗无效。此外，发生于气管内的正气管癌也可引起呼吸困难，但这时的呼吸困难为吸气性呼吸困难，即空气吸不进肺，而哮喘的呼吸困难是呼气性呼吸困难，即肺里的气体不容易排出。

（4）胸腔积液：胸腔积液常常由结核病引起，液体积存于肺外一侧或双侧的胸膜腔内。少量的积液不会引起呼吸困难，但如果积液量较多，就可能使肺受压迫，因而出现通气和换气障碍。患者得不到足够的氧气，从而出现胸闷、气短、憋气等症状。胸腔积液与哮喘的鉴别诊断比较容易，胸部透视或摄胸部 X 线片就可区分。当然，两者的症状也不同。结核性胸膜炎的患者一般有发热、胸痛的症状，而哮喘患者除非并发感染，通常无发热，除非并发气胸，否则无胸痛。胸腔积液引起的呼吸困难经胸腔穿刺，积液引流以后症状很快缓解，而平喘药无效。

（5）自发性气胸：病程长的哮喘患者，由于肺气肿和肺大疱的形成，偶可在哮喘急性发作时并发气胸，使呼吸困难的症状突然加重。患者和医务人员如果忽略了并发气胸的可能性，误认为是哮喘发作加剧，而反复使用平喘药物，就必将延误治疗。并发气胸时的特征是出现胸部重压感，大多为单侧性，吸气性呼吸困难，且平喘药物治疗无效。通过医师仔细地检查或者胸部 X 线检查即可及时做出诊断，关键在于不失时机地检查治疗。

（6）肺栓塞：肺栓塞是肺动脉被某种栓子堵住，以致血流不通的严重病症。肺栓塞的早期症状都是显著的胸闷、憋气、呼吸困难，这些症状可使患者坐卧不安，极为难忍。血气分析显示明显的低氧血症，但一般肺部听不到哮鸣音，平喘药无效，这些都是与哮喘明显不同之处。进一步的确诊须借助与核素的肺通气/灌注扫描和肺动脉造影等。

（7）弥漫性肺间质纤维化：这是一组病因极其复杂的疾病综合征，大部分患者病因不清楚，如所谓特发性肺间质纤维化，少数患者的病因较清楚，最常见为系统性红斑狼疮、类风湿性关节炎、系统性进行性硬皮病、皮肌炎、干燥综合征等。弥散性肺间质纤维化患者的病情变化可急可缓，突出症状是进行性呼吸困难，因此多数患者主诉胸闷、憋气，也可表现刺激性干咳嗽。但这些症状一般无季节性、其发作性的特点也不突出，除非并发感染。肺无哮鸣音，但有时肺可听到爆裂音。肺功能检查显示限制性通气功能障碍。这些特点均与哮喘不同。

（8）高通气综合征：这是一组由于通气过度，超过生理代谢所需要的病症，通常可由焦虑和某种应激反应所引起，因此过度通气激发试验也可引起同样的临床症状。过度通气的结果是呼吸性碱中毒，从而表现呼吸深或快、呼吸困难、气短、胸闷、憋气、心悸、头昏、视物模糊、手指麻木等症状。严重者可出现手指，甚至上肢强直、口周麻木发紧、晕厥、精神紧张、焦虑、恐惧等症状。这组综合征不同于哮喘，它并不由器质性疾病所引起，因此各种内脏的功能检查一般都正常，也无变应原。症状的发作无季节性，肺无哮鸣音。只有过度通气激发试验才能做出本病的诊断，乙酰甲胆碱或组胺吸入均不能诱发本病症。吸入皮质激素和支气管扩张剂均不是本综合征的适应证。

8. 支气管哮喘的并发症　多数哮喘患者的病程是可逆的，但有少数患者由于气道慢性过敏性炎症持续存在，反复发作，造成不可逆的病理变化，肺功能损害严重，或者由于急性严重发作，气道阻塞严重，抢救不及时，或者由于某些药物使用不当等情况，均可引起急性、慢性或治疗性的并发症，常见为以下情况。

（1）肺气肿和肺心病：哮喘患者因气道过敏性炎症持续存在，并对外界的各种特异的或非特异的刺激产生高反应性。这种患者的支气管系统极容易发生收缩，以至痉挛，造成气道阻塞。气流阻塞如果长期得不到控制，肺残气也越来越多，结果使肺体积不断增大，肺泡结构受破坏，这就形成肺气肿。其后随着肺气肿的加重，肺泡里淤积的气体造成的肺泡内压力也不断增加，肺泡周围的血管受到压迫，血液流通障碍，从而造成肺循环阻力增高，压力增大，形成慢性肺动脉高压。肺动脉高压的形成使从周围血管来的静脉血回到心脏发生困难，同时使心脏（主要是右心室）负担加重，结果有心室壁肥厚、心室增大。由于长期的超负荷工作，右心室慢慢就发生疲劳，右心功能不全，慢性肺源性心脏病（简称肺心病）。

（2）呼吸衰竭：哮喘并发呼吸衰竭时，与慢性阻塞性肺疾病（COPD）没有区别，一般都属于Ⅱ型呼吸衰竭（即有缺氧，而且有动脉血二氧化碳分压的增高）。但哮喘严重发作时的呼吸衰竭一般为Ⅰ型呼吸衰竭（即只有缺氧，没有动脉血二氧化碳分压的升高），而且往往并发过度通气。

（3）呼吸骤停：指哮喘患者的呼吸突然停止的严重并发症。发生这样的并发症前，病情一般并不太重，也没有预兆，大半发生于患者咳嗽或进食时，也可在轻微活动后。大半在家中发生，因此家属应及时救治。如果没有及时进行人工呼吸，常导致在送往医院前就继发心跳停止造成死亡。呼吸骤停的原因可能和发病时的神经反射有关。这种并发症发生的机会非常少见，但应警惕再次发生的可能。

（4）气胸和纵隔气肿：这两种情况都是肺结构受到严重的破坏，肺气肿进一步发展为肺大疱的结果。气胸有多种类型，如张力性气胸，交通性气胸和闭合性气胸等。其中最危险者为张力性气胸。因为这时胸膜的破口形成活瓣样，当患者吸气时，由于外界的大气压高于胸腔内的负压，因此外界的空气很容易进入胸腔。而当患者呼气时，胸膜的活瓣将破口关闭，胸腔里的气体不能排出，因此胸腔内的压力猛长，不但很快将同侧肺完全压瘪，而且可把纵隔向对侧推移，引起纵隔摆动，甚至可压迫对侧肺，因此患者可以突然死亡。对于这种情况，应当马上抢救，刻不容缓。对于其他两种类型的气胸和纵隔气肿也应积极治疗，以尽快使肺复张，恢复其肺功能。不管哪一类型的气胸，如果没有及时处理，肺受压的时间过长，都可能使肺复张困难。这就等于进行了没有开胸的"肺切除"。

（5）过敏性支气管肺曲菌病（ABPA）：少数支气管哮喘病例可以并发过敏性支气管肺曲菌病。表现为乏力、消瘦、咳嗽、盗汗、杵状指、吐痰中出现褐色小块状分泌，真菌培养有烟曲菌生长。胸片显示游走性肺浸润。患者血中对烟曲菌的特异性 IgE 滴度增高，用烟曲菌抗原给患者作皮肤试验可出现双相反应，即先在 15 分钟时出现速发反应，继而在 6~8 小时后出现延迟反应。此并发症在支气管哮喘患者中虽然症状典型的不多，但有人报告支气管哮喘患者的痰液中出现曲菌菌丝的病例不少，约有 10% 的患者痰中可找到菌丝。

（6）心律失常和休克：严重哮喘发作本身可因缺氧等而引起心律失常和休克，但平喘药物，尤其是氨茶碱和异丙肾上腺素如果用量过多或注射速度过快也可引起上述不良反应。即使当前应用的选择性 β_2 受体激动剂大量静脉给药时也可发生。氨茶碱静脉注射速度太快，量过多会产生血管扩张。哮喘患者发作比较严重的哮喘时，往往丢失较多的水分，造成一定程度的脱水，其血容量相对不足，如果血管明显扩张就容易造成低血容量休克，甚至引起死亡，必须引起高度警惕。为此必须注意：①平喘药物不能过量，尤其老年人或原有心脏病的患者，注射时更要小心，最好先采用吸入疗法。②静脉注射氨茶碱剂量首次应用不超过每千克体重 5mg，注射速度要慢，不少于 15 分钟，如果已有脱水表现，宜改用静脉滴注。③患者应该吸氧。

（7）闭锁肺综合征：β_2 受体激动剂本来是扩张支气管的平喘药，但如果哮喘患者用药过多，过于频繁，就可能起不到平喘作用，就好像呼吸道和外界隔绝，被"关闭"或"锁"起来一样。发生闭锁肺综合征主要因素是应用异丙肾上腺素过量或在治疗中因心动过速而不适当地使用了普萘洛尔（心得安）引起。普萘洛尔是一种 β_2 受体阻断剂，阻断 β_2 受体激动剂的作用，本身又可使支气管痉挛加剧，造成"闭锁状态"。异丙肾上腺素应用过量、它的代谢产物在体内积聚，也会发生普萘洛尔样的 β_2 受体的阻断作用，可发生类似的后果。此外，应用利舍平或大量普拉洛尔（心得宁）后也有类似作用。因此哮喘并发冠心病、高血压者应当慎重使用这类药物。

（8）胸廓畸形：哮喘患者尤其是年幼时起病或反复发作者，往往引起胸廓畸形，最常

56

见是桶状胸、鸡胸、肋骨外翻等胸廓畸形。严重者可能对呼吸功能有些影响。

（9）生长发育迟缓：有人认为哮喘病儿长期口服皮质激素者可以出现生长迟缓，但吸入糖皮质激素是否引起生长迟缓，目前看法不一。多数认为规范化使用适量的吸入皮质激素不会引起发育的障碍。

如上所述，哮喘本来是一种可逆的气道疾病，但如果诊断不及时，治疗不适当，可逆的病变就可能转变为不可逆的病变，而且可以产生各种各样的并发症，甚至导致患者死亡。由此可见哮喘的规范化治疗是极为重要的。

三、支气管哮喘的治疗

（一）哮喘治疗常用药物简介

哮喘治疗药物分为控制药物和缓解药物。①控制药物：每天需要长期使用的药物，主要通过抗炎作用使哮喘维持临床控制，包括吸入糖皮质激素（简称激素）、全身用激素、白三烯调节剂、长效 β_2 受体激动剂（LABA，须与吸入激素联合应用）、缓释茶碱、色苷酸钠、抗 IgE 抗体及其他有助于减少全身激素剂量的药物等。②缓解药物：按需使用的药物，这些药物通过迅速解除支气管痉挛从而缓解哮喘症状，包括速效吸入 β_2 受体激动剂、全身用激素、吸入性抗胆碱能药物、短效茶碱及短效口服 β_2 受体激动剂等。

1. 激素　激素是最有效的控制气道炎症的药物。给药途径包括吸入、口服和静脉应用等，吸入为首选途径。

（1）吸入给药：吸入激素的局部抗炎作用强，通过吸入给药，药物直接作用于呼吸道，所需剂量较小。通过消化道和呼吸道进入血液药物的大部分被肝脏灭活，因此全身性不良反应较少。吸入激素可有效减轻哮喘症状、提高生活质量、改善肺功能、降低气道高反应性、控制气道炎症，减少哮喘发作的频率和减轻发作的严重程度，降低病死率。多数成人哮喘患者吸入小剂量激素即可较好的控制哮喘。过多增加吸入激素剂量对控制哮喘的获益较小而不良反应增加。由于吸烟可降低激素的效果，故吸烟者须戒烟并给予较高剂量的吸入激素。吸入激素的剂量与预防哮喘严重急性发作的作用之间有非常明确的关系，所以，严重哮喘患者长期大剂量吸入激素是有益的。

吸入激素在口咽部局部的不良反应包括声音嘶哑、咽部不适和念珠菌感染。吸药后及时用清水含漱口咽部，选用干粉吸入剂或加用储雾器可减少上述不良反应。吸入激素的全身不良反应的大小与药物剂量、药物的生物利用度、在肠道的吸收、肝脏首过代谢率及全身吸收药物的半衰期等因素有关。通常成人哮喘患者每天吸入低至中剂量激素，不会出现明显的全身不良反应。长期高剂量吸入激素后可能出现的全身不良反应包括皮肤瘀斑、肾上腺功能抑制和骨密度降低等。吸入激素可能与白内障和青光眼的发生有关，现无证据表明吸入激素可增加肺部感染（包括肺结核）的发生率，因此伴有活动性肺结核的哮喘患者可以在抗结核治疗的同时给予吸入激素治疗。

1）气雾剂给药：临床上常用的吸入激素有4种。包括二丙酸倍氯米松、布地奈德、丙酸氟替卡松等。一般而言，使用干粉吸入装置比普通定量气雾剂方便，吸入下呼吸道的药物量较多。

2）溶液给药：布地奈德溶液经以压缩空气为动力的射流装置雾化吸入，对患者吸气配合的要求不高，起效较快，适用于轻中度哮喘急性发作时的治疗。

（2）口服给药：适用于中度哮喘发作、慢性持续哮喘吸入大剂量吸入激素联合治疗无效的患者和作为静脉应用激素治疗后的序贯治疗。一般使用半衰期较短的激素（如泼尼松、泼尼松龙或甲泼尼龙等）。对于激素依赖型哮喘，可采用每天或隔天清晨顿服给药的方式，以减少外源性激素对下丘脑－垂体－肾上腺轴的抑制作用。泼尼松的维持剂量为每天≤10mg。长期口服激素可引起骨质疏松症、高血压、糖尿病、下丘脑－垂体－肾上腺轴的抑制、肥胖症、白内障、青光眼、皮肤菲薄导致皮纹和瘀斑、肌无力。对于伴有结核病、寄生虫感染、骨质疏松、青光眼、糖尿病、严重忧郁或消化性溃疡的哮喘患者，全身给予激素治疗时应慎重并应密切随访。全身使用激素不是一种经常使用的缓解哮喘症状的方法，但严重的急性哮喘是需要的，可预防哮喘的恶化、减少因哮喘而急诊或住院的机会、预防早期复发、降低病死率。推荐剂量：泼尼松龙 30～50mg/d，5～10 天。具体使用要根据病情的严重程度，当症状缓解或其肺功能已经达个人最佳值，可以考虑停药或减量。地塞米松因对垂体－肾上腺的抑制作用大，不推荐长期使用。

（3）静脉给药：严重急性哮喘发作时，应经静脉及时给予琥珀酸氢化可的松（400～1 000mg/d）或甲泼尼龙（80～160mg/d）。无激素依赖倾向者，可在短期（3～5 天）内停药；有激素依赖倾向者应延长给药时间，控制哮喘症状后改为口服给药，并逐步减少激素用量。

2. β_2 受体激动剂　通过对气道平滑肌和肥大细胞等细胞膜表面的 β_2 受体的作用，舒张气道平滑肌、减少肥大细胞和嗜碱粒细胞脱颗粒和介质的释放、降低微血管的通透性、增加气道上皮纤毛的摆动等，缓解哮喘症状。此类药物较多，可分为短效（作用维持 4～6 小时）和长效（维持 12 小时）β_2 受体激动剂。后者又可分为速效（数分钟起效）和缓慢起效（30 分钟起效）2 种。

（1）短效 β_2 受体激动剂（SABA）：常用的药物如沙丁胺醇（salbutamol）和特布他林（terbutalin）等。

1）吸入给药：吸入用短效 β_2 受体激动剂包括气雾剂、干粉剂和溶液等，通常在数分钟内起效，疗效可维持数小时，是缓解轻至中度急性哮喘症状的首选药物，也可用于运动性哮喘。如每次吸入 100～200μg 沙丁胺醇或 250～500μg 特布他林，必要时每 20 分钟重复 1 次。这类药物应按需间歇使用，不宜长期、单一使用，也不宜过量应用，否则可引起骨骼肌震颤、低血钾、心律失常等不良反应。压力型定量手控气雾剂（pMDI）和干粉吸入装置吸入短效 β_2 受体激动剂不适用于重度哮喘发作；其溶液（如沙丁胺醇、特布他林、非诺特罗及其复方制剂）经雾化泵吸入适用于轻至重度哮喘发作。

2）口服给药：如沙丁胺醇、特布他林、丙卡特罗片等，通常在服药后 15～30 分钟起效，疗效维持 4～6 小时。如沙丁胺醇 2～4mg，特布他林 1.25～2.5mg，每天 3 次；丙卡特罗 25～50μg，每天 2 次。使用虽较方便，但心悸、骨骼肌震颤等不良反应比吸入给药时明显。缓释剂型和控释剂型的平喘作用维持时间可达 12 小时，特布他林的前体药班布特罗的作用可维持 24 小时，可减少用药次数，适用于夜间哮喘患者的预防和治疗。长期、单一应用 β_2 受体激动剂可造成细胞膜 β_2 受体的向下调节，表现为临床耐药现象，故应予避免。

3）贴剂给药：为透皮吸收剂型。妥洛特罗（tulobuterol），分为 0.5mg、1mg、2mg 3 种剂量。药物经皮肤吸收，因此可减轻全身不良反应，每天只需贴敷 1 次，效果可维持 24 小时。

（2）长效 β_2 受体激动剂（LABA）：舒张支气管平滑肌的作用可维持 12 小时以上。目前常用的吸入型 LABA 有 2 种。沙美特罗（salmeterol）：给药后 30 分钟起效，平喘作用维持 12 小时以上。推荐剂量 50μg，每天 2 次吸入。福莫特罗（formoterol）：给药后 3~5 分钟起效，平喘作用维持 8 小时以上。平喘作用具有一定的剂量依赖性，推荐剂量 4.5~9μg，每天 2 次吸入。吸入 LABA 适用于哮喘（尤其是夜间哮喘和运动诱发哮喘）的预防和治疗。福莫特罗因起效迅速，可按需用于哮喘急性发作时的治疗。联合吸入激素和 LABA，具有协同的抗炎和平喘作用，可获得相当于（或优于）应用加倍剂量吸入激素时的疗效，并可增加患者的依从性、减少较大剂量吸入激素引起的不良反应，尤其适合于中至重度持续哮喘患者的长期治疗。临床上不推荐长期单独使用 LABA 治疗哮喘，LABA 应该与吸入激素联合使用。

3. 白三烯调节剂　主要是通过对气道平滑肌和其他细胞表面白三烯受体的拮抗，抑制肥大细胞和嗜酸性粒细胞释放出的半胱氨酰白三烯的致喘和致炎作用，产生轻度支气管舒张和减轻变应原、运动和二氧化硫（SO_2）诱发的支气管痉挛等作用，并有一定的抗炎作用。可减轻哮喘症状、改善肺功能、减少哮喘的恶化。但作用不如吸入激素，也不能取代激素。但可减少中至重度哮喘患者每天吸入激素的剂量，并可提高吸入激素治疗的临床疗效，尤适用于阿司匹林哮喘、运动性哮喘和伴有过敏性鼻炎哮喘患者的治疗。扎鲁司特 20mg，每天 2 次；孟鲁司特 10mg，每天 1 次；异丁司特 10mg，每天 2 次。

4. 茶碱　具有舒张支气管平滑肌作用，并具有强心、利尿、扩张冠状动脉、兴奋呼吸中枢和呼吸肌等作用。低浓度茶碱具有抗炎和免疫调节作用。可作为症状缓解药。

（1）口服给药：用于轻至中度哮喘发作和维持治疗。剂量为每天 6~10mg/kg。口服控（缓）释型茶碱后昼夜血药浓度平稳，平喘作用可维持 12~24 小时，尤适用于夜间哮喘症状的控制。联合应用茶碱、激素和抗胆碱药物具有协同作用。但本品与 β_2 受体激动剂联合应用时，易出现心率增快和心律失常，应慎用并适当减少剂量。

（2）静脉给药：氨茶碱加入葡萄糖溶液中，缓慢静脉注射［注射速度不宜超过 0.25mg/（kg·min）］或静脉滴注，适用于哮喘急性发作且近 24 小时内未用过茶碱类药物的患者。负荷剂量为 4~6mg/kg，维持剂量为 0.6~0.8mg/（kg·h）。由于茶碱的"治疗窗"窄以及茶碱代谢存在较大的个体差异，可引起心律失常、血压下降、甚至死亡，临床上应监测其血药浓度，及时调整浓度和滴速。茶碱有效、安全的血药浓度范围应在 6~15mg/L。影响茶碱代谢的因素较多，如发热、妊娠，抗结核治疗可以降低茶碱的血药浓度；而肝脏疾患、充血性心力衰竭以及合用西咪替丁或喹诺酮类、大环内酯类等药物均可影响茶碱代谢而使其排泄减慢，增加茶碱的毒性作用，应酌情调整剂量。多索茶碱的作用与氨茶碱相同，但不良反应较轻。双羟丙茶碱的作用较弱，不良反应也较少。

5. 抗胆碱药物　吸入抗胆碱药物，如溴化异丙托品和噻托溴铵等，可阻断节后迷走神经传出支，通过降低迷走神经张力而舒张支气管。现有气雾剂和雾化溶液两种剂型。经 pM-DI 吸入溴化异丙托品气雾剂，常用剂量为 20~40μg，每天 3~4 次；经雾化泵吸入溴化异丙托品溶液的常用剂量为 50~125μg，每天 3~4 次。噻托溴铵为长效抗胆碱药物，对 M_1 和 M_3 受体具有选择性抑制作用，仅需每天 1 次吸入给药。抗胆碱药物与 β_2 受体激动剂联合应用具有协同、互补作用，对有吸烟史的老年哮喘患者较为适宜，但对妊娠早期妇女和患有青光眼或前列腺肥大的患者应慎用。

6. 抗 IgE 治疗　抗 IgE 单克隆抗体（omalizumab）可应用于血清 IgE 水平增高的哮喘患者，目前主要用于经过吸入糖皮质激素和 LABA 联合治疗后症状仍未控制的严重哮喘患者。

7. 其他治疗哮喘药物

（1）抗组胺药物：口服第二代抗组胺药物（H_1 受体阻断剂）如酮替芬、氯雷他定、阿司咪唑、氮卓司丁、特非那丁等具有抗变态反应作用，在哮喘治疗中的作用较弱。可用于伴有变应性鼻炎哮喘患者的治疗。药物的不良反应主要是嗜睡。阿司咪唑和特非那丁可引起严重的心血管不良反应，应谨慎使用。

（2）其他口服抗变态反应药物：如曲尼司特（tranilast）、瑞吡司特（repirinast）等可应用于轻至中度哮喘的治疗。其主要不良反应是嗜睡。

（二）哮喘治疗原则

从理论上讲，支气管哮喘的预防比治疗更为重要，但由于哮喘的致病因素和诱发因素都非常复杂，各种因素常互相交错，而且往往是多重性的，再加上绝大多数患者还没有建立"预防为主"的坚定信念，导致预防措施难以起到主导的地位，在这种情况下，哮喘的治疗就显得尤为重要。但我们认为应当坚持"防中有治，治中有防"的基本原则。

（1）哮喘的治疗必须规范化，任何哮喘治疗方案都应把预防工作放在首位，为此应当尽可能地让患者了解"自己"，了解病因，了解药物。

（2）所有患者应尽最大可能地避免接触致病因素和诱发因素，对于特应性哮喘患者，采用脱敏疗法来提高患者对变应原的耐受性，也应作为预防措施来看待。

（3）以吸入肾上腺皮质激素（简称激素）为主的抗感染治疗应是哮喘缓解期的首要治疗原则，以达到控制气道的慢性炎症，预防哮喘的急性发作的目的。

（4）哮喘急性发作时，治疗的关键是迅速控制症状，改善通气，纠正低氧血症。

（5）强化对基层医师的培训，对哮喘患者的医学教育是哮喘防治工作的主要环节。

（三）哮喘治疗目标

哮喘是一种对患者及其家庭和社会都有明显影响的慢性疾病。气道炎症是所有类型的哮喘的共同病理、症状和气道高反应性的基础，它存在于哮喘的所有时段。虽然目前尚无根治办法，但以抑制气道炎症为主的适当的治疗通常可以使病情得到控制。哮喘治疗的目标为：①有效控制急性发作症状并维持最轻的症状，甚至无任何症状。②防止哮喘的加重。③尽可能使肺功能维持在接近正常水平。④保持正常活动（包括运动）的能力。⑤避免哮喘药物治疗过程发生不良反应。⑥防止发生不可逆的气流受限。⑦防止哮喘死亡，降低哮喘死亡率。

哮喘控制的标准如下：①最少（最好没有）慢性症状，包括夜间症状。②最少（不常）发生哮喘加重。③无须因哮喘而急诊。④基本不需要使用 β_2 受体激动剂。⑤没有活动（包括运动）限制。⑥PEF 昼夜变异率低于 20%。⑦PEF 正常或接近正常。⑧药物不良反应最少或没有。

（四）哮喘治疗方案的组成

哮喘的治疗可以根据采用不同治疗类型的可能性、文化背景、不同的医疗保健系统通过不同途径进行。一般应包括六个部分，即：

（1）患者教育，并使哮喘患者在治疗中与医师建立伙伴关系。

（2）根据临床症状和尽可能的肺功能测定评估和监测哮喘的严重度。

（3）脱离与危险因素的接触。

（4）建立个体化的儿童和成人的长期的治疗计划。

（5）建立个体化的控制哮喘加重的治疗计划。

（6）进行定期的随访监护。

（五）长期治疗方案的确定

1. 以哮喘的严重程度选择治疗药物　哮喘治疗方案的抉择基于其在治疗人群中的疗效及其安全性。药物治疗可以酌情采取不同的给药途径，包括吸入、口服和肠道外途径（皮下、肌内或静脉注射）。吸入给药的主要优点是可以将高浓度的药物送入气道以提高疗效，而避免或使全身不良反应减少到最低程度。哮喘治疗应以患者的严重程度为基础，并根据病情控制变化增减（升级或降级）的阶梯治疗原则选择治疗药物（表4-6）。

表4-6　哮喘患者长期治疗方案的选择 *

严重度	每天治疗药物	其他治疗选择 **
一级 间歇发作哮喘 ***	不必	
二级 轻度持续哮喘	吸入糖皮质激素（≤500μg BDP 或相当剂量）	缓释茶碱，或 色甘酸钠，或 白三烯调节剂
三级 中度持续哮喘	吸入糖皮质激素（200～1 000μg BDP 或相当剂量），加上长效吸入 β_2 受体激动剂 吸入糖皮质激素（500～1 000μg BDP 或相当剂量），加上缓释茶碱，或 吸入糖皮质激素（500～1 000μg BDP 或相当剂量），加上吸入长效 β_2 受体激动剂，或 吸入大剂量糖皮质激素（>1 000μg BDP 或相当剂量），或 吸入糖皮质激素（200～1 000μg BDP 或相当剂量），加上白三烯调节剂	
四级 重度持续哮喘	吸入糖皮质激素（>1 000μg BDP 或相当剂量），加上吸入长效 β_2 受体激动剂，需要时可再加上一种或一种以上下列药物： 缓释茶碱　　　　　　　　白三烯调节剂 长效口服 β_2 受体激动剂　　口服糖皮质激素	

注：*各级治疗中除了规则的每日控制治疗以外，需要时可快速吸入 β_2 受体激动剂以缓解症状，但每日吸入次数不应多于3～4次；

** 其他选择的缓解药包括：吸入抗胆碱能药物、短作用口服 β_2 受体激动剂、短作用茶碱；

*** 间歇发作哮喘，但发生严重急性加重者，应按中度持续患者处理。

2. 以患者的病情严重程度为基础　根据控制水平类别选择适当的治疗方案哮喘患者长期治疗方案可分为5级。对以往未经规范治疗的初诊哮喘患者可选择第2级治疗方案，哮喘患者症状明显，应直接选择第3级治疗方案。从第2级到第5级的治疗方案中都有不同的哮喘控制药物可供选择。而在每一级中都应按需使用缓解药物，以迅速缓解哮喘症状。如果使用含有福莫特罗和布地奈德单一吸入装置进行联合治疗时，可作为控制和缓解药物应用。如果使用该分级治疗方案不能够使哮喘得到控制，治疗方案应升级直至达到哮喘控制为止。当哮喘控制并维持至少 3 个月后，治疗方案可考虑降级。建议减量方案：①单独使用中至高剂量吸入激素的患者，将吸入激素剂量减少 50%。②单独使用低剂量激素的患者，可改为每日 1 次用药。③联合吸入激素和 LABA 的患者：按 2010 年 2 月 18 日美国 FDA（U. S. Food and Drug Administration）在长效 β_2 受体激动剂治疗哮喘的安全通告中的建议：LABA 应该短期应用，一旦哮喘得到有效控制，则应该停止使用 LABA。也就是，如果哮喘患者应用 ICS 和 LABA 联合治疗哮喘，哮喘达到完全控制后，就需要降阶梯治疗，应用单一的 ICS 吸入治疗，而不再继续使用 LABA 吸入治疗。

若患者使用最低剂量控制药物达到哮喘控制 1 年，并且哮喘症状不再发作，可考虑停用药物治疗。上述减量方案尚待进一步验证。通常情况下，患者在初诊后 2 ~ 4 周回访，以后每 1 ~ 3 个月随访 1 次。出现哮喘发作时应及时就诊，哮喘发作后 2 周 ~ 至 1 个月内进行回访。

（六）哮喘急性发作期的治疗

1. 哮喘急性发作的一般治疗　一般来说，如果患者突然咳喘、胸闷、气促，而且进行性加重，平时所用的常规平喘药效果不明显时就应该到医院进一步检查，包括肺功能和血气分析等。不失时机进行治疗，以尽快缓解症状，纠正低氧血症，保护肺功能。

哮喘轻度急性发作者，可用沙丁胺醇（舒喘灵）或间羟舒喘宁（喘康速）气雾剂作吸入治疗，每次吸 200μg（2 揿），通常可在数分钟内起作用，也可口服 β_2 受体激动剂，如特布他林（博利康尼）每次 2.5mg，每日 3 次，通常在服药 15 ~ 30 分钟起效，疗效维持 4 ~ 6 小时，但心悸、震颤稍多见。如果急性发作或每天用药次数、剂量增加，表示病情加重，就需要合用其他药物，如舒弗美等。

中度哮喘急性发作者，气促明显，稍活动即气促加重，喜坐位，有时焦虑或烦躁，出汗、呼吸快、脉率达 120 次/分，喘鸣音响亮。吸支气管舒张剂后，仅部分改善症状，因此往往需要联合使用丙酸倍氯松或布地奈德气雾剂吸入，每次 250μg，每 12 小时或 8 小时一次，有较强的局部抗感染作用。吸入皮质激素的疗效仍不满意者，需改用口服泼尼松每次 10mg，每日 3 次，一般用 3 ~ 4 天，然后停用口服泼尼松改用吸入皮质激素（在完全停用口服泼尼松以前即应开始辅以吸入皮质激素）。

中度哮喘急性发作者常有夜间哮喘发作或症状加剧，因此常常需要使用长效缓释型茶碱，如舒弗美 200mg（1 片），每 12 小时一次。也可用控释型 β_2 受体激动剂如全特宁每次 4 ~ 8mg，每 12 小时一次。此外，长效 β_2 受体激动剂，如丙卡特罗（美喘清，普鲁卡地鲁）每次 25μg（小儿每次每千克体重 1.25μg），沙美特罗（施立稳）每次吸入 50μg，也可口服班布特罗，每晚 10mg，能有效防治夜间哮喘发作和清晨加剧。有时可吸入可必特治疗，尤其是使用压缩空气吸入该药时效果更明显，优于单纯吸入 β_2 受体激动剂。

重度急性发作或危重患者，气促更严重，静息时气促也很明显，焦虑烦躁或嗜睡，大汗淋漓，呼吸困难，呼吸 >30 次/分，脉率 >120 次/分，发绀，用支气管扩张剂效果不明显。此时必须立即送医院。这时吸入 β_2 受体激动剂或糖皮质激素的效果均不明显，往往需在医院急诊室观察，并静脉滴注皮质激素和氨茶碱，一般还必须吸氧等。危重患者伴呼吸衰竭者还应酌情进行插管，并进行机械通气。

2. 机械通气的适应证 哮喘患者急性重度发作，经支气管扩张剂、激素、碱剂和补液等积极治疗，大部分可得到缓解，但仍有 1% ~3% 病情继续恶化，发生危重急性呼吸衰竭。动脉血气分析提示严重缺氧和二氧化碳潴留伴呼吸性酸中毒，如不及时抢救，即会危及生命。这时，由于气道阻力很高，胸廓过度膨胀，呼吸肌处于疲劳状态。因此，若注射呼吸兴奋剂（可拉明等），通气量的增加很有限，相反呼吸肌兴奋可能加重呼吸肌疲劳，氧消耗量和二氧化碳的产生也随之增多，不但效果极差，而且会适得其反，加重病情，故只有及时采用机械通气，方能取得满意疗效。

机械通气的指针是：①呼吸心跳停止。②严重低氧血症，$PaO_2 < 7.98kPa$（60mmHg）。③$PaCO_2 > 6.67kPa$（50mmHg）。④重度呼吸性酸中毒，动脉血 pH < 7.25。⑤严重意识障碍、谵妄或昏迷。⑥呼吸浅而快，每分钟超过 30 次，哮鸣音由强变弱或消失，呼吸肌疲劳明显。

危重哮喘患者在机械通气时仍应当强化抗气道炎症的治疗，静脉滴入糖皮质激素是必不可少的，甚至常常需要较大剂量。在这种严重的状态下吸入支气管扩张药往往是无效的，勉强为之，有时还可增加气道阻力，加重呼吸困难。静脉使用氨茶碱是否有效，一直有争议。至于辅助机械通气的方式应根据患者的反应和血气分析的跟踪监测，及时调整。因为这时患者的气道阻力和气道内压和肺泡压显著增高，因此采用控制性低潮气量辅助呼吸（MCHV）或压力支持（PSAV）较为合理。用 MCHV 时呼吸机参数为：通气频率 6 ~12 次/分，潮气量 8 ~12ml/kg，这些参数约为常规预计量的 2/3。也有报道，在机械通气时让患者吸入氦（80%）－氧（20%）混合气，可使气道内压降低，肺泡通气量增加，改善低氧血症，降低 $PaCO_2$。呼气末正压（PEEP）的治疗是否合适尚有许多争论。因为严重哮喘发作时已存在内源性呼气末正压（PEEPi），肺泡充气过度，呼气末胸膜腔内压增高，小气道陷闭，气道阻力增加呼气流速减慢，肺泡压增高，呼气末肺泡压可高于大气压。此时若进行气道正压通气（CPAP）或 PEEP 通气，虽可提高气道内压力，使之超过肺泡压，部分地克服气道阻力，减少呼吸功，从而改善通气，但内源性压力和外源性压力的相加必使肺泡进一步膨胀，导致气胸等气压性损伤，因此应用时必须非常慎重。同时，正压通气可能影响静脉血回心，使心排血量减少，血压下降，组织灌注不足，因此在正压通气前应充分补液，扩充血容量。机械通气过程注意气道湿化，防止气道内黏液栓的形成。

3. 防止特异性和非特异性因素的触发 这是一个要时刻注意的问题，即使在哮喘急性发作时也应该让患者脱离过敏原的接触，如治疗药物的选择，病室环境的布置和消毒都应当在详细了解患者的过敏史和哮喘发作诱发因素后周密地安排。除了避免和清除患者所提供的明确的触发因素以外，一般来说，含乙醇的药物（如普通的氢化可的松）、来苏消毒液、挥发性杀虫剂均不宜使用。急性发作的哮喘患者更不宜安排在新装修的病室内，也不宜在其病室内摆设奇花异草。

（七）脱敏疗法

脱敏疗法是特异性脱敏疗法的简称，是针对引起病变的过敏物质的一种治疗方法，即用过敏原制成的提取液（即为浸出液），定期给对相应过敏原皮肤试验阳性的患者进行注射，以刺激体内产生"封闭"抗体（又名阻断抗体）。"封闭"抗体和特异性 IgE 抗体一样，也具有识别过敏原的功能。当相同过敏原再次进入体内，"封闭"抗体与肥大（嗜碱粒）细胞表面的 IgE 竞争和过敏原结合，然后变成复合物而被网状内皮系统清除掉，过敏原和附着于肥大（嗜碱粒）细胞表面的 IgE 的结合少了，哮喘的发作也就得以避免或减轻，但有些患者的病情改善和"封闭"抗体的形成没有关系。脱敏疗法的"封闭"抗体的学说近年来已发生动摇，有些学者发现"封闭"抗体（主要是 IgG）在身体外虽证实能和特异性过敏原相结合，但在体内却不能和进入黏膜的过敏原相结合，且血清中"封闭"抗体并不确切反映是来源于局部的"封闭"抗体，而仅提示免疫刺激（注射过敏原）的结果，只是一种免疫伴随现象，与病情改善程度缺乏相关性。因此有人认为脱敏疗法能使患者血清中的 IgE 生成受到抑制，IgE 量减少，肥大细胞不再继续致敏，病情也就减轻。脱敏疗法还可使释放炎性介质细胞的反应性减弱等。从而减少或阻止过敏性疾病的发作，这就叫作脱敏疗法，而这种专门配制的脱敏液即为"特异性脱敏抗原"。这种疗法目前主要用于呼吸道疾患，诸如过敏性鼻炎、支气管哮喘等。

脱敏疗法的适应证主要为：①哮喘患者对某些吸入过敏原的皮肤试验阳性和（或）血清特异性 IgE 升高。②皮肤试验虽呈阴性，但病史中强烈提示由某过敏原诱发哮喘或经抗原激发试验证实，或血清中查到该特异性 IgE，或者特异性嗜碱性粒细胞脱颗粒试验和组胺释放试验均呈阳性。③经一般平喘药物治疗后效果不理想，而当地已证实用某种过敏原提取物作脱敏疗法有效。④对药物、食物过敏的患者，一般用避免方法而不用脱敏疗法，无法避免或不能替代者可考虑用脱敏疗法。

脱敏疗法应用于防治哮喘已历半个世纪，既往国内外多数学者持肯定态度，认为可减轻再次接触过敏源后的过敏反应，甚至可长期控制哮喘发作。小儿的效果较成人显著，外源性哮喘效果更好。根据国内报道，用脱敏疗法疗程 2～4 年，成人哮喘总有效率达 79.8%，小儿哮喘总有效率为 95%，2 年治愈率为 61.3%。一般经脱敏疗法后，哮喘病情减轻，发作次数减少，平喘药物用量也减少，皮肤敏感性下降，部分患者过敏原的皮肤试验由阳性转变为阴性或反应性降低，引起休克器官的耐受性也提高。特异性 IgE 抗体先上升，以后下降到低于原来水平，特异性 IgG 升高而嗜碱性粒细胞敏感性下降。但脱敏疗法有一定的局限性，因此各国学者的评价不尽相同，有些学者对脱敏疗法的钟爱程度不高。有人认为，如果哮喘全年发作，表明气道过敏性炎症持续存在，脱敏疗法不能使之恢复，这时宜选用吸入抗过敏性炎症药物来替代本法。

（八）哮喘诊断治疗中应注意的事项

（1）哮喘患者就诊时通常有三种情况：主诉某些与哮喘有关的症状，但没有经过必要的检查，诊断尚不明确；哮喘急性发作；哮喘经过有效治疗而处于缓解期。对于第一类患者，医师的首要任务是进行胸部 X 线、肺功能、变应原等的系统检查，以确定诊断，并了解肺功能受损情况和哮喘的严重程度，是否具有变应体质，主要变应原是什么。这些基本病情的了解对患者长期的治疗方案的制订，对病情变化的随访都是非常重要的。第二类患者首先应给予紧急处理，缓解症状，改善肺功能，不要勉强进行过多的检查。其他必要的检查可等症状缓解以后进行。第三类患者可以进行全面的诊断性检查，但重要的是要仔细分析患者的病情变化，导致病情进行性发展的因素，对各种药物治疗的反应，调整治疗方案。

（2）在哮喘的诊断依据中，最主要是临床的典型症状体征和肺功能检查的结果。变应原的确定不是哮喘的主要诊断依据，变应原阳性是哮喘诊断的有利旁证和治疗方案设计的重要根据，但变应原阴性不能否定哮喘的诊断。胸部 X 线检查虽然意义不很大，但也必不可少，因为该检查对于了解肺部的并发症和鉴别诊断非常重要。

（3）哮喘的治疗应当尽量按"哮喘防治指南"规范化进行，而且治疗过程应根据症状和肺功能的变化，适时重新评估，调整治疗方案。

（4）哮喘的治疗药物很多，用药的途径也比较特别。大量的研究证明吸入疗法（包括糖皮质激素和支气管舒张药）既有效，而且全身不良反应少，因此是首选的用药途径。但不应滥用吸入途径，如地塞米松不同于丙酸倍氯米松、布地奈德和氟替卡松，不能作为吸入药物。茶碱类药物也不能用于吸入治疗。

定量雾化吸入器（MDI）便于携带，使用方便，因此在临床上广泛使用。但肺功能很差的体弱和重症患者及其不容易合作的幼儿，往往使用困难，很难真正把药吸到下呼吸道，因此疗效差。对于这些患者，建议使用适当类型的储雾器，使由 MDI 释出的药物暂时漂浮在储雾器内，从容吸入。碟式和干粉制剂不含氟利昂，不对气道产生刺激，也不污染大气，使用也比较方便。哮喘急性发作时，或喘息症状比较明显时，通过以压缩空气或高流量氧为动力的射流式雾化吸入装置吸入 β_2 受体激动剂或抗胆碱药可望得到较快的效果。

（5）在哮喘的治疗中，对患者的科普教育，让患者了解什么是哮喘，处方药的作用和可能出现的不良反应，吸入药物及其器械的正确使用都是疗效的基本保证。

（王保健）

第四节　支气管扩张

支气管扩张（bronchiectasis）是一项解剖学定义，是指一支或多支近端支气管和中等大小支气管由于管壁肌肉和弹性支撑组织破坏所导致的扩张，可局限于一个肺叶或者弥漫至整个支气管树。支气管扩张症是指支气管及其周围肺组织的慢性炎症损坏管壁，以致支气管变形和管腔扩张，临床上多表现为慢性咳嗽、大量脓痰和反复咯血。

一、病因

在抗生素和疫苗问世前，支气管扩张症对患者发病和死亡的影响较现在严重得多。麻疹、百日咳、结核病和其他各种儿童呼吸道感染是导致支气管扩张症的诱发因素。随着免疫接种和强而有效的抗生素的应用，上述疾病在支气管扩张症发病中的作用显著减轻，但在发展中国家仍为主要诱因。虽然感染诱因减少，但患者常有一种或多种诱因存在（表4-7）。

表4-7　支气管扩张的常见诱发因素

支气管-肺感染	百日咳、麻疹；金黄色葡萄球菌、克雷白杆菌、结核分枝杆菌、流感嗜血杆菌；腺病毒、流感病毒、单纯疱疹、病毒性细支气管炎；真菌感染或支原体感染
支气管阻塞	吸入异物；肿瘤；肺门淋巴结肿大（结核病、结节病）；黏液样嵌塞；COPD；淀粉样变
先天性解剖学缺陷	支气管软化、支气管囊肿、软骨缺陷、巨大气管-支气管、异位支气管、气管内畸胎瘤、气管-食管瘘、隔离肺、肺动脉瘤、黄指（趾）甲综合征
免疫缺陷状态	先天性无丙种球蛋白血症；获得性免疫球蛋白缺乏；慢性肉芽肿性疾病

续 表

遗传性缺陷	纤毛缺陷（纤毛不动综合征、纤毛运动异常、Kartagener 综合征）；α_1–AT 缺乏；囊性纤维化
其他	Young 综合征；反复吸入性肺炎（嗜酒、神经系统疾病等）；吸入有害物质（氨、二氧化氮、滑石粉、硅尘、洗涤剂）；心、肺移植术后（伴闭塞性细支气管炎）

（一）支气管阻塞

吸入异物（常见于儿童）、肿瘤阻塞或淋巴结压迫可导致反复的支气管感染，进而出现支气管扩张和破坏性改变，上述病变多为局灶性，而非弥漫性过程。这种因素造成的支气管扩张往往在吸入异物或造成吸入性损伤后数年才出现。阻塞本身并不导致支气管扩张，但它可以干扰支气管的黏液纤毛清除功能，促进感染的发生，加重疾病的进展。另一方面，支气管阻塞可以增加受累气道周围的肺泡内压力，促进支气管扩张的发生。

（二）感染和免疫系统异常

如前所提及的麻疹、百日咳、肺结核等，大多数支气管扩张症继发于儿童和青少年时期的支气管–肺感染，包括反复的病毒和支原体感染。由于此时期支气管尚未发育成熟，管腔较细，管壁相对薄弱，感染损伤管壁组织，尤其是平滑肌和弹性纤维受到破坏，使支气管弹性减弱，咳嗽时支气管管腔内压力增高以及在胸腔负压的持续牵引下，逐渐形成支气管扩张。过敏性支气管–肺曲菌病（ABPA）导致的支气管扩张往往是中心型支气管扩张。免疫系统缺陷也与支气管扩张有关，尤其是体液免疫缺陷时（如低 γ 球蛋白血症）。类风湿关节炎也可伴随支气管扩张，并因增加感染机会而使死亡率增高。

（三）先天性或遗传性因素

纤毛不动综合征（immotile cilia syndrome）患者的纤毛存在结构异常（动力臂缺失或变异），因而出现纤毛系统的运动异常。该疾病可能为常染色体隐性遗传。纤毛不运动可出现在机体多系统，如在生殖系统导致男性精子不活动而无生殖能力，女性的生殖能力也会降低；如在呼吸道，纤毛运动障碍导致呼吸道致病菌、有害颗粒清除功能的下降，出现反复鼻窦感染和支气管感染，进而导致慢性鼻窦炎和支气管扩张。还存在一些特殊类型的综合征如Young 综合征，有 1/3 ~ 2/3 患者存在支气管扩张，该类患者常并发阻塞性无精症和慢性鼻窦–肺感染；黄指（趾）甲综合征（yellownail syndrome）主要表现为下肢淋巴水肿、复发性肺炎、支气管扩张和指（趾）甲变黄，肺部病变可能和感染–阻塞有关。Kartagener 综合征是纤毛不动综合征的一种亚型，除表现有支气管扩张和鼻窦炎外，还存在内脏转位。内脏转位可能在胚胎期内移行时出现。囊性纤维化的支气管扩张是外分泌腺功能障碍所致。叶间隔离肺是一种先天性的肺发育异常，肺内包含由体循环供血的一部分肺组织，与正常肺组织相连，并由同样胸膜包被，反复感染可导致支气管扩张。

二、病理和病理生理

支气管扩张主要累及中等大小支气管，也可累及比较远端的支气管。扩张的支气管可 4 倍于正常大小，其腔内常充满脓性分泌物。受累区域的周围气道常被阻塞。此外，黏稠的分泌物可减慢黏液纤毛系统的清除速度，炎症过程中多形核白细胞的蛋白溶解酶活性增加，可加剧组织破坏。还有证据表明脓性分泌物本身也含有大量蛋白酶（包括弹性蛋白酶、胶原酶和组织蛋白酶 G），也可能部分参与酶介导的组织蛋白降解。黏膜表面可有肿胀、炎症，常并发溃疡和坏死。肉芽组织形成可使支气管上皮内层发生改变，常根据这种改变的外观将其描述为"息肉状"，纤毛柱状上皮被立方细胞或纤维组织所替代。

下叶最易受累，左肺多于右肺，其原因可能与远端支气管分叉角度和内径不同导致引流系统解剖学上的差异有关。左下叶支气管扩张几乎总会累及后基底段支气管，尖段很少受累。

根据放射线改变征象，支气管扩张随病情严重程度不同可分为 3 类。柱状或梭状扩张的支气管相对较直，内径增大不明显。静脉曲张状（串珠状）扩张的支气管呈典型扩张，不规则且呈现大疱状，末梢气道扭曲。支气管管腔可被纤维组织完全阻塞，远端气道逐渐由上皮覆盖，并充满液体。袋状或囊状扩张的支气管呈气球样，空腔内充满脓液，当其接近末梢支气管时称为囊泡，此类囊泡的出现提示肺段内支气管树被完全破坏和纤维化。较大的近端肺段支气管除有明显气道壁炎症和上皮内息肉样组织形成外，相对正常。囊状支气管扩张的形态学变化可能与支气管壁炎症波及附近支撑结构和肺实质，使其发生破坏和纤维化有关。支气管黏膜的息肉病变可部分阻塞囊状扩张的支气管近端，导致引流不畅，结果使近端区域被脓液充满、膨胀扩大。鳞状上皮化生常见于囊状支气管扩张，而在其他类型的支气管扩张则少见。

支气管扩张症呼吸功能的改变取决于病变的范围和性质。病变局限，呼吸功能测定可在正常范围，柱状扩张时对呼吸功能的影响较轻微；支气管囊状扩张病变范围广泛时，可并发阻塞性肺气肿及支气管周围纤维化，表现为以阻塞性为主的混合性通气障碍及低氧血症。病情进一步发展，肺毛细血管广泛破坏，肺循环阻力增加可并发肺源性心脏病，甚至心力衰竭。

三、临床表现

支气管扩张症可发生于任何年龄，多数患者在童年期有麻疹、百日咳或支气管肺炎迁延不愈的病史，以后常有反复发作的呼吸道感染。症状也可能在若干年后才出现，症状的严重度和特点很大程度上取决于病变范围。多数患者有慢性咳嗽、咳痰，这是最具特征性和最常见的症状，但少数情况下患者初期症状不明显，随病情进展，咳嗽时痰量增多。典型的规律是晨起、傍晚和临睡时或体位变动时症状明显，痰的性质与支气管炎相似，并无特征性。少数病程较长者，痰量多，静置可分成 3 层：上层为泡沫状，中层为绿色且浑浊，底层为稠厚的脓液。咯血常见且可能是首发和唯一的主诉，咯血为毛细血管腐蚀，有时为支气管动脉和动脉吻合引起。若表现为反复咯血，平素无明显咳嗽、咳痰等呼吸道症状，健康状况良好，称为干性支气管扩张。晚期伴慢性支气管炎和肺气肿时，可有喘息、气促、其他呼吸功能不全及肺源性心脏病的表现。

早期支气管扩张可无异常体征。病情进展或继发感染时，病侧肺部可闻及固定性湿啰音，出现并发症时伴随相应体征。病程长、重者可有杵状指（趾），全身营养状况较差。

四、诊断

除临床表现外，影像学诊断是确诊的必要条件。胸部 X 线检查早期表现为肺纹理增深增多、聚拢；疾病后期可显示沿支气管分布的卷发状阴影，或呈蜂窝状，伴有或不伴有液平面的囊性区，此为囊性支气管扩张的表现，有时也可表现为肺叶或肺段不张。过去曾以支气管造影术确定病变程度和范围，现已被胸部 HRCT（1～2mm 层厚）取代。典型的 CT 改变为扩张的支气管表现为"轨道征""戒指征"，即扩张支气管内腔直径大于邻近血管横断面1.5 倍以上，多个受累区域内的"葡萄串征"。由于肺实质的破坏，这些扩张的中等大小支气管几乎可延伸至胸膜。其他改变为支气管壁增厚、气道阻塞（表现为透亮度降低，如由于黏液嵌塞或气体陷闭），有时尚有实变。X 线检查还可发现气管或支气管软骨及结缔组织的先天性异常。气管 – 支气管扩大病（mounier – kuhn 综合征）者，气管的宽度达正常的 2 倍以上。罕见的 Williams – Campbell 综合征患者段支气管远端软骨完全或部分缺如，在婴儿期即出现喘鸣和呼吸困难；支气管镜、CT 可显示受累支气管吸气时呈气囊状，呼气时萎缩。

痰涂片革兰染色检查、痰细菌培养及药敏试验可指导临床选择适合的抗菌药物。在结核性支气管扩张症或化脓性支气管扩张症抗菌药物治疗效果不佳时，应多次进行痰结核杆菌检查，以了解有无结核病重新活动或并发肺结核。

如病变为单侧或在近期内出现，应做纤维支气管镜检查以排除肿瘤、异物、支气管内膜结核或其他局限性支气管内异常，气管镜检查在这类患者中是必需的。肺功能往往提示阻塞性通气障碍，终末期患者 FVC 显著下降。

尚应检查有无相关病变，如囊性纤维化、免疫缺陷和先天性异常。这类检查对有症状的年轻患者及反复发生严重感染的患者尤为重要。如果 X 线显示支气管扩张主要位于肺尖或上叶，须考虑囊性纤维化病；并发胰腺功能障碍多见于儿童，在成人则不常见，而以肺部表现为突出；反复发生慢性鼻窦和肺部症状的男性不育者应考虑 Young 综合征；免疫球蛋白缺陷可通过检测血清 Ig 浓度来确定（如血清蛋白电泳显示低水平 γ 球蛋白，则需检测血清 IgG、IgA 和 IgM 水平。即使 IgG 或 IgA 总体水平正常，某些 IgG 亚型缺陷亦与鼻窦肺部感染相关，因此对原因不明的支气管扩张症应检测 IgG 亚型。）α_1 – AT 缺陷偶可见于支气管扩张症，如 α_1 球蛋白值低则应考虑 α_1 – AT 缺陷，并可通过对流免疫电泳分型加以确定。黄指甲综合征系淋巴系统先天性发育不全所致，特点为指甲增厚、弯曲，呈黄灰色，以及原发性淋巴水肿，部分患者有渗出性胸腔积液和支气管扩张症。

变应性支气管肺曲菌病患者除常表现为支气管扩张外，对真菌（曲霉菌）抗原出现风团和红肿反应，血清 IgE 值升高，对烟曲菌或其他真菌的血清沉淀素值升高，常有血和痰嗜酸性粒细胞增高，结合临床症状可作诊断。

五、治疗

积极防治呼吸道感染（尤其是幼年期）对预防支气管扩张的发生具有重要意义。治疗成功的关键在于保持呼吸道引流通畅和有效的抗菌药物治疗，控制感染。

保持呼吸道通畅可使用祛痰剂和（或）体位引流。后者有时比抗菌药物更为重要。方法是根据病变部位改变体位，使病肺处于高位，引流支气管开口向下，促使痰液顺支气管引流至气管而咳出。如病变在下叶的患者，可采取俯卧位，前胸靠床沿，双手撑地，头向下，进行深呼吸和咳嗽。

支气管扩张症急性感染时患者往往咳嗽的痰量增加，并可并发发热等全身症状，此时需要应用抗生素治疗。铜绿假单胞菌和厌氧菌是支气管扩张症的常见病原体，而且容易在支气管病变处形成生物被膜，降低抗生素通透性，影响疗效且易导致耐药。在选择抗菌药物时应考虑这些因素，经验性抗菌治疗应覆盖假单胞菌。目前经研究证实，大环内酯类抗生素可抑制或破坏生物膜中的胞外多糖，增强抗生素对细菌的作用，故有协同作用。

支气管扩张症的主要并发症包括咯血，大咯血患者可考虑做支气管动脉栓塞治疗。某些支气管扩张症除内科治疗外，病变部位若局限，可行外科手术治疗；反复大咯血和感染，病变范围局限，经药物治疗不易控制，年龄在 40 岁以下，全身情况良好者，可根据病变范围做肺段或肺叶切除术，但同时必须合并使用强有力的抗菌治疗，以防感染播散。某些支气管扩张症晚期患者可行肺移植手术，手术的时机和指征同囊性纤维化。

（王保健）

第五章　感染性肺疾病

第一节　病毒性肺炎

一、概述

病毒性肺炎（viral pneumoma，VP）是由多种不同种类的病毒侵犯肺实质而引起的肺部炎症，通常由上呼吸道病毒感染向下蔓延所致，常伴气管 – 支气管炎。临床表现无特异性，主要为发热、头痛、全身酸痛、干咳及肺部浸润等。目前已知能引起呼吸道感染的病毒约有200种。自2002年11月于我国广东省首发而后波及世界许多国家和城市的严重急性呼吸综合征（SARS），系由一种新发现的病毒——SARS病毒引起的病毒性肺炎。因其具有极强的传染性和较高的病死率而受到高度重视。

二、病因

引起病毒性肺炎的病毒以呼吸道合胞病毒（RSV）、流行性感冒病毒和腺病毒为常见，其他有副流感病毒、巨细胞病毒（CMV）、鼻病毒、冠状病毒、EB病毒和某些肠道病毒，如柯萨奇病毒、埃可病毒等，以及单纯疱疹病毒（HSV）、水痘病毒、带状疱疹病毒、风疹病毒、麻疹病毒等。新发现的人类免疫缺陷病毒（HIV）、汉塔病毒、尼派病毒、高致病性禽流感病毒以及新冠状病毒（又称SARS病毒）也可引起肺炎。本病主要经飞沫和直接接触传播，但器官移植的病例可以通过多次输血，甚至供者的器官途径导致病毒感染。其一年四季均可发生，但多见于冬春季节。可散发流行或暴发流行。VP的发生除与病毒本身的毒力、感染途径及感染量有关外，宿主的年龄、呼吸道局部及全身的免疫功能状态等也是重要的影响因素。一般儿童发病率高于成人，婴幼儿高于年长儿。据统计，在非细菌性肺炎中，病毒性肺炎约占25%～50%。近年来由于免疫抑制药物广泛应用于肿瘤、器官移植以及获得性免疫缺陷综合征（AIDS）的出现及其流行，HSV、水痘 – 带状疱疹病毒（VZV）、CMV等都可引起严重的VP。

三、发病机制

（一）基本发病机制

病毒感染主要表现为肺间质病变。最初累及纤毛柱状上皮细胞，然后侵及其他呼吸道细胞，包括肺泡细胞、黏液腺细胞及巨噬细胞。病毒在细胞内复制，然后释放出感染性病毒感染相邻细胞。被感染的纤毛细胞可出现退行性变包括颗粒变形、空泡形成、细胞肿胀和核固缩，继而坏死和崩解。细胞碎片聚集在气道内和阻塞小气道，并出现呼吸道肿胀。肺泡间隔有明显的炎症反应，伴淋巴细胞、巨噬细胞浸润，偶有浆细胞和中性粒细胞浸润和水肿。肺泡毛细血管内可出现坏死和出血的纤维蛋白血栓，肺泡可见嗜酸性透明膜。重症感染者可出现肺水肿、实变、出血，肺实质坏死，肺不张。

（二）非典型表现发病机制

SARS病毒通过短距离飞沫、气溶胶或接触污染的物品传播。发病机制未明，推测SARS病毒通过其表面蛋白与肺泡上皮等细胞上的相应受体结合，导致肺炎的发生。病理改变主要显示弥漫性肺泡损伤和炎症细胞浸润，早期的特征是肺水肿、纤维素渗出、透明膜形成、脱屑性肺炎及灶性肺出血等病变；机化期可见到肺泡内含细胞性的纤维黏液样渗出物及肺泡间隔的成纤维细胞增生，仅部分病例出现明显的纤维增生，导致肺纤维化甚至硬化。

人感染H_5N_1迄今的证据符合禽－人传播，可能存在环境－人传播，还有少数未得到证据支持的人－人传播。虽然人类广泛暴露于感染的家禽，但H_5N_1的发病率相对较低，表明阻碍获得禽流感病毒的物种屏障是牢固的。家族成员聚集发病可能由共同暴露所致。尸检可见高致病性人禽流感病毒性肺炎有严重肺损伤伴弥漫性肺泡损害，包括肺泡腔充满纤维蛋白性渗出物和红细胞、透明膜形成、血管充血、肺间质淋巴细胞浸润和反应性成纤维细胞增生。

四、病理

病毒侵入细支气管上皮引起细支气管炎。感染可波及肺间质与肺泡而致肺炎。气道上皮广泛受损，黏膜发生溃疡，其上覆盖纤维蛋白被膜。气道防御功能降低，易招致细菌感染。单纯病毒性肺炎多为间质性肺炎，肺泡间隔有大量单核细胞浸润。肺泡水肿，被覆含蛋白及纤维蛋白的透明膜，使肺泡弥散距离加宽。肺炎多为局灶性或弥漫性，偶呈实变。肺泡细胞及巨噬细胞内可见病毒包涵体。炎性介质释出，直接作用于支气管平滑肌，致使支气管痉挛，临床上表现为支气管反应性增高。病变吸收后可留有肺纤维化。

五、临床表现

（一）症状

1. 常见症状　无特异性症状。常有上呼吸道感染的前驱症状如咽干、咽痛，继之喷嚏、鼻塞、流涕、头痛、乏力、发热、食欲减退以及全身酸痛等。病变进一步向下发展累及肺实质发生肺炎，则表现为咳嗽，多呈阵发性干咳、气急、胸痛，持续高热，尚可咳少量白色黏液痰。部分患者可并发细菌性肺炎。

2. 非典型症状　一些病毒性肺炎在临床表现上可以出现不典型改变，如儿童、老年人或免疫损害宿主患者易发生重症病毒性肺炎，出现呼吸困难、心悸、气急、发绀、嗜睡、精神萎靡，甚至出现休克、心力衰竭、急性呼吸窘迫综合征（ARDS）和肾功能衰竭等疾病的表现。成人水痘并发水痘病毒性肺炎时，可发生致命性并发症，如肺水肿、休克等。在脏器移植（如肾移植、骨髓移植等）患者，CMV肺炎可呈现为急剧进展的临床表现过程，在很短时间内（数小时或1~2天）发展为白肺状态，出现呼吸衰竭。SARS起病急骤，多以发热为首发症状，体温大于38℃，可有寒战、咳嗽、少痰，偶有血丝痰、心悸、呼吸困难或呼吸窘迫。可伴有肌肉关节酸痛、头痛、乏力和腹泻。禽流感重症患者可出现高热不退，病情发展迅速，几乎所有患者都有临床表现明显的肺炎，常出现急性肺损伤、急性呼吸窘迫综合征（ARDS）、肺出血、胸腔积液、全血细胞减少、多脏器功能衰竭、休克及瑞氏（Reye）综合征等多种并发症。可继发细菌感染，发生败血症。

（二）体征

1. 常见体征　一般病毒性肺炎胸部体征不明显或无阳性体征。其临床症状较重，而肺部体征较少或出现较迟为其特征。常见肺部体征为：轻中度患者病变部位浊音，呼吸音减弱，散在的干湿性啰音。

2. 非典型体征　重症患者体检可见吸气三凹征和鼻翼煽动，呼吸浅速、心动过速、发绀，可出现休克、心力衰竭体征，肺部可闻及较为广泛的干、湿性啰音，病情极危重者可听不到呼吸音及啰音。

六、实验室检查

（一）常见表现

白细胞计数一般正常，亦有稍高或偏低，血沉大多正常。继发细菌感染时白细胞总数和中性粒细胞均增多。痰涂片可见白细胞以单核细胞为主，痰培养常无致病菌生长。但若痰白细胞核内出现包涵体，则提示病毒感染。

血清学检测是目前临床诊断病毒感染的重要方法，双份血清病毒抗体滴度 4 倍以上升高有诊断意义。

病原学检查：病毒分离培养和鉴定是确诊病毒性肺炎的最可靠方法，可采集咽喉和鼻拭子、咽喉漱液、痰液、经纤支镜获取的下呼吸道分泌物、支气管肺泡灌洗液或血液标本，接种于鸡胚或组织细胞进行病毒培养，或采用动物接种法进行病毒分离，然后进行病毒鉴定。但病毒的分离培养一般实验室不能常规进行，阳性率也不高。特异性诊断技术如免疫荧光法、免疫酶法、同位素免疫标记法等检测病毒抗原、聚合酶链反应（PCR）检测病毒 DNA 等都有助于病原学诊断。

（二）非典型表现

外周血白细胞计数一般不升高，或降低，常有淋巴细胞减少，可有血小板降低。部分患者有血清转氨酶、乳酸脱氢酶升高等多系统损害的实验室检查结果。

七、器械检查

（一）常见表现

胸部 X 线检查可见肺纹理增多，小片状浸润或广泛浸润，病情严重者显示双肺弥漫性结节性浸润，但大叶实变及胸腔积液者均不多见。病毒性肺炎的致病原不同，其 X 线征象亦有不同的特征。

（二）非典型表现

病毒性肺炎在胸部影像学上常出现：①肺体征不明显时，即可出现 X 线改变；②大小不等的片状阴影或融合成大病灶，可形成肺气肿；③部分病灶吸收缓慢，需数周或更长等非典型特征。

八、诊断

在病毒感染的流行季节，根据患者有关病毒感染的基本特征，肺炎的症状和体征，以及胸片有絮状阴影或间质性肺炎改变，血常规不高者并排除其他病原体引起的肺炎，应考虑病毒性肺炎的可能。确诊有赖于病原学检查，包括病毒分离、血清学检查以及分子病毒学检查等。呼吸道分泌物中细胞核内的包涵体可提示病毒感染。

九、鉴别诊断

（一）常见表现鉴别诊断

主要应与细菌性肺炎、支原体性肺炎、支气管哮喘、肺结核、卡氏肺孢子虫肺炎、衣原体肺炎、真菌性肺炎等相鉴别。一般根据发病季节、流行史及临床表现等方面，结合实验室检查和 X 线胸片所见，有助于病毒性肺炎的诊断，并可与其他呼吸道疾病相鉴别。值得注意的是，在呼吸道病毒感染的基础上，呼吸道自身防御能力及全身抵抗力均有不同程度的削弱，故易继发肺部的细菌感染。继发细菌感染多出现在后期，病情重，病死率高。临床上难以判断，归纳以下几点可作参考：①体温降至正常后再度发热，咳嗽加重，痰白色转黄色，全身中毒症状严重；②肺部体征增多，呼吸困难加重，发绀明显；③白细胞总数及中性粒细胞百分数由少到多；④白细胞碱性磷酸酶（AKP）积分 >200 或四唑氮蓝（NBT）还原试验 >15%；⑤血清 C - 反应蛋白（CRP）浓度升高；⑥胸部 X 线示肺部出现新阴影；⑦痰液连续 2 次分离到相同致病菌，或其他方法证实的致病菌。

（二）非典型表现鉴别诊断

非典型表现应与军团菌肺炎、重症肺炎、肺水肿、支原体肺炎等相鉴别。

十、治疗

病毒性肺炎治疗除首先积极抗病毒治疗外，还应采取综合治疗措施，包括一般对症处理和支持疗法等。重点应预防继发细菌感染和并发症的发生。

1. 一般治疗　加强护理，注意休息，保持室内空气流通、新鲜，环境安静整洁。

2. 保持呼吸道通畅　对有呼吸困难和发绀的患者需保持呼吸道通畅，可给予雾化或湿化气道，给予祛痰药物，并行体位引流，清除呼吸道痰液。对有喘息症状者适当给予支气管扩张剂治疗，并早期进行持续氧疗（血气分析动脉氧分压 <60mmHg 或 SpO_2 <90% 者），如出现严重低氧血症，应行面罩或气管插管、气管切开机械通气。

3. 对症治疗　内容如下所述。

（1）退热与镇静：对于发热、烦躁不安或发生惊厥者，应及时给予降温及镇静治疗。烦躁不安或缺氧严重，有明显憋喘者可适当给予镇静剂如 10% 水合氯醛口服或灌肠（有心力衰竭时禁用），有呼吸衰竭者慎用镇静剂，痰黏稠者不用异丙嗪。

（2）止咳平喘：对咳嗽有痰者，一般祛痰药可以达到减少咳嗽的作用，不用镇咳药。干咳，特别是因咳嗽引起呕吐及影响睡眠者可服用美沙芬。对咳嗽明显者可雾化吸入糖皮质激素治疗。对有憋喘者酌情应用氨茶碱、沙丁胺醇、溴化异丙托品等。对有呼吸道梗阻、憋喘严重、中毒症状严重者，可应用短暂糖皮质激素治疗。

（3）物理疗法：对肺部啰音经久不消的患者，可用光疗、电疗、超短波等以减轻肺部淤血，促进肺部渗出物的吸收。

4. 抗病毒治疗 目前对于病毒性肺炎尚缺乏理想的特异性治疗。常用于临床的抗病毒药物有以下几种。

（1）利巴韦林（Ribavirin，RBV）：又称三氮唑核苷、病毒唑，是一种鸟苷类似物，通过干扰鸟苷酸合成而发挥抗病毒作用，为广谱抗病毒药物。临床主要可用于 RSV、腺病毒、流感病毒、副流感病毒、疱疹病毒、水痘病毒、麻疹病毒性肺炎治疗。也可用于汉塔病毒感染的治疗。

（2）阿昔洛韦（Acyclovir，ACV）：又称无环鸟苷，对病毒 DNA 多聚酶呈强大抑制作用，阻止病毒 DNA 的合成，具有广谱、强效和起效快的特点，为疱疹病毒感染的首选治疗药物。临床主要用于疱疹病毒、水痘病毒性肺炎的治疗。尤其对免疫缺陷或应用免疫抑制药物者并发 VP 应尽早应用。

（3）阿糖腺苷：又称阿糖腺嘌呤，为嘌呤核苷类化合物，能抑制病毒 DNA 的合成，具有广泛抗病毒作用。临床主要用于疱疹病毒、水痘病毒及巨细胞病毒性肺炎，尤其适用于免疫抑制患者并发 VP 的治疗。

（4）金刚烷胺和金刚乙胺：为人工合成的胺类抗病毒类药物，能阻止某些病毒进入人体细胞内，并有退热作用。临床上主要用于流感 A 型病毒性肺炎的治疗，且在发病 24~48h 内应用效果最佳，可减轻发热和全身症状，减少病毒排出，防止流感病毒的扩散。

（5）更昔洛韦（Gancilovir）：又名丙氧鸟苷，属无环鸟苷的衍生物，但比阿昔洛韦有更强更广谱的抗病毒作用。尤其对人巨细胞病毒（HCMV）有高度选择性抑制作用。主要用于治疗肾移植、骨髓移植等脏器移植患者和 AIDS 患者的巨细胞病毒性肺炎。

（6）膦甲酸钠（Foscarnet Sodium）：静滴治疗巨细胞病毒性肺炎，并可作为免疫缺陷患者疱疹病毒耐药株 VP 的首选药物。静滴剂量每次 9mg/kg，2 次/天，滴速为 0.078mg/（kg·min）或连续静滴每日 20mg/kg，稀释浓度低于 12mg/ml，疗程 2~3 周。

5. 中医中药 双黄连粉针剂及口服液，以及金银花、贯众、板蓝根、大青叶和具有抗病毒作用的中药方剂等对病毒感染有一定疗效。

6. 免疫治疗 内容如下所述。

（1）干扰素（Interferon，IFN）：干扰素具有广谱抗病毒作用，可用于防治流感病毒、腺病毒、RSV 等引起的 VP。干扰素与阿昔洛韦或阿糖腺苷合用治疗骨髓移植后的巨细胞病毒性肺炎可取得较好的疗效。

（2）聚肌胞（Poly I：C）：是一种高效的干扰素诱导剂。主要用于预防和治疗婴幼儿病毒性肺炎。用法：2 岁以下儿童 1mg/次，2 岁以上儿童 2mg/次，每日或隔日肌内注射一次，共2~4 周。

（3）其他：如白细胞介素-2（IL-2）、特异性抗病毒免疫核糖核酸（iRNA）、左旋咪唑、转移因子和胸腺肽也有一定的抗病毒作用。

（4）被动免疫治疗：包括输血和新鲜血浆、高效价特异性免疫球蛋白和抗体以及恢复期血清等也被用于治疗病毒性肺炎。

7. 抗生素的应用 无细菌感染证据的患者，无需抗菌药物治疗。一旦并发细菌感染或不能除外细菌感染者，应选用敏感的抗生素治疗。

8. 少见症状的治疗　内容如下所述。

（1）糖皮质激素的应用：应采取谨慎态度，严格掌握使用指征，必要时短程应用，并同时应用有效抗病毒药物，以防止病毒扩散，加重病情。

（2）ARDS 的治疗：对于病毒性肺炎患者发展为急性呼吸窘迫综合征（ARDS）时应将患者收入重症监护病房（ICU）进行救治，主要治疗措施包括：①氧疗，应高浓度吸氧；②机械通气，明确诊断后宜尽早机械通气，PEEP 从低水平开始，5 ~ 15cmH$_2$O；③合适的血容量；④维持适当的液体平衡，轻度负平衡（ - 500ml/天），早期一般不宜补胶体，如有明显低蛋白血症，可考虑给予白蛋白；⑤其他如抗炎治疗，生命支持，保护器官功能，防治并发症等。

十一、预后

预后与年龄、机体免疫功能状态有密切关系。正常人获得性感染有自限性，肺内病灶可自行吸收，年龄越小、免疫力低下特别是器官移植术后、AIDS 患者以及并发其他病原体感染时预后差。

（毛　芳）

第二节　支原体肺炎

一、概述

支原体肺炎（mycoplasmal pneumonia）是由肺炎支原体引起的呼吸道和肺部的急性炎症。常同时有咽炎、支气管炎和肺炎。秋冬季节发病较多，但季节性差异并不显著。临床主要表现为发热、咽痛、咳嗽及肺部浸润，肺部 X 线征象可较明显，体征相对较少。

本病约占非细菌性肺炎的 1/3 以上，或各种原因引起的肺炎的 10%，常于秋季发病。患者中儿童和青年人居多，婴儿有间质性肺炎时应考虑支原体肺炎的可能性。

本病潜伏期和呼吸道带菌时间长，但病死率较低，约为 1.4%。

肺炎支原体过去称"非典型肺炎"，该名称首次应用于 1938 年，描述一种常见的气管 - 支气管炎及症状。病原体于 1944 年由 Eaton 等首先自非典型肺炎患者的痰中分离，但直到 1961 年才被 Chanock 鉴定为肺炎支原体。

二、病理生理

支原体是一组原核细胞型微生物，介于细菌和病毒之间，是能在无细胞培养基上生长的最小微生物之一；无细胞壁，仅有三层结构的细胞膜，基本形态为杆状，长 1 ~ 2μm、宽 0.1 ~ 0.2μm，能在含有血清蛋白和甾醇的琼脂培养基上生长，2 ~ 3 周后菌落呈煎蛋状，中间较厚，周围低平。

首次感染肺炎支原体后，病原体可在呼吸道黏膜内常驻，时间可长达数月（在免疫低下患者甚至可达数年），成为正常携带者，另外肺炎支原体可进入黏膜下和血流，并播散至其他器官。

肺炎支原体吸入呼吸道后，在支气管周围可有淋巴细胞和浆细胞浸润及中性粒细胞和巨噬细胞聚集，向支气管和肺蔓延，呈间质性肺炎或斑片融合性支气管肺炎。而且支原体通常存在于纤毛上皮之间，不侵入肺实质，通过细胞膜上神经氨酸受体位点，吸附于宿主呼吸道上皮细胞表面，抑制纤毛活动与破坏上皮细胞。

肺炎支原体致病性还可能与患者对病原体或其代谢产物的过敏反应有关。肺外器官病变的发生，可能与感染后引起免疫反应、产生免疫复合物和自身抗体有关。

肺炎支原体可附着并破坏呼吸道黏膜纤毛上皮细胞。在显微镜下，可见间质性肺炎、支气管炎和细支气管炎。支气管周围有浆细胞和小淋巴细胞浸润。支气管腔内有多形核白细胞、巨噬细胞、纤维蛋白束和上皮细胞碎片。

由于大环内酯类抗生素是临床上治疗支原体感染的首选药物，此类药物的广泛使用，导致支原体对大环内酯类抗生素耐药形势严峻。日本学者 Morozumi 等发现，2002 年肺炎支原体对大环内酯类耐药为 0，2003 年耐药为 5%，2004 年为 12.5%，2005 年为 13.5%，2006 年上升致 30.6%。而另一日本学者报道在 2000—2003 年上呼吸道感染患者分离的肺炎支原体中，有约 20% 对大环内酯类耐药。我国辛德莉等将 2004 年 1 月至 2005 年 7 月期间北京友谊医院临床确诊的肺炎支原体感染 260 例患儿留取鼻咽分泌物或咽拭子，经培养和鉴定阳性 13 例，分离的 13 例阳性株中有 9 株耐药，占 69.2%，而且耐药株同时对阿奇霉素和交沙霉素耐药。可见肺炎支原体对大环内酯类耐药的形势十分严峻。

三、流行病学

血清流行病学显示全球范围的肺炎支原体感染率较高。支原体肺炎以儿童及青年人居多，主要通过呼吸道飞沫传播。支原体肺炎冬季高发，症状持续 1~3 周。

在普通人群中，肺炎支原体感染常呈家庭内传播。在大中小学校和集体单位可引起小范围的暴发和流行。儿童支原体肺炎有一定的流行规律，一般每 3~4 年流行一次。支原体肺炎占小儿肺炎的 15%~20%，占成人肺炎的比例可高达 15%~50%。40 岁以下的人群是支原体肺炎高发人群。

支原体肺炎的传染源是支原体肺炎患者和支原体携带者，主要通过口、鼻的分泌物在空气中传播，引起散发的呼吸道感染或者小流行。

四、临床表现

1. 症状　大多数感染者仅累及上呼吸道。潜伏期约 2~3 周，起病缓慢。潜伏期过后，表现为畏寒、发热，体温多在 38~39℃，伴有乏力、咽痛、头痛、咳嗽、食欲缺乏、腹泻、肌肉酸痛、全身不适、耳痛等症状。发热可持续 2~3 周，体温恢复正常后可能仍有咳嗽。偶伴有胸骨后疼痛。少数患者有关节痛和关节炎症状。

咳嗽是肺炎支原体感染的特点，咳嗽初期为干咳，后转为顽固性剧烈咳嗽，无痰或伴有少量黏痰，特别是夜间咳嗽较为明显，偶可有痰中带血。由于持续咳嗽，患者可因肌张力增加而发生胸骨旁胸腔疼痛，但真正的胸膜疼痛较少见。

病情一般较轻，有时可重，但很少死亡。发热 3 天至 2 周，咳嗽可延长至 6 周左右。可有血管内溶血，溶血往往见于退热时，或发生于受凉时。

2. 体征　体检示轻度鼻塞、流涕，咽中度充血、水肿。耳鼓膜常有充血、水肿，约

15% 有鼓膜炎。颈淋巴结可肿大。少数病例有斑丘疹、红斑或唇疱疹。胸部一般无明显异常体征，约半数可闻干性或湿性啰音，约 10% ~15% 病例发生少量胸腔积液。

3. 并发症　可并发皮炎、鼓膜炎或中耳炎、关节炎等；中枢神经受累者，可见脑膜炎、脑炎及脊髓炎病变；可伴有血液（急性溶血、血小板减少性紫癜）或雷诺现象（受冷时四肢间歇苍白或发绀并感疼痛），此时病程延长。心包炎、心肌炎、肝炎也有发现。

五、实验室检查

1. X 线胸片　显示双肺纹理增多，肺实质可有多形态的浸润形，以下叶多见，也可呈斑点状，斑片状或均匀模糊阴影。约 1/5 有少量胸腔积液。肺部病变表现多样化，早期间质性肺炎，肺部显示纹理增加及网织状阴影，后发展为斑点片状或均匀的模糊阴影，近肺门较深，下叶较多。约半数为单叶或单肺段分布，有时浸润广泛、有实变。儿童可见肺门淋巴结肿大。少数病例有少量胸腔积液。肺炎常在 2~3 周内消散，偶有延长至 4~6 周者。

2. 血常规　血白细胞总数正常或略增高，以中性粒细胞为主。

3. 尿液分析　可有微量蛋白，肝功能检查可有转氨酶升高。

4. 病原学检查　可采集患者咽部分泌物、痰、支气管肺泡灌洗液等进行培养和分离支原体。

肺炎支原体的分离，难以广泛应用，无助于早期诊断。痰、鼻和咽拭子培养可获肺炎支原体，但需时约 3 周，同时可用抗血清抑制其生长，也可借红细胞的溶血来证实阴性培养。此项检查诊断可靠，但培养技术难度大，烦琐费时，无助于本病的早期诊断。

5. 血清学检查　血清学检查是确诊肺炎支原体感染最常用的检测手段，如补体结合试验、间接荧光抗体测定、间接血凝试验、酶联免疫吸附试验（ELISA）及生长抑制试验等。酶联免疫吸附试验最敏感，免疫荧光法特异性强。血清学方法可直接检测标本中肺炎支原体抗原，用于临床早期快速诊断。肺炎支原体 IgM 抗体阳性可作为急性感染的指标，尤其是在儿科患者。在成人，IgM 抗体阳性是急性感染的指标，但阴性时不能排除肺炎支原体感染，因为再次感染时 IgM 抗体可能缺如。

6. 冷凝集试验　是临床上沿用多年的一种非特异性血清学诊断方法，由于冷凝集抗体出现较早，阳性率较高，下降也快，故在目前仍不失为一项简便、快速、实用和较早期的诊断方法，但其他微生物也可诱导产生冷凝素，故该试验不推荐用于肺炎支原体感染的诊断，必须结合临床及其他血清学检测进行判断。

如果血清病原抗体效价 >1 ：32；链球菌 MG 凝集试验，效价 ≥1 ：40 为阳性，连续两次 4 倍以上增高有诊断价值。

7. 单克隆抗体免疫印迹法、多克隆抗体间接免疫荧光测定、固相酶免疫技术 ELISA 法等　可直接从患者鼻咽分泌物或痰标本中检测支原体抗原而确立诊断。此法快速、简便，但敏感性、特异性和稳定性尚待进一步提高。

8. 核酸杂交技术及 PCR 技术等　具有高效、特异而敏感等优点，易于推广，对早期诊断肺炎支原体感染有重要价值。

六、诊断

（1）好发于儿童及青少年，常有家庭、学校或军营的小流行发生，有本病接触史者有助于诊断。

（2）发病缓慢，早期有乏力、头痛、咽痛等症状。多为中等度发热，突出症状为阵发性刺激性咳嗽，可有少量黏痰或脓性痰，也可有血痰，部分患者无明显症状。

（3）肺部检查多数无阳性体征，部分患者可有干、湿啰音。

（4）周围血白细胞总数正常或稍增多，以中性粒细胞为主。

（5）血清免疫学检查：①红细胞冷凝集试验阳性（滴定效价 1：32 以上）持续升高者诊断意义更大。一般起病后 2 周，约 2/3 患者冷凝集试验阳性，滴定效价大于 1：32，特别是当滴度逐步升高时，有诊断价值。②链球菌 MG 凝集试验阳性（滴定效价 1：40 或以上），后一次标本滴度较前次增高达 4 倍或以上诊断意义更大；约半数患者对链球菌 MG 凝集试验阳性。③血清特异性补体结合试验阳性 [滴定效价（1：40）～（1：80）]，2 周后滴度增高 4 倍，有重要诊断价值。

（6）痰液尤其是支气管吸出分泌物培养分离出肺炎支原体可确诊。

（7）X 线检查：肺部有形态多样化的浸润阴影，以肺下野斑片状淡薄阴影多见，肺门处密度较深。部分呈叶段性分布。

七、鉴别诊断

1. 气管 - 支气管炎　大多数感染肺炎支原体的患者症状很轻，起始时主要表现为上呼吸道症状，肺部也没有体征，白细胞通常是正常的，此种情况下容易误诊为急性气管和支气管炎，但通过胸部影像学的检查一般不难鉴别。对于不易诊断的可做胸部 CT 确诊。

2. 传染性非典型肺炎（SARS）　本病主要表现为发热等病毒感染的非特异性症状，实验室检查白细胞不升高或降低，特别表现为淋巴细胞数量的下降。由于 SARS 是新出现的一个疾病，易与支原体肺炎混淆。但 SARS 有很强的传染性，重症发生率高，对抗生素治疗无效，病情进展快。对于鉴别有困难的，可通过实验室检查进行鉴别。

3. 肺嗜酸粒细胞浸润症　多数支原体肺炎感染特征不是很明显，影像学特征又不具特异性，很容易与肺嗜酸粒细胞浸润症、过敏性肺炎等混淆，但非感染性肺疾病一般在病理学上有其相应特征，及时进行检查有助于鉴别。

4. 细菌性肺炎　临床表现较肺炎支原体肺炎重，X 线的肺部浸润阴影也更明显，且白细胞计数明显高于参考值上限。

5. 流感病毒性肺炎或流感后并发细菌性肺炎　发生于流行季节，起病较急，肌肉酸痛明显，可能伴胃肠道症状。

6. 腺病毒肺炎　尤其多见于军营，常伴腹泻。

7. 军团菌肺炎和衣原体肺炎　临床不易鉴别，明确诊断必须借助于病原的分离鉴定培养和血清学检查。

八、治疗

1. 早期使用适当抗生素　可减轻症状，缩短病程致 7～10 天。大环内酯类抗生素是肺炎支原体感染的首选药物，红霉素、克拉霉素、多西环素治疗有效，可缩短病程。喹诺酮类（如左氧氟沙星、莫昔沙星等）、四环素类也用于肺炎支原体肺炎的治疗。疗程一般 2～3 周。因肺炎支原体无细胞壁，青霉素或头孢菌素类等抗生素无效。若继发细菌感染，可根据痰病原学检查结果，选用针对性的抗生素治疗。

推荐剂量：红霉素 0.5g/次，每 6h 1 次；克拉霉素的胃肠道反应轻，其他不良反应少，效果与红霉素相仿，用量 0.5g/天，口服；四环素 0.25g，每 6h 1 次；多西环素 0.1g/天，口服。治疗须继续 2～3 周，以免复发。罗红霉素、阿奇霉素的效果亦佳，且不良反应少。如果不能排除军团菌肺炎，应选用红霉素。如果不能排除衣原体肺炎，推荐四环素和多西环素。

对于耐药的肺炎支原体，可选用他利霉素和利福霉素。他利霉素属于酮内酯类，是新一代大环内酯类抗生素，该类抗生素由 14 元环大环内酯衍生而成，因在菌体内有更广泛的结合位点，具有更强的抗菌活性。

利福霉素具有抗菌谱广、作用强、吸收快、局部浓度高、不良反应小、耐药率较低等优点，对于耐阿奇霉素肺炎支原体引起的下呼吸道感染选用联合利福霉素治疗，有明显的疗效。

支原体耐药与抗生素的使用密切相关，在临床治疗支原体感染时，应结合药敏试验足量使用敏感药物，并使疗程尽可能短，避免低浓度药物与支原体长期接触，人为造成"抗生素压力"，使原来占优势的敏感株被抑制或杀灭，诱导或选择出耐药菌株并使之繁衍成抗菌药物主要作用对象，造成治疗失败。

2. 对剧烈呛咳者　应适当给予镇咳药。

九、预后

本病预后良好。但在老年患者和已有慢性病，如 COPD 的患者，或继发其他细菌性肺炎患者，预后较差。

本病有自限性，部分病例不经治疗可自愈。注意事项：家庭中发病应注意隔离，避免密切接触。抗生素预防无效。支原体肺炎疫苗的预防效果尚无定论。鼻内接种减毒活疫苗的预防尚在研究中。

十、预防

预防支原体肺炎，一定要多到户外活动，以增强体质；外出回来及用餐前一定要用洗手液或肥皂洗手；咳嗽或打喷嚏时用手绢或纸掩住口鼻，尽量减少飞沫向周围喷射，以免传染他人。

（毛　芳）

第三节　衣原体肺炎

一、概述

衣原体肺炎（chlamydia pneumonia）是由衣原体感染引起的肺部炎症，衣原体有沙眼衣原体（CT）、肺炎衣原体（CP）、鹦鹉热衣原体和家畜衣原体。与人类关系密切的为 CT 和 CP，偶见鹦鹉热衣原体肺炎。

二、流行病学

血清流行病学显示人类的衣原体感染是世界普遍性的，但具体的流行病学资料尚缺乏。

三、临床表现

轻症可无明显症状。青少年常有声音嘶哑、干咳，有时发热，咽痛等咽炎、喉炎、鼻窦炎、中耳炎和支气管炎等症状，且可持续数周之久，发生肺炎通常为轻型，与肺炎支原体感染的临床表现极为相似，并可能伴随肺外表现如红斑结节、甲状腺炎、脑炎和吉兰-巴雷综合征。成年人肺炎多较严重，特别是老年人往往必须住院和呼吸支持治疗。

四、实验室检查

1. 肺部 X 线　显示肺亚段少量片状浸润灶，广泛实变仅见于病情严重者。X 线也可显示双侧间质性或小片状浸润，双肺过度充气，CT 肺炎也可急性发病，迅速加重，造成死亡。

2. 血常规检查　示大部分患者血白细胞在正常范围。

五、诊断及鉴别诊断

1. 沙眼衣原体肺炎　1975 年有人开始报告新生儿衣原体肺炎，继发于包涵体脓性卡他之后。本病多由受感染的母亲传染，可眼部感染经鼻泪管传入呼吸道。症状多在出生后 2～12 周出现，起病缓慢，可先有上呼吸道感染表现，多不发热或偶有低热，然后出现咳嗽和气促，吸气时常有细湿啰音或捻发音，少有呼气性喘鸣。胸片显示双侧广泛间质和肺泡浸润，过度充气征比较常见，偶见大叶实变。周围血白细胞计数一般正常，嗜酸粒细胞增多。鼻咽拭子一定要刮取到上皮细胞。也可用直接荧光抗体试验（DFA）、酶免疫试验（EIA）检测鼻咽标本沙眼衣原体抗原。血清学检查特异性抗体诊断标准为双份血清抗体滴度 4 倍以上升高，或 IgM > 1：32，IgG > 1：512。也可应用 PCR 技术直接检测衣原体 DNA。

2. 鹦鹉热衣原体肺炎　来源于家禽接触或受染于鸟粪，是禽类饲养、贩卖和屠宰者的职业病。人与人的感染少见。病原体自分泌物及排泄物排出，可带菌很久。鹦鹉热衣原体通过呼吸道进入人体，在单核细胞内繁殖并释放毒素，经血流播散至肺及全身组织，引起肺实质及血管周围细胞浸润，肺门淋巴结肿大。潜伏期 6～14 天，发病呈感冒样症状，常有 38～40.5℃ 的发热，咳嗽初期为干咳，以后有痰，呼吸困难或轻或重。有相对缓脉、肌痛、胸痛、食欲不振，偶有恶心、呕吐。如为全身感染，可有中枢神经系统感染症状或心肌炎表现，偶见黄疸。多有肝、脾肿大，需与伤寒、败血症鉴别。胸部 X 线检查，从肺门向周边，特别在下肺野可见毛玻璃样阴影中间有点状影。周围血白细胞数正常，血沉在患病早期稍增快。肺泡渗出液的吞噬细胞内可查见衣原体包涵体。轻症患儿 3～7 天发热渐退，中症 8～14 天，重症 20～25 天退热。病后免疫力减弱，可复发，有报道复发率达 21%，再感染率 10% 左右。

3. 肺炎衣原体肺炎　本症临床表现无特异性，与支原体肺炎相似。起病缓，病程长，一般症状轻，常伴咽、喉炎及鼻窦炎为其特点。上呼吸道感染症状消退后，出现干湿啰音等支气管炎、肺炎表现。咳嗽症状可持续 3 周以上。白细胞计数正常，胸片无特异性，多为单侧下叶浸润，表现为节段性肺炎，严重者呈广泛双侧肺炎。病原学检查与沙眼衣原体肺炎一样，以气管或鼻咽吸取物做细胞培养，肺炎衣原体阳性。或用荧光结合的肺炎衣原体特异性单克隆抗体来鉴定细胞培养中的肺炎衣原体。PCR 检测肺炎衣原体 DNA 较培养更敏感，但用咽拭子标本检测似不够理想，不如血清学检测肺炎衣原体特异性抗体。微量免疫荧光（MIF）试验检测肺炎衣原体仍最敏感。特异性 IgM 抗体≥1 ∶ 16 或 IgM 抗体≥1 ∶ 512或抗体滴度 4 倍以上增高，有诊断价值。

六、治疗

衣原体肺炎的治疗原则与一般肺炎的治疗原则大致相同。

1. 一般治疗　注意加强护理和休息，保持室内空气新鲜，并保持适当室温及湿度。保持呼吸道通畅，经常翻身更换体位。烦躁不安可加重缺氧，故可给适量的镇静药物。供给热量丰富并含有丰富维生素、易于消化吸收的食物及充足水分。

2. 抗生素治疗　内容如下所述。

（1）大环内酯类抗生素

1）红霉素：衣原体肺炎的抗生素应首选红霉素，用量为 50mg/（kg·天），分 3 ~ 4 次口服连用 2 周。重症或不能口服者，可静脉给药。眼泪中红霉素可达有效浓度，还可清除鼻咽部沙眼衣原体，可预防沙眼衣原体肺炎的发生。

2）罗红霉素：用量为 5 ~ 8mg/（kg·天），分 2 次于早晚餐前服用，连用 2 周。如在第 1 疗程后仍有咳嗽和疲乏，可用第 2 疗程。

3）阿奇霉素：口服吸收很好，最高血清浓度为 0.4mg/L，能迅速分布于各组织和器官。对衣原体作用强。治疗结束后，药物可维持在治疗水平 5 ~ 7 天。$T_{1/2}$ 为 12 ~ 14h，每日口服 1 次，疗程短。以药物原型经胆汁排泄。与抗酸药物的给药时间至少间隔 2h。尚未发现与茶碱类、口服抗凝血药、卡马西平、苯妥英钠、地高辛等有相互作用。儿童（体重 10kg 以上）第一天每次 10mg/kg，以后 4 天每天每次 5mg/kg，1 次顿服，其抗菌作用至少维持 10 天。

（2）磺胺异噁唑：用量为 50 ~ 70mg/（kg·天），分 2 ~ 4 次口服，可用于治疗沙眼衣原体肺炎。

（3）支持治疗：对病情较重、病程较长、体弱或营养不良者应输鲜血或血浆，或应用丙种球蛋白治疗，以提高机体抵抗力。

七、预后

衣原体肺炎治疗反应比支原体肺炎慢，如治疗过早停止，症状有复发趋势。年轻人一般治疗效果好，老年人病死率为 5% ~ 10%。

八、预防

隔离，避免与病原体接触，锻炼身体。

（李晓迪）

第四节　肺炎链球菌肺炎

一、概述

肺炎链球菌肺炎（pneumococcal pneumonia）是肺炎链球菌感染引起的急性肺组织炎症，为社区获得性细菌性肺炎中最常见的一种。约占社区获得性细菌性肺炎的半数，医院内肺炎中仅占 3%～10%。肺炎链球菌肺炎通常以上呼吸道急性感染起病，临床表现为高热、畏寒、咳嗽、血痰及胸痛，并有肺实变体征等。自从抗菌药物广泛应用，临床表现趋于不典型。国内肺炎链球菌肺炎缺乏确切的发病率，在美国其每年发病人数约为 50 万。近来虽然在诊断、治疗和预防等方面有了很大进步，但此病在全世界仍有较高的发病率和病死率。

二、病因

肺炎链球菌为革兰阳性双球菌，有荚膜，属链球菌科的链球菌属。肺炎链球菌在人体内能形成荚膜，系多糖多聚体，可保护细菌免受吞噬细胞吞噬。在普通染色标本中，菌体外围的荚膜区呈不着色的半透明环。根据荚膜多糖抗原特性，肺炎链球菌可分近 90 个血清型，大多数菌株不致病或致病力很弱，仅部分菌株有致病力，荚膜多糖抗原与肺炎球菌的致病力有密切关系。成人致病菌多为 1～9 型，以第 3 型毒力最强，常致严重肺炎。

三、发病机制

1. 基本发病机制　肺炎链球菌为口咽部定植菌，主要靠荚膜对组织的侵袭作用引起组织的炎性反应，通常在机体免疫功能低下时致病。在全身及呼吸道防御功能受损时，如上呼吸道病毒感染、受凉、淋雨、劳累、糖尿病、醉酒或全身麻醉均可使机体对肺炎链球菌易感。肺炎链球菌经上呼吸道吸入肺泡并在局部繁殖。细菌不产生毒素，不引起原发性组织坏死或形成空洞，其致病力是由于含有高分子多糖体的荚膜对组织的侵袭作用。细菌能躲避机体吞噬细胞的吞噬过程，并主要在肺泡内的富含蛋白质的渗液中繁殖。首先引起肺泡壁水肿，然后迅速出现白细胞和红细胞渗出，含菌的渗出液经 Cohn 孔向邻近肺泡扩散，甚至蔓及几个肺段或整个肺叶，典型的结果是导致大叶性肺炎。

2. 非典型表现发病机制　患有黏液、纤毛运动障碍的患者如慢性阻塞性肺病（COPD），或肺水肿及心力衰竭，特别容易感染本菌，老年及婴幼儿感染可沿支气管分布即支气管肺炎。

四、病理

病理改变有充血水肿期、红色肝变期、灰色肝变期和消散期。整个过程包括肺组织充血水肿，肺泡内浆液性渗出和红、白细胞浸润，吞噬细菌，继而纤维蛋白渗出物溶解、吸收，肺泡重新充气。初阶段是充血，特点是大量浆液性渗出物，血管扩张及细菌迅速增殖，持续1～2 天；下一阶段叫做"红色肝样变"，即实变的肺脏呈肝样外观，一般从第 3 天开始，肺泡腔内充满多形核细胞，血管充血及红细胞外渗，因此肉眼检查呈淡红色。接着是"灰色肝样变"期，第4~6天达到高峰，该期的纤维蛋白集聚与处于不同阶段的白细胞和红细胞有关，肺泡腔充满炎症渗出物。最后阶段是以渗出物吸收为特征的消散期，常在病程第7~10天出现。实际上四个病理阶段很难绝对分开，往往相互重叠，而且在使用抗生素的情况下，这种典型的病理分期已很少见。病变消散后肺组织结构多无损坏，不留纤维瘢痕。

极个别患者由于机体反应性差，肺泡内白细胞不多，白细胞溶解酶少，纤维蛋白吸收不完全，甚至有成纤维细胞形成，发生机化性肺炎。如细菌毒力强且未及时使用有效抗生素，15%~20%细菌经胸淋巴导管进入血循环，形成肺外感染包括胸膜炎、关节炎、心包炎、心内膜炎、腹膜炎、中耳炎，5%~10%可并发脓胸，少数可发生败血症或感染性休克，侵犯脑膜可引起化脓性脑膜炎。

五、临床表现

（一）症状

1. 常见症状　本病以冬季和初春为多，这与呼吸道病毒感染流行有一定关系。青壮年男性或老幼多见。本病发病随年龄增大，发病率不断增高，春、冬季节因带菌率较高为本病多发季节。

（1）诱因：常有受凉、淋雨、疲劳、醉酒、精神刺激、上呼吸道病毒感染史，半数左右的病例有上呼吸道感染的先驱症状。

（2）全身感染中毒症状：起病多急骤，有高热，体温在数小时内可升到39~40℃，高峰在下午或傍晚，亦可呈稽留热型，与脉率相平行。常伴有畏寒，半数有寒战。可有全身肌肉酸痛，口角或鼻周出现单纯疱疹。

（3）呼吸系统症状：咳嗽，初起无痰或痰量不多，后逐渐变成带脓性、血丝或"铁锈"痰液。

2. 非典型症状　仅表现为高热性胸痛，而呼吸道症状不明显，可有食欲锐减、恶心、呕吐、腹痛、腹泻；患侧胸痛，可放射至肩部、腹部，咳嗽或深呼吸时加重，有时被误诊为急腹症、心绞痛或心肌梗死。累及脑膜时可表现意识模糊、烦躁不安、嗜睡、谵妄等。但在很多情况下，特别是婴幼儿和老年患者，本病较为隐袭，症状可不典型。少数年老体弱者起病后不久便表现为休克。

（二）体征

1. 常见体征　内容如下所述。

（1）急性热病容：面颊绯红、鼻翼煽动、皮肤灼热、干燥、口角及鼻周有疱疹；病变广泛、低氧血症时，可出现气急、发绀。

（2）肺部体征：典型的肺部实变体征受累侧胸部呼吸运动减弱，呼吸音减低，可闻及少许湿性啰音。大片肺叶实变时才有典型的实变体征如叩诊呈浊音，语颤增强，管状呼吸音和湿性啰音。病变累及胸膜时可引起局部胸壁压痛，听诊有胸膜摩擦音；并发大量胸腔积液时，气管可偏移，叩诊实音，呼吸音减低或消失。

2. 非典型体征　内容如下所述。

（1）在年幼、体弱和老年人以及感染早期，临床表现可不明显，仅表现出疲乏、精神恍惚或体温升高。

（2）由于早期诊断及治疗，近年来一般肺炎链球菌肺炎可能在未完全实变时已开始消散，部分可不出现明显的异常体征，仅有高热，无干、湿性啰音。

（3）少数有脓毒血症者，可出现皮肤、黏膜出血点，巩膜轻度黄染。发现头痛特别是颈部疼痛或有僵硬感，颈有阻力提示可能累及脑膜。心率增快、心界的扩大，提示心力衰竭。炎症延及膈胸膜外围可引起上腹部压痛，炎症严重者可引起腹部胀气及肠梗阻。严重感染可并发休克，血压下降或测不出。

六、实验室检查

（一）常见表现

1. 血常规检查　血白细胞计数多数在（$10 \times 10^9 \sim 30 \times 10^9$）/L，中性粒细胞常超过 80%，并有核左移或见胞质内毒性颗粒。

2. 病原学检查　合格痰标本涂片检查有大量中性粒细胞和革兰阳性成对或短链状球菌，尤其在细胞内者，具有诊断参考意义。痰培养分离出肺炎链球菌是诊断本病的主要依据，可利用型特异抗血清确定出分离菌株的型别，但国内临床细菌室没有常规做菌型测试。为减少污染，应在漱口后采集深咳痰液，微生物标本必须在抗菌药物使用前留取，否则明显影响培养阳性率。

3. 血气分析　可出现动脉血氧分压（PaO_2）降低、二氧化碳分压（PaO_2）正常或降低，因原有基础病不同可有代谢性酸中毒改变。

（二）非典型表现

年老体弱、酗酒、免疫力低下者的白细胞计数常不增高，但中性粒细胞百分比仍升高。约 10%～20% 并发菌血症，重症感染不应忽视血培养的临床意义。也可经支气管镜防污染毛刷或支气管肺泡灌洗采样，因系侵袭性检查，仅限于少数重症感染。如并发胸腔积液，应积极抽胸液进行细菌培养。血培养阳性率不高，只有在病程早期的短暂菌血症期或并发脓毒血症时血培养才会出现阳性。

七、器械检查

1. 常见表现　病变早期肺部仅见纹理增多，或局限于肺段的淡薄、均匀阴影；随着病情进展，典型表现为肺叶或肺段分布的大片呈均匀致密阴影，在实变阴影中可见支气管充气征。也可表现为一个肺段中单一区域或几个区域的浸润影。在有效抗生素治疗数日后开始消散，一般 3 周后完全消散。

2. 不典型表现　由于抗生素的应用，典型的大叶实变已少见。肋膈角可有少量胸腔积液征。在肺炎消散期，X 线显示炎性浸润逐渐吸收，部分区域吸收较早，可呈现"假空洞"征。老年人病灶消散较慢，容易出现吸收不完全而发展为机化性肺炎。少数患者可伴有胸膜增厚，并发胸膜或心包积液时出现相应改变。

八、诊断

凡急性发热伴咳嗽、胸痛和呼吸困难都应怀疑为肺炎链球菌肺炎。根据病史、体征、胸部 X 线改变，痰涂片、痰培养或血培养，涂片革兰染色可见成对或短链状排列的阳性球菌、荚膜肿胀反应而缺乏其他优势菌群，并有大量的中性粒细胞，可做出初步诊断。痰培养分离出肺炎链球菌是诊断本病的主要依据，但如能在胸液、血液、肺组织或经气管吸出物中检出肺炎链球菌，则具有确诊价值。严重的患者病情变化急骤，开始表现轻微，但在数小时内发生唇绀、呼吸急促、鼻翼扇动和末梢循环衰竭引起休克等。无发热，特别是低体温往往与病情恶化相关。

九、鉴别诊断

（一）常见表现鉴别诊断

1. 干酪性肺炎　急性结核性肺炎临床表现与肺炎链球菌肺炎相似，X 线亦有肺实变，但结核病常有低热乏力，痰中容易找到结核菌。X 线显示病变多在肺尖或锁骨上、下，密度不均，久不消散，且可形成空洞和肺内播散。典型肺炎多发生于中下叶，阴影密度均匀。而肺炎链球菌肺炎经青霉素等治疗 3～5 天，体温多能恢复正常，肺内炎症也较快吸收。

2. 肺癌　少数周围型肺癌 X 线影像颇似肺部炎症。但一般不发热或仅有低热，周围血白细胞计数不高，痰中找到癌细胞可以确诊。中央型肺癌可伴阻塞性肺炎，经抗生素治疗后炎症消退，肿瘤阴影渐趋明显；或者伴发肺门淋巴结肿大、肺不张。对于有效抗生素治疗下炎症久不消散或者消散后又复出现者，尤其在年龄较大者，要注意分析，必要时做 CT、痰脱落细胞和纤支镜检查等，以确定诊断。

3. 急性肺脓肿　早期临床表现与肺炎链球菌肺炎相似。但随着病程的发展，出现大量特征性的脓臭痰。致病菌有金黄色葡萄球菌、克雷伯杆菌及其他革兰阴性杆菌和厌氧菌等。葡萄球菌肺炎病情往往较重，咳脓痰。X 线胸片表现为大片炎症，伴空洞及液平。克雷伯杆菌肺炎常引起坏死性肺叶炎症，累及上叶多见，痰呈红棕色胶冻样。肺脓肿 X 线显示脓腔和液平，较易鉴别。但须警惕肺脓肿与肺结核可同时存在。

4. 其他病菌引起的肺炎　葡萄球菌肺炎和革兰阴性杆菌肺炎，临床表现较严重。克雷伯杆菌肺炎等常见于体弱、心肺慢性疾病或免疫受损患者，多为院内继发感染；痰液、血或胸液细菌阳性培养是诊断不可缺少的依据。病毒和支原体肺炎一般病情较轻，支原体肺炎和衣原体肺炎较少引起整个肺叶实变，可常年发作无明显季节特征；白细胞常无明显增加，临床过程、痰液病原体分离和血液免疫学试验对诊断有重要意义。

（二）非典型表现鉴别诊断

1. 渗出性胸膜炎　可与下叶肺炎相混淆，有类似肺炎的表现，如胸痛、发热、气急等症，但咳嗽较轻，一般无血痰，胸液量多时可用 X 线检查、B 超定位进行胸腔穿刺抽液，以明确诊断，须注意肺炎旁积液的发生。

2. 肺栓塞　常发生于手术、长期卧床或下肢血栓性静脉炎患者，表现为突然气急、咳嗽、咯血、胸痛甚至昏迷，一般无寒战和高热，白细胞中等度增加，咯血较多见，很少出现口角疱疹。肺动脉增强螺旋 CT 或肺血管造影可以明确诊断；但须警惕肺炎与肺栓塞可同时存在。

3. 腹部疾病　肺炎的脓毒血症可发生腹部症状，病变位于下叶者可累及膈胸膜，出现上腹痛，应注意与膈下脓肿、胆囊炎、胰腺炎、胃肠炎等进行鉴别。

十、治疗

(一) 药物治疗

一经疑似诊断应立即开始抗生素治疗，不必等待细菌培养结果。青霉素可作为肺炎链球菌肺炎的首选药物，对无并发症的肺炎链球菌肺炎经验性治疗推荐青霉素，给青霉素 G 80万～240 万单位静脉注射，1 次/4～6h。青霉素自问世以来一直被认为是治疗肺炎链球菌感染的常规敏感药物。但自从 20 世纪 60—70 年代在澳大利亚和南非首次报道发现耐青霉素肺炎链球菌（PRSP）以来，PRSP 流行呈上升趋势；对 PRSP 引起的各种感染均应选择青霉素以外的抗生素治疗，但对低度耐药株可用大剂量的青霉素 G，使血药浓度远高于 MIC 以取得较好的抗菌效果。对于严重肺炎链球菌感染伴发原发疾病患者，也可选用青霉素 G，须在治疗过程中注意观察疗效，并根据药敏结果及时调整给药方案。医源性感染患者对青霉素低度耐药者可选用大剂量青霉素 G 治疗，β-内酰胺类抗生素中以阿莫西林为最有效的药物，其他有效药物包括青霉素类如氨苄西林、阿莫西林，头孢菌素中的头孢唑啉、头孢丙烯、头孢克洛、头孢噻肟、头孢曲松也有效。万古霉素对 PRSP 感染有极强的抗菌活性，替考拉宁作用与万古霉素相似，不良反应减轻，半衰期延长。对青霉素过敏者，可静脉滴注红霉素，或口服克拉霉素或阿奇霉素。大环内酯类抗生素的抗菌活性，以红霉素最强，但国内耐红霉素肺炎链球菌的比例高达 50%。阿奇霉素与红霉素等沿用品种相比，其对流感嗜血杆菌和非典型病原的抗微生物活性明显增强；与头孢呋辛等 β-内酰胺类抗生素相比，对呼吸道非典型病原有良好活性。由于阿奇霉素血浓度较低，国内外不推荐用于治疗伴有菌血症的肺炎链球菌肺炎。大环内酯类新品种，如罗红霉素、阿奇霉素、克拉霉素抗菌谱没有明显扩大，常用于社区获得性感染，不宜作为重症感染的主要药物，除非有病原体检查结果支持或临床高度疑似为军团菌感染。在体外和动物实验中，许多药物的联合用药表现出了很大的抗菌活性，如头孢曲松与万古霉素，氨苄西林与利福平，阿莫西林与头孢噻肟，氯苯吩嗪与头孢噻肟，对 PRSP 表现出协同作用，可能在将来针对 PRSP 感染的治疗中是一种较好的方案。PRSP 感染危及患者的生命，病死率高，更为严重的是 PRSP 菌株在患者之间的传播，控制感染方案失败，抗生素使用不合理，均可引起医院感染，因此对 PRSP 进行预防控制是很有必要的。新一代氟喹诺酮类组织渗透性好，痰液中药物浓度多达血药浓度的 50% 以上，肺组织浓度可达血浓度的 3～4 倍。如左氧氟沙星、莫西沙星、加替沙星对大多数中度耐药菌株有效。在第三代头孢菌素耐药比较高的某些地区，尽管经验性选用万古霉素治疗的方案有争议，但临床医生根据经验将氟喹诺酮或万古霉素作为首选。如对青霉素高度耐药，可用第三代头孢菌素，如头孢曲松或头孢噻肟，或伊米配能等。抗菌药物疗程一般为 5～7 天，或在退热后 3 天停药。对衰弱患者疗程应适当延长。除抗生素治疗外，还应予以适当的对症治疗和支持治疗，包括卧床休息、补充液体及针对胸膜疼痛使用止痛药。

(二) 治疗矛盾及对策

近 20～30 年来，肺炎链球菌对抗生素的耐药性日益流行，给临床治疗带来困难。国外已有 20%～40% 的肺炎链球菌对青霉素中度耐药或高度耐药（PRSP），我国肺炎链球菌的耐药率尚低，中度耐药可采取加大青霉素剂量而获得有效治疗的方法，青霉素高度耐药菌株在我国甚少约为 0%～5%，但有逐年上升的趋势。国内已有资料显示肺炎链球菌对大环内酯类、磺胺类等抗生素耐药率很高，疑诊或明确为该菌感染时不宜选用。而肺炎链球菌多重耐药株（MDRP）也逐渐增多，引起医院内暴发流行。北京地区多重耐药肺炎链球菌上升到2001—2002 年的 6.9%。上海地区部分医院研究发现肺炎链球菌对除万古霉素以外抗菌药有不同程度的耐药性，同时存在交叉耐药现象。在某些地区肺炎链球菌对青霉素、头孢克洛、头孢呋辛等不敏感率也较高，应根据当地实际情况决定是否选用。肺炎链球菌对新型氟喹诺酮类敏感，但近来报告出现的耐药菌株已引起了人们的高度重视。万古霉素对所有肺炎链球菌均有抗菌活性，可作为伴有青霉素高耐药菌株易感因素的重症患者的首选药物。

（三）并发症的处理

1. 肺外感染　经适当抗生素治疗以后，高热一般在 24h 内消退，或在数天内呈分离性下降，如体温再升或 3 天后仍不退者，应考虑肺炎链球菌的肺外感染，如脓胸、心包炎或关节炎等。持续发热的其他原因还有混杂细菌感染，药物热或存在其他并存的疾患。肺炎治疗不当，可有 5% 并发脓胸，对于脓胸患者应予置管引流冲洗，慢性包裹性脓胸应考虑外科肋间切开引流。

2. 脑膜炎　如疑有脑膜炎时，给予头孢噻肟 29 静脉注射，1 次/4～6h 或头孢曲松 1～29 静脉注射，1 次/12h，同时给予万古霉素 1g 静脉注射，1 次/12h，可加用利福平 600mg/天口服，直至取得药敏结果。除静脉滴注有效抗生素外，应行腰穿明确诊断，并积极脱水，吸氧并给予脑保护。

3. 感染性休克　强有效的控制感染是关键，有并发症如脓胸而需要引流或有转移感染灶如脑膜炎、心内膜炎、脓毒性关节炎需加大青霉素剂量。补充血容量，对老年发热患者慎用解热镇痛药，特别并发低血压者注意防止虚脱，补足液体量。可加用血管活性药物以维持休克患者的血压，保证重要脏器的血液灌流，并维持血压不低于 100/60mmHg，现临床上常用以下方法。

（1）多巴胺以微量泵入，严重时加阿拉明静脉滴注。

（2）输氧：一般鼻导管给氧，呼吸衰竭可考虑气管插管、气管切开和呼吸机辅助通气。

（3）纠正水、电解质和酸碱失衡：监护期间要密切随访血电解质、动脉血气，尤其是对 COPD 患者。

4. 其他　临床表现腹痛又并发高热患者，排除外科急腹症可应用解热镇痛药；因基础病不同酌情予以解痉止痛药。如果临床症状逐步改善，而且病因明确，不应改变治疗方案。当患者仍无好转时，需考虑以下因素：病因诊断错误，药物选用不当，疾病已属晚期或重复感染，并发症使患者抵抗力低下，用药方法错误，肺炎链球菌属耐药菌株。青霉素的发现使肺炎链球菌性肺炎的病死率大大降低，本病总病死率为 10%，但在已知病原菌的社区获得性肺炎死亡病例中，肺炎链球菌肺炎仍占较大比例。一般主张对 35 岁以上的患者要随访 X线检查。胸部 X 线检查可能要在几周之后才能看到浸润消散，病情严重及有菌血症或原先已有慢性肺病的患者尤其如此。有肿瘤或异物阻塞支气管时，肺炎虽在治疗后消散，但阻塞因素未除，仍可再度出现肺炎。治疗开始 6 周或 6 周以上仍然有浸润，应怀疑其他疾病如原发性支气管癌或结核的可能。

十一、预后

本病自然病程 1～2 周。发病第 5～10 天时，发热可以自行骤降或逐渐减退。使用有效的抗菌药物可使体温在 2~3 天内恢复正常，患者顿觉症状消失，逐渐恢复健康。接受治疗较早的轻型患者，一般在 24~48h 内体温下降，但病情严重的患者，特别是具有预后不良因素的患者，往往需 4 天或 4 天以上才能退热。预后不佳的因素为：幼儿或老年，特别是 1 岁以下及 60 岁以上，血培养阳性，病变广泛、多叶受累者，周围血白细胞计数 <4 000/mm^3，并发其他疾病如肝硬化、心力衰竭、免疫抑制、血液丙种球蛋白缺乏、脾切除或脾功能丧失、尿毒症等，某些血清型尤其是第 3 和第 8 型的病原体，发生肺外并发症如脑膜炎或心内膜炎。在已知病原菌的社区获得性肺炎死亡病例中，肺炎链球菌肺炎仍占较大比例。

十二、预防

避免淋雨受寒、疲劳、醉酒等诱发因素。对于易感人群可注射肺炎链球菌多糖疫苗。20 世纪 20 年代曾用过肺炎链球菌疫苗，由于抗生素的兴起而被摒弃，随着耐药菌的增加，近十余年来，疫苗接种又重新受到重视。目前多采用多型组合的纯化荚膜抗原疫苗，有商品供应的疫苗含肺炎链球菌型特异多糖抗原中的 23 种抗原，覆盖 85%~90% 引起感染的肺炎链球菌菌型。有研究表明，哮喘人群中侵袭性肺炎球菌病的发生率增加；接种肺炎链球菌多价荚膜多糖疫苗可减少其感染和携带率。虽然对精确的保护水平尚不甚了解，因为通常不能作抗体效价测定，一般认为健康人注射肺炎链球菌疫苗后 2~3 周，血清内出现抗体，4~8 周抗体效价持续增高，可降低肺炎链球菌肺炎的发病率，有效率超过 50%，保护的期限至少 1 年以上。对于高危人群，5~10 年后需重复接种。

（李晓迪）

第五节　葡萄球菌肺炎

一、概述

葡萄球菌肺炎（staphylococcal pneumonia）是由葡萄球菌引起的急性化脓性炎症，近年来有增多的趋势。金黄色葡萄球菌占社区获得性肺炎的比例为 0~5%，重症肺炎中最高报道为 11.1%。也是医院获得性肺炎的主要病原菌之一，许多研究估计占所有医院获得性肺炎的 15%~35%。与甲氧西林敏感的金黄色葡萄球菌（MSSA）相比，耐甲氧西林的金黄色葡萄球菌（MRSA）所致的社区和医院获得性感染的病死率明显增高，故更加引起了医学界的广泛关注。

二、病因和发病机制

葡萄球菌属含 32 种细菌，仅有一些对人体致病。为革兰阳性球菌，可分为凝固酶阳性的葡萄球菌（主要为金黄色葡萄球菌）及凝固酶阴性的葡萄球菌（如表皮葡萄球菌和腐生葡萄球菌）。葡萄球菌的致病物质主要是毒素与酶，如溶血毒素、杀白细胞素、肠毒素等，具有溶血、坏死、杀白细胞及血管痉挛等作用。凝固酶阳性的葡萄球菌致病力较强，随着医院感染的增多，由凝固酶阴性葡萄球菌引起的肺炎也不断增多。

金黄色葡萄球菌是毒力最强的葡萄球菌，广泛存在于自然界及人体，对外界有较强的适应能力，干燥环境下可存活几个月，常定植在健康人鼻前庭，带菌可达15%~50%，细菌胞壁上的部分胞壁酸有助于细菌在鼻前庭的细胞附着。除气管切开或烧伤患者外，虽然人群间的传播是否是通过直接接触和空气传播尚不清楚，但金黄色葡萄球菌很容易通过直接接触和空气产生播散。动物可以通过直接接触、环境污染或食物的作用，在人类MRSA感染中起到重要作用。

三、病理和生理

经呼吸道吸入途径所致肺炎呈大叶性或呈广泛的、融合性的支气管肺炎。支气管及肺泡破溃可使气体进入肺间质，并与支气管相通。当坏死组织或脓液阻塞细支气管，形成单向活瓣作用，产生张力性肺气囊肿。浅表的肺气囊若张力过高，可破溃形成气胸或脓气胸，并可形成支气管胸膜瘘。血源性金黄色葡萄球菌肺炎多发生于葡萄球菌菌血症患者。细菌栓子引起肺部多发的化脓性炎症病灶，进而发展成多发性肺脓肿，可侵及胸腔、心包，也可伴其他葡萄球菌引起的炎症，如脑膜炎、关节炎等。

四、临床表现、实验室检查及器械检查

金黄色葡萄球菌的临床表现随患者感染途径而异，经呼吸道吸入感染者较少见，大多发生于流感后。血源性途径感染者常以原发病灶表现和毒血症状为主。院内获得性肺炎多发于体质严重虚弱、气管切开、气管插管、使用免疫抑制药或近期做过手术的患者。

（一）典型表现

（1）急骤发病：全身中毒症状严重，寒战、高热、咳嗽、脓痰、脓血痰、呼吸困难、发绀等。

（2）病情发展迅速：神志改变、谵妄、昏迷甚至休克，多见于由肺外感染至血行播散者。

（3）院内感染：出现在手术后监护病房及长期住院者，起病隐匿。呼吸道症状较轻、低热、咳嗽少量脓痰。病情变化快。

（4）血源性葡萄球菌肺炎：继发于肺外感染的血行播散，全身中毒症状重，可找到原发病灶和其他部位感染的症状和体征。累及胸膜则发生脓胸。

（5）体征：早期局部呼吸音减低，可闻及干湿性啰音。并发脓胸则有叩诊浊音，呼吸音减弱或消失。有气胸则叩诊鼓音，呼吸音减弱或消失。

（6）实验室检查：外周血白细胞在$20 \times 10^9/L$左右，有些病例可高达$50 \times 10^9/L$，中性粒细胞明显升高，有中毒颗粒、核左移现象。重症病例由于细菌分泌杀白细胞数导致白细胞计数减少。痰涂片革兰染色可见大量成堆葡萄球菌与脓细胞、白细胞发现球菌有诊断价值。痰、血及胸液培养葡萄球菌生长。血清胞壁酸抗体测定对早期诊断有帮助，血清抗体≥1：4为阳性，特异性较高。

（7）X线表现：肺浸润、肺脓肿、肺气囊肿和脓胸、脓气胸为金黄色葡萄球菌肺炎的四大X线征象，在不同类型和不同病期以不同的组合表现。多发性小脓肿、肺气囊肿和脓胸、脓气胸为婴幼儿金黄色葡萄球菌肺炎的特征，且早期临床表现常与胸部X线表现不一致，即临床症状很重，而胸片表现不明显。但病变发展快，可于数小时发展成为多发性肺脓肿、肺气囊肿、脓胸，并可产生张力性气胸、纵隔气肿。

原发性感染者早期胸部 X 线表现为大片絮状、密度不均的阴影。可成节段或大叶分布，亦有成小叶样浸润，病变短期内变化大，可出现空洞或蜂窝状透亮区，或在阴影周围出现大小不等的气肿性大泡。栓塞性葡萄球菌肺炎的特征是在不相邻的部位有多发性浸润，浸润易形成空洞，这些现象表示感染源来源于血管内（如右侧心内膜炎或脓毒性血栓性静脉炎）。通常，血源性感染者胸部 X 线表现呈两肺多发斑片状或团块状阴影或多发性小液平空洞。血源性葡萄球菌肺炎早期在两肺的周边部出现大小不等的斑片状或团块状阴影，边缘清楚，有时类似转移癌，但随病情发展，病灶周边出现肺气囊肿，并迅速发展成肺脓肿。

（二）非典型表现

（1）一些经血行感染者找不到原发病灶。

（2）部分患者亚急性起病，肺炎症状不典型。

（3）老年患者及有慢性基础疾病患者及某些不典型病例，呈亚急性经过，起病较缓慢，症状较轻，低热，咳少量脓性痰，有时甚至无临床症状，仅在摄胸片时发现肺部点状或边缘模糊的片状阴影。有时虽无呼吸系统症状及高热，而患者已发生中毒性休克，出现少尿、血压下降。

（4）有些金黄色葡萄球菌肺炎还可出现类似吉兰－巴雷综合征和多发性肌炎的肺外并发症表现。少数病例因出现腹痛被误诊为阑尾炎。

（5）影像学上有些肺上叶的病变易误诊为结核。

五、诊断和鉴别诊断

根据典型临床表现、X 线征象、呼吸道分泌物涂片及培养，加上患者有金黄色葡萄球菌肺炎的易感因素，可做出诊断。但本病早期临床表现与 X 线改变不符合，病原学检查虽是确诊的依据，但需要一定的时间，也存在着敏感性和特异性的问题，早期诊断常有困难。X 线检查随访追踪肺部病变动态变化对诊断有帮助。临床上应与其他疾病相鉴别。

1. 其他细菌性肺炎　如流感杆菌、肺炎克雷伯菌、肺炎链球菌引起的肺炎。根据病史、症状、体征、胸部 X 线等检查可做出初步判断，但最终鉴别需病原学检查。

2. 肺结核　上叶金黄色葡萄球菌易与肺结核混淆，尤其是干酪性肺炎，二者无论是症状体征及影像学检查均相似。此外，发生于下叶的不典型肺结核也易误诊为金黄色葡萄球菌肺炎。应通过仔细询问病史、相关实验室检查以及对治疗的反应进行鉴别。

3. 真菌性肺炎　医院内获得性真菌性肺炎与金黄色葡萄球菌肺炎患者有相似的易感因素，症状体征及影像学改变区别不大，临床上判别有困难。确诊依赖于病原学诊断。

4. 其他非感染性疾病　发生于肺的其他非感染性疾病如肺肿瘤、肺栓塞、肺血管炎等疾病也可出现发热、外周血白细胞升高、胸部 X 线见肺浸润影，需通过病史及相关辅助检查进行鉴别。

六、治疗

（一）抗菌药物治疗

应根据痰培养及药物敏感试验结果选用抗生素。用药方法如下。

（1）甲氧西林敏感的金黄色葡萄球菌（MSSA）治疗：可选用耐青霉素酶的半合成青霉

素或头孢菌素，如苯唑西林、氯唑西林、头孢唑啉、头孢呋辛，也可选用克林霉素、复方磺胺甲噁唑（SMZco），联合使用阿米卡星、磷霉素、夫西地酸钠、利福平、氟喹诺酮类等药物。由于医院获得性感染多为耐多药菌株，治疗时不宜选用β-内酰胺类、林可霉素类、氟喹诺酮类及 SMZco。

（2）MRSA 的治疗

1）糖肽类药物：可选用万古霉素，成人剂量为 1.0g/次，1 次/12h 缓慢静脉滴注。也可选去甲万古霉素，成人 0.8~1.6g/天，分 2~3 次缓慢静脉滴注。或替考拉宁 0.4g/次，首 3 次剂量每 12h 静脉给药 1 次，以后则 0.4g/天。两种药物的作用机制相似，在体外替考拉宁较万古霉素容易产生诱导耐药。常用剂量下替考拉宁的肾毒性低于万古霉素，其半衰期为 40~70h，每天一次给药方案为门诊治疗提供了方便。

2）噁唑烷酮类：利奈唑胺，成人 0.6g/次，1 次/12h，静脉或口服。最常见的不良反应为腹泻、头痛、恶心。

3）甘氨酰四环素类：替加环素，起始剂量为 0.1g，以后 50mg，1 次/12h。

（二）体位引流

脓气胸应尽早胸腔置管引流。肺脓肿应嘱患者按病变部位和全身情况做适当体位引流。

（三）其他

营养支持等均十分重要。伴随葡萄球菌心内膜炎患者在抗菌治疗症状改善后应尽早进行心脏赘生物的手术治疗。

1. 治疗矛盾

（1）临床上有 50% 以上的肺炎患者找不到病原体，许多葡萄球菌肺炎患者早期临床表现并无特异性，因此在病原学诊断前或药敏结果未获得前决定是否要选用针对葡萄球菌的经验性抗菌治疗有一定困难，尤其是否选用针对 MRSA 的治疗药物更难下决心。不选怕耽误治疗，影响疾病预后；轻易用药又造成抗生素滥用，且增加了医疗费用。

（2）对于 MRSA 肺炎尤其是伴有心内膜炎的重症患者，宜选用杀菌剂如万古霉素治疗。但如这些患者同时伴有肾功能不全时，则使用这种药物有风险。

（3）h-VISA 与万古霉素耐药菌的出现，会导致万古霉素治疗失败。但临床常规病原学检测很少进行 h-VISA 及 MBC 的测定。

2. 对策

（1）MRSA 不是社区获得性肺炎（CAP）的常见病原体，对 CAP 的患者应采用常规的方案进行治疗。只有对于那些有葡萄球菌感染的高危因素、治疗反应差或从血液、痰或胸腔积液中培养出 MRSA 的患者才改用万古霉素进行治疗。同时应该记住，痰培养出的 MRSA，可能是定植菌而非致病菌。

（2）对于肾功能不全的患者，使用万古霉素、替考拉宁均需调整剂量，或改用其他对肾损害小的药物如利奈唑胺等。

（3）万古霉素 MIC 在敏感范围上界（1~2μg/ml），如果仍选用万古霉素，可考虑联合应用利福平、夫西地酸或磷霉素等，也可改用其他种类的药物。还应掌握万古霉素应用的指征，积极预防耐药性的产生。美国疾病预防控制中心建议万古霉素应用的指征如下。

a. 耐β-内酰胺类革兰阳性菌引起的严重感染。

b. 革兰阳性菌感染，但对 β - 内酰胺类抗生素严重过敏者。

c. 甲硝唑治疗失败或严重的抗生素相关性结肠炎。

d. 美国心脏协会推荐在某些特定的阶段，用于心脏病的预防。

e. 假体材料或装置的植入手术中，MRSA 或 MRSE（耐甲氧西林表皮葡萄球菌）感染的发生率较高，在操作过程中的预防用药。

七、预后

葡萄球菌肺炎的预后通常与感染菌株的致病力、患者的基础状态、肺部病变范围、诊断和治疗是否及时和正确，以及有无并发症如菌血症、心内膜炎、脑膜炎等均有密切关系。其病死率为 10% ~ 30%，年龄大于 70 岁的患者病死率为 75%。痊愈患者中少数可遗留支气管扩张等。

（李晓迪）

第六节　肺脓肿

肺脓肿（lung abscess）是表现为肺实质破坏的化脓性感染，产生一个或多个大的空腔，可形成液气平面。有学者把类似表现的多发的直径小于 2cm 的小脓腔的肺部感染定义为坏死性肺炎。肺脓肿和坏死性肺炎是同一病理过程的不同表现。其早期表现与普通肺炎相类似，没有产生空腔或脓肿，但由于得不到有效治疗，疾病进展为肺脓肿或坏死性肺炎。

一、病因及发病机制

肺脓肿最重要的背景因素是吸入，通常与意识改变相关，常见的包括酗酒、脑血管意外、全身麻醉、药物过量或吸毒、癫痫发作、糖尿病昏迷等。其他容易引起吸入的因素还包括因食管疾病或神经系统疾病引起的吞咽困难、肠梗阻、扁桃体切除术、拔牙，以及一些影响贲门括约肌功能的情况，如鼻饲管、气管插管等。有研究用放射性示踪技术发现，70% 深昏迷的患者和 45% 处于深睡眠状态的健康人存在吸入。而吸入在深昏迷的患者更频繁、更广泛。正常的清除机制受损或大量吸入，超过机体清除能力导致肺部感染。酗酒和住院或护理院的患者，通常口咽部有革兰阴性杆菌定植，特别是气管插管和服用 H_2 受体阻滞剂或制酸剂的患者。导致肺脓肿或坏死性肺炎的第二类常见因素是牙周病或牙龈炎。没有牙齿的人很少发生肺脓肿。如果这类患者患有肺脓肿，需警惕支气管肺癌的可能。其他的一些易患因素包括支气管扩张，肺栓塞继发感染、脓栓栓塞、吸入细菌气溶胶、腹腔感染蔓延等。支气管阻塞继发化脓性感染是另一个重要机制。其他一些因素还包括糖尿病昏迷、恶性肿瘤、获得性免疫缺陷性疾病以及其他一些免疫妥协的情况。接受免疫抑制剂治疗的患者可因奴卡菌或其他细菌感染出现多发性肺脓肿。

病原体常为上呼吸道、口腔的定植菌，包括需氧、厌氧、兼性厌氧菌。90% 的患者并发厌氧菌感染，通常是混合感染，毒力较强的厌氧菌在部分患者可单独治病。常见的其他病原体包括金黄色葡萄球菌、化脓性链球菌、肺炎克雷伯杆菌和铜绿假单胞菌。大肠埃希菌和流感嗜血杆菌也可引起坏死性肺炎。根据感染途径，肺脓肿可分为吸入性肺脓肿、继发性肺脓肿、血源性肺脓肿。

一项对于26例肺脓肿的前瞻性研究发现：26例经气管吸引的标本中24例培养出厌氧菌，其中16例只检出厌氧菌，包含4例为单一厌氧菌菌株，其余8例同时培养出需氧菌及兼性需氧菌；平均每个患者分离出3.1株细菌（厌氧菌2.6株）。分离出的厌氧菌以革兰阴性杆菌和革兰阳性球菌多见。

另一研究显示，28例厌氧性坏死性肺炎中，20例只检出厌氧菌，所有患者中平均每例含2.3株厌氧菌和0.4株需氧菌。分离出的厌氧菌主要包括坏死梭杆菌、其他一些类杆菌属、厌氧或微厌氧的链球菌、球菌等。放线菌可直接引起坏死性肺炎。

对厌氧性或混合厌氧性脓胸的回顾性研究表明，平均每个标本含3.5株厌氧菌和1.1株需氧菌或兼性厌氧菌。另一46例肺脓肿的研究表明，只分离出厌氧菌的仅19例，主要的非厌氧菌是溶血性链球菌，主要的厌氧菌主要为有色或无色的普氏菌属、类杆菌属（包括脆弱杆菌属、核粒梭杆菌、消化链球菌）等。尽管梭状菌属，包括梭状芽孢杆菌，可引起坏死性肺炎、脓胸和其他一些厌氧菌肺部感染，但相关的临床研究却不多。

来源于社区或者住院患者吸入的病原有很大差别。社区获得性吸入性肺炎主要是厌氧菌感染，有研究表明38例患者中35例分离到厌氧菌，其中25例为单一菌株。而院内获得性吸入性肺炎的病原体与其他院内感染的病原体相类似，主要包括葡萄球菌、各种需氧或兼性需氧的革兰阴性杆菌，如肺炎克雷伯杆菌、绿脓杆菌、变形杆菌等。最近，社区获得性肺脓肿细菌谱出现一个重要改变，21%肺脓肿由肺炎克雷伯杆菌感染所致，另外，青霉素及克林霉素耐药的厌氧菌及米勒链球菌感染比例亦较以往明显增加。Nichols和smith的研究表明，与正常人相比，十二指肠溃疡出血或梗阻、胃溃疡、恶性肿瘤等患者的胃中含更复杂的菌群，包括口咽部的各种细菌如链球菌、各种厌氧菌以及大肠杆菌，甚至脆弱杆菌。这部分患者吸入胃内容物更容易引起肺部感染，且引起感染的细菌与常规的又有所差别。长期服用H_2受体拮抗剂和制酸剂的患者，胃液pH改变，胃及口咽常出现革兰阴性杆菌逆行性定植。

引起坏死性肺炎常见的其他几个细菌包括金黄色葡萄球菌、化脓性链球菌、肺炎克雷伯杆菌、铜绿假单胞菌等。肺炎链球菌偶然也可导致肺脓肿的发生。另外，一些革兰阴性杆菌，如大肠杆菌、军团菌甚至变形杆菌等可导致肺坏死。其他一些不常见的但值得注意的细菌还包括奴卡（放线）菌属、红球菌属、沙门菌、分枝杆菌等。一些非细菌性病原体亦可致肺脓肿，包括寄生虫（如并殖吸虫属、阿米巴属等）、真菌（如曲霉、隐球菌、组织胞质菌、芽生菌属、球孢子菌属等）。

血源性肺脓肿主要由三类细菌血行弥散到肺引起，包括革兰阳性球菌，尤其是葡萄球菌、革兰阴性肠杆菌以及厌氧菌。多发的肺脓肿很可能是血源性的，常因为菌血症或脓栓栓塞引起。最常见的引起血源性肺脓肿的是葡萄球菌菌血症。革兰阴性肠杆菌感染导致的血源性肺脓肿常与尿路感染、诊疗性操作、肠道手术、人工流产术后以及一些院内感染等相关。厌氧性或微厌氧性链球菌和革兰阴性厌氧杆菌感染性肺脓肿常继发于腹部或盆腔感染。其他一些导致血源性肺脓肿的罕见病原包括炭疽、鼠疫、霍乱弧菌等。

二、病理

感染物阻塞细支气管，小血管炎性栓塞，致病菌繁殖引起肺组织化脓性炎症、坏死，形成肺脓肿，继而坏死组织液化破溃并经支气管部分排出，形成有气液平的脓腔，空洞壁表面常见残留坏死组织。病变有向周围扩展的倾向，甚至超越叶间裂波及邻接的肺段。若脓肿靠近胸膜，可发生局限性纤维蛋白性胸膜炎，发生胸膜粘连；如为张力性脓肿，破溃到胸膜腔，则可形成脓胸、脓气胸或支气管胸膜瘘。如在早期抗生素干预了此自然过程，病变可完全吸收或仅剩少量纤维瘢痕。

如急性肺脓肿治疗不彻底，或支气管引流不畅，导致大量坏死组织残留脓腔，炎症迁延3个月以上称慢性肺脓肿。脓腔壁成纤维细胞增生，肉芽组织形成，使脓腔壁增厚，并可累及周围细支气管，至其变形或扩张。

三、临床表现

（一）症状

1. 常见症状　取决于肺脓肿的致病菌，是厌氧菌还是非厌氧菌。单纯厌氧菌性肺脓肿患者多有吸入史，患者多有齿、口、咽喉的感染灶，或手术、醉酒、劳累、受凉和脑血管意外等病史。在就诊前就可存在数周至数月的症状，表现为不适、乏力、低热、盗汗、食欲缺乏、咳嗽等，后咳嗽等症状逐渐加重，痰量增加，大量脓臭痰以及消瘦、贫血等，可有咯血或胸膜炎表现。

非厌氧菌感染引起的肺脓肿起病与普通肺炎相似。急性起病，畏寒、高热，体温达39～40℃，伴有咳嗽、咳黏液痰或黏液脓性痰。炎症累及壁层胸膜可引起胸痛，且与呼吸有关。病变范围大时可出现气促。此外还有精神不振、全身乏力、食欲减退等全身中毒症状。如感染不能及时控制，可于发病后10～14天，突然咳出大量脓臭痰及坏死组织，每日可达300～500ml。痰带臭味多提示并发厌氧菌感染。一般在咳出大量脓痰后，体温明显下降，全身毒性症状随之减轻，数周内一般情况逐渐恢复正常。约有1/3患者有不同程度的咯血，偶有中、大量咯血而突然窒息致死。肺脓肿破溃到胸膜腔，可出现突发性胸痛、气急，出现脓气胸。

真菌、奴卡菌属和分枝杆菌引起的肺脓肿起病较缓慢，可仅有一般的呼吸道感染症状，多无胸痛。继发性肺脓肿发病前多伴原发病的临床表现，多起病缓慢，较少咳脓臭痰及咯血。血源性肺脓肿多先有原发灶（肺外感染）引起的畏寒、高热等感染中毒症的表现。经数日或数周后才出现咳嗽、咳痰，痰量不多，极少咯血。

慢性肺脓肿患者常有咳嗽、咳脓痰、反复不规则发热和咯血，持续数周到数月。以及贫血、消瘦等慢性中毒症状重。

阿米巴肺脓肿通常在肺部症状前就有肝脓肿的症状，因肝脓肿向上蔓延，穿透膈肌侵犯肺脏引起，表现为逐渐加重的咳嗽，咳巧克力或果酱样痰，无明显臭味。阿米巴肺脓肿起病隐匿，突然出现剧烈咳嗽伴大量红褐色痰。可追问到腹泻和旅行的病史。

2. 非典型表现　随着抗生素的不规范使用或原有慢性基础疾病、免疫功能受抑制，如糖尿病、恶性肿瘤、化疗等肺脓肿患者可缺乏上述典型表现，称为不典型肺脓肿。临床上可无高热、大量脓臭痰，仅表现为低热、反复痰中带血。

（二）体征

1. 常见体征　肺部体征与肺脓肿的大小、部位、病情严重程度、有无并发症等有关。早期肺部可无阳性体征，或患侧可闻及湿啰音；病变继续发展，出现肺实变体征，可闻及支气管呼吸音；肺脓腔增大时，可出现空翁音；但现今因抗生素的早期使用，很少能听到空翁音或空洞性呼吸音的。病变累及胸膜可闻及胸膜摩擦音后呈现胸腔积液体征，包括叩诊浊音、纵隔向对侧移位、患侧呼吸音减弱或消失等。慢性肺脓肿常有杵状指（趾）。血源性肺脓肿肺部多无阳性体征。

2. **典型体征** 可无典型的实变体征。

四、诊断

（一）实验室检查

1. **常见表现** 内容如下所述。

（1）血常规：急性肺脓肿血白细胞总数明显升高，可达 $(20 \times 10^9 \sim 30 \times 10^9)$ /L，中性粒细胞占90%以上，核明显左移，常有中毒颗粒。慢性患者的血白细胞可稍升高或正常，可有贫血表现，红细胞和血红蛋白减少。

（2）病原学诊断：肺脓肿的病原学诊断有赖于微生物学检查，包括痰涂片革兰染色，痰、胸腔积液和血培养（包括需氧培养和厌氧培养），以及抗菌药物敏感试验，如怀疑结核可行痰涂片找抗酸杆菌，如怀疑阿米巴肺脓肿可痰找虫卵、寄生虫等。详细的微生物学检查有助于确定病原体和选择有效的抗菌药物。但经口咳出的痰液培养并不能很好地明确诊断，因为患者口腔有很多定植菌，致使痰培养的结果不可靠，但对分枝杆菌、真菌、寄生虫或细胞学检查是必需的。结合胸腔积液和血培养阳性时更有意义。必要时经气管穿刺、经支气管镜保护性毛刷、经肺泡灌洗等有创的方法取得的标本，对病原学诊断更有价值。

（3）影像学检查

1）X线检查：早期炎症表现为大片浓密模糊浸润阴影，边缘不清，或为团片状浓密阴影，分布在一个或数个肺段。在肺组织坏死、肺脓肿形成后，脓液经支气管排出，脓腔出现圆形透亮区及液气平面，其四周被浓密炎症浸润所围绕。脓腔内壁光整或略有不规则。经脓液引流和抗生素使用后，肺脓肿周围炎症先吸收，逐渐缩小至脓腔消失，最后仅残留纤维条索阴影。慢性肺脓肿脓腔壁增厚，内壁不规则，有时呈多房性，周围有纤维组织增生及邻近胸膜增厚，肺叶收缩，纵隔可向患侧移位。并发脓胸时，患侧胸部呈大片浓密阴影。若伴发气胸可见气液平面。结合侧位X线检查可明确脓肿的部位及范围大小。血源性肺脓肿，病灶分布在一侧或两侧，呈散在局限性炎症，或边缘整齐的球形病灶，中央有小脓腔和气液平。炎症吸收厚，亦可能遗留有局灶性纤维化或小气囊阴影。

2）胸部CT检查：CT能更准确定位及鉴别肺脓肿和有气液平的局限性脓胸、发现体积较小的脓肿和葡萄球菌肺炎引起的肺气囊腔，并有助于做体位引流和外科手术治疗。

（4）纤维支气管镜检查：有助于明确病因和病原学诊断，并可用于治疗。如有气道内异物，可取出异物时气道引流通畅。如疑为肿瘤阻塞，则可取病理标本。还可取痰液标本行需氧和厌氧培养。可经纤维支气管镜插入导管，尽量接近或进入脓腔，吸引脓液、冲洗支气管及注入抗生素，以提高疗效与缩短病程。

2. **非典型表现** 内容如下所述。

（1）血常规可以正常甚至降低。

（2）影像学检查

1）胸部X线平片：胸部X片见孤立的边缘光滑含液平的空洞，病灶可出现在左肺。

2）胸部 CT：不典型肺脓肿的 CT 征象按影像形态可分为孤立的团块状型或不规则浸润型。常表现为下列几种影像改变：①偏心或中心性局限性融解或小空洞。②局部充血征。③病灶边缘粗长条索影。④邻近胸膜增厚粘连。⑤病灶边缘局限浸润片状阴影。⑥部分病例可见纵隔淋巴结肿大。孤立团块型还可见边缘细毛刺、棘突征或纵隔淋巴结钙化征象。常需与周围型肺癌或肺结核鉴别。

（二）诊断与鉴别诊断

对有口腔手术、昏迷呕吐或异物吸入史，突发畏寒、高热、咳嗽和咳大量脓臭痰的患者，结合影像学表现，可做出急性肺脓肿的诊断。有皮肤创伤感染、疖、痈等化脓性病灶，或静脉吸毒者患心内膜炎，出现高热不退、咳嗽、咳痰等症状，X 线胸片显示两肺多发性肺脓肿者，可诊断血源性肺脓肿。痰、血培养，包括厌氧菌培养以及抗菌药物敏感试验，对确定病因诊断、抗菌药物的选用有重要价值。

肺脓肿应与下列疾病相鉴别。

1. 细菌性肺炎　早期肺脓肿或坏死性肺炎与普通细菌性肺炎在症状和 X 线表现上很相似，但常见的肺炎链球菌肺炎多伴有口周疱疹、铁锈色痰而无大量脓臭痰，X 线胸片显示肺叶或段性实变，边缘模糊不清，没有空洞形成。当用抗生素治疗后高热不退，咳嗽、咳痰加剧并咳出大量脓痰时应考虑为肺脓肿。

2. 空洞性肺结核继发感染　空洞性肺结核是一种慢性病，起病缓慢，病程长，可有长期咳嗽、午后低热、乏力、盗汗、食欲减退或有反复咯血。X 线胸片显示空洞壁较厚，一般无气液平面，空洞周围炎性病变较少，常伴有条索、斑点及结节状病灶，或肺内其他部位的结核播散灶，痰中找到结核杆菌。当并发肺炎时，可出现急性感染症状和咳大量脓臭痰，且由于化脓性细菌的大量繁殖，痰中难以找到结核分枝杆菌，此时要详细询问病史。如一时不能鉴别，可按急性肺脓肿治疗，控制急性感染后，X 线胸片可显示纤维空洞及周围多形性的结核病变。痰结核杆菌可阳转。

3. 支气管肺癌　支气管肺癌阻塞支气管常引起远端肺化脓性感染，但形成肺脓肿的病程相对较长，因有一个逐渐阻塞的过程，毒性症状多不明显，脓痰量亦较少。阻塞性感染由于支气管引流不畅，抗生素效果不佳。因此对 40 岁以上出现肺局部反复感染且抗生素疗效差的患者，要考虑有支气管肺癌所至阻塞性肺炎的可能，可行痰找癌细胞和纤维支气管镜检查，以明确诊断。肺鳞癌也可发生坏死液化，形成空洞，但一般无毒性或急性感染症状，X 线胸片显示空洞壁较厚，多呈偏心空洞，残留的肿瘤组织使内壁凹凸不平，空洞周围亦少炎症浸润，肺门淋巴结可有肿大，故不难与肺脓肿区别。

4. 肺囊肿继发感染　肺囊肿继发感染时，囊肿内可见液气平面，周围炎症反应较轻，无明显中毒症状和脓痰。如有以往 X 线胸片做对照，更容易鉴别。

五、治疗

（一）抗生素治疗

肺脓肿的首要治疗是抗生素治疗。为了避免复发，疗程可能需要 2~4 个月。监测的指标包括体温、痰量及影像学改变等。

1. 抗生素的使用　对细菌性肺脓肿而言，经验性抗生素治疗应覆盖临床怀疑的所有可能的病原体。明确社区获得性肺炎病史或住院时肺脓肿形成病史对抗生素的选择非常重要。对于继发于院内感染的肺脓肿患者，抗生素的选择应覆盖克雷伯菌属、肠杆菌属和假单胞菌属。

肺脓肿或坏死性肺炎大多继发于吸入，其主要病原菌是厌氧菌。早期的一线治疗首选青霉素 G（240 万 ~ 1 000 万单位/d），但随着细菌耐药的出现，尤其是产生 β - 内酰胺酶的革兰阴性厌氧杆菌的增多，青霉素 G 的治疗效果欠佳，甚至治疗失败。甲硝唑和克林霉素，辅以青霉素 G，对严重的厌氧菌肺炎是一种有效的选择（克林霉素 600mg 静脉滴注 q8h）。青霉素 G 对某些厌氧球菌的抑菌浓度需达 8μg/ml，故所需治疗量非常大（成人需 1 000 万 ~ 2 000 万单位/d）。因此目前青霉素 G、氨苄西林、阿莫西林不再推荐单独用于中重度厌氧性肺脓肿或坏死性肺炎的治疗。而对于轻症患者，静脉青霉素，甚至口服青霉素或头孢菌素也能取得令人满意的效果。

大多数厌氧菌对四环素耐药，因此不推荐用作治疗厌氧菌感染。除某些消化性链球菌、变形梭杆菌、产气荚膜杆菌等菌株，克林霉素对大多数厌氧菌有效。但亦有一些数据显示，超过 20% 脆弱杆菌出现对克林霉素耐药。因此，克林霉素与青霉素 G 合用，虽可扩大抗菌谱，但可能仍不能覆盖脆弱杆菌。甲硝唑对所有革兰阴性厌氧菌有很好的抗菌效果，包括脆弱杆菌和一些产 β - 内酰胺酶的细菌。某些厌氧球菌、多数微需氧链球菌、放线菌等对甲硝唑耐药，因此，甲硝唑在治疗厌氧性肺脓肿或坏死性肺炎时，也常需与青霉素 G（或红霉素）联用。头孢西丁、羧基青霉素（羧苄西林和替卡西林）和哌拉西林对脆弱杆菌属、一些产 β - 内酰胺酶的拟杆菌、大多数的厌氧菌以及肠杆菌科细菌有效。头孢西丁对金葡菌有效，而哌拉西林对铜绿假单胞菌有很好的抗菌活性。三代头孢菌素对厌氧菌的效果，尤其是对脆弱杆菌的效果不如头孢西丁和半合成青霉素。亚胺培南和美洛培南对所有厌氧菌都有很好的抗菌活性。β - 内酰胺/β - 内酰胺酶抑制剂，如替卡西林/克拉维酸、氨苄西林/舒巴坦对厌氧菌、金葡菌和很多革兰阴性杆菌有效。氯霉素对大多数厌氧菌，包括产 β - 内酰胺酶厌氧菌有效。新一代喹诺酮类抗生素对厌氧菌和其他一些病原菌也有较好的效果。

血源性肺脓肿常为葡萄球菌感染，可选用耐青霉素酶的青霉素。当青霉素过敏时，可选择静脉用头孢菌素及万古霉素。万古霉素用于耐甲氧西林金葡菌感染，而青霉素 G 用于 A 组葡萄球菌感染。对于肺炎克雷伯杆菌或其他一些兼性或需氧革兰阴性杆菌，氨基糖苷类抗生素是个不错的选择。因庆大霉素的耐药率升高，所以更推荐选用阿米卡星。半合成青霉素、某些新一代头孢菌素、氨曲南以及 β - 内酰胺/β - 内酰胺酶抑制剂也有很好的效果。复方磺胺甲噁唑和新一代喹诺酮对很多非厌氧的革兰阴性杆菌有效，常用于联合治疗。在重症患者，特别是免疫抑制的患者，β - 内酰胺类抗生素与氨基糖苷类的组合是个很好的选择。亚胺培南和美洛培南基本能够覆盖除耐甲氧西林金葡菌以外的大部分细菌。

其他的抗生素，如红霉素或利福平用于军团菌感染，磺胺类抗生素用于奴卡菌感染。结核杆菌感染应行正规的抗结核治疗。

最近，有研究发现肺炎克雷伯杆菌成为社区获得性肺脓肿的一个重要致病菌（21%），对青霉素及克林霉素耐药的厌氧菌及米勒链球菌感染比例亦明显增加。鉴此，有学者推荐 β - 内酰胺/β - 内酰胺酶抑制药，或二代、三代头孢菌素联合克林霉素或甲硝唑作为社区获得性肺脓肿的经验性治疗方案。

2. 治疗反应 肺脓肿大多对抗生素治疗敏感，临床改善可表现为抗生素治疗 3 ~ 4 天后体温下降，7～10天体温恢复正常。恶臭痰可在3～10天消失。影像学改变通常较缓慢，往往在第1周浸润阴影有扩大，甚至有新的空洞出现，2～3周浸润病灶边缘清楚，以后可转变为薄壁空洞或残存条索状影。如治疗超过2周后仍存在发热提示治疗失败，应进一步检查以明确治疗失败的原因。

抗生素疗效差的原因包括异物或新生物阻塞支气管；所选抗生素未能覆盖到病原体（如分枝杆菌、真菌），或耐药；空洞范围大（直径超过6cm），出现脓胸、支气管胸膜瘘等并发症，常需要延长疗程或外科介入处理；以往存在的囊肿、肺大疱等的感染可能是抗生素治疗效果欠佳的原因。另外还需考虑是否存在无菌性肺空洞、肺癌、肺栓塞或韦格纳（wegener）肉芽肿的可能。

（二）脓液引流

肺脓肿患者应行体位引流以促进痰液排出，从而减轻症状，改善气体交换。引流的体位应使脓肿处于最高位，每日2～3次，每次10～15分钟。经纤支镜冲洗及吸引也是引流的有效方法。经皮肺穿刺引流，主要适用于肺脓肿药物治疗失败，患者本身条件不能耐受外科手术，肺脓肿直径>4cm，患者不能咳嗽或咳嗽障碍不能充分的自我引流；均质的没有液气平面的肺脓肿。CT引导下的经皮肺穿刺可增加成功率，减少其不良反应。

（三）外科治疗

多房的、厚壁、诊断不清的肺脓肿需外科手术治疗。另外，存在恶性肿瘤、出血、脓胸和大块坏死组织的肺脓肿也要求外科手术治疗。

六、预后

在抗生素出现以前，1/3的肺脓肿患者死亡，1/3自然痊愈，1/3发展为慢性疾病进入反复复发的肺脓肿、慢性脓胸、支气管扩张或其他慢性化脓性病变。目前抗生素治疗后肺脓肿的预后常较好。超过90%肺脓肿在单独内科治疗后可痊愈，除非是癌继发的支气管阻塞引起的肺脓肿。但免疫功能低下或支气管阻塞引起的肺脓肿，病死率仍高达70%。

七、预防

预防吸入对减少肺脓肿的发生最为重要。对无咽反射的患者应早期插管和保护呼吸道。仰卧患者倾斜30度可减少吸入的风险。呕吐患者应侧卧。老年衰弱患者应注意口腔卫生和牙齿护理，可减少吸入性肺脓肿的发生。

（李　强）

第七节　肺结核

一、定义及概况

结核病是由结核分枝杆菌引起的严重危害人民身体健康的慢性传染病。在结核病中尤以肺结核（pulmonary tuberculosis）最为常见。排菌的肺结核患者作为传染源具有重要的流行病学意义。目前全球约三分之一人口（17亿人）感染结核菌，现患结核病人数为2 000万人。每年新发现病例800万，1/2为传染源。每年死于结核病的人数为280万人，占各种原因死亡数的7%，为传染病单病种死亡最高者。新发现病例的95%、死亡病例的99%集中在发展中国家。估计今后10年每年约有900万新发病例。我国流行病学调查表明：我国肺结核患病率523/10万（593万），痰涂片结核菌阳性的肺结核患者134/10万（151万）。全国三分之一的人口已感染了结核菌，受感染人数超过4亿。世界卫生组织于1993年发布"全球结核病紧急状态宣言"，之后又于1998年提出"遏止结核病行动刻不容缓"的警告。由此可见，肺结核病情之严重、防治工作之艰难、全球对本病之重视。

根据我国1999年制定的新结核病分类法，我国现将结核病分为五类。①原发型肺结核：为原发结核感染所致的临床病症，包括原发复合征及胸内淋巴结结核。②血行弥散型肺结核：包括急性血行弥散型肺结核（急性粟粒型肺结核）及亚急性、慢性血行弥散型肺结核。③继发型肺结核：是肺结核中的一个主要类型，包括浸润性、纤维空洞及干酪性肺炎等。④结核性胸膜炎：临床上已排除其他原因引起的胸膜炎。包括结核性干性胸膜炎、结核性渗出性胸膜炎、结核性脓胸。⑤其他肺外结核：按部位及脏器命名，如骨关节结核、结核性脑膜炎、肾结核、肠结核等。在诊断肺结核时，可按上述分类名称书写诊断，并应注明范围（左、右侧，双侧）、痰菌和初、复治情况。

二、病因

肺结核由结核菌引起。结核菌属分枝杆菌，品红染色后不被酸性酒精脱色，故临床又称为抗酸杆菌，但抗酸杆菌不仅限于结核菌，还有非结核性杆菌。由于后者在我国少见，故临床上习惯将抗酸杆菌作为结核菌对待。

三、发病机制

机体接触结核菌后，依细菌和宿主彼此力量强弱的不同，可出现不同的结果：无感染、感染但不发病、感染随即发病（原发性结核病）、感染当时不发病潜伏下来日后发病（继发性结核病）。关于继发性结核病的发病，目前认为以内源为主，外源（再感染）为辅。首次感染结核菌后，由于机体对其无免疫力，一段时间内结核菌得以繁殖、播散，但随着机体很快产生的免疫力的出现，大部分感染者的病灶可自愈，即原发结核具有很强的自愈倾向。大部分结核菌潜伏下来，成为日后发病的原因。

四、病理

结核病的主要病变性质为：渗出、增生、干酪、（空洞）等。渗出系由结核菌的毒力、数量和机体免疫及超敏反应状态两方面因素决定。增殖反应中的类上皮细胞结节是结核性炎症的特征性改变。干酪样坏死是结核病质性改变的主要特征。

五、临床表现

（一）典型临床表现

有下列表现应考虑肺结核的可能，应进一步做痰和胸部X线检查。①咳嗽、咳痰3周或以上，可伴有咯血、胸痛、呼吸困难等症状。②发热（常午后低热），可伴盗汗、乏力、食欲降低、体重减轻、月经失调。③结核变态反应引起的过敏表现：结节性红斑和泡性结膜炎等。④结核菌素（PPD 5TU）皮肤试验：我国是结核病高流行国家，儿童普种卡介苗，阳性对诊断结核病意义不大，但对未种卡介苗儿童则提示已受结核分枝杆菌（简称结核菌）感染或体内有活动性结核病。当呈现强阳性时表示机体处于超过敏状态，发病概率高，可作为临床诊断结核病的参考指征。⑤患肺结核时，肺部体征常不明显。肺部病变较广泛时可有相应体征，有明显空洞或并发支气管扩张时可闻及中小水泡音。康尼峡缩小提示肺尖有病变。

（二）非典型临床表现

1. 肺结核的特殊临床表现　目前有关肺结核的常见临床表现如咳嗽、低热、盗汗、食欲缺乏、乏力等已为人们所了解，但有些少见的特殊表现却值得深入了解，以减少临床误诊或漏诊。

（1）肺门及纵隔压迫症：肺门及纵隔淋巴结结核引起淋巴结高度肿胀可压迫周围组织及器官，从而出现相应的压迫症状。例如压迫支气管或病变波及支气管时，可使支气管受压而出现喘鸣；若波及支气管腔造成阻塞，可引起局限性喘鸣、肺不张或局限性肺气肿；压迫喉返神经出现声带麻痹、声音嘶哑；压迫食管引起吞咽困难；压迫上腔静脉则呈现头颈部及上胸部水肿和静脉怒张等。其中以支气管受压最为多见。

（2）急性呼吸窘迫综合征：极少数患者可由于大量结核杆菌进入肺循环引起肺毛细血管内皮细胞损伤和细胞过敏反应，致使毛细血管通透性增加，液体从肺毛细血管渗出，发生肺间质、肺泡水肿及透明膜形成，从而使肺气体弥散障碍。患者除肺结核本身表现外，同时可伴有呼吸困难、呼吸增快、发绀、血氧分压下降，X 线显示双肺透光度显著降低，在短期内阴影迅速扩大"融合"为斑片状，需紧急处理。

（3）亚急性肺源性心脏病：肺结核长期不愈造成肺组织广泛破坏，纤维增生，肺气肿，肺动脉高压，最终可导致慢性肺心病，这是常见的。而亚急性肺心病较少见，主要由于血行播散型肺结核时大量结核菌进入血循环引起肺毛细血管床栓塞、弥漫性肺间质变及结节形成，压迫或闭塞肺泡毛细血管及广泛破坏肺组织，形成肺气肿、低氧血症，从而造成肺动脉高压而使右心负荷加重，右心室较短时间内扩大以至出现右心衰竭。这种肺心病除显示双肺粟粒样改变和右室扩大外，尚有电轴右偏、低电压趋向。

（4）伤寒样表现：亦为急性粟粒型肺结核的一种特殊表现。临床表现为稽留热、昏睡、厌食、腹胀、肝脾肿大、白细胞减少等症状，类似伤寒。但肥达反应阴性，而痰结核菌可呈阳性。X 线见粟粒样改变有助于诊断。此常致误诊。

临床上关于伤寒另一个更为复杂的问题是若两者并存则漏诊更易。国内一组报告肺结核并发伤寒 19 例患者，19 例均发生伤寒漏诊。漏诊时间：1~2 周 10 例，3~4 周 8 例，4 周以上 1 例。诊断单纯肺结核 7 例，肺结核伴肺部感染 12 例。肺结核与伤寒均系传染病，其均有发热及血常规不升高等相似特点，两者需进行鉴别诊断。肺结核发热一般属低热，体温在 38℃左右，以午后潮热为主，常伴有干咳、胸闷等。但急性粟粒型肺结核或干酪样肺炎，以及肺结核并发呼吸道其他细菌感染时可出现持续高热。典型伤寒的发热则随病程情况不同而异，病程第 1 周呈阶梯状上升，第 2~3 周呈稽留热，体温在 39℃以上，第 4 周逐渐减退。在肺结核基础上发生伤寒感染，伤寒往往表现不典型，故易造成伤寒漏诊。

肺结核并发伤寒发生漏诊的原因主要有：①满足于单一诊断，由于肺结核病情掩盖，未做进一步病情分析及鉴别诊断。②未做细菌培养，对于不典型伤寒，尤其伤寒凝集反应始终阴性者，伤寒杆菌培养阳性是唯一确诊手段，应反复多次培养，尤其在抗生素使用之前做细菌培养。③抗生素使用不规范，认为单纯肺结核而使用抗结核药及抗生素，或病原菌未查明前使用广谱抗生素往往是造成漏诊的主要原因。常常临床使用了伤寒敏感抗生素后症状消失而使伤寒漏诊，待血培养阳性报告后才知并发伤寒。

有下列情况应考虑有伤寒并发感染：①一般肺结核经正规抗结核治疗1周后发热不退者，并有以上表现者。②单纯肺结核（干酪型肺炎及粟粒型结核除外）出现稽留热者。③在规则抗结核过程中重新出现高热，除外急性呼吸道感染者。④并发慢性阻塞性肺疾病（COPD）的肺结核患者，如发现高热应常规排除伤寒。

（5）结核性血液病：当大量结核菌随血流播散至脾引起脾结核时，常伴脾功能亢进、白细胞减少征象；如果进而弥散到骨髓，还可引起一系列血液学异常变化，出现类白血病反应、全血细胞减少、血小板减少性紫癜等现象，对此应提高警惕，加强防治。

（6）结核性贫血：一般为轻、中度贫血，多属小细胞低色素及正色素性贫血。与长期活动性肺结核引起感染、缺铁、反复咯血而致失血等有密切关系。其贫血与结核病呈不良循环状态，必须注意及时纠正。

（7）结核性变态反应：结核性变应性关节炎并不少见。结核性风湿病所致关节炎反应部位主要在关节滑膜和皮肤，可表现为低热、多发性四肢大关节疼痛、炎症、红肿，关节腔穿刺可抽出淡黄色渗出液。但细菌培养阴性，骨质无破坏，心脏损害少。另结合结核菌素试验和痰菌检查，可协助诊断。此外，肺结核的特殊表现还有肾上腺皮质功能减退症、贝赫切特（白塞）综合征、抗利尿激素分泌异常综合征等少见病症，需要有所认识，加以分析，帮助诊断，以减少误诊或漏诊。

（8）病程发展有其特殊性：某些患者其病程表现与常见者不同，常常因病情发展较快而作为不支持结核的证据。有学者报道一例患者，为青年男性，起病急，以高热2天入院，体温达40℃。胸片显示左肺中野斑片状阴影，痰抗酸染色阴性，诊断为肺炎，予以抗感染治疗，热不退。1周后胸片复查，右肺中叶出现大片实变阴影。由于仅1周时间出现中叶实变，病变发展快，分析病情时除外结核。经20天抗感染治疗病情无好转。遂行经皮肺活检，确诊为结核，以干酪性病变为主。此例在开始和诊治过程中并非未考虑到肺结核，但皆因病情发展与传统结核病病程描述差别太大而除外。最终由于按原来思路治疗无效才又重提已经除外了的诊断。临床上这种现象常常是导致诊断延误的重要原因之一。

（9）纵隔结核类似淋巴瘤：当肺门或纵隔淋巴结结核病变较大时，易误诊为纵隔淋巴瘤。尤其当肿块融合，形成巨大肿块时，若加强胸部CT扫描呈环行增强、中间密度变化不大时，更易诊断淋巴瘤。有一例病案：一例患者，以高热、左肺门上纵隔旁阴影，疑及纵隔淋巴瘤，但B超引导穿刺抽吸出脓液查及结核杆菌而确诊为纵隔旁结核脓肿。实际上，纵隔结核若部位不在典型的肺门部位，则需要鉴别的不仅是淋巴瘤，另如肺癌、结节病也在其中。

（10）肺下叶结核类似肺炎：结核好发于肺上叶尖后段。但是临床上肺结核亦可发生于下肺叶的非结核好发部位，文献统计发生于肺下野的结核多为2%～3%，亦有报告在12%左右。肺下野结核因其发病部位不典型，是最常见的肺结核的不典型表现之一。肺下野结核最易误诊为肺炎。肺下野结核的症状与发生于肺上叶者类似，所谓不典型而易导致误诊的原因主要是病灶的部位。既往报道肺下叶结核以青年人多见，但近年来老年比例增高。符合近年来老年结核上升的趋势。

国内一组 130 例肺下野结核报告：发生于下叶背段者 65.4%，后基底段者 20.7%，外基底段者 8.5%，内基底段者 5.4%。以下叶背段为最多见。本组 130 例空洞者 37 例，占 28.5%，下叶背段即占 33 例，占空洞的 89.2%。由于吸入性肺脓肿也多发生于下叶背段，故此处的空洞性肺结核常常误诊为肺脓肿。X 线主要影像表现为：①下肺叶纹理异常或在增生、紊乱的肺纹理中夹杂多数大小不等、形态不一、密度不均的小片状或斑片状渗出影，酷似支气管感染，多见于青年。②蜂窝状纹理中夹杂不规则斑片状渗出影，酷似支扩继发感染。③一侧或双侧肺下叶呈多发或段性不规则斑片状、片状渗出影，酷似肺炎。④下叶孤立性球形灶，似肺鳞癌。⑤大片状阴影中间有透亮区，酷似肺脓肿。

实际上，导致肺下野结核易误诊的最主要原因为不典型的发病部位与不典型的 X 线表现。

除肺下叶结核外，另一种不典型表现的肺结核为大叶性浸润性肺结核。此类型病变以渗出为主，病灶周围炎明显，当肺内多个干酪坏死灶发生病灶周围炎且相互融合占据整个肺野时，即形成本病。临床表现的高热、咳嗽、咳痰，相应病变部位可闻及小水泡音或细湿啰音等酷似大叶性肺炎，极易造成误诊误治。大叶性浸润型肺结核有以下特点可用与肺炎区别：①虽有高热，但白细胞计数正常或轻微增高。②此类患者经普通抗感染治疗后体温虽有下降，但很难降至正常，常残留低热。③抗感染治疗后症状虽有好转，但 X 线胸片病灶无改变甚或进展。④胸片表现为浓密阴影，但病变区内密度并不均匀，而且病变多在结核病的好发部位。⑤结核抗体检测阳性率较高。⑥PPD 试验强阳性。

（11）肺结核类似弥散性肺疾病和肺泡细胞癌：两肺多发性散在病灶的肺结核患者常易误诊为其他原因的弥散性肺疾病。有一病例，肺部弥散性阴影，入院后未经解热药物治疗，体温降至正常达两周。除外感染性质，拟诊为肺泡细胞癌。经纤维支气管镜肺活检，病理发现炎性细胞浸润及少许肉芽及纤维组织。经结核病专科病理片会诊，除外结核，诊断慢性炎症。予以抗感染治疗（未用激素），病程中又持续发热，体温 38～39.5℃，痰抗酸染色查及抗酸杆菌，诊断为肺结核。肺泡细胞癌多表现为咳大量稀薄水样痰，而粟粒性肺结核则无此表现。有时仅凭这一点即可鉴别。

（12）以哮喘为表现的肺结核：以哮喘为肺结核主要表现者较少见。日本学者森田佑二曾报告 16 例支气管结核以哮喘为主要表现而误诊。我国温州医学院吴兰豹等人报告 14 例以哮喘为主要表现的肺结核患者。两肺均闻及哮鸣音，其中 7 例有结核中毒症状。8 例胸片发现浸润病灶，6 例 CT 发现结核病灶。14 例均误诊为哮喘，误诊时间短者 2 周，长者达 14 个月，多数在 1～2 个月确诊。所有患者给以支气管扩张剂效果不佳。经抗结核治疗好转，但所需时间较长，哮喘完全缓解需时 1～3 个月。

除以上所谓非典型表现常导致诊断困难外，更为困难的是许多肺结核患者并无明显症状。文献表明约 20% 肺结核患者无临床表现或症状轻微。显然，这部分患者的诊断相对更为困难。

2. 胸片正常肺结核　虽患肺结核但胸片正常的原因主要为：①病变在发展中，尚未发展成普通 X 线可见阴影。②支气管内膜结核，不显影。③病灶密度淡，普通胸片难以发现。④病灶发生在隐蔽部位，如心缘后、锁骨下，普通胸片难以显示。

单纯性支气管结核是指 X 线胸片上无结核病变或仅有少数稳定病灶，因结核菌直接感染支气管黏膜而引起。因早期缺乏典型的临床 X 线特征表现而极易漏诊，常误诊为一般的支气管炎。随病情的进展，因支气管阻塞症状易误诊为支气管肺癌、支气管哮喘。而肺结核如临床上缺乏典型的 X 线表现，未做进一步检查，亦常被忽略。近年这类病例报道逐渐增多，痰培养阳性而 X 线胸片正常的肺结核及支气管结核并不少见。

另外一种情况是，患者虽患肺结核，但因浸润病灶较早，阴影较淡，致使常规胸部 X 线平片显影不明显或因普通胸片各组织阴影重叠而使病灶被掩盖。此时若能行胸部 CT 检查有望能够发现病灶。故对慢性咳嗽 >1 个月，发热 >1 周，经抗感染治疗无效或与结核感染者接触后 PPD 试验阳性者，即使全胸片无明显结核灶存在，亦应高度怀疑是肺或支气管结核。胸片正常的肺结核患者常误诊为支气管炎、咳嗽变异型哮喘，而以抗生素、茶碱类及 β_2 受体激动剂等药物治疗。故所有疑及肺及单纯支气管结核患者应做痰结核菌培养，及早做纤支镜检查。经纤支镜抽吸、刷检及灌洗，阳性率可提高。在 X 线上支气管内膜结核无特征性改变，且支气管内膜结核痰菌阳性率的高低又可能与病变程度有关。在病变早期的病灶以浸润为主时支气管未出现狭窄或堵塞，痰菌可以阳性，但 X 线却无异常；当病变发展到支气管出现狭窄或阻塞时，X 线上表现为肺不张或阻塞性肺炎，而此时痰又不易咯出，痰菌阳性率就较低。有作者发现 14 例胸片正常的肺结核患者中仅 1 例痰涂阳性。

Marciniuk 等就胸片正常肺结核患者的临床表现及其病因进行了研究。胸片由结核科和放射科医生共同分析，剔除胸片异常患者。发现共检出痰培养阳性患者 518 例中，胸片正常患者 25 例（4.8%），平均年龄（26±13）岁，男 8 例，女 17 例。痰标本培养阳性 22 例，其中涂片阳性 1 例，阴性 21 例，胃液培养阳性 3 例。结核菌素皮试 23 例，平均硬结直径 19mm，阳性 19 例，阴性 4 例（0mm）。确诊时伴有症状 23/25 例（92%）。1988—1989 年胸片阴性而培养阳性的肺结核发病率为 1%，而 1996—1997 年增至 10%。追问既往接触史对诊断提供了重要线索。痰培养阳性而胸片检查阴性的肺结核并不罕见，而且发病率有所上升。典型临床表现和/或追踪结核接触史有助于病例检出。对伴有咳嗽时间 >1 个月，发热时间 >1 周，或在接触结核感染病例后 2 年内结核皮试转阳的患者，即使胸片检查阴性，仍应进行痰涂片和培养。

3. 无反应性结核病 有部分结核菌感染者，对结核菌表现为无反应性（anergy），即感染后发病且病情极为严重，但表明感染标志的结核菌素试验却呈阴性。这种情况常发生于机体同时具有免疫功能低下状态时，是细胞免疫低下状态下一种严重的结核病，称为无反应性结核病。无反应性结核属于结核病的一种特殊类型。早在 1908 年 Pirguet 就报告麻疹患者可出现结素暂时阴转。1939 年 Sigmund 将结素阴性的严重干酪急性粟粒性肺结核称为全身无反应性结核病；1954 年 Brien 综述了 74 个病例，建议将其命名为无反应性结核，被采纳。亦有称之为"结核性败血症"者。目前已正式将此类结核作为特殊类型。结核病的无反应性不仅在结核病免疫学上有特殊性，而且在临床上因其表现不典型而受到关注。本病的发生需要两个条件：一是全身免疫抵抗力极度低下；二是要有大量的结核杆菌侵入血液。其症状不典型，无特征性表现，主要为全身的中毒症状及相关脏器的损害。临床特点：①多器官损害的症状。②肺部症状及体征不明显或出现较晚。③常以肺外症状、体征为首发，肝脾淋巴结多肿大。④病情凶险、进展快、全身中毒症状明显。⑤X 线检查表现与普通成人型结核不同，缺乏疏密、浓淡不均的特点，常为密度均匀一致的片絮状阴影。⑥一般实验室检查无特异性，最终诊断根据抗酸杆菌及病理检查，其病理特点为镜下无结核结节形成而几乎全为干酪样坏死，但抗酸染色可见大量的抗酸杆菌。至1999年，国内已陆续有百余例报道，极易误诊。

4. 结核并发艾滋病的临床表现　艾滋病并发肺结核患者，其临床表现较之单纯肺结核不同，除有肺结核本身症状和体征外，还有腹泻、全身淋巴结肿大和皮肤损害等很少见于肺结核的临床表现。有观察发现，腹泻占33.3%。后期还可有心悸、呼吸困难等症状。全身淋巴结肿大、局部或全身皮疹、口腔黏膜斑和消瘦等亦较常见。有报告AIDS并发肺结核患者中有全身淋巴结肿大者约占57.1%，故全身淋巴结肿大者应考虑做HIV检测。

AIDS并发肺结核患者的X线不同于单纯肺结核患者。HIV/TB双重感染者其发生结核的概率为HIV（-）/PPD（+）者的30倍，而且并发结核病时临床症状复杂多样，其胸部X线表现多不典型，常常给诊断带来困难。1995年，Daley首次提出HIV感染者结核病的"特征性非典型"（typically atypical）放射学表现，即这些患者有同原发性结核相一致的"非典型"X线表现：以中下野浸润、胸腔淋巴结肿大和病灶缺乏空洞为特征。此外，播散型肺结核多见，且其血行播散肺结核的病灶与单纯血行播散不同，常呈疏密不一的小结节状阴影，直径多在3~5mm，不同于常见的粟粒状阴影。浸润型肺结核多数呈现均匀一致的片絮状阴影，极似急性细菌性肺炎。缺少一般肺结核渗出、增生、钙化灶混同存在的"多形态"特征性表现。在中下肺及上叶前段等非好发部位亦常见。肺叶、肺段分布差异不显著。因此对X线表现不典型，病变播散快，抗结核治疗差的肺结核患者，应警惕其并发AIDS的可能性大。国内一组168例AIDS并发肺结核分析表明，胸部X线阴影病变形态多种多样，可表现为片状、结节状、索条状阴影的增殖病灶，甚至两肺广泛受累。常有肺门及纵隔淋巴结肿大和胸腔积液，常涉及多肺叶，肺内播散常见。其中149例表现为不同程度的弥漫性浸润性病灶和多发肺内结节，占88%；47例出现空洞，占28%；43例可见胸腔积液，占26%；38例肺门和纵隔淋巴结肿大，占23%；23例呈粟粒性病变，占14%；4例可见气胸，占2%。

与普通肺结核患者不同，PPD试验阴性与弱阳性者占多数。PPD试验阴性率81.0%，由于HIV感染导致免疫抑制可使已感染结核分枝杆菌者表现为结核菌素皮试阴性。AIDS患者的PPD试验阴性已不具有排除感染结核菌可能的价值。因此对判断有AIDS并发肺结核双重感染可能的患者，PPD试验阴性不能作为排除活动性肺结核的一个依据，反之对有明显活动性病变的肺结核患者PPD试验阴性却可作为提示有并发HIV感染可能的参考条件。

5. 结核风湿症　结核风湿症又称Poncet病，或结核变态反应性关节炎，本病最早由法国外科医生Poncet描述，其特点是只引起关节的滑膜炎症，不波及干骺端骨骺部分，认为与机体对结核杆菌毒素的过敏状态有关。而后，世界各地相继报告，是一组缺乏典型结核中毒症状而以游走性或慢性多发性关节疼痛为突出临床表现的综合征。因其许多临床表现与风湿病相似，极易误诊为风湿性或类风湿性关节炎。本病好发于青壮年，女性多于男性，具有慢性反复发作倾向，病程长短不一，数月至20年不等。其主要症状多有不同程度的发热，热型为弛张热或不规则热；关节症状特点为多发性、游走性关节疼痛，急性期可伴红肿、关节腔可有积液，与天气变化有一定关系；皮肤可有结节红斑或皮下结节，易误诊为风湿病；体内结核病灶的相应症状；无心脏受累症状。血常规大多正常，血沉增快，ASO多正常，少数自身抗体，如ANA可阳性。结核菌素试验80%以上阳性，结核抗体亦多阳性。X胸片可发现结核病变，关节片无骨质破坏，仅见关节周围软组织肿胀。抗风湿药物治疗无效，抗结核治疗有效。结核病灶活动与否同关节症状不吻合。结核病易被忽视，导致误诊误治。故在有关节痛症状的疾病鉴别诊断中不可忽视结核风湿症的存在。凡是关节痛疑有结核病灶，结核菌素试验阳性，抗结核治疗效果好而抗风湿治疗效果欠佳者，均要考虑结核风湿症的可能。

　　由于曾在少数 Poncet 病患者关节滑膜中检出结核杆菌，亦有报告该病继发于肘关节结核感染，而且本病均经抗结核化疗治愈，故认为其发病与结核杆菌直接相关。但多数文献报告，Poncet 病关节无骨质破坏、骨质疏松或增生改变，亦无关节强直变形，认为该病的发病机制为Ⅲ型变态反应起主导作用的结核变应性疾病，即结核杆菌抗原与抗体结合形成免疫复合物（IC），随血循环沉积于关节处，IC 激活补体，使其释放炎性介质，造成局部组织炎性损伤。

　　结核风湿症的诊断　由于该病是结核病的一个特殊类型，不是一个独立疾病，资料未见相关诊断标准。国内彭维等提出的诊断标准易于掌握，可作为参考。即凡游走性或慢性多发性关节痛，具有下列情形之一者即可确诊：①结核病灶确定，抗结核治疗有效。②结核病灶可疑，结核菌素试验阳性或强阳性。③结核病灶未发现，结核菌素试验强阳性，抗结核治疗效果明显。应特别注意肺外结核，因肺外结核较难确诊，发现有可疑肺外结核灶，伴有关节痛者，应尽快查结核菌素试验。

　　6. 肺结核 - 嗜酸粒细胞增多综合征（PTES）　肺结核 - 嗜酸粒细胞增多综合征（pulmonary tuberculosis - eosinophilia syndrome，PTES），于 1936 年由 Leitner 首先报道，因而又称 Leitner 综合征。主要表现为肺结核、外周血嗜酸粒细胞增多和肺部一过性炎症阴影。国内也已有本病报告。本病嗜酸粒细胞一般不超过 0.2。

　　7. 结核的类赫氏综合征　结核病化疗中病情暂时性恶化的现象称为类赫氏反应，又称之为"暂时性恶化"、"肺部 X 线表现恶化"、"矛盾反应"、"赫氏反应"，是肺结核化疗初期所发生的与预期结果相悖的现象，这种现象的发生机制与驱梅治疗中出现的治疗后梅毒症状加剧反应（Herxheimer）相似，所以人们称其为类赫氏反应。文献报道在短程化疗应用以前为 1%～4%，短程化疗应用以来有报道最高发生率达 8.91%～14%，似有扩大诊断之疑。国内 20 世纪 80 年代以来报道的类赫氏反应共约 600 余例。

　　国内一项 614 例大样本分析发现，结核病类赫氏反应的临床表现主要为：病灶暂时扩大增多 289 例（47%），胸膜炎 160 例（26.2%），肺门、纵隔淋巴结肿大 59 例（9.6%），发热 48 例（7.8%），腹膜炎、腹腔淋巴结肿大 15 例（2.4%），心包炎 12 例（2%），咯血 11 例（1.9%），颈部淋巴结肿大软化 8 例（1.3%），痰菌持续阳性 5 例（0.8%），结核性脑膜炎 4 例（0.7%），脊柱结核 2 例（0.3%）。化疗第一个月发生 72 例（16%），第二个月发生 220 例（49%），第三个月发生 140 例（31.2%），3 个月后出现 16 例（3.2%）。临床症状第一个月消失 62 例（13.8%），第二个月消失 264 例（59%），第三个月消失 105 例（23.2%），三个月后消失 18 例（4%）。一组对初治肺结核患者强化治疗观察发现矛盾反应出现时间为：发现胸膜炎在抗结核化疗第 14～52 天，平均 34 天；发现病灶增大增多在第 20～60 天，平均 41 天；发现淋巴结肿大，胸腔内者第 20 天，颈部者第 56 天，平均 38 天。因症状、体征变化发现 7 例，常规 X 线检查发现 4 例。发现矛盾反应时，9 例菌阳患者转阴 7 例，2 例仍涂阳。

类赫氏反应的临床特点如下。①病灶恶化与临床表现相矛盾，常病灶恶化而症状轻微或无症状，痰菌阴转。②对激素治疗敏感，常常予以激素治疗，病变很快缩小。③赫氏反应常在化疗开始的 3 个月内发生。国内一组 19 例报告，均发生在化疗的 3 个月内。④其病灶表现为：a. 一般表现为原病灶扩大；b. 或新出现病灶；c. 浆膜腔积液，以胸腔积液最常见，也可为腹腔积液、心包积液或蛛网膜下隙积液；d. 淋巴结肿大，单发或多发，胸内或胸外均可见。

鉴于类赫氏反应尚无可操作的临床诊断标准及病理诊断手段，为避免诊断的扩大和便于掌握，赫氏反应应限于肺内，化疗早期新发现的肺外结核应视为并发症。诊断依据为：①只限于发生在化疗初期 3 个月以内者不限初治与痰菌结果。②化疗方案中多含有异烟肼和利福平者，但也可能发生在其他抗结核药物治疗的患者。化疗方案含异烟肼和利福平者占 95% 左右。③化疗后症状改善，痰菌转阴或减少，但又出现病灶周围炎、肺门淋巴结周围炎、胸膜炎或心包炎者，但渗出液或淋巴液抽吸物结核菌阴性。④原发热经化疗热退，以后又无其他原因复升者。⑤继续原方案化疗 1~2 个月症状及矛盾现象消失（本组 3 个月以后消失的仅为 4%）。

矛盾反应与结核真性恶化须结合临床、X 线及痰菌综合分析加以鉴别。由于前者只是一种病理转换过程，三项表现不呈平行，不必更改化疗方案；而结核真性恶化三项表现比较一致，如表现为临床表现加重、X 线征象恶化、痰菌复阳，应予特别注意，根据药敏试验结果及时调整化疗方案。

8. 老年肺结核的不典型问题 据 Powell 报道美国结核病发病数构成比中 >65 岁组在 1953 年为 12.8%，而 1979 年升至 28.6%。Duffield 报道英国结核病患病率构成比中 >65 岁组在 1988 年为 17.3%，1992 年升至 22.2%。我国 1990 年流调结果，在结核病疫情呈下降趋势下，出现老年病人数构成比的增高。

老年肺结核增加的原因如下。

（1）我国现有 60 岁以上老年人已超过 1 亿。按目前结核流行趋势，各年龄组结核病的年病死率、发病率及感染率仍将同步下降，但降低速度有所不同，老年组下降最慢，故反而逐渐呈现老年结核病疫情相对高峰现象。

（2）免疫功能下降：老年肺结核主要是内源性的，老年初治患者的初次感染大多数早在幼年或青少年时期即已发生，当时未曾明显发病。进入老年期后，由于免疫功能降低（特别是细胞免疫功能降低）及患其他肺部疾病（如肺炎）或全身性疾病（如糖尿病、肝炎）而促使隐匿的或陈旧的病灶复燃。

（3）其他：如经济来源、家庭条件、周围环境、医疗设施和服务不完善、诊疗不及时等，都可能是老年人肺结核疫情下降缓慢的重要因素。

（4）临床表现及有关实验室检查的不断完善，使其更易诊断。

（5）老年性肺结核有其明显的特殊性，与年轻患者比较临床表现不典型。①老年肺结核发热可能不明显，中度以上发热者不及 1/4。②咯血者少，仅约 1/6 的患者曾经咯血（只及青年肺结核咯血的半数），而咳嗽、咳痰、心悸、胸闷、气短、厌食、瘦弱、水肿相对较多。③有的患者无自觉症状，或症状模糊。④不少被其他并发症或并发症的症状所掩盖，由于老年人本身多同时有数种疾病存在，故常将新发生的肺结核的症状认为是其他疾病之表现，如慢性阻塞性肺病、支气管扩张症、细菌性肺炎、胸内恶性肿瘤等疾病的症状而误诊，以至确诊肺结核时已拖延数月，病情已很严重。⑤有的结核性胸膜腔积液呈血性渗出液，常被一度误诊为"恶性胸腔积液"。⑥老年肺结核排菌者较多，故痰菌涂片阳性率较高。⑦由于老年人细胞免疫功能偏低，结核菌素皮试可能较弱，甚至阴性。Kosela 曾给 2 组结核患者218 例做结核菌素皮试，结果老年阳性率为 67.6%，显著低于一般成人组的 86.2%。对 121例老年肺结核结核菌素皮试结果，老年组结核菌素皮试反应的平均直径（6.94±5.86）mm也显著小于老年前期组（9.38±6.11）mm。所以对老年人高度怀疑其结核病时，即使结核菌素试验阴性，也不能轻易排除，但若出现中度阳性的结核菌素反应仍不失其辅助诊断价值。抗结核抗体测定在老年活动性结核常呈较高的阳性滴定度，对诊断有一定的参考意义，但特异性不够强，部分陈旧性肺结核和健康人也可为阳性。⑧老年肺结核的 X 线表现可能不典型，主要表现为：a. 肺门淋巴结结核和血行播散型结核较前多见。20 世纪 50 年代初，老年人的肺门、纵隔、淋巴结结核和血行播散型肺结核罕见。而近 20 年来，这两种类型在老年肺结核所占比例相对有所增加。前者需进一步与肺癌淋巴结转移、淋巴瘤及其他纵隔肿瘤相鉴别。而后者的胸片弥漫性粟粒样结节影也未必像年轻患者那样大小、分布、密度均匀，易与细支气管—肺泡细胞癌或血源转移性肺癌相混淆。b. 多数老年肺结核仍属浸润病灶，亦多见于在上肺，但位于中、下肺野的也不少。

国内一组对 60 岁以上老年肺结核 178 例的分析发现：①症状，咳嗽、咳痰 123 例，占69.1%；消瘦 83 例，占 46.6%；咯血 67 例，占 37.6%；胸痛 49 例，占 27.5%；盗汗 92例，占 51.7%；无症状 13 例。②体征，局部叩诊变浊 46 例，占 25.8%；呼吸音减低 24例，占 13.5%；可闻及湿性啰音 32 例，占 18%；干性啰音 28 例，占 15.7%。178 例肺结核中有血行播散型 13 例，浸润型 113 例，纤维空洞型 35 例，结核性胸膜炎 17 例。③胸部X 线表现与病变分布，肺叶或肺段呈斑片、云絮状阴影 69 例，占 38.8%；呈条索状阴影 41例，占 23.0%；空洞 19 例，占 10.7%；胸腔积液 27 例，占 15.0%；肺不张 9 例，占5.0%；粟粒状阴影 8 例，占 4.5%；肺门及纵隔淋巴结肿大 5 例，占 3.0%。178 例中病变分布于肺上野 74 例，中肺野 45 例，下肺野 42 例，胸膜腔 27 例。双侧分布 102 例，右侧单发 47 例，左侧单发 39 例。可见肺下野结核在老年肺结核中占相当比例，也是老年肺结核容易导致误诊的非典型表现的主要表现形式之一。本组病例中入院前有 49 例被误诊，误诊为肺炎 33 例（其中肺下叶结核 42 例中有 23 例误诊为肺炎），肺癌 4 例，肺脓肿 8 例，支气管扩张 4 例。

老年肺结核主要误诊原因如下。

（1）并发症掩饰症状：多并发其他疾病而易忽略肺结核本身表现。有报告有并发症者占 74.2%。所以老年肺结核患者的诊断尤其应全面考虑，不可片面。

（2）病灶部位及 X 线表现不典型：特别是当病变位于非好发部位或分布不典型而又缺乏特征性形态时，定性诊断十分困难。

（3）老年肺结核的发病与青年患者不同，其隐袭而缓慢，且病程较长，极易给临床医生造成错觉。许多情况开始并非没考虑到结核诊断，而是由于症状不典型而除外的。

临床上老年肺结核的误诊率高，文献报告在 6.7%～70% 之间。其误诊原因大致归纳为以下几个方面。①对症状的偏见。肺结核本无特异性症状，又可与其他肺部疾病并存，加之老年对疾病和反应较弱，常导致症状不典型。即便有值得疑及结核病的症状，也可能被医生和（或）患者先入为主地认为是原有肺部疾病的复发、加重、急性发作，而忽略做有关结核病的进一步检查。②X 线检查与临床结合不紧密。胸部 X 线检查虽是寻找肺部病灶的最简单手段，但它并不具有绝对的诊断价值，特别是老年肺结核未必呈现常见于成人的继发性肺结核典型影像。若不结合临床，仔细推敲做进一步检查，便可能将纵隔、肺门淋巴结核认定为恶性肿瘤的淋巴结转移；将急性粟粒性结核误诊为间质性纤维化、癌的淋巴 – 血行播散或细支气管 – 肺泡细胞癌；将位于下肺野的结核浸润病灶或结核瘤误诊为肺部感染或原发性肺癌等。③老年人免疫功能减退，病变修复缓慢，抗结核治疗的效果常不如青年肺结核那样明显，在病变不确定而予以抗结核试验治疗时可因起效慢而否定结核，中途停药。还有一种情况是过去有结核病史或陈旧性肺结核者，由于其他疾病（如哮喘、类风湿关节炎、间质性肺炎或恶性肿瘤）而应用糖皮质激素或抗肿瘤药物，致使免疫功能更为减弱，使肺结核复燃甚至蔓延扩展，而临床疏于观察。④临床表现不典型。老年性肺结核病时，伴发病或继发感染掩盖了肺结核病的临床表现，常误诊为慢性支气管炎、肺气肿、肺脓肿等疾病，也因特殊临床表现如肝、脾、淋巴结肿大，关节疼痛，而被误诊为结缔组织病。以及不恰当应用抗结核药物，如链霉素、丁胺卡那及喹诺酮类药物以及肾上腺皮质激素等使临床表现不典型而未引起足够重视。⑤X 线表现不典型。老年肺结核病常累及肺下叶，比例高于中青年患者。以渗出为主，病变易误诊为肺炎，老年人多考虑为阻塞性肺炎，对团块状阴影特别是偏心边缘不整的偏心空洞者更容易误诊为肺癌。老年性肺结核多肺段阴影明显多见。⑥重视痰结核菌培养的检查不够。痰结核菌培养是病原学诊断的"金标准"，亦可提高结核病的确诊率，所以痰结核菌培养是结核病患者必查项目之一。⑦PPD 阴性比例大。PPD 作为结核病的辅助诊断方法具有一定意义。当强阳性时对结核诊断具有积极意义。但是老年人细胞免疫功能低下，使本应阳性或强阳性的 PPD 试验结果呈阴性或一般阳性。对诊断产生误导。

9. 肺结核与肺癌并存问题　肺结核与肺癌在临床上主要有两个问题使其表现不典型而容易给诊断造成困难：一是彼此临床表现类似；二是两者并存的问题。在影像学上主要存在以下容易混淆的不典型情况：①结核空洞类似癌性空洞。②结核球类似肺癌和其他肿瘤。③粟粒性肺结核类似肺泡细胞癌。

（1）彼此临床表现类似呈不典型表现：国内一组酷似肺癌的 85 例肺结核临床分析发现，85 例中，男 61 例，女 24 例。年龄 12 ~ 75 岁，平均 40.9 岁。发热者仅 29 例（35%），盗汗 15 例（18%）。伴杵状指 5 例（35%），声嘶 2 例（2%），颈及锁骨上淋巴结肿大 11 例（13%），男子乳房增大 1 例（1%）。胸部 X 线表现：①部位，发生于结核非好发部位共 28 例（33%），其中前段 6 例、舌叶 5 例、中叶 7 例、下叶基底段 10 例。②形态，块影及球形阴影共 30 例（35%），多发球形或结节状阴影 3 例。其中病灶边缘不清 12 例，有叶 10 例，毛刺 7 例，分叶加毛刺 5 刺，胸膜凹陷 7 例，偏心空洞 7 例。肺不张 28 例。粟粒状阴影 3 例，为非均匀分布，以中下肺野及肺门为多且密度较高。胸腔积液 17 例，其中血性胸腔积液 10 例。肺门及纵隔淋巴结肿大各 5 例。体层摄影显示气管、支气管狭窄、截段、管壁不规则 7 例，4 例做碘造影，其中 2 例完全阻塞，1 例呈线性狭窄。并发肋骨及椎体破坏各 1 例。行纤支镜检查 35 例。其中呈乳头状或菜花状 8 例。痰癌细胞"阳性"2 例，胸腔积液找到"癌细胞"5 例。

对于一些较大的或多发性球形病灶，或具有某些癌性特征，经抗结核治疗不仅未缩小反而增大者，须仔细寻找卫星病灶。若有小钙化影或卫星灶对诊断有一定帮助。结核患者的如为单侧或以一叶为主的粟粒阴影几乎均被误诊，但由于局部粟粒状阴影多因淋巴结结核破溃沿支气管播散所至，故若此时查痰菌则阳性率很高，对诊断十分有利。有些支气管结核患者纤支镜下所见甚至与肺癌形态极为相似，但活检或刷检结核菌阳性率为100%。对于一些位于特殊部位的包裹性积液，有时酷似肺或胸膜肿瘤，采取透视下变动体位、胸部CT或动态观察等方法，可资鉴别。部分结核患者可以出现声嘶、杵状指、男子乳房发育、锁骨上淋巴结肿大等肺癌常见的一些临床表现，应注意。抗结核治疗中若出现矛盾现象更会使诊断复杂化。

（2）两者并存使诊断不典型：老年肺结核另一特征是常同时共存许多肺部病变，肺癌是其中主要者。病程特点往往是肺结核病在先，特别是痰抗酸杆菌阳性患者，往往忽略肺癌的同时存在，造成很多患者肺癌的延诊或漏诊，确诊时多为晚期，失去了手术时机。一组临床分析表明，肺结核并发肺癌124例患者，占同期11 800例肺结核的1.05%。男性94例，占75.8%；女性30例，占24.2%。年龄27～81岁，平均60.8岁。男性病例吸烟者占84.9%，女性吸烟者占12.7%。咳嗽106例，其中阵发性刺激性干咳或呛咳30例，抗炎和止咳治疗效果欠佳。咯血38例，其中咯血丝痰或血染痰33例，抗炎或抗结核治疗无效。胸闷气短44例，其中进行性加重的胸闷气短31例。胸痛35例，其中持续性固定剧烈的胸痛28例，一般的解热镇痛药或弱阿片类镇痛药不能缓解症状。发热33例，其中6例抗炎或抗结核治疗无效或一度缓解。可有声音嘶哑、头痛、骨痛和上腔静脉压迫综合征等表现。皮下结节及颈部淋巴结肿大以及进行性消瘦明显较之单纯肺结核患者为多。

影像学特点表现为在肺结核的影像学特点，如斑片、钙化、硬结、纤维索条影、结核性空洞、结核瘤和纵隔淋巴结钙化等表现的基础上具有以下特点：①如在原发结核病灶的基础上出现团块或结节状阴影，且癌灶中可有纤维化或钙化表现。②若呈孤立团块或结节影，病灶内可见溶解或偏心空洞、分叶或切迹，边缘有短小毛刺等所谓恶性征表现。③短期迅速出现的肺叶不张或一侧肺不张。④片絮状阴影多位于一个肺叶，密度浅淡且均匀一致。⑤胸腔积液者较多，肺内不一定有原发灶，胸腔积液可短期迅速、大量出现。另外结核病变极易向纤维化、瘢痕化转化。而肺结核病变的瘢痕灶、钙化灶、空洞等病变易成为癌变先驱，即所谓在原结核病变基础上形成"骄林溃疡"，亦属肺结核的特殊表现。

（3）肺结核并发肺癌的诊断问题：对于肺结核患者，遇有下列情况时，应警惕是否并发肺癌。①对于老年男性肺结核有长期吸烟史者，应警惕肺癌的存在。②肺结核与肺癌均可有如咳嗽、咳痰、咯血、食欲减退、低热、消瘦等症状。但肺癌有其特征性症状：如刺激性干咳或呛咳、持续固定性尖锐胸痛、进行性胸闷气短、反复咯血，抗炎或抗结核治疗难以纠正的发热以及声音嘶哑、上腔静脉压迫综合征、皮下或浅表淋巴结肿大、进行性消瘦等症状。如果既往曾患有肺结核或现患有活动性肺结核抗结核治疗症状一度好转后进一步加重，出现上述症状应高度警惕并发肺癌。③原发结核病灶基础上出现的肿块，其影像学与单纯肺癌的表现不尽相同，为纤维钙化病灶基础上局部膨胀性生长为结节或团块。肺结核合并以孤立肿块形式存在的肺癌，其肿块的影像学表现与单纯的肺癌基本相同。亦可以片絮状阴影和肺不张为其表现，如抗感染治疗病变无吸收，应考虑肺炎型肺癌或肿物阻塞气管引起的阻塞性肺不张。以胸腔积液为主要表现的病例，有剧烈胸痛和进行性胸闷气短等症状，胸部CT显示胸膜上可有不规则增厚、结节及大量胸腔积液，结合血性胸腔积液、胸膜活检、胸腔积液癌细胞等多方面检查以协助确诊。同时对比既往和目前的胸片，了解病变的动态变化，将为诊断提供极有价值的线索可助于尽早诊断。既往患有肺结核，经规律抗结核治疗，症状缓解病变吸收良好且足疗程已停药者，新近胸片出现异常阴影而无结核中毒症状，或在活动性肺结核规律治疗的过程中，胸片显示病灶逐渐增大，或出现新阴影，或部分病灶吸收而其他部位阴影无变化或逐渐变大，应考虑肺癌与结核并存。

10. 肺结核并发真菌感染　肺部真菌感染多为院内感染的表现，其发生率为 0 ~ 5%；结核病院内感染的临床资料较少，据国内某院统计，肺结核并发院内感染居第 3 位，为 7.25%，而其肺部感染则占 2/3。

肺结核并发真菌感染时因症状重叠使症状变得不典型，易彼此掩盖病情。肺结核并发真菌感染对临床最大的影响是常因仅考虑结核而忽略肺部真菌感染。肺结核继发真菌感染的特点有：①肺结核并发真菌感染多见于重症、有空洞肺结核患者，文献报告约一半患者有空洞病变。②老年肺结核患者，占 60% 左右。③肺结核病灶广泛，肺组织损害较重，大多数有并发症。④肺部症状常被原发病症状所掩盖。⑤肺部 X 线征象多无特征性改变。⑥白细胞总数及中性轻度增高或正常。⑦真菌感染后多数痰结核菌阴性。一组 84 例病例分析，真菌感染前痰结核菌阳性 77 例，真菌感染后痰结核菌阴性 61 例，这一现象是一个令人感兴趣且迷惑的问题。因此，当肺结核并发真菌感染时可使医生对本来已做出的诊断产生怀疑。此时应想到并发感染的可能。肺结核患者凡在治疗过程中，反复咯血、发热经抗结核、抗炎联合治疗 1 周以上无明显好转者应首先考虑到继发真菌感染。需进行痰、血、尿真菌培养，有条件者可做免疫血清学检查，及时明确诊断给予治疗。

有以下一种表现者应疑有肺结核并发肺部真菌感染：①肺结核在治疗过程中，如出现呼吸道症状和体征加重，用原发病不能解释者。②在应用抗生素治疗过程中病情恶化，特别是长期用抗结核药及抗生素者。③住院时间长而肺结核病变严重者。④痰结核菌阳性阴转，但症状不减轻者。⑤反复咯血或口腔及痰中带有甜酒样气味者。基础病变危重，抵抗力低下是重症肺结核继发真菌感染发病的决定因素，也是影响预后主要不利因素。因而及早发现，有效治疗，控制并发症至关重要。

六、实验室检查

（一）肺结核的病原学诊断

1. 标本采集和结核菌的检测　标本来源：痰液、超声雾化导痰、下呼吸道采样、支气管冲洗液、支气管肺泡灌洗液（BALF）、肺及支气管活检标本。痰标本质量好坏，是否停抗结核药直接影响结核菌检出阳性结果和培养分离率。晨痰涂片阳性率比较高，当患者痰少时，可采用高渗盐水超声雾化导痰。涂片检查采用萋尼抗酸染色和荧光染色法。集菌法阳性率高于直接涂片法。涂片染色阳性只能说明抗酸杆菌存在，不能区分是结核菌还是非结核分枝杆菌。由于我国非结核分枝杆菌病发病较少，故检出抗酸杆菌对诊断结核病有极重要的意义。直接涂片方法简单、快速，但敏感性不高，应作为常规检查方法。涂片阴性不能排除肺结核，连续检查 ≥3 次，可提高其检出率。分离培养法灵敏度高于涂片镜检法，可直接获得菌落，便于与非结核分枝杆菌鉴别，是结核病诊断的金标准。未进行抗结核治疗或停药 48 ~ 72 小时的肺结核患者可获得比较高的分离率。分离培养法采用改良罗氏和 BACTEC 法，BACTEC 法较常规改良罗氏培养法提高初代分离率 10% 左右，又可鉴别非结核分枝杆菌，检测时间也明显缩短。

2. 结核菌药物敏感性检测　对肺结核痰菌阴转后复阳、化学治疗 3~6 个月痰菌仍持续阳性、经治疗痰菌减少后又持续增加及复治患者应进行药物敏感性检测。原发耐药率较高地区，有条件时初治肺结核也可行药物敏感性检测。

应用 BACTEC 法进行结核菌药物敏感试验，由于采用液体培养基、^{14}C 同位素测定结核菌代谢产物判断生长情况，明显缩短了检测时间，其结果与常规的改良罗氏培养基的结果有明显的一致性，在国内也常被应用。近来为克服放射污染采用了荧光和比色等技术，同样收到了良好效果。

3. 痰、BALF、胸液结核菌聚合酶链反应（PCR）+ 探针检查　由于结核菌生长缓慢，分离培养阳性率不高，因此需要快速、灵敏和特异的病原学检查和鉴定技术。核酸探针和 PCR 为结核病细菌学基因诊断提供了可能。

PCR 是选用一对特定的寡核苷酸引物介导的结核菌某特定核酸序列的 DNA 体外扩增技术。它可以在短时间使特定的核酸序列拷贝数增加数百万倍，在此基础上进行探针杂交，提高了检出的灵敏度和特异性。研究结果显示痰液 PCR + 探针检测可获得比涂片镜检明显高的阳性率和略高于培养的阳性率，且省时快速，成为结核病病原学诊断的重要参考，但是尚有一些技术问题需进一步解决。

4. 血清抗结核抗体检查　血清学诊断可成为结核病的快速辅助诊断手段，但由于特异性欠强，敏感性较低，尚需进一步研究。

（二）结核菌素试验（OT）的诊断价值

1. OT 试验阴性的临床意义　OT 试验阴性除提示机体没有结核菌感染外，还见于：①结核菌感染时间短（<4 周），处于变态反应前期。②应用糖皮质激素等免疫抑制药。③营养不良及麻疹、百日咳等患者。④严重肺结核的各种危重患者。⑤免疫缺陷患者和老年患者。

2. OT 试验阳性的临床意义　OT 试验阳性反应仅表示机体结核菌感染，但并不一定患病。我国城市居民的结核菌感染率在 70% 以上，故用 5IU 结素进行检查，其一般阳性结果意义不大。但如用高稀释浓度（1IU 即 1:10 000OT）做皮试呈强阳性者，常提示体内有活动性结核灶。OT 试验对婴幼儿的诊断价值比成年人大，因为年龄越小，自然感染率越低，3 岁以下强阳性反应者，应视为有新近感染的活动性结核病，须给予治疗。

七、器械检查

（一）胸部 X 检查

肺结核胸部 X 线表现（见图 5-1、图 5-2、图 5-3）可有如下特点。

（1）多发生在肺上叶尖后段、肺下叶背段、后基底段。

（2）病变可局限也可多肺段侵犯。

（3）X 线影像可呈多形态表现（即同时呈现渗出、增生、纤维和干酪性病变），也可伴有钙化。

（4）易并发空洞。

（5）可伴有支气管播散灶。

（6）可伴胸腔积液、胸膜增厚与粘连。

（7）呈球形病灶时（结核球）直径多在 3cm 以内，周围可有卫星病灶，内侧端可有引流支气管征。

（8）病变吸收慢（一个月以内变化较小）。

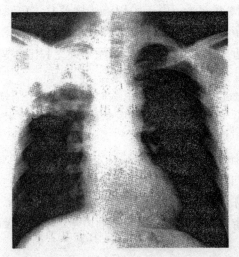
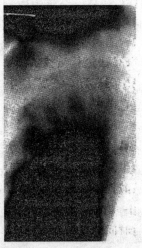

图 5-1　肺结核干酪性肺炎

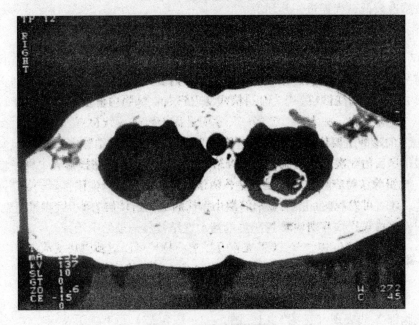

图 5-2　左肺肺结核空洞

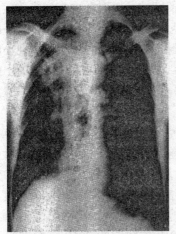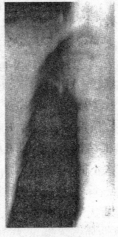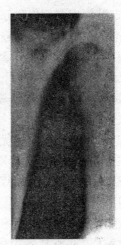

图 5 - 3　慢性纤维空洞型肺结核

（二）胸部 CT 对肺结核的诊断价值

胸部 CT 扫描对如下情况有补充性诊断价值：①发现胸内隐匿部位病变，包括气管、支气管内的病变。②早期发现肺内粟粒阴影。③诊断有困难的肿块阴影、空洞、孤立结节和浸润阴影的鉴别诊断。④了解肺门、纵隔淋巴结肿大情况，鉴别纵隔淋巴结结核与肿瘤。⑤少量胸腔积液、包裹性积液、叶间积液和其他胸膜病变的检出。⑥囊肿与实体肿块的鉴别。

（1）发现病灶阳性率高：国内一组对比报告发现，结核病变在各肺段内的分布平片及断层发现 248 个病变，胸部 CT 发现 324 个病变。

（2）发现胸片难以发现的病灶

1）发现肺内隐蔽部位病变：由于胸壁、胸腔各脏器在前后或后前位投影的过多重叠，人们通常认为气管内、肺门旁、肺尖区、胸腔积液隐盖部位、肋膈角内、膈面上、奇静脉、食管窝、脊柱旁、心影后、胸膜缘等部位为普通 X 线检查的隐蔽部位，这些部位的病变胸部平片上常不易发现。平片及断层对这些部位的病变显示率极低，有统计仅占 3%（1/32）。而 CT 能很好地显示这些部位的病变，表现出明显优越性。

2）易于微量积液的发现，减少漏诊，CT 在侧卧位时可检出 15～20cm 少量胸腔积液，而在平片上至少 250cm 以上方能检出。

3）了解肺门、纵隔淋巴结肿大情况，鉴别纵隔淋巴结结核与肿瘤。

（3）对病灶性质分析较准确

1）评价结核病变的性质：肺结核特点之一是肺内多种性质的病变同时并存。CT 密度分辨力高能够正确评价病变性质。CT 对结核病变内钙化、纵隔内淋巴结肿大、纵隔内淋巴结钙化及结核并发肺气肿、肺大疱、气胸的显示明显优于普通 X 线检查。

2）肺结核的诊断主要依据临床资料、胸部 X 线检查及细菌学鉴定，其中细菌学鉴定有确诊意义，但我国的 3 次结核病流行病调查结果显示，活动性肺结核患者中痰菌阳性率均低于 30%，因此影像学检查仍被认为是肺结核病诊断中重要的检查手段。CT 具有更高的分辨率和横切面图像，可发现胸片不能显示的微小结核病变、估计病变范围和性质，还有助于并发症的发现、疗效观察及鉴别诊断等。

3）确定肺内病变部位和分布：CT 无重叠影响的特性可以对肺内病变准确定位。

4）更准确识别支气管播散灶：肺内播散病变基本是以终末细支气管为中心的周围肺泡病变，分布与细支气管走行一致，病灶大小相当于腺泡或小叶。胸部 CT 表现小叶中心性阴影、分支线影征、树发春芽征（tree in bud）等提示早期的支气管播散病灶。小叶性阴影是支气管播散的典型表现，边缘模糊，直径 0.5～2.0cm，密度较高。这些影像特点是普通 X 线检查无法比拟的。

鉴于胸部 CT 检查的上述优势，以下几种情况肺结核患者有必要进行 CT 检查：①临床怀疑有潜在的结核病变或平片发现异常阴影但难以确诊者。②进一步明确病变性质、范围及可能的并发症。③鉴别诊断的需要，包括结节和肿块的鉴别诊断、肺段肺叶实变的鉴别诊断、纵隔内淋巴结肿大的鉴别诊断等。④胸膜广泛增厚时，检查胸膜增厚的程度、范围、有无钙化及胸膜下肺内病变、了解有无残余积液。⑤当临床遇到难以取得积液样本的少量胸腔积液时，可根据 CT 值判断积液性质，乳糜液为 10Hu、脓胸为 30Hu、血液为 60～80Hu。⑥发现胸内淋巴结核、肋骨或脊椎结核和包裹性积液等，有助于胸腔积液或肺内病灶的定性。⑦肺门及纵隔多组淋巴结肿大不能除外肿瘤。⑧观察抗结核治疗疗效，为调整用药提供依据。

（三）纤维支气管镜的诊断价值

对于支气管内膜结核纤维支气管镜具有重要价值。纤支镜下在病灶部位或其邻近处做支气管刷检涂片、活检或培养具有较高的阳性率。因此纤支镜检查对不典型肺结核病的诊断及鉴别诊断是一种很有价值的方法。对高度怀疑肺结核的患者应及早做纤支镜检查，有利于及时发现患者。对于那些无明显结核中毒症状，但有咳嗽、痰中带血、胸闷气短等症状超过 2 周，经抗感染治疗无效，痰菌阴性，无论有无胸片异常都应进行纤支镜检查，对有阻塞性肺炎表现者尽早行纤支镜检查更为必要。对有上述症状而一次纤维支气管镜检查未查到抗酸杆菌者，如镜下疑似本病应在 2 周后再次检查，以免肺结核患者漏诊。

纤支镜对下叶结核的诊断价值：肺结核大多可根据临床表现、X 线影像及痰菌检查而确诊。纤支镜通常并不作为常规检查，但对于痰菌多次阴性或无痰，且 X 线表现不典型的可疑活动性结核，纤支镜检查十分必要，往往有助于明确诊断。国内一组长期涂阴结核 19 例，经纤支镜检查均得以确诊。具有并存疾病的成人肺下叶结核，由于临床表现、X 线影像均不典型，极易与肺部感染性疾病相混淆，常致误诊，故建议对下列情况应高度警惕，并坚持常规痰检，必要时做纤支镜检：①下肺出现不规则斑片状渗出影，经积极抗炎 2 周，病灶仍无明显吸收者。②持续不愈的咳嗽或咳嗽逐渐加重而不能以普通感染解释者。③原因不明的反复发热，并伴有不典型结核中毒症状的老年患者。④糖尿病、中风瘫痪长期卧床、肿瘤、哮喘及长期使用免疫抑制剂出现肺下叶片状渗出影者。⑤下肺纹理明显异常并伴有结核中毒症状的青年患者。⑥在 COPD 基础上下叶出现多数斑片状渗出影的中老年患者。

八、诊断

1. 临床症状　全身症状主要有发热、盗汗和消瘦等；呼吸系统症状主要有咳嗽、咯血、胸痛和呼吸困难等。

2. 体征　若病变较轻常无症状。渗出明显或有空洞可闻及中小水泡音。空洞靠近胸壁或病变范围大可闻及病理性管状呼吸音。慢性纤维空洞性肺结核可有相应体征。

3. 肺结核的胸部 X 线表现 参见相关内容。

4. 肺结核的病原学诊断 参见相关内容。

九、鉴别诊断

（一）肺炎

肺炎与肺结核之间从症状、体征到胸部 X 线表现都有共同之处，是临床上经常遇到的问题。若排菌的肺结核患者，只要能考虑到结核之可能，行痰涂片抗酸染色检查，通常可及时做出鉴别。如果结核病变不典型极似肺炎或为菌阴肺结核时则鉴别相对困难，此时结核菌素试验价值较大，若无因宿主原因导致结素阴性的因素存在，结素阴性之于排除结核或结素强阳性之于诊断结核的意义极大。在表现为片状浸润阴影很难立即对两者进行鉴别时，临床上通常的做法是在尽快完善必要检查的同时进行抗感染治疗，动态观察疗效。如在短时间内病变吸收或消失，则肺炎诊断成立；如无效、加重或等待的辅助检查结果支持肺结核诊断，则可进行抗结核治疗。至于两者间临床表现与 X 线的不同，已如前述，此不赘言。

（二）肺癌

肺结核并发肺癌之特点和异同，可见前述。此处要强调的是肺癌与结核之鉴别应依赖于病理学依据。临床上两者之鉴别需经纤支镜或经皮活检，故有条件者尽快行活检，避免将胸部 X 片子辗转多家医院反复会诊，以免延误诊断。

（三）肺脓肿

肺脓肿多有高热、起病急和大量脓性痰临床表现，且痰多有臭味。胸部 X 线示脓肿壁厚且其外缘与肺组织边界不清。而结核常缓慢起病、低热盗汗，除非并发感染否则少有大量脓性痰。其 X 线表现之空洞壁相对较薄，空洞内外缘均清晰。

（四）支气管扩张

典型的支气管扩张为反复发生咳嗽、咳痰或咯血。病史可追溯至数年或更长。病变以下肺尤以左下肺多见。除非病情较重，普通胸部 X 线检查常无明显实质性阴影。胸部高分辨 CT（HRCT）对支气管扩张的诊断具有极为重要价值，现认为可代替支气管造影。

（五）其他发热性疾病

临床许多疑难性原因不明发热疾病，如伤寒、败血症、亚急性细菌性心内膜炎、淋巴瘤、血管炎等都涉及与结核病的鉴别诊断。问题难在结核病并非罕见疾病，当它以一种不典型表现面目出现时，虽然医生在例行鉴别诊断分析时会想到本病，但往往因其支持点不多在考虑到它之后又将其排除，去寻找其他病因。这种努力必定落空，但这弯路又似乎常常在诊断过程中重复，文献里和临床上不乏这样的教训可鉴。所以以不典型表现出现的常见病作为疑难病例要较少见病作为疑难病的诊断更为困难和普遍。

十、治疗

（一）肺结核的治疗原则

为早期、规律、全程、适量、联合五项原则。整个化疗方案分为强化和巩固两个阶段。多数肺结核患者可采用不住院治疗。为保证不住院条件下取得化学疗法的成功，应推行在医务人员直接面视下督导化疗（directly observed treatment short course，DOTs），确保肺结核患者在全疗程中规律、联合、足量和不间断地实施规范化疗。目前结核化疗采取以标准化治疗为主、个体化治疗为辅的治疗策略。

（二）初治肺结核的治疗

1. 初治肺结核的定义　有下列情况之一者即为初治：①尚未开始抗结核治疗的患者。②正进行标准化疗方案用药而未满疗程的患者。③不规则化疗未满 1 个月的患者。

2. 初治方案　强化期 2 个月/巩固期 4 个月。常用方案：2S（E）HRZ/4HR；2S（E）HRZ/4H$_3$R$_3$；2S$_3$（E$_3$）H$_3$R$_3$Z$_3$/4H$_3$R$_3$；2S（E）HRZ/4HRE；2RIFATER/4RIFINAH（RI-FATER：卫非特，RIFINAH：卫非宁）。药名前数字表示用药月数，药名右下方数字表示每周用药次数。初治强化期第 2 个月末痰涂片仍阳性，强化方案可延长 1 个月，总疗程 6 个月不变（巩固期缩短 1 个月）。若第 5 个月痰涂片仍阳性，第 6 个月阴性，巩固期延长 2 个月，总疗程为 8 个月。对粟粒型肺结核（无结核性脑膜炎者）上述方案疗程可适当延长，不采用间歇治疗方案，强化期为 3 个月，巩固期为 HR 方案 6～9 个月，总疗程为 9～12 个月。菌阴肺结核患者可在上述方案的强化期中删除链霉素或乙胺丁醇。

3. 对治疗肺结核标准化方案中某些问题的共识

（1）强化治疗期应用 3 种药还是 4 种药：在原发耐药很低的地区，强化期 3 种药即可收到良好效果。但在原发耐药性较高的地区或人群，强化期需加第 4 种药以降低耐药性和治疗失败的危险性。目前 WHO 也推荐强化期应用 4 种药物。

（2）采用每日疗法还是间歇疗法：大量研究表明，间歇疗法与每日疗法的疗效类似，而间歇疗法更方便患者、更经济、更利于督导服药。但间歇疗法如漏服药物时导致的后果较之每日疗法更为严重。因此，间歇疗法的条件是必须督导用药（DOTs 管理），并以每周 3 次用药的间歇方案为宜。

（3）第 4 种药是链霉素还是乙胺丁醇：研究表明强化期用乙胺丁醇代替链霉素效果相似。由于链霉素耳肾毒性和注射不方便，目前多选择乙胺丁醇作为第 4 种药。

（三）复治肺结核的治疗

1. 复治定义　有下列情况之一者为复治：①初治失败的患者。②规则用药满疗程后痰菌又复阳的患者。③不规律化疗超过 1 个月的患者。④慢性排菌患者。

2. 复治方案　强化期 3 个月/巩固期 5 个月。常用方案：2SHRZE/1HRZE/5HRE；2SHRZE/1HRZE/5H$_3$R$_3$E$_3$；2S$_3$H$_3$R$_3$Z$_3$E$_3$/1H$_3$R$_3$Z$_3$E$_3$/5H$_3$R$_3$E$_3$。复治患者应做药敏试验，对于上述方案化疗无效的复治排菌病例可参考耐多药肺结核化疗方案并根据药敏试验加以调整。近年来认为对复治肺结核患者均采用一个统一的标准复治方案并不适宜，应采取以下分类指导原则。①经正规治疗治愈后复发病例，耐药率并不高，继续应用初治方案或 WHO 或我国推荐的标准复治方案均可取得良好效果。②不规律治疗超过 1 个月的非慢性传染源病例采用以上推荐的复治方案也可取得较好疗效。③初治失败的复治病例常因耐多药所致，推荐的标准复治方案效果差，故不宜再采用。应在药敏试验的基础上，选择包含 3 种以上可能无耐药性的药物的个体化方案。④慢性传染源病例绝大多数为耐多药病例，对推荐的标准复治方案效果很差，应逐个分析病史或结合药敏确定个体化方案。

对于某些结核病患者尤其是复治性肺结核患者，若在原初治方案基础上延长 2 个月加一新药的规范化治疗并不能取得理想疗效，应尽早进入个体化治疗。个体化治疗最好有药敏试验作为依据。如无条件做药敏试验，应在确定原治疗无效的前提下立即进入个体化的 3 种以上未用过的敏感药物治疗。个体化治疗应注意以下几点：①严格掌握对象，不能随意扩大范围。②采用联合用药，化疗方案应包括 3 种以上抗结核药物。③初治患者不应使用二线药物，不宜随意使用个体化方案。④不应随意或频繁更换化疗方案及药物。⑤对于未做药敏试验的复治患者，在所用方案应用 3 个月后无效，是开始个体化治疗的较合理时机。⑥不宜单独应用中成药或免疫治疗，而不同时进行抗结核治疗。

3. 耐多药肺结核（MDR－TB）的治疗　对至少包括 INH 和 RFP 两种或两种以上药物产生耐药的结核病为 MDR－TB，所以耐多药肺结核必须要有痰结核菌药敏试验结果才能确诊。耐多药肺结核化疗方案：主张采用每日用药，疗程要延长至 21 个月为宜，WHO 推荐一线和二线抗结核药物可以混合用于治疗 MDR－TB。一线药物中除 INH 和 RFP 已耐药外，仍可根据药敏情况选用链霉素、吡嗪酰胺和乙胺丁醇。二线药物是耐多药肺结核治疗的主药。包括：①氨基糖苷类，阿米卡星（AMK）和多肽类卷曲霉素等。②硫胺类，乙硫异烟胺（1314TH）、丙硫异烟胺。③氟喹诺酮类，氧氟沙星（OFLX）和左氟沙星（LVFX）。④环丝氨酸，对神经系统毒性大，应用范围受到限制。⑤对氨基水杨酸钠。⑥利福布汀（RBT），耐 RFP 菌株中部分对它仍敏感。⑦异烟肼对氨基水杨酸盐（帕星肼，PSNZ），是老药，但耐 INH 菌株中部分对它仍敏感，国内常用于治疗 MDR－TB。

（四）肺结核特殊情况的处理

1. 肺结核并发肝损害的治疗　肝脏是药物浓集、转化和代谢的主要场所，药物代谢受肝脏健康状态的限制，药物及其代谢产物也在影响着肝脏，在国家基本药物文本规定的 10 种抗结核药物中经常引起肝损害的药物大约占 7 种。因此在结核病治疗中肝损害经常发生，而且特别容易发生在肝脏基础较差的各型病毒性肝炎、酒精中毒性肝炎、营养不良和老年患者。在因急性肝炎住院的患者中药物性肝病占 10%，在因黄疸住院的患者中药物性肝病占 2%～5%，其中 10% 是由抗结核药物所致。抗结核治疗的主要药物异烟肼、利福平和吡嗪酰胺等是导致抗结核治疗肝损害的主要药物。

肝脏是人体新陈代谢和解毒的重要器官，其解毒功能主要依靠肝细胞的各种合成酶和解毒酶完成。脂溶性较强的药物由于与肝细胞的亲和力大，更易造成肝损害。肝脏中参与反应的酶主要是细胞色素 P_{450}、葡萄糖醛酸转移酶、多种还原酶等。经生物转化产生活性较低的水溶性产物而排出体外或转化为有毒物质而损害肝脏。

药物性肝损害的方式：药物在肝脏代谢的过程中，可因药物过敏或药物中毒而发生肝损害。药物代谢所产生的代谢产物可直接或间接损害肝脏组织结构和肝脏功能。而药物所致的变态反应是造成肝损害的另一方面原因。

药物经细胞色素 P_{450} 氧化还原而产生氧自由基或亲电子基，氧自由基通过脂质过氧化造成肝细胞膜的破坏，释放溶酶体酶最后溶酶体膜通透性增加甚至崩溃，水解酶大量外逸导致肝细胞坏死，异烟肼、利福平和吡嗪酰胺均可引起脂质过氧化，特别在三种药物联合应用时由于肝脏代谢负担加重，肝脏的上述反应比单药应用更加明显。异烟肼和吡嗪酰胺最易引起肝损害，并随剂量的增加而加重。异烟肼在肝脏经细胞色素 P_{450} 作用，代谢转化为活性毒性代谢产物乙酰肼，在转化为乙酰肼的过程中，消耗大量谷胱甘肽使机体抗氧化能力减低而加重肝损害。利福平是肝微粒体酶的诱导剂，当与异烟肼联合应用时，即可刺激微粒体酶加速乙酰肼合成，因此肝损害加重。

药物干扰肝细胞正常代谢的某个环节造成肝细胞的脂肪变性和肝细胞坏死或胆汁淤积。如当药物影响蛋白质合成时，即可导致肝细胞脂肪变性和肝细胞坏死。药物通过对肝细胞膜运载胆盐受体的干扰，对细胞膜的流动性、ATP酶的活性、细胞骨架及细胞脂质膜的完整性的干扰而影响胆汁分泌，造成胆汁的淤积，引起黄疸。

并发肝功能障碍的肺结核患者，其肝功能障碍不同程度上限制了抗结核药物的应用，患者常不得已而间断、中止抗结核治疗，因此难以保证抗结核治疗效果。由于被迫中断治疗，很容易产生对抗结核药物的耐药性。

药物性肝损害的确定，国际药源性肝病协调会议将药物引起的肝损害分为急性肝细胞损害型和慢性肝细胞损害型。依照转氨酶、碱性磷酸酶及两者的比值将急性肝细胞损害型分为急性肝炎、肝内胆汁淤积型和混合型，ALT > 正常上限 2 倍，且 ALT/ALP ≥ 5 时为急性肝炎；ALP > 正常上限 2 倍，ALT/ALP ≤ 2 时为肝内胆汁淤积型；ALT、ALP 均高于正常上限 2 倍，ALT/ALP > 2 而 < 5 时为混合型。轻者仅发生点状及灶性坏死或急性弥漫性肝炎，表现为一过性转氨酶增高，重者可出现肝带状、块状坏死，表现脂肪、蛋白代谢障碍，亦可有黄疸和急性肝功能衰竭表现，病情凶险，病死率高。肝炎型 ALT 增高多在停药后恢复，少数出现门脉纤维化、坏死后肝硬化或急性肝萎缩。胆内淤滞型毛细胆管扩张，肝细胞内有胆汁沉着，胆红素增高、胆固醇增高、ALT 增高。

对有肝功能障碍肺结核患者的治疗原则如下。

（1）病因治疗：去除引起肝损害的病因，停止一切可导致肝损害的药物。

（2）抗结核药物选择：单项 HBsAg 阳性患者肝穿刺活检显示，肝内均有不同程度的损害，此类患者需根据具体情况，在保肝治疗的同时，一般可接受正规抗结核治疗或选择较少影响肝功能的药物。但 HBV - DNA（+）时肝功受损可达 95%，因此，抗结核化疗尽量选用对肝无影响或影响小的药物，并加强肝功能的监测。

在肝功能各项正常时，可接受正规抗结核治疗，但需加强保肝治疗，并进行肝功能监测。一般 2 周检查 1 次，肝功能异常时及时进行药物调整，避免造成肝细胞坏死，必须应用利福平时，可以利福喷汀替代。在结核病治疗中出现无症状的单项转氨酶升高，在保肝治疗的同时，可依情况继续予以化疗。

治疗方案：根据肝功状态和病情轻重，避免应用损肝药物，尽量以利福喷汀（L）替代利福平（R）。利福喷汀疗效与利福平相当，但其肝脏不良反应小，故适用于有肝损害的结核病患者的治疗。可作为 HBVM 阳性患者的首选药物。可选择乙胺丁醇、氧氟沙星或左氧氟沙星（LEO）等方案。肝功能持续升高时必须停药观察。治疗中出现多项肝功能指标异常，特别在谷草转氨酶（AST，ALT）超过正常上限 2 倍、碱性磷酸酶（ALP）超过正常上限 1.5 倍、胆红素增高，或出现蛋白代谢障碍时需立即停药保肝治疗。

应判断两病之中孰轻孰重。如果结核病比较轻，又没有传染性，相对而言肝炎病情较重或情况比较紧急，就应先进行肝炎治疗。对结核病可定期观察，待肝炎急性期过后或病情稳定后再考虑治疗结核病。如果肝炎与结核病都处于活动状态，而转氨酶在 250U/L 以下时，可两病同时治疗。但使用抗结核药物必须谨慎小心，尽量不用对肝脏损害较大的药物，如利福平、对氨基水杨酸钠等，也尽量不用药物配伍后增加毒性的方案，如利福平与异烟肼合用可增加对肝脏的毒性。在这种情况下，可选用链霉素、卡那霉素、乙胺丁醇和卷曲霉素等。

ALT＞200U/L时应避免利福平或异烟肼与吡嗪酰胺合用。在治疗开始的几个月内，最好每隔1~2周检查一次肝功能，以后每月检查一次，以监测药物对肝脏的影响。同时尽量减少损肝因素。最常见的损肝因素是饮酒。酒精对肝脏危害很大，可引起酒精性肝病。所以，不但肝病患者，即使是接受治疗的结核患者，也不宜饮酒。

（3）加速肝细胞的解毒，促进肝细胞恢复和再生

1）解毒：①应用还原型谷胱甘肽：目的是补充因药物毒性作用所致的肝内谷胱甘肽缺乏，保护肝细胞，利于药物生物转化。还原型谷胱甘肽是一种Ⅱ相酶，与药物代谢产物结合起到解毒作用。②葡醛内酯（肝太乐）：在肝内能与一些毒物结合起解毒作用。③采用强力宁：80~160mg加入葡萄糖中静脉滴注，每日1次。强力宁能抑制氧自由基和过氧化脂质形成，阻止肝细胞损伤，减少过敏介质形成，促进胆红素代谢和利于肝细胞的解毒。需注意肝功能正常后，每周定量递减，避免反跳。④硫普罗宁（凯西莱）：增强肝脏解毒功能。稳定肝细胞膜和线粒体膜，另外还具有促进肝细胞再生作用。

2）促进肝细胞恢复和再生：①可采用促肝细胞生长肽80~120mg加入葡萄糖中静脉滴注，每日1次。②胰高血糖素－胰岛素治疗：有防止肝细胞坏死、促进肝细胞再生和调整氨基酸代谢作用。胰高血糖素0.2~0.8mg、胰岛素2~8U（比例1：10）加入10%葡萄糖200ml中静滴，每日1~2次，连续10~14天。③交替静脉滴注血浆白蛋白和血浆：肝衰竭时白蛋白合成障碍，输入白蛋白有助于肝细胞再生，减轻高胆红素血症。输入血浆提高胶体渗透压减少渗液，增加补体，增加抵抗力。

3）促进黄疸消退：早期短程应用激素有助于黄疸消退。由于肝细胞受损，胆红素难以与肝细胞载体蛋白结合，使之不能或减少转化成结合胆红素，造成未结合胆红素在血中浓度增高而导致黄疸。激素有阻断抗原抗体复合物形成、抑制肥大细胞释放组胺、降低细胞膜通透性、减少过敏介质形成的作用，还可使肿胀胆管炎症消退，利于胆管排泄，防止因胆汁淤积造成肝细胞缺氧性坏死。但看法不一。

2. 肺结核并发糖尿病的治疗 我国现有糖尿病患者4 000余万人，并且还在以每年0.1%以上的增幅递增。糖尿病患者易发生结核菌感染，是结核病的高发人群，并发肺结核的机会较正常人高4~8倍。其合并发病率也呈逐年上升之势，尤其在农村，糖尿病患病率的增长速度也在加快。有资料表明，我国糖尿病并发肺结核率为19.3%~24.1%，一旦合并发病，其病程缠绵，治疗棘手。肺结核并发糖尿病时，结核进展快，病情重，传染性强，预后较差，病死率高。其抗结核化疗在很大程度上取决于血糖控制情况，若血糖控制好，则病灶吸收、空洞闭合、痰菌阴转与单纯肺结核治疗效果无差异，因此有效地控制血糖是肺结核并发糖尿病预后的关键，故在治疗中应高度重视降糖治疗。

（1）糖尿病和肺结核病要同时治疗：糖尿病和肺结核并发时互相影响，因此必须两病同时治疗。由于糖尿病对肺结核的不良影响要大于肺结核病对糖尿病的影响，所以要首先控制好糖尿病，肺结核病的疗效和预后在很大程度上取决于糖尿病控制的程度。医患双方应密切配合，根据糖尿病类型和病情，采用饮食疗法、中药、口服降糖药物或应用胰岛素治疗。一般而言，轻型或2型糖尿病可以选择口服降糖药物。口服降血糖物有磺脲类、双胍类及α－糖苷酶抑制剂三类。主要用于两病均轻者，或单纯饮食疗法无效者，或停用胰岛素后的巩固治疗。在结核处于恶化进展期，血糖高且不稳定，口服降糖药的应用受到暂时限制。

凡是症状明显、重型、儿童型、有并发症的糖尿病患者一般主张先用胰岛素，力争短期

内尽快控制糖尿病，在血糖平稳和结核病病情好转时，减少胰岛素用量或改用口服降糖药。胰岛素应用：两病并发时应放宽胰岛素的应用，甚至作为首选。只要并发中度以上的肺结核，或轻度肺结核并发肺外结核，或是血行弥散型肺结核者都应首选胰岛素治疗，争取在短期内尽快控制糖尿病，以促进结核病好转。胰岛素用量必须个别化，具体用量的计算方法与单纯糖尿病相同。根据中国防痨协会 1988 年制定的"糖尿病并发肺结核临床应用试行标准"，糖尿病理想控制是治疗后糖尿病症状消失，空腹血糖 < 7.2mmol/L，餐后 2h 血糖 < 9.9mmol/L；较好的控制是治疗后糖尿病症状基本消失，空腹血糖 < 8.3mmol/L；餐后 2h 血糖 < 11.1mmol/L。

（2）糖尿病并发肺结核病的治疗要点：糖尿病结核的抗结核药物治疗尤其应该遵循"早期、联用、规律、适量、全程"的用药原则。要采用利福平、异烟肼、吡嗪酰胺为主的药物组成化疗方案治疗，疗程要适当延长至 12 个月。两病并发时肺结核化疗的效果在很大程度上取决于糖尿病控制的情况。有报道，空腹血糖控制在 8.3mmol/L 以下，餐后血糖控制在 11.1mmol/L 以下者，其结核病疗效与单纯肺结核的化疗效果相似。抗结核治疗方案抗结核治疗强调规范、足疗程治疗。因糖尿病并发肺结核病变多严重，并且进展快，故应及时采用以杀菌和抑菌药组成的化疗方案，并延长疗程。以异烟肼（INH）、利福平（RFP）、乙胺丁醇（MEB）、吡嗪酰胺（VZA）构成短程化疗方案，其疗程应延长至 1 年；长效化疗方案应为 1.5～2 年，复治者应为 2 年。治疗中应注意的问题：①避免中途停药及过早停药。②重视监督服药。③严格按千克体重计算给药量。④注意保肝。⑤定期复查肝、肾功能。

糖尿病需要终身治疗，结核病也需要长期随访，不稳定或未完全控制的糖尿病，肺结核更需要定期复查。要注意治疗糖尿病和抗结核药物之间的影响：异烟肼可干扰正常碳水化合物代谢，使血糖波动，可以加重糖尿病患者的末梢神经炎；利福平是一种酶诱导剂，可以促进肝脏对降糖药物甲糖宁的代谢灭活，因此利福平与甲糖宁同时应用时应适当加大后者的用量或改用其他降糖药物。抗结核药物乙硫异烟胺有降糖的作用，但与降糖药物合用时，有可能发生低血糖。乙胺丁醇可以与血中钙离子结合，使血钙浓度降低。对氨基水杨酸钠会造成尿糖假阳性，在估价糖尿病病情时应加以注意。有糖尿病并发症的患者使用抗结核药物时应注意以下几个方面：糖尿病患者肾功能受损时，必须谨慎使用链霉素、卡那霉素等药物，以免造成肾功能的进一步损害。异烟肼、吡嗪酰胺和乙胺丁醇主要经肾脏排泄，本身无肾毒性，但在肾功能不全时易引起蓄积中毒，应减量使用。糖尿病并发肺结核时，如果肺结核符合手术治疗指征，在有效控制糖尿病和患者胜任手术的情况下，手术治疗似乎应采取更积极的态度，对化疗不能满意控制的病变，手术切除更为适宜，因为在糖尿病终身存在的情况下，肺结核病灶重新活动的机会相当多。

糖皮质激素可使血糖上升及波动，当需要用糖皮质激素辅助治疗结核病时，注意调整胰岛素剂量，并缩短糖皮质激素疗程。

（3）治疗中存在的问题：糖尿病一旦并发肺结核，应及早使用胰岛素控制血糖，不必拘泥于陈规。原因：①口服降糖药本身难免有伤肝、肾之弊，以及胃肠道不良反应，加之抗结核药物中的利福平也有一定的肝损害，选择口服降糖药不利于对肝、肾功能的保护。②糖尿病并发肺结核患者往往因慢性消耗而消瘦，既不利于选择双胍类药物治疗，也因抗结核治疗药利福平可增加磺脲类药物代谢，从而降低其降糖作用。③在糖尿病并发肺结核者中，以中老年居多，而老年 2 型糖尿病患者采用磺脲类药物降糖较容易发生严重低血糖而致心、脑损害，甚至死亡；空腹血糖应控制在$6.17 \sim 8.13 \text{mmol/L}$，要防止低血糖发生。④$\alpha$-葡萄糖苷酶抑制剂对控制餐后血糖有良好的疗效，但因其有明显的腹胀等不适反应，与抗结核治疗中不可避免的食欲下降等胃肠道症状累加，不利于患者的长期治疗。基于以上情况，我们认为及早胰岛素治疗是最佳选择。优点：①能有效迅速控制血糖。②无肝、肾毒性作用。③有利于胰岛B细胞休息，延缓胰岛功能衰竭。④有利于抗结核药物的药效充分发挥。糖尿病患者的胰岛素治疗高度个体化，在临床治疗上主要选择基因重组人胰岛素。根据患者具体情况，灵活选用短效剂、预混剂或中效剂。治疗中密切监测血糖，灵活调整用药剂量，防止发生低血糖。

3. 肺结核患者应用激素治疗问题　结核病治疗中与糖皮质激素有关的情况主要涉及两种：一种是需要加用激素治疗的特殊情况；另一种是结核患者并发需要应用激素治疗的疾病。下面分而述之。

（1）在以下结核病有以下情况时应考虑给予激素治疗

1）粟粒型结核、干酪型肺炎、重症肺结核。

2）结核性浆膜炎。

3）结核性脑膜炎。

4）抗结核药物引起严重过敏反应时。

5）结核病变态反应表现（综合征）等。

其目的是通过激素的抗炎作用，减少对组织的损伤。上述问题因常见于结核病专著中，故此不详述。

（2）对于肺结核患者并发需用激素治疗的疾病的问题，因在临床上屡有所见，应给予关注。临床最常见的是哮喘并发肺结核患者的治疗。

近年来，肺结核并发哮喘的患者不断增多，治疗哮喘最有效的药物为糖皮质激素。然而，吸入性糖皮质激素的说明书禁忌证一项中，均注明了活动性和静止期肺结核患者慎用，这给临床医师经常遇到的活动性和静止期肺结核并发哮喘患者应用吸入性糖皮质激素治疗增加了顾虑。那么，肺结核（治愈）并发哮喘吸入糖皮质激素是否会增加肺结核复发的危险呢？有些医师和患者担心使用糖皮质激素后，易使机体免疫功能下降，而导致肺结核病的复发，甚至结核病的弥散、恶化。

钟福初等对45例为初治菌阳肺结核并发哮喘的患者进行了吸入糖皮质激素治疗的观察，结果如下。痰菌阴转情况的比较：2个月末激素治疗组痰菌阴转41例（91.1%），对照组痰菌阴转34例（91.8%），两组比较无显著性差异（$P > 0.05$）；5个月末激素治疗组痰菌阴转42例（93.3%），对照组痰菌阴转35例（94.6%），两组比较无显著性差异（$P > 0.05$）；6个月结束抗结核治疗后，激素治疗组痰菌阴转44例（97.8%），对照组痰菌阴转36例（97.5%），两组比较无显著性差异（$P > 0.05$）。而哮喘急性发作期治疗组与对照组患者经解痉平喘治疗，症状均有缓解，可在症状缓解后的治疗过程中，治疗组长期吸入BDP的患者，有1例（2.2%）患者哮喘复发；而未使用BDP的对照组患者，有9例（24.3%）患者哮喘复发，两者比较有显著性差异（$P < 0.01$）。

结果表明：长期吸入BDP和未使用BDP患者相比，在肺结核疗效方面无显著性差异；但长期吸入BDP的患者，哮喘复发率明显降低。结果提示，对于活动性肺结核并发哮喘的患者，长期吸入BDP不仅不会影响结核病疗效和导致结核病复发，反而能更好地控制哮喘，避免反复发作而并发肺气肿、肺源性心脏病以免危及患者生命。活动性肺结核并发哮喘的患者，在治疗的过程中，长期吸入 BDP 是很有必要的，也很安全、有效。

杨国儒对 30 例肺结核（治愈）并发哮喘患者吸入糖皮质激素的安全性进行了为期 3 年的观察。结果发现，吸入 BDP 治疗 3 年后，系列胸片比较肺部病灶无变化，且痰查结核菌 3 次均阴性，红细胞沉降率正常，亦未见肺部感染的增加，且哮喘控制满意。结果提示，每日吸入 BDP 600~800μg 或其相当量是很安全的，无肺结核病灶的恶化，亦无肺部感染的增加，且对哮喘的控制同样获得了良好的效果。因此，静止期或临床治愈肺结核并发哮喘患者，长期吸入适量的糖皮质激素是安全的，并不增加肺结核复发的危险，亦是治疗中、重度哮喘较为满意的方案。

胡水秀等对并发活动性肺结核的 74 例哮喘患者进行观察，发现长期吸入二丙酸倍氯米松 200~600μg/天，同时规律抗结核，其痰菌阴转率、病灶吸收好转率、空洞闭合缩小率与对照组比较均无显著性差异（P > 0.05），表明长期吸入激素不影响活动性肺结核的疗效，不增加结核的播散和恶化。随访结果显示，治疗组抗结核结束后长期吸入激素，其细菌学复发率较之对照组无增加（P > 0.05），系列 X 线胸片比较病灶稳定，表明长期吸入激素并不增加肺结核的复发，且哮喘控制良好，未出现明显的全身性不良反应。因此认为，哮喘并发活动性肺结核在抗结核治疗期间以及疗程结束后，长期吸入糖皮质激素以控制哮喘症状，对肺结核具有安全性，不会增加结核的复发及恶化。

张伟对 50 例初治菌阳肺结核并发哮喘患者应用 ICS 的治疗结果与对照组 60 例单纯初治菌阳肺结核患者进行两组抗结核后疗效的比较。结果哮喘应用 ICS 观察组 2 个月末痰菌阴转 45 例（90%），6 个月疗程结束后治愈 48 例（96%）；而对照组 2 个月末痰菌阴转 55 例（91.7%），6 个月疗程结束后治愈 58 例（96.6%），两组比较无显著性差异。表明肺结核并发哮喘患者抗结核同时吸入糖皮质激素是安全的。以上研究均提示，肺结核患者同时应用吸入激素对疗效影响不大。但对于需要应用激素的老年 COPD 并发肺结核患者，因其年龄大、病程长，其机体免疫功能低下，且长期应用糖皮质激素后，免疫功能更低，对其应用糖皮质激素要慎重，切忌滥用。若需要应用，宜气吸入治疗。

在抗结核药物足量覆盖的前提下，对于某些肺结核患者糖皮质激素虽有诸多优点，但不良反应也不少，除了激素禁忌证所涉及的情况，还应注意激素停用综合征、症状反跳等。故临床应用激素时应注意下列事项：明确用药指征，必须在有效的抗结核药物治疗下配合使用激素；谨慎确定用量和疗程。大剂量激素使用超过 1 周以上不可骤然停药，严格遵循逐渐停药原则，否则引起病情或中毒症状反跳。此外，要注意防止细菌感染或霉菌感染的发生，对已发生感染的患者，要使用抗生素或抗霉菌治疗。糖皮质激素对治疗结核病的有利一面主要是利用其非特异性抗炎和抗毒作用，然而，皮质激素治疗结核病亦存在不利的一面，如可抑制吞噬细胞的吞噬功能，使结核菌得以活跃繁殖，病变加重。活动性或重症肺结核患者，可能存在内源性皮质激素分泌不足的现象。糖皮质激素在结核病的应用主要是利用其抗感染、抗毒作用，仅用于结核毒性症状严重者，但必须与有效抗结核药物治疗同时使用。

（李　强）

第六章 慢性阻塞性肺疾病

慢性阻塞性肺疾病（chronic obstructive pulmonary diseases，COPD）是常见的慢性呼吸系统疾病，患者数多，呈缓慢进行性发展，死亡率高，社会经济负担重，已成为一个重要的公共卫生问题。COPD 目前居全世界死亡原因的第 4 位。根据 WHO 发表的研究报告，至 2020 年 COPD 将成为世界疾病经济负担的第 5 位。近期对我国 7 个地区 20 245 成年人群调查，COPD 患病率占 40 岁以上人群的 8.2%。

一、定义

COPD 是一种具有气流受限特征的可以预防和治疗的疾病。气流受限不完全可逆，呈进行性发展，与肺部对香烟烟雾等有害气体或有害颗粒的异常炎症反应有关。COPD 主要累及肺脏，但也可以引起全身的不良效应。

肺功能检查对确定气流受限有重要意义。在吸入支气管舒张剂后，$FEV_1/FVC < 70\%$ 表明存在气流受限，且不能完全逆转。慢性咳嗽、咳痰常先于气流受限许多年存在，但不是所有有咳嗽、咳痰症状的患者均会发展为 COPD。少数患者仅有不可逆气流受限改变而无慢性咳嗽、咳痰症状。

COPD 与慢性支气管炎、肺气肿密切相关。通常慢性支气管炎是指在除外慢性咳嗽的其他已知原因后患者每年咳嗽、咳痰 3 个月以上，并连续 2 年者。

肺气肿则指肺部终末细支气管远端气腔出现异常持久的扩张，并伴有肺泡壁和细支气管的破坏而无明显的肺纤维化。当慢性支气管炎、肺气肿患者肺功能检查出现气流受限且不能完全可逆时，则能诊断为 COPD。如患者只有"慢性支气管炎"和（或）"肺气肿"而无气流受限，则不能诊断为 COPD。

虽然支气管哮喘和 COPD 都是慢性气道炎症性疾病，但两者的发病机制不同，临床表现和治疗反应均有明显差异。支气管哮喘的气流受限具有显著可逆性，是其不同于 COPD 的重要特征。但是某些患者在患病过程中可能存在 COPD 并发支气管哮喘，表现为气流受限不完全可逆，从而使两种疾病难以区分。

此外，一些已知病因或具有特征病理表现的气流受限疾病如支气管扩张、肺囊性纤维化、弥漫性泛细支气管炎及闭塞性细支气管炎等均不属于 COPD。

二、危险因素

引起 COPD 的危险因素包括个体易感因素及环境因素两个方面，两者相互影响。

（一）个体因素

已知的遗传因素为 α_1 抗胰蛋白酶（α_1 - AT）缺乏。重度 α_1 - AT 缺乏与非吸烟者的肺气肿形成有关。在我国，α_1 - AT 缺乏引起的肺气肿迄今尚未见正式报道。支气管哮喘和气道高反应性是 COPD 的危险因素，气道高反应性可能与机体某些基因、环境因素有关。

（二）环境因素

1. 吸烟 吸烟为 COPD 重要的发病因素。吸烟能使支气管上皮纤毛变短、不规则，纤毛运动发生障碍，降低局部抵抗力，削弱肺泡吞噬细胞的吞噬、灭菌作用，又能引起支气管痉挛，增加气道阻力。吸烟者肺功能的异常率较高，FEV_1 的年下降率较快，吸烟者死于 COPD 的较非吸烟者为多。被动吸烟也可能导致呼吸道症状及 COPD 的发生。孕期妇女吸烟可能会影响胎儿肺脏的生长及在子宫内的发育，并对胎儿免疫系统功能有一定影响。

2. 职业性粉尘和化学物质 当职业性粉尘及化学物质（烟雾、过敏源、工业废气及室内空气污染等）的浓度过大或接触时间过久，均可导致与吸烟无关的 COPD 发生。接触某些特殊的物质、刺激性物质、有机粉尘及过敏源能使气道反应性增加。

3. 空气污染 化学气体如氯、氧化氮、二氧化硫等对支气管黏膜有刺激和细胞毒性作用。空气中的烟尘或二氧化硫明显增加时，COPD 急性发作显著增多。其他粉尘如二氧化硅、煤尘、棉尘、蔗尘等也刺激支气管黏膜，使气道清除功能遭受损害，为细菌入侵创造条件。烹调时产生的大量油烟和燃料产生的烟尘与 COPD 发病有关，生物燃料所产生的室内空气污染可能与吸烟有协同作用。

4. 感染 呼吸道感染是 COPD 发病和加剧的另一个重要因素。肺炎链球菌和流感嗜血杆菌可能为 COPD 急性发作的主要病原菌。病毒也对 COPD 的发生、发展起重要作用。儿童期重度呼吸道感染与成年时的肺功能降低、呼吸系统症状发生有关。

三、发病机制

COPD 的发病机制尚未完全明了。目前认为有以下几方面。

（一）炎症机制

COPD 以气道、肺实质和肺血管的慢性炎症为特征，在肺的不同部位有肺泡巨噬细胞、T 细胞（尤其是 CD_8^+）和中性粒细胞增加，部分有嗜酸性粒细胞增多。激活的炎症细胞释放多种介质，包括 LTB_4、IL-8、TNF-α 等。这些介质能破坏肺的结构和（或）促进中性粒细胞炎症反应。吸入有害颗粒或气体可导致肺部炎症；吸烟能诱导炎症并直接损害肺脏。COPD 的各种危险因素都可产生类似的炎症过程，从而导致 COPD 的发生。

（二）蛋白酶和抗蛋白酶失衡

肺气肿是由于蛋白酶-抗蛋白酶系统失衡所致。蛋白酶可以消化弹性蛋白和肺泡壁上的其他蛋白结构，主要有中性粒细胞弹性酶（NE）、组织蛋白酶、基质金属蛋白酶（MMP）、颗粒酶及穿透因子等。抗蛋白酶系统能对抗蛋白酶的作用，其中最重要的是 $α_1$-AT、分泌型白细胞蛋白酶抑制剂（SLPI）、基质金属蛋白酶组织抑制剂（TIMP）。这一系统的失衡是造成吸烟相关的肺组织损伤和形成肺气肿的重要原因。

（三）氧化剂的作用

多项研究提示吸烟和 COPD 患者的氧化应激增加。吸烟时烟雾中含有大量的氧化物，每口烟雾含 10^{16} 的氧化物，此类氧化物包括多聚苯氧自由基、半醌基团、醛环氧化物、过氧化物、氮氧化物、烯烃、H_2O_2 及 O_2^- 等，可使分子氧化，造成肺损伤。另外，吸烟者的吞噬细胞在一定条件下尚可释放更多的氧化物。氧化剂可以下列几种方式参与 COPD 的病理过程，包括损害血清蛋白酶抑制剂、加强弹性酶活性和增加黏液的分泌。此外，氧化剂还可活化转录因子 NF-κB，NF-κB 可以协助转录其他炎症因子，包括 IL-8、TNF-α、诱导型 NO 合成酶和诱导型环氧化酶。氧化剂通过直接氧化作用于花生四烯酸而产生异前列腺素。COPD 患者异前列腺素增加，对气道产生多种效应，包括支气管缩窄、增加血浆漏出和黏液过度分泌。

（四）自主神经系统功能紊乱

COPD 患者存在自主神经系统的功能紊乱，迷走神经张力的增加与 COPD 患者气道狭窄及黏液过度分泌有着密切关系。胆碱能张力是 COPD 患者气道最主要的可逆成分。由于副交感神经节后纤维所释放的乙酰胆碱（Ach）是通过靶细胞上的 M 受体而发挥作用的，因此 COPD 患者可能存在气道和肺组织 M 受体的数量或功能异常。COPD 患者 M_2 受体比例降低，而 M_1 和 M_3 受体比例增加，正是这种亚型比例的变化在 COPD 的发病中起重要作用。

COPD 患者气道胆碱能神经张力增高可能机制包括：①迷走神经反射增强使 Ach 的释放增加。②气道胆碱能神经末梢突触前膜上对 Ach 释放起反馈抑制作用的 M_2 受体功能异常，导致 Ach 释放增加。③抑制性非肾上腺素能非胆碱能神经功能障碍，减弱了拮抗 Ach 的作用。④基础迷走张力作用增强，COPD 患者由于气道黏膜充血水肿，黏液腺肥大，黏液栓塞，导致管腔狭窄，再加上支气管平滑肌负荷减少，使迷走张力作用明显增强。

四、病理

（一）中央气道

在气管、支气管以及内径在 2~4mm 以上的细支气管，炎症细胞浸润表层上皮；黏液分泌腺增大和杯状细胞增多使黏液分泌增加。

（二）外周气道

内径 <2mm 的小支气管和细支气管内，慢性炎症导致气道壁损伤和修复过程反复循环发生。修复过程导致气道壁结构重塑，胶原含量增加及瘢痕组织形成，这些病理改变造成气腔狭窄，引起固定性气道阻塞。

（三）肺实质

典型的肺实质破坏表现为小叶中央型肺气肿，涉及呼吸性细支气管的扩张和破坏。病情较轻时，这些破坏常发生于肺的上部区域，但病情发展，可弥漫分布于全肺，并有肺毛细血管床的破坏。由于遗传因素或炎症细胞、介质的作用，肺内源性蛋白酶和抗蛋白酶失衡，为肺气肿性肺破坏的主要机制，氧化作用和其他炎症后果也起作用。

（四）肺血管

肺血管的改变以血管壁的增厚为特征，这种增厚始于疾病的早期。内膜增厚是最早的结构改变，接着出现平滑肌增加和血管壁炎症细胞浸润。COPD 加重时，平滑肌、蛋白聚糖和胶原的增多进一步使血管壁增厚。

五、病理生理

COPD 特征性病理生理改变主要包括黏液高分泌、纤毛功能失调、气流受限、肺过度充气、气体交换异常、肺动脉高压、肺源性心脏病及全身的不良效应。黏液高分泌和纤毛功能失调导致慢性咳嗽及多痰，这些症状可出现在其他症状和病理生理异常发生之前。呼气气流受限是 COPD 病理生理改变的标志，是疾病诊断的关键，主要是由气道固定性阻塞及随之发生的气道阻力增加所致。肺泡附着的破坏使小气道维持开放的能力受损，但这在气流受限中所起的作用较小。

随着 COPD 的进展，外周气道阻塞、肺实质破坏及肺血管的异常等减少了肺气体交换容量，产生低氧血症，以后可出现高碳酸血症。

长期慢性缺氧可导致肺血管广泛收缩和肺动脉高压，常伴有血管内膜增生，某些血管发生纤维化和闭塞，造成肺循环的结构重组。COPD 晚期出现的肺动脉高压是 COPD 重要的心血管并发症，并进而引起慢性肺源性心脏病及右心衰竭，提示预后不良。

COPD 可以导致全身不良效应，包括全身炎症和骨骼肌功能不良等方面。全身炎症表现为全身氧化负荷异常增高、循环血液中细胞因子浓度异常增高及炎症细胞异常活化等；骨骼肌功能不良表现为骨骼肌重量逐渐减轻等。COPD 的全身不良效应具有重要的临床意义，它可加剧患者的活动能力受限，生活质量下降，预后变差。

六、临床表现

（一）症状

1. 慢性咳嗽　通常为首发症状。初起咳嗽呈间歇性，早晨较重，以后早晚或整日均有咳嗽，但夜间咳嗽并不显著。少数患者咳嗽不伴咳痰，也有少数患者虽有明显气流受限，但无咳嗽症状。

2. 咳痰　咳嗽后通常咳少量黏液性痰，部分患者在清晨较多；并发感染时痰量增多，常有脓性痰。

3. 气短或呼吸困难　这是 COPD 的标志性症状，是使患者焦虑不安的主要原因，早期仅于劳力时出现，后逐渐加重，以致日常活动甚至休息时也感气短。

4. 喘息和胸闷　不是 COPD 的特异性症状。部分患者特别是重度患者有喘息；胸部紧闷感通常于劳力后发生，与呼吸费力、肋间肌等容性收缩有关。

5. 其他症状　晚期患者常有体重下降、食欲减退、精神抑郁和（或）焦虑等，并发感染时可咳血痰或咯血。

（二）病史特征

包括：①多有长期较大量吸烟史。②职业性或环境有害物质接触史。如较长期粉尘、烟雾、有害颗粒或有害气体接触史。③家族史。COPD 有家族聚集倾向。④发病年龄及好发季节。多于中年以后发病，症状好发于秋冬寒冷季节，常有反复呼吸道感染及急性加重史。随病情进展，急性加重愈渐频繁。⑤慢性肺源性心脏病史。COPD 后期出现低氧血症和（或）高碳酸血症，可并发慢性肺源性心脏病和右心衰竭。

（三）体征

COPD 早期体征可不明显。随疾病进展，常有：①视诊及触诊：胸廓形态异常，包括桶状胸、前后径增大、剑突下胸骨下角（腹上角）增宽及腹部膨凸等；常见呼吸变浅，频率增快，辅助呼吸肌如斜角肌及胸锁乳突肌参加呼吸运动，重症可见胸腹矛盾运动；患者不时采用缩唇呼吸以增加呼出气量；呼吸困难加重时常采取前倾坐位；低氧血症者可出现黏膜及皮肤发绀，伴右心衰竭者可见下肢水肿、肝脏增大。②叩诊：由于肺过度充气使心浊音界缩小，肺肝界降低，肺叩诊可呈过清音。③听诊：两肺呼吸音可减低，呼气延长，平静呼吸时可闻及干啰音，两肺底或其他肺野可闻及湿啰音；心音遥远，剑突部心音较清晰、响亮。

七、辅助检查

（一）肺功能检查

肺功能检查是判断气流受限增高且重复性好的客观指标，对 COPD 的诊断、严重度评价、疾病进展、预后及治疗反应等均有重要意义。

1. 气流受限　以 FEV_1 和 FEV_1/FVC 降低来确定。FEV_1/FVC 是 COPD 的一项敏感指标，可检出轻度气流受限。FEV_1 占预计值的百分比是中重度气流受限的良好指标，其变异性小、易于操作。吸入支气管舒张剂后 $FEV_1/FVC < 70\%$ 者可确定为不能完全可逆的气流受限。PEF 及最大呼气流量 – 容积曲线（MEFV）也可作为气流受限的参考指标，但 COPD 时 PEF 与 FEV_1 的相关性不够强，PEF 有可能低估气流阻塞的程度。

2. 肺过度充气　气流受限可导致肺过度充气，使 TLC、FRC 和 RV 增高，肺活量（VC）减低。TLC 增加不及 RV 增加的程度大，故 RV/TLC 增高。

3. 弥散功能　肺泡隔破坏及肺毛细血管床丧失可使弥散功能受损，一氧化碳弥散量（DL_{CO}）降低，DL_{CO}/VA 比单纯 DL_{CO} 更敏感。

4. 深吸气量（IC）　为 VC 和补吸气量（IRV）之和，IC/TLC 是反映肺过度膨胀的指标，它在反映 COPD 呼吸困难程度甚至 COPD 生存率上具有意义。

5. 支气管舒张试验的意义　无论是用支气管舒张剂还是口服糖皮质激素进行支气管舒张试验，都不能预测患者对治疗的反应。患者在不同时间进行支气管舒张试验，其结果也可能不同。但在某些患者（如儿童时期有不典型哮喘、夜间咳嗽、喘息表现）则有一定意义。

（二）胸部 X 线检查

X 线检查对确定肺部并发症及与其他疾病（如肺间质纤维化、肺结核等）鉴别有重要意义。COPD 早期胸片可无明显变化，以后出现肺纹理增多、紊乱等非特征性改变。主要 X 线征为肺过度充气，即肺容积增大、胸腔前后径增长、肋骨走向变平、肺野透亮度增高、横膈位置低平、心脏悬垂狭长、肺门血管纹理呈残根状、肺野外周血管纹理纤细稀少等，有时可见肺大疱形成。并发肺动脉高压和肺源性心脏病时，除右心增大的 X 线征外，还可有肺动脉圆锥膨隆、肺门血管影扩大及右下肺动脉增宽等。

（三）胸部 CT 检查

CT 检查一般不作为常规检查，但当诊断有疑问时高分辨率 CT（HRCT）有助于鉴别诊断。另外，HRCT 对辨别小叶中央型或全小叶型肺气肿及确定肺大疱的大小和数量，有很高的敏感性和特异性，对预计肺大疱切除或外科减容手术等的效果有一定价值。

（四）血气检查

$FEV_1 < 40\%$ 预计值及具有呼吸衰竭或右心衰竭临床征象者均应做血气检查。血气异常首先表现为轻、中度低氧血症。随疾病进展，低氧血症逐渐加重，并出现高碳酸血症。呼吸

衰竭的血气诊断标准为海平面吸空气时 $PaO_2 < 60mmHg$，伴或不伴 $PaCO_2$ 增高（ $\geqslant$ 50mmHg）。

（五）其他检查

低氧血症，即 $PaO_2 < 55mmHg$ 时，血红蛋白及红细胞可增高，血细胞比容 $> 55\%$ 可诊断为红细胞增多症。并发感染时，痰涂片可见大量中性粒细胞，痰培养可检出各种病原菌，常见者为肺炎链球菌、流感嗜血杆菌、卡他莫拉菌、肺炎克雷白杆菌等。

八、诊断和鉴别诊断

COPD 诊断应根据病史、危险因素接触史、体征及实验室检查等资料，综合分析确定。考虑 COPD 的主要症状为慢性咳嗽、咳痰和（或）呼吸困难及危险因素接触史，存在不完全可逆性气流受限是诊断 COPD 的必备条件。肺功能检查是诊断 COPD 的金标准。吸入支气管舒张剂后 $FEV_1/FVC < 70\%$ 可确定为不完全可逆性气流受限。凡具有吸烟史和（或）环境职业污染接触史和（或）咳嗽、咳痰或呼吸困难史者均应进行肺功能检查。COPD 早期轻度气流受限时可有或无临床症状。胸部 X 线检查有助于确定肺过度充气的程度及与其他肺部疾病鉴别。

COPD 应与支气管哮喘、支气管扩张、充血性心力衰竭、肺结核、闭塞性细支气管炎及弥漫性泛细支气管炎等鉴别，与支气管哮喘的鉴别有时存在一定困难。COPD 多于中年后起病，哮喘则多在儿童或青少年期起病；COPD 症状缓慢进展，逐渐加重，哮喘则症状起伏大；COPD 多有长期吸烟史和（或）有害气体、颗粒接触史，哮喘则常伴过敏体质、过敏性鼻炎和（或）湿疹等，部分患者有哮喘家族史；COPD 时气流受限基本为不可逆性，哮喘时则多为可逆性。然而，部分病程长的哮喘患者已发生气道重塑，气流受限不能完全逆转；而少数 COPD 患者伴有气道高反应性，气流受限部分可逆。此时应根据临床及实验室所见全面分析，必要时做支气管激发试验、支气管舒张试验和（或）PEF 昼夜变异率来进行鉴别。在少部分患者中，两种疾病可重叠存在。

九、分级

（一）COPD 严重程度评估

需根据患者的症状、肺功能异常、是否存在并发症（呼吸衰竭、心力衰竭）等确定，其中反映气流受限程度的 FEV_1 下降有重要参考意义。根据肺功能将 COPD 严重度分为四级（表6-1）。

表6-1　临床严重度分级

级别	肺功能指标（吸入支气管舒张剂后）	临床特征
I级（轻度）	$FEV_1/FVC < 70\%$ $FEV_1\%$ 预计值 $\geqslant 80\%$	有或无慢性咳嗽、咳痰症状。此时患者本人可能还没有意识到自己的肺功能是异常的
II级（中度）	$FEV_1/FVC < 70\%$ $50\% \leqslant FEV_1\%$ 预计值 $< 80\%$	有症状进展和气短，活动后气短更为明显。此时，由于呼吸困难和疾病加重，患者常去医院就诊

级别	肺功能指标（吸入支气管舒张剂后）	临床特征
Ⅲ级（重度）	$FEV_1/FVC < 70\%$ $30\% \leqslant FEV_1\%$ 预计值 $< 50\%$	气短加剧，并且反复出现急性加重，影响患者的生活质量
Ⅳ级（极重度）	$FEV_1/FVC < 70\%$ $FEV_1\%$ 预计值 $< 30\%$ 预计值，或 $FEV_1\%$ 预计值 $< 50\%$ 伴慢性呼吸衰竭	患者生活质量明显下降，如果出现急性加重，则可能有生命危险

虽然 $FEV_1\%$ 预计值对反映 COPD 严重程度、健康状况及病死率有用，但并不能完全反映 COPD 复杂的严重情况，因此除 FEV_1 外，已证明体质指数（BMI）和呼吸困难分级在预测 COPD 生存率方面有意义。

BMI 等于体重（kg）除以身高^2（m^2），若 BMI $< 21kg/m^2$，患者的死亡率增加。

（二）功能性呼吸困难分级

可用呼吸困难量表来评价：0 级，除非剧烈活动，无明显呼吸困难；1 级，当快速行走和上坡时有气短；2 级，由于呼吸困难比同龄人步行得慢，或者以自己的速度在平地上行走需要停下来呼吸；3 级，平地步行 100m 或数分钟后需要停下来呼吸；4 级，明显的呼吸困难而不能离开房屋或者当穿脱衣服时呼吸困难。

如果将 BMI 作为营养状况指标，FEV_1 作为气流阻塞指标（obstruction），呼吸困难分级（dyspnea）作为症状的指标，再加上 6 分钟步行距离作为运动耐力（exercise）的指标，将这四方面综合起来建立一个多因素分级系统（BODE），被认为可比 FEV_1 更好地反映 COPD 的预后。

（三）生活质量评估

广泛应用于评价 COPD 患者的病情严重程度、药物治疗的疗效、非药物治疗的疗效（如肺康复治疗、手术）和急性发作的影响等。生活质量的评估还可用于预测死亡风险，而与年龄、FEV_1 及 BMI 无关。常用的生活质量评估方法有圣乔治问卷（SGRQ）和治疗结果研究（SF-36）等。

此外，患者的急性加重次数也可作为 COPD 严重程度的一项监测指标。

COPD 病程可分为急性加重期和稳定期。COPD 急性加重期是指在疾病过程中，患者短期内咳嗽、咳痰、气短和（或）喘息加重，痰量增多，呈脓性或黏液脓性，可伴发热等炎症明显加重的表现。稳定期则指患者咳嗽、咳痰、气短等症状稳定或症状轻微。

十、治疗

（一）COPD 稳定期治疗

1. 治疗目的　COPD 呈进行性发展，在稳定期应根据具体病情严重程度安排计划性长期治疗，其目的为：①减轻症状，阻止病情发展。②缓解或阻止肺功能下降。③改善活动能力，提高生活质量。④降低病死率。

2. 教育和管理　通过教育和管理可以提高患者及有关人员对 COPD 的认识和自身处理疾病的能力，更好地配合治疗和加强预防措施，减少反复加重，维持病情稳定，提高生活质量。主要内容包括：①教育与督促患者戒烟。②使患者了解 COPD 的病理生理与临床基础知识。③掌握一般和某些特殊的治疗方法。④学会自我控制病情的技巧，如腹式呼吸及缩唇呼吸锻炼等。⑤了解赴医院就诊的时机。⑥社区医生定期随访管理。

3. 控制职业性或环境污染　避免或防止粉尘、烟雾及有害气体吸入。

4. 药物治疗　药物治疗用于预防和控制症状，减少急性加重的频率和严重程度，提高运动耐力和生活质量。根据疾病的严重程度，逐步增加治疗，如果没有出现明显的药物不良反应或病情恶化，应在同一水平维持长期的规律治疗。根据患者对治疗的反应及时调整治疗方案。

（1）支气管舒张剂：支气管舒张剂可松弛支气管平滑肌、扩张支气管、缓解气流受限，是控制 COPD 症状的主要治疗措施。短期按需应用可缓解症状，长期规则应用可预防和减轻症状，增加运动耐力，但不能使所有患者的 FEV_1 得到改善。与口服药物相比，吸入剂不良反应小，因此多首选吸入治疗。

主要的支气管舒张剂有 β_2 受体激动剂、抗胆碱药物及甲基黄嘌呤类，根据药物的作用及患者的治疗反应选用。不同作用机制与作用时间的药物联合可增强支气管舒张作用、减少不良反应。短效 β_2 受体激动剂与抗胆碱药异丙托溴铵联合应用与各自单用相比可使 FEV_1 获得较大与较持久的改善；β_2 受体激动剂、抗胆碱药物和（或）茶碱联合应用，肺功能与健康状况可获进一步改善。

A. β_2 受体激动剂：主要有沙丁胺醇、特布他林等，为短效定量雾化吸入剂，数分钟内开始起效，15 ~ 30 分钟达到峰值，持续疗效 4 ~ 5 小时，每次剂量 100 ~ 200μg（每喷 100μg），24 小时不超过 8 ~ 12 喷。主要用于缓解症状，按需使用。福莫特罗为长效定量吸入剂，作用持续 12 小时以上。与短效 β_2 受体激动剂相比，维持作用时间更长。福莫特罗吸入后 1 ~ 3 分钟起效，常用剂量为 4.5 ~ 9μg，每日 2 次。

B. 抗胆碱药：主要有异丙托溴铵气雾剂，可阻断 M 胆碱受体。定量吸入时，开始作用时间比沙丁胺醇等短效 β_2 受体激动剂慢，但持续时间长，30 ~ 90 分钟达最大效果，维持 6 ~ 8 小时，剂量为 40 ~ 80μg（每喷 20μg），每日 3 ~ 4 次。该药不良反应小，长期吸入可能改善 COPD 患者健康状况。噻托溴铵选择性作用于 M_1 和 M_3 受体，为长效抗胆碱药，作用长达 24 小时以上，吸入剂量为 18μg，每日 1 次。长期吸入可增加 IC，减低呼气末肺容积，进而改善呼吸困难，提高运动耐力和生活质量，也可减少急性加重频率。

C. 茶碱类药物：可解除气道平滑肌痉挛，广泛应用于 COPD 治疗。另外，还有改善心排血量、扩张全身和肺血管、增加水盐排出、兴奋中枢神经系统、改善呼吸肌功能以及某些抗炎作用等。但总的来看，在一般治疗量血浓度下，茶碱的其他多方面作用不突出。缓释型或控释型茶碱每日 1 次或 2 次口服可达稳定的血浆浓度，对 COPD 有一定效果。茶碱血浓度监测对估计疗效和不良反应有一定意义。血茶碱浓度 >5mg/L 即有治疗作用；>15mg/L 对不良反应明显增加。吸烟、饮酒、服用抗惊厥药和利福平等可引起肝脏酶受损并缩短茶碱半衰期；老人、持续发热、心力衰竭和肝功能明显障碍者，同时应用西咪替丁、大环内酯类药物（红霉素等）、氟喹诺酮类药物（环丙沙星等）和口服避孕药等都可使茶碱血浓度增加。

（2）糖皮质激素：COPD 稳定期长期应用糖皮质激素吸入治疗并不能阻止其 FEV_1 的降低趋势。长期规律地吸入糖皮质激素较适用于 FEV_1 <50% 预计值（Ⅲ级和Ⅳ级）且有临床症状以及反复加重的 COPD 患者。这一治疗可减少急性加重频率，改善生活质量。联合吸入

糖皮质激素和 β$_2$ 受体激动剂比各自单用效果好，目前已有布地奈德/福莫特罗、氟地卡松/沙美特罗两种联合制剂。对 COPD 患者不推荐长期口服糖皮质激素治疗。

（3）其他药物

A. 祛痰药（黏液溶解剂）：COPD 气道内可产生大量黏液分泌物，可促使继发感染，并影响气道通畅，应用祛痰药似有利于气道引流通畅，改善通气，但除少数有黏痰患者获效外，总的来说效果并不十分确切。常用药物有盐酸氨溴索、乙酰半胱氨酸等。

B. 抗氧化剂：COPD 气道炎症使氧化负荷加重，促使 COPD 的病理、生理变化。应用抗氧化剂如 N 乙酰半胱氨酸可降低疾病反复加重的频率。但目前尚缺乏长期、多中心临床研究结果，有待今后进行严格的临床研究考证。

C. 免疫调节剂：对降低 COPD 急性加重严重程度可能具有一定作用。但尚未得到确证，不推荐作常规使用。

D. 疫苗：流感疫苗可减少 COPD 患者的严重程度和死亡，可每年给予 1 次（秋季）或 2 次（秋、冬）。它含有杀死的或活的无活性病毒，应每年根据预测的病毒种类制备。肺炎球菌疫苗含有 23 价肺炎球菌荚膜多糖，已在 COPD 患者中应用，但尚缺乏有力的临床观察资料。

5. 氧疗 COPD 稳定期进行长期家庭氧疗对具有慢性呼吸衰竭的患者可提高生存率。对血流动力学、血液学特征、运动能力、肺生理和精神状态都会产生有益的影响。长期家庭氧疗应在Ⅳ级即极重度 COPD 患者中应用，具体指征是：①PaO$_2$ <55mmHg 或 SaO$_2$ ≤88%，有或没有高碳酸血症。②PaO$_2$ 55 ~ 70mmHg 或 SaO$_2$ <89%，并有肺动脉高压、心力衰竭水肿或红细胞增多症（血细胞比容 >55%）。长期低流量氧疗一般是经鼻导管吸入氧气，流量 1.0 ~ 2.0L/min，吸氧持续时间 >15h/d。长期氧疗的目的是使患者在海平面水平、静息状态下达到 PaO$_2$ ≥60mmHg 和（或）使 SaO$_2$ 升至 90%，这样才可维持重要器官的功能，保证周围组织的氧供。

6. 康复治疗 康复治疗可以使进行性气流受限、严重呼吸困难而很少活动的患者改善活动能力、提高生活质量，是 COPD 患者一项重要的治疗措施。它包括呼吸生理治疗、肌肉训练、营养支持、精神治疗与教育等多方面措施。在呼吸生理治疗方面包括帮助患者咳嗽，用力呼气以促进分泌物清除；使患者放松，进行缩唇呼吸以及避免快速浅表的呼吸以帮助克服急性呼吸困难等措施。在肌肉训练方面有全身性运动与呼吸肌锻炼，前者包括步行、登楼梯、踏车等，后者有腹式呼吸锻炼等。在营养支持方面，应要求达到理想的体重；同时避免过高碳水化合物饮食和过高热量摄入，以免产生过多 CO$_2$。

7. 外科治疗

（1）肺大疱切除术：在有指征的患者，术后可减轻患者呼吸困难的程度并使肺功能得到改善。术前胸部 CT 检查、动脉血气分析及全面评价呼吸功能对于决定是否手术是非常重要的。

（2）肺减容术：主要适用于上叶明显非均质肺气肿，康复训练后运动能力仍低的一部分患者，但费用高，属于实验性姑息性外科的一种手术，不建议推广应用。

（3）肺移植术：对于选择合适的 COPD 晚期患者，肺移植术可改善生活质量、改善肺功能，但技术要求高、花费大，很难推广应用。

（二）COPD 急性加重期的治疗

1. 确定原因　引起 COPD 加重的最常见原因是气管－支气管感染。部分患者加重的原因尚难确定。肺炎、充血性心力衰竭、气胸、胸腔积液、肺血栓栓塞症、心律失常等可引起与 COPD 加重类似的症状。

2. 诊断和严重性评价　COPD 加重的主要症状是气促加重，常伴有喘息、胸闷、咳嗽加剧、痰液颜色和（或）黏度改变以及发热等。此外，亦可出现全身不适、失眠、嗜睡、疲乏、抑郁和精神紊乱等症状。当患者出现运动耐力下降、发热和（或）胸部 X 线影像异常时可能为 COPD 加重的征兆。痰量增加及出现脓性痰常提示细菌感染。

与加重前的病史、症状、体格检查、肺功能测定、动脉血气检测和其他实验室检查指标进行比较，对判断 COPD 加重的严重性甚为重要。应注意了解本次病情加重或新症状出现的时间，气促、咳嗽的严重度和频度，痰量和颜色，日常活动的受限程度，是否曾出现水肿及水肿持续时间，既往加重情况、有无住院治疗及目前的治疗方案等，本次加重期肺功能和动脉血气结果与既往对比可提供非常重要的信息，这些指标的急性改变较其绝对值更为重要。对于严重 COPD 患者，神志变化是病情恶化的最重要指标，一旦出现需及时送医院诊治。是否出现辅助呼吸肌参与呼吸运动、胸腹矛盾呼吸、发绀、外周水肿、右心衰竭、血流动力学不稳定等征象亦可有助于判定 COPD 加重的严重程度。

（1）肺功能测定：加重期患者，常难以满意地进行肺功能检查。$FEV_1 < 1L$ 可提示严重发作。

（2）动脉血气分析：在海平面呼吸空气条件下，$PaO_2 < 60mmHg$ 和（或）$SaO_2 < 90\%$，提示呼吸衰竭。如果 $PaO_2 < 50mmHg$，$PaCO_2 > 70mmHg$，$pH < 7.30$，提示病情危重，需加严密监护或住 ICU 治疗。

（3）其他检查：胸片有助于 COPD 加重与其他具有类似症状的疾病鉴别。心电图对右心室肥厚、心律失常及心肌缺血诊断有帮助。螺旋 CT 扫描和血管造影，或辅以血浆 D 二聚体检测是诊断 COPD 并发肺栓塞的主要手段，但核素通气/灌注扫描在此诊断价值不大。低血压和（或）高流量吸氧后 PaO_2 不能升至 $60mmHg$ 以上也提示肺栓塞可能。如果高度怀疑并发肺栓塞，需同时处理 COPD 加重和肺栓塞。

血红细胞计数及血细胞比容有助于了解红细胞增多症或出血。部分患者血白细胞计数可增高和（或）出现中性粒细胞核左移可为气道感染提供佐证，但通常白细胞并无明显改变。肺炎链球菌、流感嗜血杆菌及卡他莫拉菌是 COPD 加重最普通的病原菌。若患者对初始抗生素反应不佳时，应进行痰培养及细菌药敏试验指导临床治疗。血液生化检查有助于确定引起 COPD 加重的其他因素，如电解质紊乱（低钠、低钾和低氯血症）、糖尿病危象或营养不良（低白蛋白）等，并可发现合并存在的代谢性酸碱失衡。

3. 治疗

（1）COPD 急性加重早期、病情较轻的患者：可在院外治疗，但需特别注意病情变化，及时决定送医院治疗的时机。

COPD 加重期的院外治疗包括适当增加以往所用支气管舒张剂的量及频度。若未曾使用抗胆碱药物，可以加用，直至病情缓解。对更严重的患者，可给予数日较大剂量的雾化治疗。如沙丁胺醇 2 500μg、异丙托溴铵 500μg 或沙丁胺醇 1 000μg 加异丙托溴铵 250 ~ 500μg 雾化吸入，每日 2 ~ 4 次。

全身使用糖皮质激素对加重期治疗有益，可能加快病情缓解和肺功能恢复。如果患者的基础 FEV_1 <50%预计值，除支气管舒张剂外可考虑加用糖皮质激素，如口服泼尼松龙每日 30～40mg，连用 7～10d。也可糖皮质激素联合长效 β_2 受体激动剂吸入治疗。

COPD 症状加重，特别是痰量增加并呈脓性，应给予抗生素治疗。需依据患者的肺功能及常见病原菌，结合患者所在地区致病菌和耐药流行情况选择敏感抗生素。

（2）COPD 急性加重且病情严重者

1）COPD 急性加重到医院就诊或住院进行治疗的指征：①症状显著加剧，如突然出现的静息状态下呼吸困难。②出现新的体征（如发绀、外周水肿）。③原有治疗方案失败。④有严重的伴随疾病。⑤新近发生的心律失常。⑥诊断不明确。⑦高龄患者的 COPD 急性加重。⑧院外治疗不力或条件欠佳。

2）COPD 急性加重收入 ICU 的指征：①严重呼吸困难且对初始治疗反应不佳。②精神障碍、嗜睡、昏迷。③经氧疗和无创正压通气（NIPPV）后，低氧血症（PaO_2 <50mmHg）仍持续或呈进行性恶化，和（或）高碳酸血症（$PaCO_2$ >70mmHg）严重或恶化，和（或）呼吸性酸中毒（pH<7.30）无缓解甚至恶化。

3）COPD 急性加重期住院患者的处理方案

a. 根据症状、血气、胸片等：评估病情的严重程度。

b. 控制性氧疗：氧疗是 COPD 加重期患者住院的基础治疗。无严重并发症的 COPD 加重期患者氧疗后较容易达到满意的氧合水平（PaO_2 >60mmHg 或 SaO_2 >90%），但有可能发生潜在的 CO_2 潴留。给氧途径包括鼻导管或 Venturi 面罩，其中 Venturi 面罩更能精确地调节吸入氧浓度，氧疗 30 分钟后应复查动脉血气以确认氧合满意而未引起 CO_2 潴留或酸中毒。控制性氧疗并于 30 分钟后复查血气。

c. 应用支气管舒张剂：增加剂量或频度；联合应用 β_2 受体激动剂和抗胆碱能药物；使用贮雾器或气动雾化器；考虑静脉加用茶碱类药物。

d. 口服或静脉加用糖皮质激素：COPD 加重期住院的患者宜在应用支气管舒张剂的基础上口服或静滴糖皮质激素，激素的剂量要权衡疗效和安全性。建议口服泼尼松 30～40mg/d，连续 7～10 天后逐渐减量。也可以静脉给予甲泼尼龙 40mg，每日 1 次，3～5 天后改口服。延长给药时间不能增加疗效，反而会使不良反应增加。

e. 细菌感染：是 COPD 急性加重的重要原因，应密切观察细菌感染征象，积极、合理地使用生素。需要注意的是，抗菌药物应尽可能将细菌负荷降低到最低水平，以延长 COPD 急性加重的时间间隔。长期应用广谱抗生素和糖皮质激素易并发深部真菌感染，应密切观察真菌感染的临床征象并采用防治真菌感染措施。

f. 应用机械通气：COPD 急性加重期患者应用 NIPPV 可以降低 $PaCO_2$，减轻呼吸困难，从而降低气管插管和有创机械通气的使用，缩短住院天数，降低患者的病死率。使用 NIPPV 要注意掌握合理的操作方法，避免漏气，从低压力开始逐渐增加辅助吸气压和采用有利于降低 $PaCO_2$ 的方法，从而提高 NIPPV 的效果。

如在积极药物治疗的条件下，患者呼吸衰竭仍进行性恶化，出现危及生命的酸碱异常和（或）神志改变时宜用有创性机械通气治疗。有创性机械通气在 COPD 加重期应用指征：①严重呼吸困难；辅助呼吸肌参与呼吸，并出现胸腹矛盾呼吸。②呼吸频率>35 次/分。③危及生命的低氧血症（PaO_2 <40mmHg 或 PaO_2/FiO_2 <200mmHg）。④严重的呼吸性酸中

毒（pH < 7. 25）及高碳酸血症。⑤呼吸抑制或停止。⑥嗜睡，神志障碍。⑦严重心血管系统并发症（低血压、休克、心力衰竭）。⑧其他并发症（代谢紊乱、脓毒血症、肺炎、肺血栓栓塞症、气压伤、大量胸腔积液）。⑨NIPPV 失败或存在 NIPPV 的排除指征。

在决定终末期 COPD 患者是否使用机械通气时还需充分考虑到病情好转的可能性、患者自身意愿及强化治疗的条件。

使用最广泛的 3 种通气模式包括辅助－控制通气（A－CMV）、压力支持通气（PSV）或同步间歇强制通气（SIMV）与 PSV 联合模式（SIMV + PSV）。因 COPD 患者广泛存在内源性呼气末正压通气（PEEPi），为减少因 PEEPi 所致吸气功耗增加和人机不协调，可常规加用一适度水平（为 PEEPi 的 70% ~ 80%）的外源性呼气末正压通气（PEEP）。COPD 患者的撤机可能会遇到困难，需设计和实施一周密的方案。NIPPV 已被用于帮助早期脱机，初步取得了良好效果。

g. 其他住院治疗措施：在出入液量和血电解质监测下适当补充液体和电解质；注意补充营养，对不能进食者需经胃肠补充要素饮食或予静脉高营养；对卧床、红细胞增多症或脱水的患者，无论是否有血栓栓塞性疾病史，均需考虑使用肝素或低分子量肝素；积极排痰治疗（如用刺激咳嗽、叩击胸部、体位引流等方法）；识别并治疗伴随疾病（冠心病、糖尿病等）及并发症（休克、弥散性血管内凝血、上消化道出血、肾功能不全等）。

（张　鼎）

第七章　肺血管疾病

第一节　肺栓塞

一、概述

肺栓塞（pulmonary embolism，PE）是以各种栓子阻塞肺动脉系统为其发病原因的一组疾病或临床综合征的总称，包括肺血栓栓塞症、脂肪栓塞综合征、羊水栓塞、空气栓塞等。而肺血栓栓塞症（pulmonary thrombo embolism，PTE）为来自静脉系统或右心的血栓阻塞肺动脉或其分支所致疾病，以肺循环和呼吸功能障碍为其主要临床和病理生理特征。PTE 为肺栓塞的常见类型，占 PE 中的绝大多数，通常所称 PE 即指 PTE。肺动脉发生栓塞后，若其支配区的肺组织因血流受阻或中断而发生坏死，称为肺梗死（pulmonary infarction，PI）。

二、病因和发病机制

1. 年龄　肺栓塞的发病率随年龄的增加而上升，儿童患病率约为 3%，60 岁以上可达20%，肺栓塞以 50～60 岁年龄段最多见，90% 致死性肺栓塞发生在 50 岁以上。

2. 血栓形成　血栓 70%～95% 来源于深静脉血栓，血栓脱落后随血循环进入肺动脉及其分支。原发部位以下肢深静脉为主，如股、深股及髂外静脉，文献报告达 90%～95%，尤行胸、腹部手术，患脑血管意外及急性心肌梗死的患者中深静脉血栓的发生率很高。手术中或手术后 24～48h 内，小腿深静脉内可形成，但活动后大部可消失，其中 5%～20% 该处的血栓可向高位的深静脉延伸，3%～10% 于术后 4～20d 内引起肺栓塞。腋下、锁骨下静脉也有血栓形成，但来自该处的血栓仅 1%。盆腔静脉血栓是妇女肺栓塞的重要来源。静脉血栓形成的基本原因是血流停滞、血液高凝状态及血管壁损伤。常见的诱因是卧床少动、创伤、术后，肥胖超过标准体重的 20%、糖尿病、红细胞增多症、吸烟及某些凝血、纤溶机制的先天性缺陷等。

3. 心脏病　慢性心、肺疾病是肺栓塞的主要危险因素，25%～50% 肺栓塞患者同时有心、肺疾病，特别是心力衰竭伴心房纤颤患者。以右腔血栓最多见，少数亦源于静脉系统。细菌性栓子除见于亚急性细菌性心内膜炎外，亦可由于起搏器感染引起。前者感染性栓子主要来自三尖瓣，偶尔先心病患者二尖瓣赘生物可自左心经缺损分流入右心而到达肺动脉。

4. 肿瘤　在我国为第二位死亡原因，占 35%，以胰腺癌、肺癌、泌尿系癌、结肠癌、胃癌、乳腺癌等较常见。恶性肿瘤并发肺栓塞仅约 1/3 为瘤栓，其余均为血栓。恶性肿瘤患者易并发肺栓塞的原因可能与凝血机制异常有关。故肿瘤患者肺栓塞发生率高，甚至是首发症状。

5. 妊娠和避孕药　孕妇肺栓塞的发生率比同龄未孕妇女高 74 倍，易发生于妊娠的头 3 个月和围产期。服避孕药的妇女静脉血栓形成的发生率比不服药者高 4～7 倍。避孕药能引起凝血因子、血小板、纤维蛋白酶系统的活化。羊水栓塞是分娩期的严重并发症。

6. 其他　长骨、髋骨骨折致脂肪栓塞、空气栓塞、寄生虫和异物栓塞等也有报道。没有明显的促发因素时，还应考虑到抗凝因素减少或纤维蛋白溶酶原激活抑制剂的增加。

三、病理和病理生理改变

（一）病理

肺栓塞可单发也可多发。多部位或双侧性的栓塞更常见。一般认为栓塞更易出现在右侧和下叶，这可能是由于右肺和下叶血流更充沛的关系。栓子可从几毫米至数十厘米，按栓子大小可以分为以下几种。

1. 急性巨大肺栓塞　均为急性发作，肺动脉被栓子阻塞达 50%，相当于两个或两个以上的肺叶动脉被阻塞。

2. 急性次巨大肺栓塞　不到两个肺叶动脉受阻。

3. 中等肺栓塞　即主肺段和亚肺段动脉栓塞。

4. 肺小动脉栓塞　即肺亚段动脉及其分支栓塞。

当肺动脉主要分支受阻时，肺动脉即扩张，右心室急剧扩大，静脉回流受阻，产生右心衰竭的病理表现。若能及时去除肺动脉的阻塞，仍可恢复正常，如没有得到正确治疗，并反复发生肺栓塞，肺血管进行性闭塞至肺动脉高压，继而出现慢性肺源性心脏病。血栓溶解几乎伴随着栓塞同时出现，在纤溶系统的作用下，急性肺动脉血栓栓子可在 7d 至数月内完全或部分溶解。肺梗死与肺栓塞不同，通常无心肺疾患的患者发生肺栓塞后，很少产生肺梗死。这主要是因为肺组织的供氧来自肺动脉、支气管动脉、周围气道。只有当支气管动脉和/或气道受累时才发生肺梗死。如患者存在慢性心、肺疾病时，即使小的栓子也易发生肺梗死。

（二）病理生理

肺栓塞的病理生理改变，不仅取决于栓子的大小、栓塞的部位和程度，同时还取决于患者的神经体液反应状态和基础心肺功能。主要表现在呼吸功能和血流动力学的影响两方面。

1. 呼吸生理改变

（1）肺泡无效腔增加：肺栓塞时被栓塞区域有通气无血流，造成 V/Q 失调，无灌注的肺泡不能进行有效的气体交换，故肺泡无效腔增大。

（2）通气功能障碍：较大的肺栓塞可引起反射性支气管痉挛，同时 5 - 羟色胺、缓激肽、血小板活化因子等也促进气道收缩，气道阻力明显增加，使肺泡通气量减少，可引起呼吸困难。

（3）肺表面活性物质减少：在栓塞后 24h 最明显，因不能维持肺泡张力，发生萎陷，肺顺应性下降；肺表面活性物质下降又促进肺泡上皮通透性增加，引起局部或弥漫性肺水肿和肺不张，使通气和弥散功能进一步下降。

（4）低氧血症：由于上述原因，低氧血症常见，并还有 V/Q 比例失调、动静脉交通支开放和非梗死区血流增加等原因。

（5）对 PaO_2 的影响：在肺栓塞患者中由于过度通气 $PaCO_2$ 下降，表现为呼吸性碱中毒。

2. 血流动力学改变　血流动力学改变主要决定于下列因素。

（1）血管阻塞的程度。

（2）栓塞前心肺疾病状态。

（3）神经体液因素。

栓子堵塞肺动脉后，受机械、神经反射和体液因素的综合影响，肺血管阻力和肺动脉压增高，约70%的肺栓塞患者肺动脉平均压（MPAP）大于 2.67kPa，常为 3.33 ~ 4.00kPa。当达到 5.33kPa 时，可发生急性右心衰竭（即急性肺源性心脏病）。当肺血管被阻塞20% ~ 30%时，开始出现一定程度的肺动脉高压；肺血管床被阻塞 30% ~ 40%时，MPAP 可达 4.00kPa 以上，右心室平均压可增高；肺血管床被阻塞40% ~ 50%时，MPAP 可达 5.33kPa，右心室充盈压增加，心脏指数下降；肺血管床被阻塞 50% ~ 70%时，出现持续严重的肺动脉高压；阻塞达85%时，出现所谓"断流"现象，可猝死。

四、临床表现

肺栓塞的临床症状和体征常常是非特异性的，且变化大，症状轻重与栓子大小、栓塞范围有关，但不一定成正比，往往与原有心肺疾病的代偿能力有密切关系，可从轻症患者的 2 ~ 3 个到严重患者 15 ~ 16 个肺段不等，但基本包括以下几种类型。

（一）肺栓塞的临床表现类型

1. 急性肺源性心脏病　突发呼吸困难、发绀、濒死感、低血压、休克、右心衰竭等，见于栓塞 2 个肺叶以上的患者。

2. 肺梗死　突然气短、胸痛、咯血及胸膜摩擦音或胸腔积液，常为外周血管阻塞所致。

3. "不能解释"的呼吸困难　梗死面积相对较小，是提示无效腔增加的唯一症状，此型较为常见。

4. 慢性反复性肺栓塞　发病隐匿、缓慢，发现较晚，主要表现为重症肺动脉高压和右心功能不全，是临床进行性的一个类型。

（二）症状

最常见的症状有以下几种。

1. 呼吸困难　尤以活动后明显。栓塞较大时，呼吸困难严重且持续时间较长，为不祥之预兆。呼吸频率40 ~ 50 次/分。

2. 胸痛　小的周围性肺栓塞常有类似胸膜炎性的胸痛，随呼吸运动而加重，占75%左右。较大的栓子可呈剧烈的挤压痛，位于胸骨后，难以忍受，向肩和胸部放射，酷似心绞痛发作，约占4%，可能为冠状动脉痉挛所致。

3. 咯血　多在肺栓塞后24h 内发生，量不多，血色鲜红，几日后变为暗红色，占30%。

4. 惊恐　发生率约为55%，原因不清，可能与胸痛或低氧血症有关。

5. 咳嗽　重的或慢性肺栓塞都会出现咳嗽，干咳，无痰。

6. 晕厥　约占13%，小的肺栓塞常有阵发性头晕，这是肺循环功能暂时性失调的反映。急性大块肺栓塞可引起晕厥，这是脑血流降低所致。

（三）体征

1. 一般体征　发热、呼吸加快、心率加快、发绀、黄疸等。

2. 肺部体征　可出现呼吸音减低，哮鸣音，干、湿性啰音，也可有肺血管杂音，其特点是吸气过程杂音增强，部分患者有胸膜摩擦音和胸腔积液的体征。

3. 心脏体征　心动过速往往是肺栓塞患者唯一及持续的体征，肺动脉第二音亢进，胸骨左缘第2肋间闻及收缩期喷射性杂音，颈静脉充盈、搏动、肝颈反流征阳性。

4. 下肢深静脉血栓的检出是诊断肺栓塞的主要体征　可有下肢肿胀、压痛、色素沉着和浅静脉曲张等。

（四）实验室检查

1. 动脉血气分析　肺血管床堵塞15%～20%时可出现低氧血症，发生率76%，而且PaO_2可完全正常；93%有低碳酸血症；86%～95%有$P_{(A-a)}O_2$增大，后二者正常是诊断肺栓塞的反指征。

2. 胸部X线检查　无特异性，仅凭X线片不能确诊或排除肺血栓栓塞症，但是对提供疑诊肺血栓栓塞症线索和除外其他疾病具有重要价值。

（1）局部性肺血管纹理变细、稀疏或消失，肺叶透亮度增加。

（2）肺野局部浸润阴影，尖端指向肺门楔形阴影。

（3）肺膨胀不全或肺不张，胸腔积液（少量至中量）。

（4）右下肺动脉干增宽（也可正常或变细）或肺动脉段突出，右心室扩大。

（5）患侧横膈抬高。

3. 心电图　多为一过性，动态观察有助于对本病的诊断。常见的心电图改变是QRS电轴右偏，$S_1Q_{III}T_{III}$型，肺型P波，右心前区导联及II、III、aVF导联T波倒置，顺钟向转位至V_5，完全性或不完全性右束支传导阻滞。大多数患者心电图正常，或仅有非特异性改变，因此，ECG正常不能排除本病。

4. 核素肺通气及灌注（V/Q）显像　为无创伤性、简便、安全、敏感性较高的方法，主要用于筛查临床疑诊为肺栓塞的患者。灌注显像是用标志物$^{99m}Tc-MAA$（人血浆白蛋白聚合颗粒），通过血流到达肺循环，通过扫描可以发现被阻塞的肺动脉供应区放射性分布稀少或缺损，但肺灌注显像的假阳性率较高。如与肺通气显像或X线胸片结合，可明显降低假阳性率，使诊断的准确率达87%～95%。肺血流灌注结合肺通气显像或结合X线胸片对PTE诊断标准如下。

（1）高度可能性：①大于或等于2个肺段的血流灌注稀疏、缺损区，同一部位的肺通气显像与X线胸片均未见异常；或肺血流灌注缺损面积大于肺通气或X线胸片异常的面积。②1个较大面积（1个肺节段的75%以上）和2个以上中等面积（1个肺节段的25%～75%）的肺血流灌注稀疏、缺损区，同一部位的肺通气显像与X片检查正常。4个以上中等面积肺血流灌注稀疏、缺损区，同一部位的肺通气显像和X线胸片检查正常。

（2）中度可能性：①1个中等面积，2个以下较大面积的肺血流灌注稀疏、缺损区，同一部位的肺通气显像和X线胸片正常。②出现在肺下野的血流灌注、通气显像均为放射性分布减低、缺损区，与同一部位X线胸片病变范围相等。③1个中等面积的肺血流灌注，通气缺损区，同一部位的X线胸片检查正常。④肺血流灌注，通气显像均为放射性分布减低、缺损区，伴少量胸腔积液。

（3）低度可能性：①肺多发的"匹配性"稀疏、缺损区，同一部位X线胸片检查正常。②出现在肺上、中叶的肺气流灌注，通气缺损区，同一部位X线胸片正常。③双肺血流灌注、通气显像均为放射性分布减低、缺损，伴大量胸腔积液。④肺血流灌注稀疏、缺损面积小于X线胸片显示阴影的面积，肺通气显像正常或异常。⑤肺内出现条索状血流灌注稀疏、缺损，通气显像正常或异常。⑥4个以上面积较小（1个肺节段的25%以下）的肺血流灌注稀疏、缺损区，通气显像正常或异常，同一部位X线胸片检查正常。⑦非节段性肺血流灌注缺损。

5. 超声心动图　经胸与经食管二维超声心动图能直接显示肺栓塞的征象，前者适用于肺动脉主干及其左右分支栓塞；后者为右室扩大，室间隔左移，左室变小，呈"D"字形，右室运动减弱，肺动脉增宽，三尖瓣反流及肺动脉压增高等。

6. CT肺动脉造影（CTPA）　由外周浅静脉快速注入碘造影剂，造影剂经腔静脉回流，以首次通过的方式使肺动脉显影，通过CT扫描而成像的方法。CTPA通常应用螺旋CT（SCT）或电子束CT（EBCT）进行扫描。由于CTPA检出肺栓塞敏感性与特异型可达95%，多数学者认为CTPA可作为急性PTE临床一线筛查方法。

CTPA还可以做栓塞的定量分析。分析的结果与临床严重程度有很好的相关性，对准确进行临床分型、指导治疗有潜在价值。

CTPA诊断肺栓塞的依据有直接征象和间接征象。

（1）直接征象：指血栓的直接征象，在纵隔窗观察。①管腔部分性充盈缺损：表现为肺动脉及其分支内充盈缺损影，呈圆形，半圆形等。②管腔梗阻：肺动脉及其分支的部分或完全性梗阻。肺动脉及其分支完全闭塞且管腔缩小者为慢性PTE征象。③飘浮症：血栓游离于肺动脉腔内，又称"轨道征"，多为新鲜血栓征象。④马鞍征：条状血栓骑跨于左右肺动脉分支部，呈"马鞍"形充盈缺损，为新鲜血栓征象。⑤管壁不规则：主肺动脉及左右肺动脉管壁不规则，为慢性PTE征象。⑥血栓钙化：为慢性PTE征象，较少见。

（2）间接征象：指造成肺组织心脏，特别是右心房、室和体肺循环的继发改变，在肺窗或纵隔窗观察。①肺血管分布不均匀。②肺实质灌注不均匀形成"马赛克"征。③肺梗死征象。早期为三角形实质变影，反映肺出血，肺不张；中期可以坏死溶解形成空洞；晚期可形成陈旧纤维条索，可并存胸腔积液，膈肌升高。④主动脉增粗，右心室扩大等肺动脉高压征象。⑤右心功能不全的表现 – 右心房、室增大、腔（奇）静脉扩张，胸腔积液或并存心包积液。⑥胸膜改变，可见胸腔积液等。

7. 磁共振血管造影（MRPA）　二维增强MR血管造影（MRA）是另一种无创性检查方法，用它进行MR肺动脉造影（MRPA）可准确地检出PTE主肺动脉、肺叶及段肺动脉内的栓子，对亚段肺动脉水平的栓子检出能力还有待于进一步研究。MRPA无放射性损害，很少引起过敏反应，使用对比剂［钆 – 二乙烯三胺五乙酸（Gd – DTPA）］无肾脏不良反应，检查简便，易行、经济，患者无须住院。MR影像显示的形态学改变：①肺动脉增粗或右心室增大。②黑血序列中肺动脉内流空信号消失或出现软组织信号。③亮血序列中肺动脉内有充盈缺损。

MRPA显示的形态学改变：①肺动脉内充盈缺损。②肺动脉分支中断。③血管缺支。④未受累血管扭曲、增粗。

8. 血浆 D - 二聚体　D - 二聚体是交联纤维蛋白在纤溶系统作用下产生的可溶性降解产物，血栓时因血栓纤维蛋白溶解使其增高，D - 二聚体对急性肺血栓栓塞症诊断敏感性 92%，特异性 40%。因手术、肿瘤、炎症感染、组织坏死等情况均升高，若其含量低于 500μg/L，可基本除外肺血栓栓塞症。

9. 肺动脉造影（PA）　PA 始终被认为是诊断肺栓塞最可靠的方法和"金标准"，其敏感性 98%，特异型性 95% ~ 98%。征象为肺动脉内有充盈缺损或血管中断；局限性肺叶、肺段血管纹理减少或呈剪枝征象；造影过程中动脉期延长，肺静脉的充盈和排空延迟。作为一种有创性的检查技术，肺动脉造影有一定危险性，因此造影前要权衡利弊，慎重考虑，应严格掌握其适应证。

10. 下肢深静脉检查　肺栓塞的栓子 70% ~ 90% 来自下肢深静脉，故下肢深静脉的检查对诊断和防治肺栓塞十分重要。①深静脉造影可清楚显示静脉堵塞的部位、性质、程度、范围和侧支循环以及静脉功能状态，但可致局部疼痛、过敏反应及静脉炎加重，因此传统静脉造影目前已较少应用。②放射性核素静脉造影，与传统静脉造影符合率达 90%。③血管超声多普勒检查，准确性为 88% ~ 93%。④肢体阻抗容积图，与静脉造影的符合率为 77% ~ 95%。

五、诊断与鉴别诊断

（一）诊断

凡有可以引起肺栓塞的原因，如外科手术、分娩、骨折、心脏病（尤其是并发心房纤颤）的患者，突然发生呼吸困难、胸痛、咯血、发绀、心悸、休克、晕厥等的症状，而没有其他原因者应考虑有肺栓塞，但有典型肺栓塞征象的患者不多。患者通常仅有一两个提示可能有肺栓塞的症状，如突发"原因不明"的气短，特别是劳力性呼吸困难，当伴有一侧或双侧不对称性下肢肿胀、疼痛者更需考虑有肺栓塞的可能。需进一步做心电图、胸片、核素肺扫描、CT 或 MR 血管造影，必要时行肺动脉造影以明确诊断。

血栓栓塞性疾病的诊断问题一直是近年来的研究热点。在新近完成的 PTE 诊断前瞻性研究（PIOPED）Ⅱ中，多排螺旋 CT 肺动脉造影（CTPA）联合 CT 静脉造影（CTV）诊断 PTE 的敏感性高于单纯 CTA（90% vs 83%）。当临床与 CTA 结果不符时需作进一步检查。PIOPED Ⅱ的研究者们建议对所有疑诊 PTE 患者根据临床评估进行分层。D - 二聚体检查阴性结合低或中度临床概率可排除 PTE。如果通过上述检查 PTE 不能除外，建议继续行 CTPA 或 CTPA/CTV 检查，以 CTPA/CTV 检查为宜。当临床评估与 CTPA 检查结果不一致时，建议根据临床评估的结果做进一步检查。对妊娠妇女多数研究者建议首选 V/Q 扫描。PIOPED Ⅰ研究阐明了肺通气灌注扫描在肺栓塞诊断中的价值；PIOPED Ⅱ的研究目的则在于着重阐明 CTPA/CTV 的作用；PIOPED Ⅲ研究亦正在进行当中，主要是评价钆增强 MRA 造影在 PE 诊断中的特异性和灵敏度。来自 PIOPED 研究者的推荐意见将对肺栓塞的诊断和治疗带来了巨大的影响。

（二）鉴别诊断

肺栓塞主要与下列疾病鉴别。

（1）肺炎：发热、咳嗽、白细胞增多、X 线胸片示肺浸润性阴影与肺栓塞相混淆。如能注意较明显呼吸困难，下肢静脉炎，X线胸片显示反复的浸润阴影的呼吸困难，下肺纹理减少以及血气异常等，应疑有肺栓塞，再进一步做肺通气/灌注显像等检查，多可予鉴别。

（2）结核性胸膜炎：约1/3肺栓塞患者可发生胸腔积液，易被诊断为结核性胸膜炎。但是并发胸腔积液的患者缺少结核病的全身中毒症，胸腔积液常为血性、量少、消失也快，X线胸片可同时发现吸收较快的肺浸润或梗死等阴影。

（3）术后肺不张：可能与术后并发的肺栓塞相混淆，周围静脉检查正常有助于区别，需要时可做放射性核素肺灌注扫描或可动脉造影以资鉴别。

（4）冠状动脉供血不足：典型者有劳力性心绞痛，而无劳力性呼吸困难。约19%的肺梗死可发生心绞痛，原因有：①巨大栓塞时，心输出量明显下降，造成冠状动脉供血不足，心肌缺血。②右心室压力升高，冠状动脉中可形成反常栓塞（或矛盾栓塞）。故诊断冠状动脉供血不足时，如发现患者有肺栓塞的易发因素时，则需考虑肺栓塞的可能性。

（5）夹层动脉瘤：多有高血压病史，疼痛部位广泛，与呼吸无关，发绀不明显，超声心电图检查有助于鉴别。

（6）慢性阻塞性肺疾病并发肺源性心脏病：有时会与慢性栓塞性肺动脉高压混淆，但仔细询问病史，进行肺功能和$PaCO_2$测定两者不难鉴别。如肺动脉高压伴有严重低氧血症，而$PaCO_2$不随之上升甚至降低，肺通气功能、肺容量也大致正常时，应警惕慢性血栓栓塞性肺动脉高压。

（7）原发性肺动脉高压（PPH）：与慢性血栓栓塞性肺动脉高压难以鉴别，但肺灌注显像正常或普遍稀疏有助于PPH诊断，最后鉴别有赖于开胸肺活检。

（8）急性心肌梗死、心肌炎、降主动脉瘤破裂、心脏压塞、急性左心衰竭、食管破裂、气胸、纵隔气肿、支气管哮喘、骨折、肋软骨炎和高通气综合征等也可表现呼吸困难、胸痛，也应与肺栓塞鉴别。

六、治疗

治疗原则是对高度疑诊肺血栓栓塞症但不具备确诊条件或病情暂不能进行相关确诊时，在比较充分排除其他疾病的可能，并无显著出血风险的前提下，可考虑溶栓和抗凝治疗，以免延误病情。

1. 一般治疗

（1）严密的生命体征和心电图监测。

（2）大面积肺血栓栓塞症要入住监护病房，绝对卧床，防栓子再次脱落，保持大便通畅。

（3）对症处理疼痛、发热。

2. 呼吸循环支持治疗

（1）吸氧治疗：严重呼吸衰竭时用无创面罩机械通气或气管插管通气，避免气管切开，以免影响溶栓抗凝治疗。

（2）循环治疗：①对右心功能不全，正排血量下降但血压尚正常者给一定的肺血管扩张和正性肌力药物，如多巴酚丁胺和多巴胺。②出现血压下降者可增大多巴酚丁胺和多巴胺的剂量或用间羟胺、肾上腺素治疗。

3. 溶栓治疗 适用于大面积肺栓塞［即因栓塞所致休克和（或）低血压］的病例，对于次大面积肺栓塞，即血压正常但超声心动图显示右室运动功能减退的病例，若无禁忌证可以进行溶栓，对于血压和右室运动均正常的病例不推荐进行溶栓，溶栓的时间窗一般定为 14d。

绝对禁忌证有活动性内出血。相对禁忌证有 2 周内的大手术、分娩、器官活检或不能以压迫止血部位的血管穿刺，2 个月内的缺血性脑卒中；10d 内的胃肠道出血；15d 内的严重创伤；1 个月内的神经外科或眼科手术；难于控制的重度高血压（收缩压 >180mmHg，舒张压 >110mmHg）；近期曾行心肺复苏；血小板计数低于 10 000/mm³；妊娠；细菌性，心内膜炎；严重肝肾功能不全；糖尿病出血性视网膜病变等。对于大面积 PTE，属上述绝对禁忌证。

主要并发症为出血，溶栓前配血，宜置外周静脉套管针，避免反复穿刺血管。

以下方案与剂量供参考使用。

（1）尿激酶：负荷量 4 400IU/kg，静脉推注 10min，随后以 2 200IU/（kg·h），持续静脉滴注 12h，另可考虑 2h 溶栓方案；以 20 000IU/kg 量持续滴注 2h。

（2）链激酶：负荷量 250 000IU，静脉注射 30min，随后以 100 000IU/h，持续静脉滴注 24h。链激酶具有抗原性，故用药前需肌内注射苯海拉明或地塞米松，以防止过敏反应。

（3）rt – PA：50 ~ 100mg 持续静脉滴注 2h。

使用尿激酶、链激酶溶栓期间勿用肝素。对以 rt – PA 溶栓时是否需停用肝素无特殊要求。溶栓治疗结束后，应每 2 ~ 4h 测定一次凝血酶原时间或活化部分凝血酶时间（APTT）。

4. 抗凝治疗　当 APTT 水平低于正常值的 2 倍，即应重新开始规范的肝素治疗。为 PTE 的基本治疗方法，抗凝药物主要有肝素、低分子肝素和华法林（warfarin）。抗血小板药物的抗凝作用尚不能满足 PTE 或 DVT 的抗凝要求。

（1）肝素：临床疑诊 PTE 时，即可使用肝素或低分子肝素进行有效的抗凝治疗。应用肝素/低分子肝素前应测定基础 APTT、凝血酶原时间（PT）及血常规（含血小板计数，血红蛋白）；注意是否存在抗凝的禁忌证，如活动性出血、凝血功能障碍、未控制的严重高血压等。对于确诊的 PTE 病侧，大部分为相对禁忌证。普通肝素的推荐用法：予 3 000 ~ 5 000IU 或按 80IU/kg 静推，继之以 18IU/（kg·h）持续静脉滴注。在开始治疗后的最初 24h 内每 4 ~ 6h（常为 6h）测 APTT，根据 APTE 调整剂量，尽快使 APTT 达到并维持于正常值的 1.5 ~ 2.5 倍。达稳定治疗水平，改每天测定 APTT 一次。使用肝素抗凝务求有效水平。若抗凝不充分将严重影响疗效并可导致血栓复发率的显著增高。

肝素亦可用皮下注射方式给药，一般先予静注负荷量 3 000 ~ 5 000IU，然后按 250IU/kg 剂量每 12h 皮下注射一次。调节注射剂量使在下一次注射前 1h 内的 APTT 达到治疗水平。

APTT 并不是总能可靠地反映血浆肝素水平或抗栓效果。若有条件测定血浆肝素水平，使之维持 0.2 ~ 0.4IU/ml（鱼精蛋白硫酸盐测定法）或 0.3 ~ 0.6IU/ml，作为调整肝素剂量的依据。

肝素可能会引起血小板减少症，若血小板持续降低达 30% 以上，或血小板计数 < 100 000/mm³，应停用肝素。

（2）低分子肝素（LMWH）：不需监测 APTT 和调整剂量，但对过度肥胖者或孕妇监测血浆抗 Xa 因子活性，并据调整用量。

法安明：200anti – XaIU/（kg·d）皮下注射。单次剂量不超过 18 000IU。

克赛：1mg/kg 皮下注射 12h 1 次；或 1.5mg/（kg·d）皮下注射，单次总量不超过 180mg。

速避凝：86anti - XaIU/（kg·d）皮下注射。

肝素或低分子肝素须至少应用 5d，对大面积 PTE 或髂股静脉血栓，肝素约需至 10d。

华法林：可以在肝素开始应用后的第 1~3d 加用。初始剂量为 3.0~5.0mg。由于肝素需至少重叠 4~5d，当连续两天测定的国际标准化比率（INR）达到 2.5（2.0~3.0）时或 PT 延长至 1.5~2.5 倍时，即可停止使用肝素，单独口服华法林治疗。疗程至少 3~6 个月。对于栓子来源不明的首发病例，需至少给予 6 个月的抗凝；对癌症、抗凝血酶Ⅲ缺乏、复发性静脉血栓栓塞症、易栓症等，抗凝治疗 12 个月或以上，甚至终生抗凝。妊娠期间禁用华法林，可用肝素或低分子量肝素治疗。

5. 其他　肺动脉血栓摘除术，经静脉导管碎解和抽吸血栓，静脉滤器。

（焦彦歌）

第二节　肺血管炎

血管炎（vasculitis）是以血管壁的炎症性改变为主要病理表现的一组疾病。血管炎症可导致血管破坏，故有时又称坏死性血管炎。血管炎包括的疾病很广泛，既可以是原发性血管炎，也可以伴随或继发于其他疾病；侵犯的血管可以动脉为主，也可以同时累及动脉、静脉和毛细血管；可以小血管为主要侵犯对象，也可以是以较大血管为主的疾病；血管炎可以是系统性的，引起多系统、多器官的功能障碍，也可以局限于某一器官。肺血管炎，顾名思义，就是指肺血管受侵犯的血管炎，通常是系统性血管炎的肺部受累，少数可以是局限于肺血管的炎症；一些肺血管炎比较少见，诊断比较困难，应该引起临床足够重视。

一、概论

（一）分类

1837 年 Schonlein 最早将血管炎作为一有特殊临床病理表现的独立疾病提出。此后随着人们对血管炎认识的不断深入，对血管炎的定义和分类不断进行修改和补充，出现了很多分类标准。之所以学者们对血管炎的分类各有侧重，未能统一，是因为：①这些血管炎病因大都不很清楚。②临床病理及血清学指标缺少特异性。③不同器官以及器官的不同部位其病理表现并不完全一样，且可能处于不同进展阶段以至于组织活检常为非特异表现或出现假阴性。④每一种血管炎其具体临床表现差异较大，严重程度不等。⑤其他一些非血管炎性疾病如肿瘤、药物毒副反应、心内膜炎等临床表现类似血管炎表现，这些因素给血管炎的临床诊断和分类造成很大困难。

美国风湿病学会 1990 年通过对 807 例患者的研究讨论提出了 7 种原发性血管炎的分类标准，包括 Takayasu 动脉炎（大动脉炎）、巨细胞动脉炎（颞动脉炎）、结节性多动脉炎（未区分经典型和显微镜下型）、韦格纳肉芽肿（目前建议采用坏死性肉芽肿性血管炎这一名称）、Churg - Strauss 综合征（变应性肉芽肿性血管炎）和超敏性血管炎。需要指出，这些分类标准并不能包括这些原发性血管炎所有临床病理表现，因而对具体血管炎患者的诊断并不总是十分合适。但这些标准为临床医师评价及描述这些血管炎的流行病学资料以及治疗提供可比研究。

此后，1994 年在美国 Chapel Hill 会议上，来自 6 个不同国家、不同中心和不同专业学者经过认真讨论，对原发性血管炎的一系列命名和分类标准进行了总结，见表 7-1。ChapelHill 会议还讨论了非肉芽肿性小血管炎累及上或下呼吸道，伴或不伴有坏死性肾小球肾炎，且无抗肾基膜抗体或免疫复合物的这一类患者，并建议对这一类疾病的诊断采用显微镜下多血管炎（显微镜下多动脉炎）一词，因这些患者肺血管炎主要是肺泡毛细血管炎。

表 7-1　Chapel Hill 会议关于系统性血管炎的命名及其定义

一、大血管的血管炎病

1. 巨细胞（颞）动脉炎　主动脉及其分支的肉芽肿性动脉炎，特别易发于颈动脉的颅外分支。常累及颞动脉，多发于 50 岁以上患者，多伴有风湿性多肌痛。

2. Takayasu 动脉炎　主动脉及其主要分支的肉芽肿性炎症，多发于 50 岁以下患者。

二、中等大小血管的血管炎病

1. 结节性多动脉炎（经典的结节性多动脉炎）中动脉及小动脉的坏死性炎症，不伴有肾小球肾炎，无微小动脉（arteriole）、毛细血管（capillary）或微小静脉（venule）的炎症。

2. 川崎（Kawasaki）病　累及大、中、小动脉的血管炎，并伴有皮肤黏膜淋巴结综合征。常累及冠状动脉，并可累及主动脉及静脉，多见于儿童。

三、小血管的血管炎

1. 韦格纳肉芽肿*　累及呼吸道的肉芽肿性炎症，涉及小到中血管的坏死性血管炎（如毛细血管、微小静脉、微小动脉、小及中等动脉），坏死性肾小球肾炎多见。

2. Churg-Strauss 综合征*（变应性肉芽肿性血管炎）　累及呼吸道的高嗜酸性粒细胞肉芽肿性炎症，涉及小到中等大小血管的坏死性血管炎，并伴有哮喘和高嗜酸性粒细胞血症。

3. 显微镜下多血管炎*　累及小血管（毛细血管、微小静脉或微小动脉）的坏死性血管炎，很少或无免疫物沉积，也可能涉及小及中等动脉。坏死性肾小球肾炎很多见，肺的毛细血管炎也常发生。

4. 过敏性紫癜（Henoch-Schonlein purpura）　累及小血管（毛细血管、微小静脉、微小动脉）的、伴有 IgA 免疫物沉积为主的血管炎，典型的累及皮肤、肠道及肾小球，伴有关节痛或关节炎。

5. 原发性冷球蛋白血症血管炎累及小血管（毛细血管、微小静脉、微小动脉）的　伴有冷球蛋白免疫物沉积和冷球蛋白血症的血管炎。皮肤及肾小球常被累及。

6. 皮肤白细胞碎裂性血管炎局限性皮肤白细胞碎裂性血管炎　无系统性血管炎或肾小球肾炎。

注：大血管指主动脉及走向身体主要部位（如肢体、头颈）的最大分支。中等动脉指主要脏器动脉（如肾、肝、冠状、肠系膜动脉）。小血管指微小动脉、毛细血管、微小静脉及实体内与微小动脉连接的远端动脉分支。有些小及大血管的血管炎病可能累及中等动脉，但大及中等血管的血管炎不累及比中等动脉小的血管。正常字体代表各项命名定义的必备内容，斜体字部分为常见但不必要。

*与抗中性粒细胞胞质抗体（ANCA）密切关联。

（二）流行病学

至今我国尚缺乏原发性系统性血管炎的发病率和患病率的资料。肺血管炎在临床并不常见，以继发于弥漫性结缔组织病较为多见；随着对血管炎认识的不断提高，抗中性粒细胞胞质抗体（ANCA）相关血管炎，包括坏死性肉芽肿性血管炎（Wegener 肉芽肿）、Churg-Strauss 综合征和显微镜下多血管炎，临床上发病率呈增高趋势。原发性系统性血管炎中 Takayasu 动脉炎和白塞病可累及肺动脉；而 ANCA 相关性血管炎主要侵犯肺实质。

血管炎各年龄段均可发现，但一些具体病种有年龄和性别倾向。川崎病和过敏性紫癜以青少年儿童多见；Takayasu 动脉炎以青中年女性多见；巨细胞动脉炎多见于老年人；结缔组织病的继发性血管炎则以育龄期女性多见。坏死性肉芽肿性血管炎和 Churg – Strauss 综合征中青年男性患者占多数，而显微镜下多血管炎老年患者不少见。

原发性系统性血管炎的发病率有明显的地域和种族差异：巨细胞动脉炎主要见于欧美的白种人，而 Takayasu 动脉炎在日本、中国等亚洲国家和南美洲地区较为常见；ANCA 相关性血管炎中欧美国家以坏死性肉芽肿性血管炎为主，日本和中国则以显微镜下多血管炎较多见；白塞病的高发区为土耳其等地中海周围的国家，其次为中国、韩国和日本，欧美人则明显少见。

（三）病理

血管炎病理特点是血管壁的炎症反应，常常贯穿血管壁全层，且多以血管为病变中心，血管周围组织也可受到累及，但支气管中心性肉芽肿病是个例外。大中小动静脉均可受累，亦可出现毛细血管炎症。炎症常伴纤维素样坏死、内膜增生及血管周围纤维化。因此肺血管炎可导致血管堵塞而产生闭塞性血管病变。炎症反应细胞有中性粒细胞、正常或异常淋巴细胞、嗜酸性粒细胞、单核细胞、巨噬细胞、组织细胞、浆细胞和多核巨细胞，且多为多种成分混合出现。如以中性粒细胞为主时，即表现为白细胞碎裂性血管炎；以淋巴细胞为主时，则是肉芽肿性血管炎的主要表现。但不同血管炎的不同病期，浸润的炎症细胞种类和数目也会有变化。如在白细胞碎裂性血管炎急性期过后也会出现大量淋巴细胞浸润，而在肉芽肿性血管炎晚期，炎症细胞可以单核细胞、组织细胞及多核巨细胞为主而非淋巴细胞。

（四）病因和发病机制

近年来，血管炎的治疗取得了很多进步，但血管炎的病因和发病机制仍不十分清楚。目前认为在遗传易感性基础上，在环境因素作用下，通过免疫异常介导的炎症反应所致，参与血管炎发病的因素见表 7 – 2。

如前所述，有些血管炎的发生率有种族差异，部分血管炎有家族聚集现象，均提示遗传因素是其发病原因之一。近年研究发现了不同血管炎的多个易感基因，但是其研究结果在不同人群之间不一致。血管炎的发生率也存在地域差异，提示可能有环境因素参与，包括感染及药物等。许多研究提示病毒（乙型肝炎病毒、丙型肝炎病毒、EB 病毒、巨细胞病毒、细小病毒 B19、HIV 病毒等）和细菌（金黄色葡萄球菌及结核分枝杆菌等）感染与不同类型血管炎可能相关，如乙型肝炎病毒与结节性多动脉炎、丙型肝炎病毒与原发性冷球蛋白血症血管炎、金黄色葡萄球菌与坏死性肉芽肿性血管炎（Wegener 肉芽肿）、结核分枝杆菌与 Takayasu 动脉炎及白塞病，但均缺乏直接证据。研究提示接触硅物质与坏死性肉芽肿性血管炎（Wegener 肉芽肿）发病有关。丙硫氧嘧啶、甲巯咪唑、肼屈嗪等药物可引起 ANCA 阳性，部分患者出现血管炎表现。白三烯受体拮抗剂与 Churg – Strauss 综合征发病有一定关系。

如表 7 – 2 所示，参与血管炎发病机制因素可能是多方面的，具体包括病理性免疫复合物在血管壁的形成和沉积、体液免疫反应（抗中性粒细胞胞质抗体、抗内皮细胞抗体）、细胞免疫反应和肉芽肿形成，由病原微生物、肿瘤以及毒物导致血管内皮细胞功能受损。大量证据显示免疫细胞之间、淋巴细胞和内皮细胞之间以及细胞因子和黏附因子之间的相互作用，在血管炎的发病机制中都起一定的作用。参与不同类型血管炎发病的因素和具体机制也不相同。

表 7 – 2   参与血管炎发病机制的细胞和因子

细胞	细胞因子和趋化因子
T 淋巴细胞	肿瘤坏死因子（TNF）
B 淋巴细胞	干扰素 γ（IFN – γ）
单核细胞/巨噬细胞	白介素（IL）– 1，IL – 1Ra
血小板	IL – 2
NK 细胞	IL – 4
嗜酸性粒细胞	IL – 6
中性粒细胞	IL – 10
内皮细胞	IL – 12
生长因子	IL – 15
血管内皮生长因子（VECF）	IL – 17
血小板来源生长因子（PDCF）	IL – 18
粒细胞集落刺激因子（G – CSF）	IL – 8
巨噬细胞集落刺激因子（M – CSF）	RANTES
自身抗体	黏附因子/细胞受体
抗中性粒细胞胞质抗体（ANCA）	β_2 – integrin
抗内皮细胞抗体（ACEA）	E – selectin
补体成分	ICAM – 1
药物	VCAM – 1
感染性因素（病原体）	Fcγ 受体

致病免疫复合物的形成及沉积在血管壁，通过经典途径激活补体而导致血管壁炎症。已经证实经典型结节性多动脉炎、原发性冷球蛋白血症血管炎和过敏性紫癜等主要影响小到中等血管的血管炎的主要发病机制为免疫复合物沉积。

越来越多研究表明抗中性粒细胞胞质抗体（ANCA）在血管炎发病机制中起重要作用。ANCA 是一种以中性粒细胞和单核细胞胞质成分为靶抗原自身抗体，通常以乙醇固定的底物用间接免疫荧光法检测，根据荧光染色模型分为胞质型（cytopalsmic patten，c – ANCA），其靶抗原为蛋白酶 3（PR3），在乙醇固定过程中，初级颗粒破裂，PR3 释放，因其电荷性不强，因此间接免疫荧光染色就表现为粗糙颗粒样胞质内染色类；核周型（Peinuclear patten，p – ANCA）ANCA 主要针对颗粒中丝氨酸蛋白酶，如髓过氧化物酶（MPO）、弹力蛋白酶、乳铁蛋白等成分，这些成分多带阳性电荷，在间接免疫荧光染色中，随着颗粒破裂释放，易与带负电荷的细胞核结合，表现为核周型。目前认为，针对 PR3 的 c – ANCA 主要在活动性坏死性肉芽肿性血管炎（Wegener 肉芽肿）患者血清中检测到，且特异性较高，大多数情况下 PR3 – ANCA 滴度与病情活动呈正相关。而针对 MPO 的 p – ANCA 在显微镜下多血管炎（包括特发性新月体肾小球肾炎）和 Churg – Strauss 综合征中更常出现。因此，坏死性肉芽肿性血管炎（Wegener 肉芽肿）、显微镜下多血管炎（包括特发性新月体肾小球肾炎）和 Churg-Strauss 综合征（变应性肉芽肿性血管炎）被称为 ANCA 相关性小血管炎（ANCA-associated small-vessel vasculitis，AAV）。而针对其他成分的不典型 p-ANCA，则在许多疾病如炎症性肠病、自身免疫性肝病、结缔组织病、慢性感染及类风湿关节炎中均可出现，甚至在一小部分正常人中亦可出现。有时在间接免疫荧光染色中 ANA 也可出现类似 p-ANCA 的染色模型，被误认为 p-ANCA 阳性。因此，在评价 p-ANCA 阳性结果时，需结合其所针对的抗原以及临床表现进行具体分析，很多情况下，不典型 p-ANCA 仅提示存在慢性炎症反应，对血管炎诊断并无特异性。因此，仅 PR3-ANCA 和 MPO-ANCA 阳性对系统性血管炎诊断较为特异，需要结合临床表现和病理学结果进行具体分析。

ANCA 抗原大多数都是中性粒细胞在宿主防御反应中用以杀菌成分。但为何会针对这些自身抗原产生免疫反应以及感染在其中起何作用目前尚不很清楚。确实反复细菌感染可导致血管炎加重；而且坏死性肉芽肿性血管炎患者鼻腔金葡菌带菌状态会导致血管炎复发。研究表明复方磺胺异噁唑对治疗局限型坏死性肉芽肿性血管炎是有效的，而且对多系统受累的患者可以减少复发。

在动物模型中，已经证实 MPO-ANCA 具有致病性；而 PR3-ANCA 的致病性尚不明确。ANCA 在血管炎中的发病机制有几种假说。一种理论认为一些前炎症因子如 IL-1、TCF-β、TNF 或病原成分可以激活中性粒细胞，导致胞质颗粒中的一些成分移位到细胞表面，中性粒细胞表面表达 PR3 和 MPO，能够与 ANCA 相互作用。这些细胞因子还导致内皮细胞过度表达黏附因子。ANCA 也可诱导中性粒细胞释放活性氧自由基及溶酶体酶，导致局部内皮细胞受损。这些中性粒细胞可以穿过受损的内皮细胞，聚集在血管周围。还有人认为血管内皮细胞本身可以表达 ANCA 抗原。总之，ANCA 可以促使中性粒细胞黏附于血管内皮细胞，间接导致内皮细胞损伤，促进中性粒细胞移位，进入血管周围组织。

抗内皮细胞抗体（AECA）可见于坏死性肉芽肿性血管炎、显微镜下多血管炎、Takayasu 动脉炎、川崎病以及伴血管炎的系统性红斑狼疮和类风湿关节炎，检出率约为 59% ~ 87%。在动物模型中，AECA 可诱发鼠血管炎的发生，表现为肺肾小动脉和静脉周围淋巴样细胞浸润，以及部分血管壁外有免疫球蛋白沉积，是 AECA 致病的直接证据。AECA 通过补体介导的细胞毒作用或抗体依赖性细胞介导的细胞毒作用导致内皮细胞的破坏和溶解。AECA 能与内皮细胞结合，通过 NFKB 途径诱导内皮细胞活化，促进其表达黏附分子，以及上调细胞因子分泌，从而使得白细胞易于在该部位募集，并黏附于内皮细胞表面造成细胞损伤。

近年研究表明 T 淋巴细胞介导的细胞免疫反应也是血管炎的主要发病机制之一，包括辅助性 T 淋巴细胞（Th1、Th2 和 Th17）、调节性 T 淋巴细胞（CD_4^+ CD25highFoxp^{3+}）和细胞毒性 T 淋巴细胞均参与。部分血管炎患者外周血和（或）病变部位激活的 CD_4^+T 细胞增加，它们表达 CD25、CD38、CD45RO 和 HLA-DR 明显增加，提示这是一类被活化的记忆 T 细胞。T 细胞参与血管炎发病机制最直接的证据是证实患者的外周血中有抗原特异性的 T 淋巴细胞，应用体外淋巴细胞增生试验，抗 PR3-ANCA 阳性的坏死性肉芽肿性血管炎患者的淋巴细胞对纯化的 PR3 的反应更多且更强，故认为患者体内存在 PR3 特异性的 T 淋巴细胞。Th1 淋巴细胞及其产生的 INF-γ 和 IL-2 是肉芽肿性血管炎发病机制中的主要因素，INF-γ 是巨细胞动脉炎和 Takayasu 动脉炎病变关键的细胞因子，与巨细胞形成、内膜增厚、组织缺血以及新生血管形成有关。有人提出坏死性肉芽肿性血管炎的病理过程可能是一个

"Th1/Th2 的二相转换"，开始为 Th1 型反应为主的肉芽肿形成阶段，T 淋巴细胞主要表达和分泌 Th1 型细胞因子（INF－γ 和 IL－2）；随后 Th1 型细胞因子诱导和刺激中性粒细胞和单核细胞的活化并表达 ANCA 靶抗原，使 ANCA 发挥作用，转变为以 Th2 型为主的体液免疫反应，表达 IL－4 相对增多，导致广泛的血管炎症病变。

（五）临床表现

肺血管炎的全身症状包括发热、乏力、消瘦和盗汗等，尤其是系统性血管炎和弥漫性结缔组织病患者。有肺动脉受累的 Takayasu 动脉炎可出现呼吸困难。坏死性肉芽肿性血管炎和显微镜下多血管炎可出现咳嗽、呼吸困难、胸痛及咯血，弥漫性肺毛细血管炎所致的弥漫性肺泡出血患者可出现大咯血。白塞病患者也可出现咯血，尤其是肺动脉瘤破裂而出现致命性大咯血。Churg－Strauss 综合征常伴有反复发作呼吸困难及哮喘病史。

体征和受累器官相关联。如白细胞碎裂性血管炎其皮疹及溃疡多较明显，关节畸形提示存在类风湿关节炎。鼻及上呼吸道溃疡提示可能存在坏死性肉芽肿性血管炎或淋巴瘤样肉芽肿，前者还可（浅层）巩膜炎及球后肉芽肿。白塞病多伴有口腔、外阴痛性溃疡及眼色素膜炎。结节性多动脉炎及 Churg－Strauss 综合征常出现周围神经受累，而巨细胞动脉炎早可出现中枢神经系统受累体征。肺部的体征也因病变性质及其严重程度而异。

（六）诊断和鉴别诊断

在所有血管炎中，均或多或少出现一些皮肤病变、全身及肌肉关节症状，实验室检查出现一些炎症反应指标异常。出现这些异常应该注意排除血管炎。血管炎的全身表现包括发热、食欲减退、体重下降和乏力等。肌肉关节表现包括风湿性多肌痛样症状、关节痛或关节炎、肌痛或肌炎等。实验室检查常出现正细胞性贫血、血小板增多症、低白蛋白血症、多克隆丙种球蛋白增高、红细胞沉降率增快及 C 反应蛋白增高等，这些均提示炎症急性相反应。

要诊断血管炎，首先要对不同血管炎临床表现有充分的认识，结合具体患者的临床、实验室、组织病理或血管造影异常加以诊断，并注意与一些继发性血管炎进行鉴别诊断。

1. 感染性血管炎　许多不同病原体感染均可引起血管炎样表现，包括细菌（如链球菌、葡萄球菌、沙门菌、耶尔森菌、分枝杆菌及假单胞菌等）、真菌、立克次体、伯氏疏螺旋体以及病毒感染（如甲、乙、丙型肝炎病毒、巨细胞病毒、EB 病毒、带状疱疹病毒及 HIV 病毒等），根据其临床表现以及相应实验室检查大多容易鉴别。感染性疾病引起的过敏性血管炎多以皮肤病变为主。

2. 肿瘤或结缔组织病继发血管炎　当患者出现血管炎样表现（尤其是以皮肤病变为主）时，如果同时伴有肝脾肿大、淋巴结肿大、血细胞减少或外周血涂片异常时，应注意排除肿瘤继发血管炎可能。恶性淋巴瘤和白血病容易出现这种表现，而实体瘤相对少见。此外，一些结缔组织病也可出现继发血管炎表现，常见的有系统性红斑狼疮、类风湿关节炎、干燥综合征以及皮肌炎等，需注意加以鉴别。

血管炎确诊需靠组织活检病理和（或）血管造影所见，应该尽可能进行这些检查以明确血管炎的诊断。因为血管炎一旦确诊，多需长期治疗，而治疗药物毒副反应较多。表7－3列出血管炎诊断常见活检部位及血管造影的敏感性，但这种敏感性在不同的研究者及不同的研究人群中是有差异的。

表 7 – 3　血管炎诊断检查的敏感性

检查	阳性率
肌活检（有症状或肌电图异常部位）	33% ~66%
腓肠神经活检（有症状或肌电图异常）	约 75%
经皮肾活检	13% ~100%
鼻黏膜活检	20% ~55%
睾丸活检（有症状）	约 70%
肝活检	0 ~7%
内脏血管造影	83% ~88%

　　一般来说，应对有症状且比较方便易取的部位进行活检，对无症状部位如肌肉、睾丸或周围神经进行盲检阳性率较低；皮肤、肌肉、鼻黏膜及颞动脉活检耐受性好，且容易获取；尽管对于确诊某一血管炎皮肤活检缺乏特异性，但结合临床、实验室及放射学表现，往往可以对血管炎做出诊断。睾丸受累不多见，且睾丸活检需进行全身麻醉，患者有时难以接受。若患者有周围神经受累的临床表现或肌电图及神经传导速度测定异常，则进行腓肠神经活检很有帮助，但活检常有下肢远端局部感觉障碍后遗症。超声引导下经皮肾活检并不危险，但血管炎表现不多见，其最常见的组织病理改变为局灶节段坏死性肾小球肾炎。对于诊断肺血管炎，经支气管镜肺活检阳性率不高，应行开胸活检或胸腔镜肺活检。

　　对于怀疑血管炎，却无合适的活检部位，应行血管造影，血管炎血管造影典型表现为节段性动脉狭窄，有时出现囊样动脉瘤样扩张及闭塞。一般采用腹腔血管造影，有时尽管并无腹部表现血管造影亦可出现异常，在肾脏、肝脏以及肠系膜血管均可出现异常。血管造影出现囊样动脉瘤表现提示病情多较严重。有效的治疗可以逆转血管造影异常。但血管造影特异性不高，多种原发性系统性血管炎及继发性血管炎均可引起类似血管造影异常，如结节性多动脉炎、坏死性肉芽肿性血管炎、Churg – Strauss 综合征、类风湿关节炎及系统性红斑狼疮血管炎以及白塞病等。另外，其他一些疾病，如左房黏液瘤、细菌性心内膜炎、血栓性血小板减少性紫癜、抗磷脂综合征、腹部结核、动脉夹层、肿瘤及胰腺炎等均可引起血管造影异常。在巨细胞动脉炎、大动脉炎、Buerger 病其血管造影有一定特点，受累血管分布不同且没有囊样动脉瘤表现。

（七）治疗

　　血管炎的主要治疗药物为糖皮质激素及免疫抑制剂（以环磷酰胺最为常用），尤其对病变广泛且进展较快的患者更应积极治疗。

二、各论

（一）主要影响大血管的血管炎

　　1. 巨细胞动脉炎　其常见临床表现包括头痛、颞动脉区压痛、间歇性下颌运动障碍、肌痛、视力受损及脑血管意外等；多见于 60 岁以上老年患者，女性多见，多伴贫血、红细胞沉降率和 C 反应蛋白明显升高，对皮质激素治疗有良好的疗效。颞动脉活检可见淋巴细胞及巨细胞浸润伴内膜增生及弹性层破坏，且病变多呈跳跃性分布。巨细胞动脉炎常伴风湿性多肌痛表现如发热、乏力、体重下降及近端肢带肌无力及僵硬。此外，亦有报道本病亦可累及大动脉如主动脉和肺动脉。

2. 多发性大动脉炎　又称 Takayasu 动脉炎。主要累及主动脉及其分支，如无名动脉（头臂干）、左颈总动脉、左锁骨下动脉、胸主动脉、腹主动脉以及肾动脉等。其病理多表现为单个核细胞浸润和肉芽肿形成，引起受累血管狭窄、闭塞和动脉瘤形成，从而出现发热、无脉、肢痛、腹痛、失明、脑血管意外、高血压、心力衰竭以及动脉瘤等一系列临床表现。病情活动常伴血白细胞、红细胞沉降率及 C 反应蛋白升高。体检时常可发现无脉或两侧桡动脉搏动强度不等，在颈部或胸背腹部可听到血管杂音，血管彩超、CT 血管成像（CTA）、磁共振显像（MRI）及动脉造影可进一步明确诊断。

肺动脉受累较常出现，有报道达 50%，可伴肺动脉高压，也可出现显著临床表现，如咯血、胸痛等。有研究表明，即使在无明显肺部症状患者，其肺活检及血管造影亦有肺动脉受累表现。

在疾病活动期需予中等~大剂量皮质激素治疗，必要时加用免疫抑制剂。动脉狭窄、闭塞和动脉瘤形成者需寻求球囊扩张伴支架植入等介入治疗或外科手术治疗的可能。国内有报道本病结核菌感染伴发率高，注意排除结核感染可能，但不主张对所有患者均予抗结核治疗。

（二）主要影响中等大小血管的血管炎

结节性多动脉炎：是一累及多系统的全身性疾病，是原发性系统性血管炎的原型，主要病理表现为中、小肌性动脉中性粒细胞浸润，伴内膜增生、纤维素样坏死、血管闭塞及动脉瘤形成等，以致受累组织出现缺血和梗死。较常出现关节肌肉、肝和肠系膜血管、睾丸、周围神经系统及肾脏动脉受累。肺脏及其肺血管是否受累曾有不同意见。目前大多数意见认为结节性多动脉炎很少累及肺。因此若出现肺血管受累证据应注意与显微镜下多血管炎、Churg - Strauss 综合征及坏死性肉芽肿性血管炎鉴别。

（三）主要影响小血管的血管炎

1. 坏死性肉芽肿性血管炎　又称为 Wegener 肉芽肿。其临床主要表现为上下呼吸道坏死性肉芽肿性炎症、系统性坏死性血管炎及肾小球肾炎，也可累及眼、耳、心脏、皮肤、关节、周围和中枢神经系统。若病变仅局限于上、下呼吸道，则称为局限型。本病各年龄均可发病，但以中年男性多见，

肺部病变可轻可重，严重者可出现致命的弥漫性肺泡出血。2/3 患者可出现胸部 X 线异常，可单侧受累，也可双侧受累。主要表现肺部浸润影或结节，有的伴空洞形成；由于支气管病变可引起肺不张，也可出现胸膜增厚及胸腔积液。病理活检往往表现为肺组织坏死，伴肉芽肿炎症，浸润细胞包括中性粒细胞、淋巴细胞、浆细胞、嗜酸性粒细胞以及组织细胞，血管炎症可导致血管阻塞及梗死。1/3 患者可出现肺毛细血管炎而咯血，此外，有些患者还可出现肺间质纤维化、急慢性细支气管炎和闭塞性细支气管炎等。

大量临床研究表明，90% 以上病情活动的坏死性肉芽肿性血管炎患者血清中出现 ANCA 阳性，多为胞质型（C - ANCA），其针对的靶抗原是蛋白酶 3（PR3 - ANCA），病情静止时约 40% 的患者阳性，因此 PR3 - ANCA（C - ANCA）不但有重要诊断意义，而且与疾病的活动性有关，可作为监测疾病活动度的一项重要指标。

随着细胞毒药物，尤其是环磷酰胺的应用，坏死性肉芽肿性血管炎的死亡率已明显下降。对有重要器官功能受损的活动期患者，诱导缓解期通常给予每天口服环磷酰胺 1.5 ~ 2mg/kg，也可用环磷酰胺 1.0g 静脉冲击治疗，每 2~3 周 1 次，多与皮质激素联合应用。疾病缓解后需要应用环磷酰胺或硫唑嘌呤维持治疗 2 年或以上，过早停药则复发率高。无重要器官严重受累的轻型患者可予甲氨蝶呤诱导缓解和维持治疗。局限型、上呼吸道携带金黄色葡萄球菌或容易复发患者可加用复方磺胺异噁唑。危重型（如弥漫性肺泡出血、急进性肾功能不全等）则需要血浆置换、甲泼尼龙静脉冲击治疗等。难治性病例可试用利妥昔单抗等生物制剂治疗。

2. Churg – Strauss 综合征　又称变应性肉芽肿性血管炎。是以支气管哮喘、嗜酸性粒细胞增多和肉芽肿性血管炎为主要特征的一种全身性疾病，以中年男性多见，常伴有变应性鼻炎、鼻息肉和支气管哮喘史。肺、周围神经、心脏、胃肠道和皮肤均较常受累。早期文献报道与坏死性肉芽肿性血管炎相比，本病肾脏受累少见且病变较轻；目前认为约半数患者有肾脏受累，严重时亦可出现肾功能不全。Churg – Strauss 综合征呼吸系统表现除支气管哮喘外，还可出现咳嗽、咯血，胸部影像学可见游走性斑片状浸润影或结节影，空洞罕见。约半数患者 ANCA 阳性，多为 MPO – ANCA（P – ANCA），与肾脏损害、多发性但神经炎和肺泡出血等血管炎表现相关；而嗜酸性粒细胞增高则与心脏病变有关。糖皮质激素是主要治疗药物，若存在肾脏、胃肠道、中枢神经系统和心脏等严重病变，提示预后不良，需积极联合免疫抑制剂治疗。

3. 显微镜下多血管炎　又称为显微镜下多动脉炎，是从结节性多动脉炎中分离出来的一种独立的血管炎。其临床表现为坏死性微小动脉、微小静脉及毛细血管炎症，主要累及肾脏、皮肤和肺脏，是肺出血，急进性肾炎综合征常见原因之一，多伴有 ANCA 阳性。组织病理特点为受累血管没有或很少有免疫球蛋白和补体成分沉积；受累血管可出现纤维素样坏死及中性粒白细胞和单核细胞浸润，可伴血栓形成；肾脏则表现为局灶节段性肾小球肾炎，有时伴新月体形成；肺脏受累则表现为坏死性肺毛细血管炎。

本病中老年常见，男性略多。起病时多伴乏力、体重下降、发热和关节痛等全身症状。肾脏受累常见，表现为蛋白尿、（镜下）血尿、细胞管型尿和肾功能不全，很多患者表现为快速进展性肾小球肾炎（RPCN）。皮肤受累以紫癜或结节多见，也可出现眼、胃肠道及外周神经受累。肺部表现为肺部浸润影及肺泡出血，有时可出现大咯血，肺间质纤维化也不少见。约 80% 患者 ANCA 阳性，是重要诊断依据之一，其中约 60% 抗原是髓过氧化物酶阳性（MPO – ANCA，p – ANCA），肺受累及者常有此抗体，另有约 40% 的患者为抗蛋白酶 3 阳性（PR3 – ANCA，C – ANCA）。治疗原则同坏死性肉芽肿性血管炎，5 年生存率约 60%，死亡多出现在第 1 年，肾功能衰竭及感染是死亡主要原因。

4. 过敏性紫癜　又名 Henoch – Schonlein 紫癜，儿童多见，成人亦可发病，是一种白细胞碎裂性血管炎。多伴有上呼吸道前驱感染，随后出现臀部及下肢紫癜，关节炎及腹痛，有些患者亦可出现镜下血尿及蛋白尿（肾小球肾炎），呼吸道受累相对少见，可表现为肺泡出血及肺门周围片状浸润影。血清 IgA 可升高，组织活检病理免疫荧光也可见到 IgA 沉积。皮肤及关节病变仅需对症处理，胃肠道（腹痛、消化道出血和穿孔）、肾脏（高血压、蛋白尿和肾功能异常）及其他脏器严重病变（如肺泡出血、神经系统病变等）则需要大剂量皮质激素治疗，必要时加用免疫抑制药。

5. 原发性冷球蛋白血症性血管炎　反复发作的（皮肤）紫癜、关节痛/关节炎、肾脏及其他内脏器官受累，伴有血清冷球蛋白含量增高及类风湿因子阳性是本病临床特点。白细胞浸润性血管炎，血管壁有免疫球蛋白和补体沉积是其组织学特点。肺也可受侵犯常表现为弥漫性间质性浸润，肺血管也呈现上述炎症性改变。与丙型肝炎病毒感染有关。

（四）白塞病

白塞病既可累及大血管，又可累及小血管；既可累及动脉，又可累及静脉。其临床主要表现为反复发作口腔痛性溃疡、外阴溃疡和眼色素膜炎三联征，可伴关节炎、结节红斑或脓疱样丘疹和下肢静脉血栓性静脉炎，亦可累及消化道、心血管、（中枢）神经系统、肾脏以及肺脏。活动期患者可出现针刺反应阳性。受累部位可出现 IgG 及补体沉积。

10% 患者可出现肺脏受累，表现为反复发作肺炎及咯血，有时可出现致命性大咯血。咯血原因可能是由于肺小血管炎或支气管静脉破裂，也可能是由于肺动脉瘤破裂或动静脉瘘所致。白塞病伴有重要脏器，如眼、神经系统、胃肠道以及肺脏等受累者应予积极免疫抑制治疗，联合应用大剂量皮质激素和免疫抑制剂（硫唑嘌呤、环孢素及环磷酰胺等），严重时可应用 α 干扰素、抗肿瘤坏死因子 α（TNF - α）制剂。病情活动所致的咯血单纯手术治疗效果不佳，容易复发或出现新的动脉瘤，需要免疫抑制性药物治疗；危及生命的大咯血可予介入栓塞或支架治疗。

（五）继发于结缔组织病的血管炎

1. 系统性红斑狼疮　系统性红斑狼疮肺部受累主要表现为胸膜炎、胸腔积液，也可出现肺不张、急性狼疮性肺炎、弥漫性肺间质病变以及血管炎等。肺血管炎主要是一种白细胞碎裂性血管炎，可伴纤维素样坏死，但在红斑狼疮中的具体发生率各家报道不一。有部分患者可出现肺动脉高压，多为轻 - 中度。北京协和医院的资料表明严重者亦可出现重度肺动脉高压甚至右心衰竭，此类患者预后差。上述胸膜、肺实质及肺血管病变对大剂量皮质激素和免疫抑制剂治疗通常有效。

2. 类风湿关节炎　除关节受累外，亦可出现血管炎表现，如单发或多发性单神经炎、皮肤溃疡和肢端坏疽等。其肺部受累主要表现为胸膜炎或胸腔积液、肺内结节和肺间质病变，极少部分患者可出现肺血管炎及肺动脉高压。上述关节外表现常常需要大剂量皮质激素联合免疫抑制剂（环磷酰胺最常用）治疗。

3. 系统性硬化　主要临床表现为指端硬化及躯干四肢皮肤硬化。患者常伴有明显雷诺现象、肺间质病变和（或）肺动脉高压。可出现小动脉和（微）细动脉的内膜增生，向心性纤维化致使小动脉狭窄和闭塞；但炎症细胞浸润和纤维素样坏死并不常见。因此，严格意义上来说，属于血管病而不能称之为血管炎。对（皮质）激素及免疫抑制剂治疗大多无效。

4. 干燥综合征　是以外分泌腺上皮受累为主的一种自身免疫疾病。国外及国内的流行病学资料表明干燥综合征并非少见病。有观点将之称为自身免疫性上皮炎，因其不仅可以影响唾液腺（和泪腺）引起口干与眼干，还可累及肾小管上皮引起肾小管酸中毒，累及肝胆管上皮、胰管上皮及胃肠道腺体上皮引起消化道症状，累及肺细支气管上皮引起肺间质纤维化及肺动脉高压。

干燥综合征血管炎及高丙种球蛋白血症亦是肺间质纤维化及肺动脉高压的重要致病机制。治疗上强调在肺间质病变早期予以积极皮质激素及免疫抑制剂治疗。

（六）其他偶发性肺血管炎

此类疾患均为肺部（病变）为主的疾病，也可能有肺血管炎的表现。

1. 淋巴瘤样肉芽肿病　是一种以血管为中心的肉芽肿病，肺无例外均被侵犯。1972 年首次由 Liebow 等所描述。组织形态学主要表现为上下呼吸道、皮肤、中枢神经系统中以血管为中心破坏性的浸润性病变。浸润细胞主要为淋巴母细胞、浆细胞、组织细胞以及含有不正常核分裂象的不典型大淋巴细胞，并形成肉芽肿性病变。

此病较少见，至 1979 年文献才有 507 例报告。与坏死性肉芽肿性血管炎不同，上呼吸道和肾脏极少受累，下呼吸道症状较多见如胸痛、呼吸困难及咳嗽等。但胸部 X 线所见也是多发结节状阴影伴有空洞形成，与坏死性肉芽肿性血管炎很相似；胸腔积液多见，但肺门淋巴结罕有侵及。中枢和周围神经系统常被侵及，出现脑梗死和周围神经病变等。实验室检查常难帮助诊断，皮肤病损活检可能有帮助，需依靠病理组织学检查以确定诊断。

未经治疗的淋巴瘤样肉芽肿一般迅速恶化，最终多死于中枢神经系统病变。约半数患者经环磷酰胺和皮质激素治疗可能缓解，平均生存期为 4 年，治疗不能缓解时将发展为血管中心性 T 细胞性淋巴瘤。但也可有良性类型的存在，后者主要表现为多形性淋巴细胞浸润的血管炎和肉芽肿形成，很少有组织坏死，治疗反应良好，也曾被称为"淋巴细胞血管炎和肉芽肿病"。

2. 坏死性结节病样肉芽肿病　1973 年首先由 Liebow 报道。其组织学特点是肺内融合的肉芽肿性病变，其形态与结节病相似，但伴有肺动脉与静脉的坏死性肉芽肿性血管炎病变，约半数患者不伴肺门淋巴结肿大，和典型结节病不同。本病预后良好，常可自然缓解，可能此病是结节病的一种变型。

3. 支气管中心性肉芽肿病　临床症状可有发热、乏力、咳嗽和哮喘等，嗜酸性粒细胞计数可以增高，胸部 X 线片显示浸润性或结节状阴影，也可出现肺不张，与其他全身性（系统性）血管炎疾病不同处为多无多器官受累，半数患者与曲（霉）菌或其他真菌接触有关；肺部以支气管为中心，由淋巴细胞和浆细胞浸润使小气道破坏，肉芽肿形成是基本组织（病理）学改变，病变附近的小动静脉可受侵犯，因此肺血管炎是继发性的病理过程。预后较佳，可以自然缓解，只需对症治疗，症状重者方需皮质激素治疗。

（程艳慧）

第三节　肺动脉高压

肺动脉高压（pulmonary artery hypertension，PAH）是临床常见的一种病症，由多种心、肺或肺血管本身疾病所引起，表现为肺循环压力和阻力增加，可导致右心负荷增大，右心功能不全，肺血流减少，而引起一系列临床表现。由于肺静脉压力主要取决于左心房压力的变化，因此多以肺动脉压力表示肺静脉压力。目前广泛采用的 PAH 血流动力学定义为：静息状态下肺动脉平均压 >25mmHg，或运动状态下 >30mmHg。

随着对病理生理和诊断技术研究的深入，PAH 新的治疗药物也不断出现。2003 年威尼斯第三届世界 PAH 会议上，修订了 PAH 的临床分类标准（表 7 - 4）；美国胸科医师协会（AC-CP）和欧洲心脏病协会（ESC）分别于 2004 年 7 月和 12 月制订了 PAH 的诊断和治疗指南，提出了很多指导性意见。与 1998 年 Evian 分类比较，新的分类方法和推荐意见更全面、操作更方便，更有利于临床医生评估病情及制订规范化治疗、预防措施，也更便于推广。

表 7-4　PAH 的分类命名（2003，威尼斯）

肺动脉高压（pulmonary arterial hypertension，PAH）

　　特发性（idiopathic PAH，IPAH）

　　家族性（familial PAH，FPAH）

　　相关因素（associated，APAH）

　　胶原血管病（collagen vascular disease）

　　　　分流性先天性体 - 肺分流（congenital systemic to pulmonarv shunts）

　　　　　　各种类型（large，small，repaired or non repaired）

　　门静脉高压（portal hypertension）

　　HIV 感染（HIV infection）

　　药物/毒素（drugs and toxins）

　　其他（other）

　　　　糖原贮积症（glycogen storage disease）

　　　　代谢病（gaucher disease）

　　　　遗传性出血性毛细血管扩张症（hereditary hemorrhagic telangiectasia）

　　　　血红蛋白病（hemoglobinopathies）

　　　　骨髓增生异常（myeloprohferauve disorders）

　　　　脾切除（splenectomy）

　　肺静脉和（或）毛细血管病变所致（associatedwith significant venous or capillary involvement）

　　　　肺静脉闭塞病（pulmonary veno - occlusive disease）

　　　　肺毛细血管瘤（pulmonary capillary hemangiomatosis）

　　新生儿持续性肺动脉高压（persistent pulmonary hypertension of the newborn）

肺静脉高压（pulmonary venous hypertension）

　　左心房/左心室性心脏病（left - sided atrial or ventricular heart disease）

　　左心瓣膜病（二尖瓣或主动脉瓣）（left - sided valvular heart disease）

肺疾病和低氧血症相关的 PAH（pulmonary hypertension associated with lung diseases and hypoxemia）

　　慢性阻塞性肺疾病（COPD）

　　间质性肺疾病（interstitial lung disease）

　　睡眠呼吸障碍（sleep - disordered breathing）

　　肺泡低通气病变（alveolar hypoventilation disorders）

　　慢性高原缺氧暴露（chronic exposure to high altitude）

慢性血栓和（或）栓塞性 PAH（PAH due to chronic thrombotic and/or embolic disease）

　　肺动脉近端血栓栓塞（thromboembolic obstruction of proximal pulmonary arteries）

　　肺动脉远端血栓栓塞（thromboembolic obstruction of distal pulmonary arteries）

　　肺栓塞（pulmonary embolism）

　　肿瘤、寄生虫、异物等（tumor，parasites，foreign material）

其他复杂疾病（miscellaneous）

　　结节病（sarcoidosis）

　　组织细胞增生症 X（histiocytosis X）

　　淋巴管瘤病（lymphangiomatosis）

　　肺静脉压迫性病变（compression of pulmonary vessels）

　　淋巴结肿大、肿瘤、纤维素性纵隔炎（adenopathy，tumor，fibrosing mediastinitis）

　　以特发性肺动脉高压（idiopathic pulmonary arterial hypertension，IPAH）和家族性肺动脉高压（familial pulmonary arterial hypertension，FPAH）替代原发性肺动脉高压（primary pulmonary hypertension，PPAH）。近五十年来 PPAH 用于病因不清的 PAH，而食欲抑制剂、结缔组织病、门静脉高压等已知病因引起的 PAH 都归为 IPAH。IPAH 在第二届世界 PAH 会议 Evian 分类中已被停止使用，而 PPAH 的诊断名称已为医学界广泛熟悉和接受，当时仍被保留。近年来在部分 PAH 患者中骨形成蛋白Ⅱ型受体（bone morptlogerletic protein receptorⅡ，BMPRⅡ）基因突变的发现，促使新的分类标准中用"IPAH"的诊断名称取代"PPAH"。

　　新分类明确了某些危险因素或疾病相关性 PAH，包括结缔组织病、先天性体－肺分流、门静脉高压、HIV 感染、药物和毒素，以及糖原贮积症、代谢病、遗传性出血性毛细血管扩张症、血红蛋白病、骨髓增生异常综合征、脾切除等；由于近年来毒品和药物滥用的问题，强化了药物和中毒相关的 PAH。目前发现肺静脉闭塞病（PVOD）和肺多发性毛细血管瘤（PCH）在病理学上有相似表现，在新分类中被共同列在同一个亚类中。

　　新的指南分类中对其他几个分类的概念的内涵进行了延展，体现了 PAH 研究的深入与扩展。对先天性体－肺分流性疾病进行重新归类；肺静脉高压主要指左心房（室）病变或左心瓣膜病引起肺静脉瘀血和压力增高者，如左心衰竭、二尖瓣狭窄、关闭不全等，此时肺动脉内的血液只有克服肺静脉高压才能通过毛细血管流向肺静脉，肺动脉压力常增高。低氧血症相关的 PAH 简称为肺疾病和低氧性 PAH，缺氧或伴有肺毛细血管床破坏为其主要原因。慢性血栓和（或）栓塞性 PAH，除了包括近端或远端的肺血栓栓塞外，还包括肿瘤、寄生虫、异物等的引起的栓塞。

一、病因和流行病学

　　PAH 流行病学迄今无确切资料。美国国立卫生院（NIH）报道"原发性 PAH"发生率为（1~2）/100 万。欧洲一项病例注册研究中发现特发性、家族性、减肥药相关、结缔组织病相关、先天性心脏病相关、门静脉高压、HIV 感染相关的 PAH 患者的比例分别为 39.2%、3.9%、9.5%、15.3%、11.3%、10.4% 和 6.2%，占总人群的 15%。1998 年全美住院患者的统计资料中发现，PAH 发病率为（30~50）/100 万，死亡率为 3.1/10 万人。

　　PAH 是结缔组织病重要的并发症，其中进行性系统性硬化最多见，发病率为 9%，其次为系统性红斑狼疮（SLE）和混合性结缔组织病。资料显示硬皮病患者 PAH 的发病率为 6%~60%，系统性硬皮病患者中大约 33% 继发 PAH，同时并发或不并发肺间质纤维化。而 CREST 综合征的患者大约有 60% 继发 PAH。类风湿关节炎（RA）在 65 岁以上人群中发病率高达 5%，没有其他心肺基础疾病的 RA 患者中有 21% 并发轻度 PAH。

慢性肝病和门静脉高压容易发生 PAH，美国 NIH 门静脉高压患者中有 8% 存在 PAH；肝移植患者 PAH 发生率分别为 4% ~5%；其发生机制尚不清楚，可能与肝脏清除的血管收缩物质和血管增殖物质由门 – 体分流直接进入肺循环有关。HIV 感染者 PAH 发生率为 0.5%；而瑞士和法国的 HIV 感染者中，5 年 PAH 发生率分别为 0.57% 和 0.1% ~0.2%。可能是 HIV 通过反转录病毒有关递质的释放，激活巨噬细胞和淋巴细胞引起 PAH。减肥药物如阿米雷司、芬氟拉明、右苯丙胺等可能导致 PAH。抑制食欲药物和 PAH 存在明显相关关系，相对危险为 6.3，且与服药时间明显相关，服药时间 >3 个月相对危险估计为 23.1。欧美国家报道新型食欲抑制剂芬氟拉明与 PAH 有关。

镰状细胞贫血并发 PAH 的发病率为 20% ~40%，其他类型的溶血性贫血如遗传性球形细胞增多症、珠蛋白生成障碍性贫血、阵发性睡眠性血红蛋白尿症等并发 PAH 的发病率与之相似。10% ~20% 睡眠呼吸障碍患者并发 PAH。艾森曼格综合征中 PAH 发生率仅为 3%，而当缺损 >1.5cm、分流量较大时，发生率则高达 50%，对其进行早期纠正可防止 PAH 发生。

遗传学研究发现 BMPR II 基因突变是许多家族性和特发性 PAH 的发病基础。目前已发现 46 种 BMPR II 基因突变类型，其中 60% 的 BMPR II 基因突变可提前中止转录过程，携带 BMPR II 基因的突变人群中仅有 15% ~20% 可发生 PAH，因此，BMPR II 在 PAH 发病中的作用有待进一步研究。由于 IPAH 女性的发病率较高，许多患者体内可发现独特的白细胞抗原表型和自身免疫性抗体，用免疫抑制剂治疗后 IPAH 病情好转等，提示免疫因素也可能在 IPAH 的发病机制中起重要作用。

二、病理

各种 PAH 病理学改变相似，病变在肺血管床中的分布和所占比例不同。

（一）肺动脉病变

主要见于 IPAH、FPAH 和 APAH。主要组织病理学改变包括中膜增生肥厚、内膜增生、外膜增厚以及丛样病变（complex lesions）。由于肌性动脉中膜内的平滑肌纤维肥厚、增生以及结缔组织基质和弹力纤维增多，肺泡前和泡内肺动脉中膜截面积增加，表现为中膜增厚；内膜增生细胞可呈现成纤维细胞、肌成纤维细胞、平滑肌细胞特征，并表现为向心层状、非向心或向心性非层状增厚；外膜增厚较难判断，见于多数 PAH 患者；丛样病变是指局灶性内皮过度分化增生，并伴有肌成纤维细胞、平滑肌细胞、细胞外基质的增生；动脉炎以动脉壁炎症细胞浸润和纤维素样坏死为特征，可能与丛样病变有关。

（二）肺静脉病变

主要见于肺静脉闭塞症。特征表现为不同直径的肺静脉和肺小静脉出现弥漫性、不同程度的闭塞，可为完全性闭塞或偏心性层状阻塞；肺泡巨噬细胞、II 型肺泡细胞的胞质及细胞间质中含铁血黄素沉积；毛细血管扩张、突出变形，肺小动脉出现中膜肥厚和内膜纤维化；肺小叶间隔常出现渗出，进一步发展可出现肺间质纤维化。丛样病变和纤维素样动脉炎的改变不见于闭塞性肺静脉病。

（三）肺微血管病变

也称肺毛细血管瘤，是一种罕见的病理情况。主要表现为以肺内毛细血管局限性增殖为特征，呈全小叶和部分小叶分布；异常增生的毛细血管可穿过动静脉壁，侵犯肌层，引起管腔狭窄；病变区域可见巨噬细胞和Ⅱ型肺泡细胞含铁血黄素沉积；肺动脉也可出现明显的肌层肥厚和内膜增生。

三、病理生理和发病机制

PAH 的病理生理和发病机制一直是该领域研究热点。目前认为 PAH 的发生是一个多种因素参与的过程，涉及多种细胞和生物化学路径。肺血管阻力升高的机制包括血管收缩、肺血管壁闭塞性重塑、炎症反应和血栓形成。PAH 不同发病机制之间的相互作用并不清楚，还有待进一步研究，以便确定引发 PAH 的最先触发点和最好的治疗靶点。

（一）肺血管收缩

在 PAH 发生早期起主要作用，主要与以下因素有关：肺血管平滑肌细胞 K^+ 通道表达或功能异常；血管扩张剂和抗增殖物如血管活性肠肽的血浆水平降低；血管内皮功能异常时缩血管物质血栓烷 A_2（TXA_2）和内皮素 - 1（endothelin - 1，ET - 1）生成增多，而舒血管物质一氧化氮（NO）和前列环素生成减少。

（二）肺血管重塑

PAH 随病情进展，出现内皮细胞、平滑肌细胞、成纤维细胞等过度分化增生，并累及血管壁各层，导致闭塞性病变；血管壁外膜细胞外基质产物如胶原、弹力蛋白、纤维连接蛋白及黏胶素增多；血管生成素 - 1（angiopoietin - 1）是肺血管发育的关键细胞因子，PAH 患者血管生成素 -1 浓度增高，且与病情呈正相关。

（三）炎症反应

炎症细胞和血小板在 PAH 的发生中具有重要作用。炎症细胞在 PAH 的病变部位广泛存在，并且伴有促炎症递质明显升高。另外观察到血小板中的缩血管物质 5 - 羟色胺（5 - HT）的代谢途径在 PAH 时也发生了改变。

（四）原位血栓形成

研究证实 PAH 存在凝血状态异常，在弹性动脉和微循环血管中常可见血栓。在 IPAH 患者反映凝血酶活性的纤维蛋白肽 A 水平及 TXA_2 浓度均升高。

（五）遗传机制

家族研究发现 FPAH 存在 BMPR Ⅱ 基因突变，但此突变和 PAH 发生之间的确切关系仍不明确。BMPR Ⅱ 突变者中仅有 20% 发病，显然还有其他因素参与发病。与 PAH 相关的其他基因多态性包括 5 - HT 转运体基因、一氧化氮合酶（NOS）基因、氨甲酰合成酶基因等，或任何能够破坏肺血管细胞生长调控的刺激。此外，在家族性或非家族性遗传性出血性毛细血管扩张症的 PAH 患者中发现有 TGF - βv 受体、激活素受体样激酶 - 1（activin receptor - like kinase - 1，ALK - 1）和内皮因子（endoglin，与内皮细胞增殖相关的抗原），调节组织修复和血管生成，被认为是一种 TGF - β 受体突变。血管收缩、血管重塑、原位血栓形成导致肺血管阻力增加，K^+ 通道表达和功能异常以及内皮功能不全与过度的肺血管收缩有关，并且导致了血管舒张因子的缺乏，从而导致肺血管收缩和重塑、PAH 形成。PAH 患者体内可能存在血管舒张因子和收缩因子的失衡、生长抑制因子和促有丝分裂因子的失衡，以及抗栓和促凝因素的失衡。

四、诊断

PAH 病因复杂，临床表现也缺乏特异性。病理、病因识别技术的提高促进了 PAH 的临床诊断。PAH 的诊断应包括 4 个方面：结合临床表现和危险因素识别可疑的 PAH 患者；对高危或疑诊患者行血流动力学检查，明确是否存在 PAH；对证实 PAH 患者进行病因学分析和临床归类；对 PAH 进行临床评估和功能评价。

（一）结合临床表现和危险因素，进行初步检查识别可疑的 PAH 患者

1. 临床表现　最常见症状为进行性活动后气短，以及乏力、晕厥、胸痛、咯血、雷诺现象等。临床上无基础心肺疾病的人出现呼吸困难，或出现不能单纯用心肺疾病来解释的呼吸困难，都应考虑到 PAH 的可能。严重患者会于静息状态下出现症状。出现右心衰竭时可表现为下肢水肿、腹胀、厌食等；相关疾病的某些症状如结缔组织病的皮疹、红斑、关节肿痛等。体征包括左侧胸骨旁抬举感、肺动脉瓣第二音（P_2）亢进、分裂，剑突下心音增强；胸骨左缘第 2 肋间收缩期喷射性杂音，肺动脉明显扩张时可出现肺动脉瓣关闭不全的舒张早期反流性杂音（graham - steel 杂音）；右心室扩张时，胸骨左缘第 4 肋间及三尖瓣全收缩期反流性杂音，吸气时增强。右心衰竭患者可见颈静脉充盈、肝脏肿大、外周水肿、腹腔积液及肢端发冷。可出现中心型发绀。肺部听诊往往正常。

2. 常规检查

（1）心电图：右心室肥厚或负荷过重、右心房扩大改变可作为支持 PAH 的诊断依据，但心电图对诊断 PAH 的敏感性和特异性均不高，不能仅凭心电图正常就排除 PAH。

（2）胸部 X 线：多可发现异常，包括肺门动脉扩张伴远端外围分支纤细（"截断"征）、右心房室扩大。还可排除中、重度肺部疾病及左心疾病所致肺静脉高压。胸片正常不能排除轻度的左心疾病所致或肺静脉闭塞性 PAH。

（3）动脉血气分析：PaO_2 通常正常或稍低于正常值，$PaCO_2$ 常因过度通气而降低。

（二）对高危或疑诊患者行血流动力学检查，明确是否存在 PAH

1. 超声心动图　经胸多普勒超声心动图（TTE）是一项无创筛查方法，可以较清晰地显示心脏各腔室结构变化、各瓣膜运动变化及大血管内血流频谱变化，间接推断肺循环压力的变化。超声心动图能够间接定量测定肺动脉压。常用方法包括：三尖瓣反流压差法，通过伯努力方程（$4V^2$，V 表示三尖瓣反流峰速）计算收缩期右心房室压差，加上右心房压即等于肺动脉收缩压；右心室射血间期法，运用右心室射血前期、右心室射血时间、血流加速时间、血流减速时间等参数，通过建立的回归方程式估测肺动脉压。肺动脉压力增高引起的某些间接征象包括右心室肥大、肺动脉内径增宽和膨胀性下降、三尖瓣和肺动脉瓣反流等有助于诊断。超声心动图有助于鉴别诊断和病情评估，可发现左、右心室结构和功能，三尖瓣、肺动脉瓣和二尖瓣的异常，右心室射血分数和左心室充盈情况，下腔静脉直径以及心包积液等，还能够直接判断心脏瓣膜和左心室舒缩功能，明确是否存在肺静脉高压的因素；TTE 有助于左心瓣膜性心脏病、心肌病所致肺静脉高压以及先天性体 - 肺分流性心脏病的确诊；明确分流性先天性心脏病，有助于先天性心脏病的诊断。声学造影有助于卵圆孔开放或小的静脉窦型房间隔缺损的诊断。而经食管超声可用于小的房间隔缺损的诊断和缺损大小的确定。

2. 右心漂浮导管检查　右心漂浮导管测压是目前临床测定肺动脉压力最为准确的方法，

也是评价各种无创性测压方法准确性的"金标准"。除准确测定肺动脉压力外，其在 PAH 诊断中的作用还包括：①测定肺动脉楔嵌压，提示诊断肺静脉性 PAH。②测定心腔内血氧含量，有助于诊断先天性分流性心脏病。严格讲，如无右心导管资料，不能诊断 PAH。ACCP 诊治指南建议，所有拟诊 PAH 者均需行右心导管检查以明确诊断、明确病情严重程度及指导治疗。

右心导管可用于证实 PAH 的存在、评价血流动力学受损的程度、测试肺血管反应性。右心导管检查时应测定的项目包括心率、右心房压、肺动脉压（收缩压、舒张压、平均压）、肺毛细血管嵌楔压（PCWP）、心排血量（用温度稀释法，但有先天性体－肺循环分流时应采用 Fick 法）、血压、肺血管阻力（PVR）和体循环阻力、动脉及混合静脉血氧饱和度（如存在体－肺循环分流，静脉血标本应取上腔静脉血）。PAH 的判定标准：静息平均肺动脉压（mPAP）＞25mmHg，或运动时 mPAP＞30mmHg，并且 PCWP≤15mmHg，PVR＞3mmHg/（L·min）（Wood 单位）。

（三）对证实 PAH 患者进行病因学分析和临床归类

不同类型 PAH 的治疗原则不同，因此当明确 PAH 后还应做出分类诊断。一方面，应仔细询问病史，如有无减肥药物服用史，有无肝脏或心脏基础疾病、结缔组织病、血栓危险因素等相应病史；另一方面，各型 PAH 具有相应不同的临床特点，需要仔细鉴别。如不能明确，应进行相应辅助检查以助于进一步分类诊断。

1. 血液学检查　血常规、血生化应作为常规检查；血清学检查某些自身抗体如抗 Scl-70抗体、抗 RNP 抗体、抗核抗体（包括抗 dsDNA 抗体、抗 Sm 抗体等）以及类风湿因子，对于诊断结缔组织病相关性 PAH 意义较大，抗核抗体滴度有意义升高和（或）有可疑结缔组织病临床征象的患者都应进一步行血清学检查；肝功能与肝炎病毒标志物、甲状腺功能、HIV 抗体的检查也可提示门静脉高压、甲状腺疾病及 HIV 感染相关性 PAH 的可能；抗磷脂抗体检查，即狼疮抗凝物和抗心磷脂抗体等有助于筛查有无易栓症。右心室负荷过重的 PAH 患者脑钠肽（BNP）升高，且与右心功能不全严重程度及病死率相关，PAH 患者治疗前和治疗后肌钙蛋白升高提示预后不佳。神经内分泌激素如去甲肾上腺素、ET-1 血浆水平与生存率相关。

2. 肺功能测定　PAH 患者一般呈轻度限制性通气障碍和弥散功能障碍，无气道阻塞，CO 弥散功能（DLCO）通常降低，占预期值的40%～80%；如表现为阻塞性通气障碍或严重限制性通气障碍，为提示存在 COPD、ILD 等诊断提供帮助，多为低氧性 PAH。

3. 多导睡眠监测　对伴有打鼾的 PAH 患者应行多导睡眠监测，以诊断睡眠呼吸障碍引起的低氧性 PAH。

4. 肺通气/灌注扫描　如果肺通气/灌注扫描表现为不同程度的肺段或肺叶灌注缺损，提示存在诊断慢性栓塞性肺动脉高压（CTEPH），而其他类型的 PAH 无此表现。PAH 患者肺通气/灌注显像结果可完全正常。鉴别 CTEPH 与 IPAH 的敏感性和特异性分别高达90%～100%和94%～100%。需注意，肺静脉闭塞症同样可见通气/灌注不匹配现象，因此需要进一步检查。

5. CT 检查　包括普通 CT、HRCT 及 CT、肺动脉造影（CTPA），根据不同的临床情况选用。HRCT 能发现 ELD、肺气肿，以及淋巴结疾病、胸膜阴影、胸腔积液。当出现双侧小叶间隔线增厚、小叶中心边界不清的小结节状模糊影，常提示肺毛细血管瘤。对肺实质性疾病

（如 COPD、弥漫性 ILD）的诊断意义重大，此外对肿瘤、纤维纵隔炎等引起的 PAH 也有较高的诊断价值。如肺灌注显像提示段或亚段肺灌注缺损，而通气正常，即通气/灌注不匹配，应选择行 CTPA，为判定 CTEPH 的存在及病变程度提供依据。

6. 肺动脉造影和 MRI　经 CTPA 仍不能明确诊断的患者，应行肺动脉造影检查。肺动脉造影应作为 CTEPH 的常规检查，用于判定 CTEPH 患者能否进行肺动脉血栓内膜剥脱术。MRI 在 PAH 患者的应用呈增加趋势，可用来评价心肺循环病理改变和功能状态，但目前尚不成熟。

（四）对 PAH 患者进行病情严重程度的评估和动能评价

PAH 尤其是 PAH 严重度的评估对治疗方案的选择以及预后判断具有重要意义。

1. 肺动脉压力　PAH 的血流动力学分级根据静息状态下肺动脉平均压将 PAH 分为三级：轻度，26 ~ 35mmHg；中度，36 ~ 45mmHg；重度，>45mmHg。

2. 靶器官损害　主要指右心结构和功能的改变。肺动脉压力的增加，右心后负荷加大，出现代偿性右心室肥厚；随病情进展，肺动脉压进一步增加，右心失代偿出现形态学改变即右心房和右心室扩大；最终出现右心衰竭。超声心动图及右心导管检查有助于右心功能的判断。

3. 功能分级　参照纽约心脏学会（NYHA）心功能分级标准，即Ⅰ级，体力活动不受限，日常活动不引起过度的呼吸困难、乏力、胸痛或晕厥；Ⅱ级，体力活动轻度受限，休息时无症状，日常活动即可引起呼吸困难、乏力、胸痛或晕厥；Ⅲ级，体力活动明显受限，休息时无症状，轻于日常活动即可引起上述症状；Ⅳ级，不能从事任何体力活动，休息时亦有呼吸困难、乏力等症状以及右心衰竭体征，任何体力活动后加重。

4. 运动耐量　运动试验能够客观评估患者的运动耐量，对于判定病情严重程度和治疗效果有重要意义。常用检查包括 6 分钟步行试验（6 - min walk test, 6 - MWT）和心肺运动试验。

6 - MWT 是评价 PAH 患者活动能力的客观指标，简单易行且经济，结果与 NYHA 分级呈负相关，并能预测 IPAH 患者的预后。6 - MWT 通常与 Borg 评分共同评估劳力性呼吸困难的程度。针对 IPAH 的研究表明，6 - MWT 结果与肺血管阻力显著相关，对 IPAH 预后的判断具有重要意义。

心肺运动试验通过测量运动时肺通气和气体交换，能够提供更多的病理生理信息。PAH 患者峰值氧耗、最大做功、无氧阈及峰值氧脉搏降低；而代表无效通气的 VE/VCO$_2$ 斜率增加。峰值氧耗与患者的预后相关。

五、治疗

不同类型 PAH 的治疗原则不尽相同。对于低氧、肺静脉瘀血及栓塞相关性 PAH，基础疾病改善后 PAH 多可缓解，因此应以治疗基础疾病、去除引起肺血管改变的原因为主；对于直接影响肺血管功能或结构的 PAH，治疗上以纠正或逆转肺血管改变为主；对于严重的PAH，可以考虑介入或手术治疗。

（一）一般治疗

1. 活动和旅行　适当调整日常活动，体力活动强度不应过强。避免在餐后、气温过高及过低情况下进行活动。低氧能够加重 PAH 患者肺血管收缩，尽量避免到海拔 1 500 ~ 2 000 米的低压低氧区。尽量避免乘飞机旅行，如必须乘坐时应吸氧。

2. 预防感染　PAH 易发生肺部感染，肺炎占总死亡原因的 7%，推荐使用流感和肺炎球菌疫苗。采用静脉导管持续给予前列环素的患者，若出现持续发热，应警惕导管相关感染。

3. 避孕、绝经期后激素替代治疗　怀孕和分娩会使患者病情恶化。育龄期妇女应采取适宜方法避孕。若怀孕应及时终止妊娠。若采用激素药物避孕，应考虑到对凝血功能的影响。绝经期妇女能否采用激素替代治疗尚不明确。

4. 降低血液黏度　PAH 患者长期处于低氧血症（如存在右向左分流），往往出现红细胞增多症，血细胞比容升高。当患者出现头痛、注意力不集中等症状，伴有血细胞比容 > 65% 时，可考虑放血疗法以降低血液黏度，增加血液向组织释放氧的能力。

5. 抗凝治疗　PAH 患者容易发生肺动脉原位血栓形成，加重 PAH，需要抗凝治疗。常用口服抗凝剂华法林，一般认为 INR 目标值为 1.5 ~ 2.5。但对于门静脉高压相关性 PAH 患者，由于消化道出血概率增加，应慎用抗凝药物。影响抗凝剂药效或增加胃肠道出血风险的药物应避免使用。

6. 氧疗　对于各型 PAH 患者，低氧均是加重肺循环压力的一个重要因素，一般认为应给予氧疗以使 SaO_2 达到 90% 以上。

7. 抗心力衰竭治疗　利尿药可消除水肿，减少血容量，减轻右心负荷，改善患者症状，对于存在右心功能不全的患者尤为适用，但应避免使用过快，以免引起低血压、电解质紊乱及肾功能不全；存在右心功能不全的患者可以小剂量应用洋地黄类药物，但应注意密切监测血药浓度；多巴胺、多巴酚丁胺能够增强心肌收缩、增加肾血流量，增大剂量尚能够维持血压，在晚期 PAH 患者适当应用有利于改善症状；血管紧张素转换酶抑制剂和 β 受体阻滞药对于 PAH 的疗效还没有得到证实。

8. 心理治疗　IPAH 患者发病年龄较早（年龄中位数为 40 岁），因体力活动受限、生活方式打乱，且常受到一些不良预后信息的影响，所以许多患者存在不同程度的焦虑和（或）抑郁。应为患者提供足够信息，与家属配合治疗。必要时建议患者接受心理医生的治疗。

9. 病因治疗　低氧性 PAH 应治疗基础肺部疾病，纠正缺氧是最主要的治疗方法。如继发于 COPD 的 PAH 患者，直接治疗措施应是积极控制呼吸道感染、改善通气、减轻组织缺氧等。

左心系统疾病引起的肺静脉瘀血和压力增高是形成 PAH 的主要原因。积极治疗左心病变为主，包括增强心肌收缩力、及时治疗左心瓣膜病等。

对于急性肺血栓栓塞所致的 PAH，溶栓和抗凝治疗疗效显著；对肺动脉近端的慢性机化血栓可以行肺动脉血栓内膜剥脱术，有效的抗凝治疗可以防止疾病进一步发展。

有明确相关疾病或危险因素者，应治疗相关疾病如结缔组织病、肝病等，去除相关危险因素如减肥药、毒素等。

（二）药物治疗

近年来针对 PAH 肺血管功能和结构改变的药物治疗取得了较大进展。

1. 钙通道阻滞剂（CCB）　CCB 通过抑制 Ca^{2+} 进入肺血管平滑肌细胞，扩张肺动脉，降低肺血管阻力，可明显降低静息及运动状态肺动脉压力和阻力。常用的 CCB 有硝苯地平和地尔硫䓬。心率较慢时通常选择硝苯地平，心率较快时选用地尔硫䓬。IPAH 患者的有效剂量通常较大，如硝苯地平为 120～240mg/d，地尔硫䓬 240～720mg/d。急性血管反应试验阳性患者治疗宜从较小剂量开始（硝苯地平 30mg，每日 2 次；地尔硫䓬 60mg，每日 3 次），数周内增加至最大耐受剂量。对新一代 CCB 如氨氯地平和非洛地平的有效性、耐受性及有效剂量尚缺乏评价。仅有少数患者，即急性血管反应试验阳性，对长期 CCB 治疗能持续保持反应，长期服用 CCB 使生存率得到改善。

2. 前列环素类药物　前列环素可能通过以下机制起作用，松弛血管平滑肌、抑制血小板聚集、修复内皮细胞、抑制细胞迁移和增生而逆转肺血管的重塑、改善肺部对 ET-1 的清除能力、增加肌肉收缩力、增强外周骨骼肌的氧利用、改善运动时血流动力学情况。前列环素类似物包括静脉用依前列醇、口服贝前列素、吸入依洛前列素等。

（1）依前列醇：半衰期短（在循环中仅 3～5min），需持续中心静脉泵入，治疗可以从 2～4ng/（kg·min）开始，根据不良反应的情况逐渐加量至目标剂量，最初 2～4 周剂量为 10～15ng/（kg·min），为达到最佳疗效应继续加量，理想剂量为 20～40ng/（kg·min）。部分患者可能因突然停药而出现 PAH 反弹，使病情恶化甚至死亡，因此应避免突然停药。适用于各种类型的 PAH，包括 IPAH、结缔组织病所致 PAH、体-肺分流的先天性心脏病所致 PAH，以及门静脉高压、代谢病、HIV 感染等所致 PAH。

（2）曲前列环素：是一种三苯环的前列环素类似物，室温下仍保持稳定，可以采用皮下注射。不良反应与依前列醇类似，皮下注射部位的疼痛常限制剂量增加。

（3）贝前列环素钠：是第一个化学性质稳定、口服具有活性的前列环素类似物。空腹吸收迅速，口服后 30 分钟血药浓度达峰值，单剂口服的半衰期为 35～40min。

（4）伊洛前列环素：是一种化学性质稳定的前列环素类似物，可通过静注、口服和雾化吸入给药。雾化吸入伊洛前列环素（万他维）可以选择性地作用于肺循环，具有一定优势。吸入沉积在肺泡的伊洛前列环素可以直接作用于肺泡壁上的小动脉而产生舒张作用。为确保药物能沉积在肺泡，应使雾化颗粒直径足够小（3～5μm）。单次吸入伊洛前列环素可以使 mPAP 降低 10%～20%，作用持续 45～60min，需多次吸入才能维持疗效（每日 6～12 次）。该药耐受性较好。不良反应常有咳嗽、面部潮红和头痛。静脉用伊洛前列环素疗效与依前列醇相当。

3. ET-1 受体拮抗药　ET-1 是强血管收缩药，并能刺激肺血管平滑肌细胞增生。ET-1 有 A 和 B 两种受体，激活 ETA 受体使血管收缩，血管平滑肌细胞增生；激活 ETB 受体则能促进血管扩张和 NO 释放。博森坦是最早合成的具有口服活性的 ET-1 受体拮抗药，同时阻滞 ETA 受体和 ETB 受体。常用初始剂量为 62.5mg，每日 2 次。4 周后增量至 125～250mg，每日 2 次，至少服药 16 周。博森坦的量-效关系不明显，但其肝功能损害却与剂量成正比。除肝功损害外，其不良反应还包括贫血、致畸、睾丸萎缩、男性不育、液体滞留和下肢水肿等。

塞塔生坦（sitaxsentan）是一种具有口服活性的选择性 ETA 受体拮抗剂。剂量为 100～300mg，每日 1 次，共 12 周，肝功能损害发生率与剂量明显相关。塞塔生坦能够抑制华法林代谢过程中的肝酶 CYP2C9 P450 酶，与华法林同用时应减少华法林量。安博森坦（ambrisentan）是另一种选择性的、具有口服活性的 ETA 受体拮抗剂，初步研究显示其能改善患者的运动耐量、血流动力学状态。

4. 磷酸二酯酶抑制剂 – 5（PDE – 5） 西地那非是具有口服活性的选择性环磷鸟苷（cGMP）– PDE –5 抑制剂，通过增加细胞内 cGMP 浓度使平滑肌细胞松弛、增殖受抑而发挥药理作用。25 ~ 75mg 每日 3 次，均能改善心肺血流动力学状态和运动耐量，且不良反应发生率很低（如头痛、鼻腔充血和视力异常）。对于不适合应用已批准的治疗 PAH 的药物或治疗失败的患者，可考虑使用西地那非。2005 年 6 月美国 FDA 已批准西地那非（20mg 每日 3 次）用于 PAH 的治疗。

5. NO 与 L – 精氨酸 NO 是一种血管内皮舒张因子，吸入 NO 可激活肺血管平滑肌细胞内鸟苷酸环化酶，使细胞内 cGMP 水平增高，游离钙浓度降低，从而选择性扩张肺血管。L – 精氨酸为 NO 的前体物质，口服或注射 L – 精氨酸可促进 NO 合成。吸入 NO 或应用 L – 精氨酸均能不同程度地降低肺动脉压。NO 的长期应用价值尚无充分证据。

6. 急性血管扩张试验与药物策略选择 PAH 病变早期血管平滑肌收缩经常存在，对药物治疗反应较好；晚期血管内膜和中层纤维化、血栓形成等限制了血管扩张，对治疗反应不佳，甚至出现矛盾反应。因此，ACCP 建议对所有 PAH 患者包括 IPAH 及结缔组织病、先天性体 – 肺分流、门静脉高压、HIV 感染、药物、毒素等危险因素相关性 PAH 均应进行急性血管扩张试验。急性血管扩张试验的首要目标就是筛选出可能对口服 CCB 治疗有效的患者，并通过试验选择进一步治疗方案。不应根据经验应用 CCB，以免加重患者病情。如 IPAH 患者病情不稳定或并发严重右心功能衰竭而无法接受 CCB 治疗时，则不必进行血管扩张试验。肺静脉高压、低氧性 PAH、栓塞性 PAH 以及其他类型 PAH，由于治疗原则不同，无须进行试验；对于并发严重右心衰竭或病情不稳定而无法接受 CCB 治疗者，也不必进行试验。

（1）试验药物和方法

1）一氧化氮吸入：$10 \times 10^{-6} \sim 20 \times 10^{-6}$。

2）静脉应用依前列醇：初始 2ng/（kg·min）持续静滴，以后每 10 ~ 15min 增加 2ng/（kg·min），一般不超过 12ng/（kg·min）。

3）静脉应用腺苷：初始 50μg/（kg·min），以后每 2min 增加 50μg/（kg·min），最大不超过 500μg/（kg·min）。用药过程中应用右心导管每 10 ~ 15 分钟监测一次血流动力学指标，当发生下列任何一种情况时中止试验：①肺动脉压下降达到目标值。②体循环收缩压下降 30% 或 <85mmHg。③心率增加 >40%。④心率 <65 次/分并出现低血压症状。⑤发生不可耐受的头痛、头晕、恶心等不良反应。⑥血管扩张剂已用至最大剂量。

（2）判断标准：通过常规右心导管检查测量肺动脉压及肺血管阻力。其敏感性的评价标准尚未完全统一，ACCP 及 ESC 的评价标准为：应用血管扩张剂后肺动脉压力下降 10 ~ 35mmHg，心排血量增加或不变，表示肺血管对药物治疗反应良好，即急性血管反应性试验阳性。有研究表明，急性反应越敏感的患者，预示 CCB 长期有效的可能性越大。

急性血管扩张试验阳性患者选择长期应用 CCB，其生存率能明显提高。目前主张小剂量开始，逐渐加大剂量，心功能不全患者慎用。对于 CCB 疗效判定，目前尚无统一的标准，多数资料建议 CCB 治疗过程中监测血流动力学变化，如治疗 12 ~ 16 周后 PAH 功能分级达到或维持 I 或 II 级、血流动力学接近正常者为有效，否则应改用其他药物治疗。

急性血管反应性试验阴性及 CCB 疗效不佳者，治疗上根据 PAH 功能分级的不同而不同。急性血管反应性试验阴性而 PAH 功能分级为 I 级或 II 级者，可口服非选择性 ET – 1 受体拮抗药波生坦治疗，能阻止甚至逆转肺血管重塑及右心室肥厚。选择性 ETA 受体拮抗药塞塔生坦能明显改善心功能Ⅱ级 PAH 患者的血流动力学，提高其 6 分钟步行距离。

PAH 功能Ⅲ级或Ⅳ级患者的治疗药物包括前列环素类药物及 ET 受体拮抗药。急性血管反应性试验阴性患者长期应用前列环素类药物仍然有效。ET 受体拮抗剂也适用于 PAH 功能分级Ⅲ级或Ⅳ级的患者，能明显改善血流动力学，改善其功能分级。

以上治疗效果不佳者可考虑选择 PDE－5，西地那非能降低 PAH 患者平均肺动脉压和肺血管阻力，但它对体循环血流动力学也产生一定影响，ACCP 建议对于其他药物治疗无效的 PAH 患者可考虑应用西地那非。

7. 联合用药　恰当的联合用药可增加疗效，减少药物剂量，减轻不良反应。西地那非能增强 NO 吸入的降压疗效，并能防止 NO 突然停用时的肺血管收缩；西地那非联合吸入依洛前列素较两者单用时肺血管阻力降低更为显著。长期静脉应用依前列醇效果不佳者，加用西地那非后血流动力学明显改善。其他药物的联合应用尚在进一步研究中。

（三）介入及手术治疗

介入及手术治疗均建议在有经验的医疗中心实施，以降低操作风险。

1. 房间隔球囊造口术　尽管右向左分流使体动脉血氧饱和度下降，但心房之间的分流可增加体循环血流量，结果氧运输增加。因此，房间隔缺损存在对严重 PAH 者可能有益。此外，心房水平分流能缓解右心房、室压力，减轻右心衰竭的症状和体征。适应证为晚期 NYHA 功能Ⅲ、Ⅳ级，反复出现晕厥和（或）右心衰竭者；肺移植术前过渡或其他治疗无效者。

2. 肺移植或心肺联合移植　肺和心肺移植术后 3 年和 5 年存活率分别为 55% 和 45%。目前更多实施双肺移植，对于艾森门格综合征以及终末期心力衰竭患者，应考虑施行心肺联合移植；对某些复杂缺损及某些室间隔缺损的患者，心肺联合移植存活率更高。肺移植或心肺联合移植适应证为晚期 NYHA 功能Ⅲ、Ⅳ级，经现有治疗病情无改善的患者。

3. 肺血栓动脉内膜剥脱术　对于明确的 CTEPH，且病变部位在近端，可考虑进行肺血栓动脉内膜切除术，手术必须在经验丰富的医学中心开展。

（叶和江）

第八章 间质性肺疾病

第一节 间质性肺疾病（ILD）的共同特点

一、临床症状、胸部影像学、肺功能和肺部病理生理改变非常类似

（1）运动性、进行性呼吸困难。

（2）胸片双侧弥漫性间质性浸润。

（3）限制性通气功能障碍和弥散功能下降，休息或运动时 PaO_2 异常。

（4）组织病理特征为肺间质的炎性和纤维化改变及肉芽肿性改变。

间质性肺疾病的分类见表8－1。

表8－1 间质性肺疾病的分类

与系统性疾病相关的 ILD
包括风湿病、血管炎和血管性疾病（抗心磷脂抗体综合征、凝血病等）
环境因素和药物因素所致 ILD
如有机、无机粉尘以及药物（包括放射线、氧气）等所致
肉芽肿疾病
如结节病、外源性过敏性肺泡炎、韦格纳肉芽肿等
特发性间质性肺炎
特发性肺间质纤维化（IPF）/寻常型间质性肺炎（UIP）
包括急性间质性肺炎（AIP）
脱屑型间质性肺炎（DIP）
呼吸性细支气管炎伴间质性肺病（RBILD）
非特异性间质性肺炎（NSIP）
淋巴细胞性间质性肺炎（LIP）
隐源性机化性肺炎（COP）
其他弥漫性肺病
如肺泡微结石症、肺泡蛋白沉积症、肺淋巴管平滑肌瘤病

二、ILD 主要症状

1. 进行性呼吸困难　特征性症状，最初只发生于运动时，进行性发展到静息时也出现，呼吸浅快，发绀，无端坐呼吸。

2. 干咳、咯血　早期不严重，晚期有刺激性干咳，劳动或用力呼吸而诱发。继发感染时有脓痰，少数有血痰。

3. 胸痛　不常见，但类风湿性关节炎、SLE、混合结缔组织病和药物诱发的疾病，可有胸膜性胸痛。

4. 肺外表现　骨骼肌疼痛、衰弱、疲乏、发热、关节疼痛或肿胀、光过敏现象、雷诺氏现象、胸膜炎、眼干、口干等。

偶尔结缔组织疾病的肺部表现可以先于系统症状出现之前数月或数年尤其是类风湿性关节炎、SLE 和多发性肌炎 - 皮肌炎（FM - DM）。

三、体格检查

1. 肺部听诊　表浅、细小、高调的啰音，称为爆裂音（Crackle）或 Velcro 音（似尼龙带拉开音）。与慢性气管炎或支气管扩张等粗湿性啰音完全不一样，爆裂音来自末梢气道，分布广泛，以中下肺和双肺底居多。

ILD 偶有喘鸣音，可出现在癌性淋巴管炎、慢性嗜酸粒细胞性肺炎、Churg - Strauss 综合征等。

2. 杵状指　在 IPF 时发生率尤为频见，40% ~80% 有杵状指，出现早，程度重。

3. 发绀　23% ~53% ILD 患者有发绀，表明疾病已进入晚期。

4. 肺动脉高压征象　晚期有明显的肺动脉高压，肺动脉听诊区第二心音亢进。

5. 全身症状　消瘦、乏力、食欲缺乏、关节疼痛，继发感染时可有发热。

四、ILD 的并发症

1. 心血管系统并发症　慢性缺氧进行性肺动脉高压并发右心室肥厚和肺心病；左心室衰竭常见，与缺血性心脏病有关。

2. 肺部感染　ILD 患者的肺部感染发生率增加。肺部感染与皮质激素或细胞毒药物应用相关。

3. 肺栓塞　ILD 临床表现的恶化有时与肺栓塞有关。突发呼吸困难加重、不能解释的血气恶化，如不是肺部感染，应考虑肺栓塞，必要时作肺 V/Q 扫描或肺动脉造影。

4. 恶性疾病　IPF 和硬皮病患者患恶性疾病的可能性增加（尤其患肺腺癌）。

5. 气胸

6. 治疗的并发症

（1）皮质激素治疗：肌病、消化性溃疡、电解质异常、白内障、骨质疏松和易感染。

（2）细胞毒药物：感染的易感性骨髓抑制、肝炎和出血性膀胱炎。

五、实验室检查

1. 嗜酸性粒细胞增多症　见于嗜酸性粒细胞性肺炎。

2. 血管紧张素转化酶增高　结节病。

3. 特发性肺纤维化　可出现免疫系统检查异常。

（1）血沉增快：30% ~94%，>60mm/h 占 36%。

（2）γ 球蛋白水平升高见于 17% ~44% 的患者，升高的 γ 球蛋白可为 IgA、IgM、IgG

或一种以上。

（3）特异性自身抗体：类风湿因于阳性；抗核抗体阳性；LE 细胞阳性；冷免疫球蛋白阳性；抗 Jo－1 阳性等。

六、肺功能检查

1. ILD 肺功能特征　限制型通气功能障碍、通气血流比例失调、气体交换（弥散）功能障碍。

2. 肺功能正常或阻塞性通气功能障碍　不能作为排除间质性肺疾病的依据，如结节病、朗罕细胞性组织细胞增多症及琳巴管肌瘤病可出现阻塞性气流受限。

3. 疾病早期　肺功能可无异常。

4. 吸烟者，肺容积可保持正常　这是由于同时并发肺气肿所致，HRCT 可发现肺气肿病变。

5. 弥散功能（DLco）降低　一氧化碳（CO）弥散量可降至正常值的 1/2～1/5，气体交换障碍是由于肺泡毛细血管的破坏导致气体交换面积减少，肺内 V/Q 比例失调，肺泡毛细血管膜和肺泡间隔增厚使弥散距离增加及毛细血管临床减少所致。

七、支气管－肺泡灌洗液检查（BALF）

细胞性成分：即肺泡中的炎性和效应细胞的类型和数日。各种间质性肺纤维化中，支气管肺泡灌洗液细胞的计数有如下改变

（1）IPF 和胶原－血管性疾病伴肺间质纤维化中性粒细胞增多。

（2）过敏性肺炎、结节病时，淋巴细胞增多。

（3）嗜酸粒细胞性肺炎嗜酸粒细胞增加。

八、肺组织活检

（1）可分为经支气管肺活检（TBLB）、外科开胸肺活检（OLB）两大类。

（2）经胸腔镜肺活检尤其是电视引导下的胸腔镜肺活检（VATS 肺活检）的开展，使外科肺活检更便于进行。

（3）小开胸肺活检：与开胸肺活检相比，VATS 肺活检窥视范围广，损伤小，患者易于接受。

九、间质性肺疾病的影像学检查

1. 胸部 X 线平片　X 线平片是 ILD 的第一线索，甚至在无病状时，X 线可出现 ILD 表现。ILD 异常 X 线表现有：

（1）"磨玻璃"样改变（图 8－1）；

（2）网状改变；

（3）结节；

（4）蜂窝肺（图 8－2）。

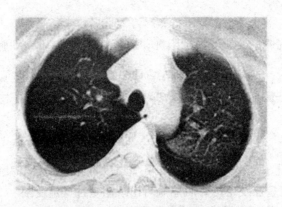

图 8 - 1　磨玻璃样改变

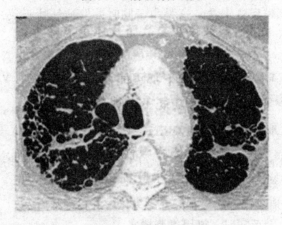

图 8 - 2　蜂窝肺改变

两肺可见弥漫大小不等的囊状气囊

2. ILD 的 HRCT 常见表现（图 8 - 3、4）

（1）胸膜下弧线状影：胸膜下 0.5cm 以内的与胸壁内面弧度一致的曲线形影，长 5 ~ 10cm，边缘较清楚。病理基础为支气管周围纤维性改变及周围肺泡萎缩。

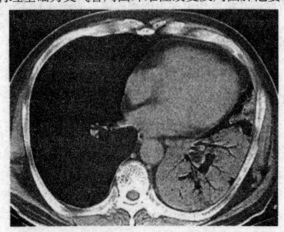

图 8 - 3　实变影

左下肺实变，有支气管充气征

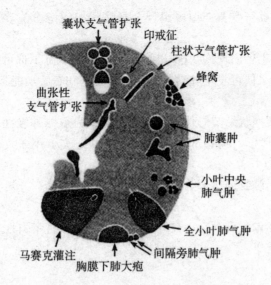

囊状支气管扩张
印戒征
柱状支气管扩张
蜂窝
曲张性
支气管扩张
肺囊肿
小叶中央
肺气肿
全小叶肺气肿
间隔旁肺气肿
马赛克灌注
胸膜下肺大疱

图 8 - 4　肺间质改变 CT 示意图

（2）线状影：与胸膜面垂直的细线形影，长 1～2cm，宽 1mm，两下叶多见。为胸膜下的小叶间隔增厚所致。双肺中内带的分支状线形阴影病理基础为肺内小叶间隔增厚所致。

（3）实变影：病变早期有小叶状影，边缘不规则，中间可见含气支气管影。病理基础为支气管周围肺泡萎缩及纤维增生。多见于双下肺外后基底段。

（4）小结节影：在蜂窝、网线索影的基础上可见小结影，边缘较清楚。
病理基础为条索状纤维病变的轴位像。

（5）蜂窝状影：两肺下叶膈面和背面多见，系边缘清楚的空腔。
病理基础为较小的空腔为肺泡管及呼吸性细支气管的扩张，有的为肺泡性气肿所致。

（6）肺气肿

1）小叶中心性肺气肿：为肺内散在圆形无明确边缘的低密度区。

2）全小叶肺气肿：为局部大叶或更大范围内含气量的增加。

3）支气管扩张多数为柱状支气管扩张，可与支气管扭曲并存。

（张　鼎）

第二节　特发性肺间质纤维化

特发性肺间质纤维化（idiopathic pulmonary fibrosis，IPF）是间质性肺疾病最常见的一种特殊类型是一种原因不明，以弥漫性肺纤维化、肺功能损害和呼吸困难为特点的临床综合征。

一、临床特点

（1）起病隐匿，主要表现为干咳、进行性呼吸困难，活动后明显。

169

（2）本病少有肺外器官受累，但可出现全身症状如疲倦、关节痛及体重下降等，发热少见。

（3）20%～50%的患者出现杵状指（趾），多数患者双肺下部可闻及 Velcro 音。

（4）晚期出现发绀，偶可发生肺动脉高压、肺心病和右心功能不全等。

（5）X 线胸片

1）常表现为网状或网状结节影伴肺容积减小：多为双侧弥漫性，相对对称，单侧分布少见。病变多分布于基底部、周边部或胸膜下区。可见次小叶细微结构改变，如线状、网状、磨玻璃状阴影。

2）病变多见于中下肺野周边部，常表现为网状和蜂窝肺，亦可见新月形影、胸膜下线状影和极少量磨玻璃影。

3）多数患者上述影像混合存在。在纤维化严重区域常有牵引性支气管和细支气管扩张和/或胸膜下蜂窝肺样改变。

二、诊断要点

1. 有外科肺活检资料诊断标准

（1）组织病理学表现为 UIP 特点。

（2）肺功能异常，表现为限制性通气功能障碍和/或气体变换障碍。

（3）胸部 X 线表现为典型的异常影像。

（4）除外其他已知病因所致的间质性肺病，如胶原血管病、环境因素、药物性肺病等。

2. 无外科肺活检资料诊断标准　缺乏肺活检资料原则上不能确诊 IPF，但如患者免疫功能正常，且符合以下所有的主要诊断标准和至少 3 个的次要诊断标准，可以临床诊断 IPF。

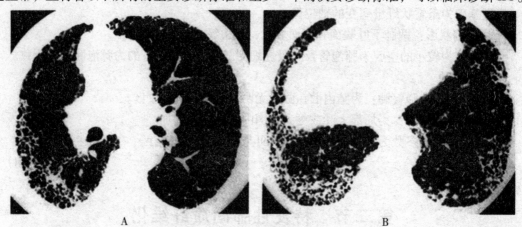

图 8-5　特发性肺间质纤维化

A. HRCT 通过右中间段支气管中部层面肺窗像显示两肺胸膜下广泛蜂窝状彩，右下叶背段可见一支气管气度扩张；B. HRCT 通过两下肺野层面示两肺下野广泛分布的细蜂窝状影

（1）主要诊断标准

1）除外其他已知病因所致的间质性肺病，如胶原血管病、环境因素、药物性肺病等。

2）肺功能异常，表现为限制性通气功能障碍和（或）气体交换障碍。

3）胸部 HRCT 表现为双肺网状改变，晚期出现蜂窝肺，可伴有极少量磨玻璃影。

4）经支气管镜肺活检（TBLB）或 BALF 检查不支持其他疾病的诊断。

（2）次要标准

1）年龄 >50 岁。

2）隐匿起病或无明确原因进行性呼吸困难。

3）病程≥3 个月。

4）双肺听到吸气性 Velcro 啰音。

三、治疗

1. 糖皮质激素　泼尼松每日 0.5mg/kg，口服 4 周，然后每日 0.25mg/kg，口服 8 周，继之减量至 0.125mg/kg，至少维持 1 年，如减量过程中病情反复，宜再次加大剂量以控制病情，若仍有效可维持治疗两年，部分患者可能需终身治疗。

2. 硫唑嘌呤　按每日 2～3mg/kg 给药。开始剂量为 25～50mg/d 口服，之后每 7～14 天增加 25mg，直至最大剂量 150mg/d。

3. 环磷酰胺　按每日 2mg/kg 给药。开始剂量为 25～50mg/d 口服，之后每周增加 25mg，直至最大剂量 150mg/d。

4. 大环类酯类药物　具有抗炎、免疫调节等作用，在抑制肺间质纤维化方面有一定疗效。

5. 抗氧化剂　谷胱甘肽（Glutathione，GSH）是一种氧自由基的有效清除剂。而 N－乙酰半胱氨酸（N－acetylcysteine，NAC）作为谷胱甘肽的前体，可以减轻肺上皮细胞的损伤，但目前此类药物的有效性、不良反应尚无大样本的临床试验验证，还需进行长期的观察。

6. 细胞因子治疗　抑制 IL－8 的产生和移行，减轻其介导的炎症反应，减轻肺实质损伤和肺泡结构的破坏，成为治疗特发性肺间质纤维化的又一治疗手段。

7. 中医治疗　其方法可分为清热豁痰、活血化瘀、扶正固本，研究表明中医治疗可取得较好的疗效。

8. 肺移植　是肺部疾病终末期的重要治疗手段之一，它对于患者的预后，尤其是间质性肺疾病有一定的改善。

（刘彩玲）

第三节　特发性肺间质纤维化急性加重

一些 IPF 患者在疾病过程中突然出现病情加重，出现难以预测的、爆发性的呼吸困难、低氧血症、呼吸衰竭而导致死亡，现在临床上称之为特发性肺间质纤维化急性加重（AEIPF）。

AEIPF 临床表现特殊，病死率高，值得引起临床医生的足够重视。

一、临床特点

（1）在 1PF 的慢性过程中，迅速出现进行性的、严重的呼吸困难、低氧血症，常伴发热、咳嗽。临床上和 ARDS 表现相似，不能被感染和心力衰竭解释。

（2）体格检查常有 IPF 的体征，如听诊可闻及 Velcro 啰音，及杵状指等。

（3）胸部影像学的特点是在 IPF 原基础上叠加广泛的磨玻璃样阴影。

（4）病理改变为普遍性间质性肺炎（UIP）和弥漫性肺泡损伤（DAD）并存的表现。

（5）肺泡灌洗显示中性粒细胞增高。

二、诊断要点

（1）以前已诊断或新诊断 IPF。

（2）没有可以确认原因的呼吸困难在 30 天内发生或加重。

（3）HRCT 见双肺新出现的磨玻璃影或在 UIP 的网状、蜂窝状的影像改变基础上重叠实变阴影。

（4）气管内吸取物或肺泡灌洗液的一系列检查（包括细菌、机会性致病病原体和常见的病毒）没有发现肺部感染的证据。

（5）排除其他原因

1）左心衰；

2）肺栓塞；

3）已知的可以导致急性肺损伤的病原，如败血症、误吸、外伤、再灌注性肺水肿、脂肪栓塞、肺挫伤、吸入性肺损伤、药物毒性、急性胰腺炎、成分输血和干细胞移植等。

如果 IPF 患者出现不明原因的症状急剧恶化，但不满足以上 5 条诊断标准，应考虑"可疑 IPF 急性加重"的诊断，主要包括以下情况：症状加重超过 30 天，单侧肺磨玻璃样改变，没有经过气管内吸取物或肺泡灌洗液病原学的评价。

三、治疗和预防

1. 应用糖皮质激素和免疫抑制剂　在 IPF 急性加重期，采用糖应质激素冲击及续贯治疗（甲基泼尼松龙 1 000mg/d，3 天，随后口服泼尼松 40 ~ 60mg/d），联合使用免疫抑制剂（环磷酰胺，每 3 周 500mg），激素减量的同时加用环孢素，剂量为 1 ~ 2mg/（kg·d）。

2. 应用抗纤维化药物

（1）吡非尼酮：是一种新型抗纤维化药物，200 ~ 600mg，每日 3 次。

（2）细胞园子治疗：如 α - 干扰素 1b 对轻中度肺功能损害者为佳。TNF - α、IL - 10 等细胞因子处于研究阶段。

3. 抗凝治疗　使用口服激素的基础上，给予低分子肝素抗凝治疗 1 ~ 2 周，可降低 IPF 急性加重期的病死率。

4. 质子泵抑制剂　接受长期抑酸治疗（2 ~ 6 年），肺功能可以长期稳定甚至可得到改善，并且未发生 IPF 急性加重。

5. 多黏菌素 - B - 聚苯己烯　纤维柱血液净化。

6. 其他　呼吸衰竭的患者可使用机械通气。另外，大剂量的静脉丙种球蛋白治疗可取得一定的疗效。

（毛　芳）

第四节 急性间质性肺炎

急性间质性肺炎（acute interstitial pneumonia，AIP）是一种爆发性重症呼吸系统疾病。其对应的病理组织类型依次为普通型间质性肺炎、非特异性间质性肺炎、机化性肺炎、弥漫性肺泡损伤、呼吸性细支气管炎、脱屑性间质性肺炎，淋巴细胞性间质性AIP作为其中一类疾病，以其起病快、进展迅速、病死率高为特点，值得临床重视。

一、临床特点

（1）绝大多数患者在发病前有上呼吸道感染的症状，半数以上可持续1到数周。患者突然发热、干咳，胸部紧迫感和束带感，有胸闷、乏力、进行性加重的呼吸困难。

（2）双肺底可闻及散在爆裂音，很快出现杵状指，口唇发绀，抗生素治疗无效。

（3）实验室检查不具有特异性，外周血白细胞可增高，少数嗜酸性粒细胞增多，血沉多增快，可达60mm/h，血清蛋白电泳示 α_2 或 γ 球蛋白增高，血气分析为Ⅰ型呼吸衰竭。

（4）影像学表现为出现弥漫性网状、条索状及斑点状浸润性阴影，并逐渐扩散至中上肺野，尤以外带明显，或有双侧边缘的磨玻璃样改变，偶见细小蜂窝样改变（图8-6）。

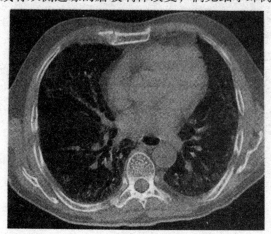

图8-6 急性间质性肺炎
CT示纤维索条影，小斑状实变影，密度不均，
边缘模糊。内有点气管双轨征，支气管扩张

二、诊断要点

目前国际上尚无统一的AIP诊断标准，以下几点有助于AIP的临床诊断。

（1）正常人（无肺部疾病史）发生急进性间质性肺炎。

（2）迅速陷入呼吸衰竭。

（3）原因不明，也无明显的诱因。

（4）对糖皮质激素治疗反应不佳，预后极为不良。

（5）肺组织（开胸肺活检或经支气管肺活检）具备弥漫性肺泡损伤的病理特点。

173

如无肺组织活检的病理证实，具备上述前四点，结合实验室检查，临床可以考虑 AIP 的诊断。

三、治疗

（1）抗感染治疗：通常主要以糖皮质激素治疗为主，但仅有少数人对其有效，大部分人不能控制疾病进展。

大剂量甲泼尼龙的冲击治疗，通常起始剂量为 $2 \sim 3mg/（kg \cdot d）$，分 $2 \sim 4$ 次静脉给药，使用 $3 \sim 7d$，重症患者可予 $1\,000 \sim 2\,000mg/d$ 给药。获得疗效后每 3d 减少 40mg/d，减至 $40 \sim 80mg/d$ 后改为口服，$3 \sim 4$ 周后逐步减量。要求糖皮质激素疗效长，减量要慢，低剂量至少维持 1 年以上。

（2）机械通气：当 AIP 患者出现呼吸频率增快，PaO_2 低于 60mmHg，氧疗不能改善时，应尽早采用人工机械通气治疗。

（3）细胞毒素和免疫抑制剂：硫唑嘌呤和环磷酰胺是常用的二线药物，常和糖皮质激素联合使用，如甲泼尼龙 250mg + 环磷酰胺 $1\,500mg/d$。

（4）抗纤维化治疗：秋水仙碱、吡非尼酮、青霉胺、血管紧张素转换酶抑制剂和他汀类药物。

（5）抗氧化剂：研究表明在泼尼松加硫唑嘌呤加大剂量乙酰半胱氨酸 600mg，每天 3 次，能保存肺纤维化患者的肺活量和弥散量。

（6）外科可考虑肺移植治疗。

（师喜云）

第九章　肺癌

　　肺癌是指来源于支气管，肺的恶性肿瘤，在世界范围内最常见的恶性肿瘤之一，在多数发达国家和发展中国家其发病率均呈上升趋势。在我国肺癌已成为城市中发病率最高的恶性肿瘤，并呈快速上升趋势。临床上常用的诊断方法包括 X 线胸片、CT、支气管镜检查、血清肿瘤标志物测定等，确诊仍需要病理学诊断。当前肺癌的治疗模式是以外科手术、化学治疗与放射治疗结合的综合治疗，新近出现的分子靶向治疗为肺癌的治疗带来了新的希望。

第一节　肺癌早期诊断进展与临床评价

　　肺癌的发病率和死亡率均居全球各类恶性肿瘤之首。70%以上的肺癌患者在确诊时即为临床晚期，失去了手术治疗机会，5 年生存率不足 15%。而早期肺癌患者接受根治性手术治疗后，5 年生存率可达73%以上。因此，提高早期肺癌诊断率，可望降低肺癌死亡率，减少肺癌所造成的社会经济负担。

　　肺癌的发生、发展、侵袭和转移是一个极其复杂的多阶段、多步骤的过程。肺癌从细胞的恶性转化、癌前病变、原位癌、浸润癌或转移到死亡的自然病程为 20～30 年。这种长期渐变过程，使肺癌的早期诊断成为可能。但肺癌患者在疾病的早期阶段往往没有临床症状，随着肺癌发展而出现的症状因为缺乏特异性、难以与肺部良性病鉴别而容易误诊和漏诊，而且有症状的患者多数为肺癌晚期。因此，如何在没有临床症状的早期阶段诊断肺癌，多年来成为研究的热点和难点。

一、肺癌高危人群的筛选

　　诊断早期肺癌，首先就是要找出哪些人可能得肺癌（在临床研究中常称为肺癌高危人群）。通过建立高危人群筛选标准，并给予早期诊断干预，可以提高肺癌早期诊断率，并提高早期诊断的效费比。

　　吸烟是肺癌发病的最主要的危险因素，几乎所有已开展的肺癌早期诊断和筛查研究均以吸烟人群作为研究对象。基于目前唯一成功的肺癌筛查研究（North American National Lung Screening Trial，NLST）结果，吸烟指数≥30 包年和戒烟≤15 年已成为肺癌高危人群的主要标准。同时，许多学者指出当吸烟指数未达到上述标准（≥20 包年）的人群具有其他肺癌发病危险因素时，仍要将其视为肺癌高危人群进行筛查：COPD 或肺间质纤维化病史、肺癌切除后未复发≥4 年、肺癌家族史、其他肿瘤病史（肺癌除外）或放疗史、职业暴露史（包括硅、镉、石棉、砷、铍、铬、柴油烟雾、镍、煤烟、烟粒）。

二、肺癌早期诊断方法的历史回顾和临床评价

20 世纪 50 年代，全球即已开展肺癌的早期诊断和筛查研究，主要方法为 X 线胸片和痰细胞学检查。

1. X 线胸片（chest X – ray，CXR） CXR 为胸部多种组织结构的重叠显像，分辨率低，难以发现早期肺癌的小病变。新近发表的 PLCO 研究报道，每年一次 CXR 筛查未能提高肺癌的检出率，未能降低肺癌的死亡率（筛查研究的金标准）。因此，目前不推荐将 CXR 用于肺癌筛查。

2. 痰细胞学（sputum cytology） 20 世纪 70 年代开始全球开展了多个关于痰细胞学联合 CXR 用于肺癌筛查的大型随机对照研究，结果发现痰细胞学联合 CXR 筛查可提高早期肺癌检出率、肺癌手术率，但未能使死亡率明显降低。因此目前亦不推荐将痰细胞学（或联合 CXR）用于肺癌筛查。

尽管 CXR 和痰细胞学不推荐用于肺癌筛查，但不能否定其用于临床常规诊断的价值，CXR 和痰细胞学目前仍是发现肺癌的最基本方法。

三、肺癌早期诊断方法的发展现状和临床评价

自 20 世纪 90 年代开始，影像学、介入肺脏病学、分子生物学的进展，使肺癌的早期诊断方法得到快速发展，具体表现在以低剂量螺旋 CT、介入肺脏病学新技术、生物标记物为代表的一系列新的诊断工具在早期肺癌得到应用，其中低剂量螺旋 CT 用于肺癌早期诊断和筛查取得了突破性的进展。

（一）影像学

1. 低剂量螺旋 CT（low dose spiral CT，LDCT） CT 技术的发展使胸部成像质量取得飞跃式发展。胸部 CT 较 CXR 分辨率更高，可发现更多更小的病变，提高早期肺癌诊断率，使更多的早期肺癌患者可接受根治性手术治疗，从而降低肺癌死亡率。但普通胸部 CT 放射剂量高（8mSv），不适合用于肺癌筛查。通过采用 LDCT 扫描方法，单次检查的放射剂量可低于 1.6mSv（约等于单个成人 1 年所接受的大自然背景辐射），使肺癌 LDCT 筛查成为可能。

基于肺癌高危人群的大型随机对照 NLST（North American National Lung Screening Trial）研究报道每年 1 次的 LDCT 筛查与 CXR 筛查相比可使肺癌死亡率下降 20%，全因死亡率下降 6.7%。对现有的研究数据进行系统性评价后多个专业学会在指南中推荐：对于 55～74 岁的吸烟指数≥30 包年的吸烟者和曾吸烟者（近 15 年内才戒烟），推荐每年 1 次的 LDCT 筛查。所有指南均认可 LDCT 筛查不能替代戒烟，对没有戒烟的人群，LDCT 筛查难以获益。但关于肺癌高危人群标准、筛查持续年限、筛查频率、如何界定需要接受后续处理的筛查阳性病灶等问题仍存在争议，这涉及临床开展 LDCT 筛查的效费比问题和公共医疗系统是否决定支持免费筛查。关于肺癌高危人群筛选标准在前面已经详述，关于筛查持续年限、筛查频率、如何界定需要接受后续处理的筛查阳性病灶等问题，欧洲正在开展的 7 个 LDCT 筛查研究将就上述争议问题进行深入探讨。

此外，目前的指南均明确指出 LDCT 筛查存在一定局限性和潜在危害，应在筛查开始前对受试者进行明确的告知，并对参与筛查的受试者给予合适的帮助。局限性：LDCT 不能检出所有的肺癌，也不能确保检出所有早期肺癌，所有 LDCT 检出的肺癌患者也不可能完全避

免死亡。潜在危害：LDCT 筛查会检出一定比例的假阳性患者，这些患者往往需要额外的检查或有创操作来做进一步的良恶性鉴别，尽管这些检查或有创操作的严重并发症很低；放射线暴露的问题；筛查对生活质量的影响（包括心理问题）。

2. 计算机辅助诊断（computer - aided diagnosis，CADx）系统 随着 CT 的广泛应用，放射科专家读片的工作量大大增加，从而存在漏诊和过度诊断的风险，特别是小的无相对恶性特征的肺结节（pulmonary nodules）病灶。CADx 通过计算机对医学影像图像的处理，可为早期肺癌诊断提供高效简捷的自动化分析工具，辅助影像科医师发现和分析病灶，降低早期肺癌筛查中专业人员工作量，提高 CT 诊断准确性。应用 CADx 检测肺结节的敏感性为44% ~100%，对于包含实性成分的肺结节，其检测敏感性优于放射科专家，但在纯磨玻璃样结节（pure ground - glass nodules，pCGN）方面，其检测敏感性则远低于放射科专家。应用 CADx 检测肺结节的最终目标是鉴别其良恶性，目前有多种方法处于研究阶段，包括基于影像学特征和患者临床病史的统计学处理、基于动态增强 CT 的增强模式和结节血流灌注研究、三维容积重建技术、人工神经网络技术（artificial neural networks，ANN）、支持向量机技术（support vector machine，SVM）等，在肺癌的早期诊断方面表现出一定的价值，有待进一步验证。

3. 正电子发射计算机断层显像 - X 线计算机断层扫描（positron emission tomography - computed tomography，PET - CT） PET - CT 将反映肿瘤代谢能力的 PET 与可高分辨显示组织结构的 CT 有机结合在一起，可用于肺结节的良恶性鉴别。研究显示 PET - CT 诊断早期恶性孤立肺结节病灶（solitary pulmonary nodules，SPN）的敏感性为91.7%，特异性82.3%，显著优于 CT，有助于提高肺癌的早期诊断率。但昂贵的检查费用、较大的辐射剂量使 PET - CT 的应用存在一定限制，在临床上仅作为胸部 CT 阳性结果的后续处理选项。

（二）介入肺脏病学新技术

前述影像学技术进展提高了肺癌的早期诊断率，但多为小的周围型病变，病理类型主要为腺癌。对于中央型肺癌的诊断，过去主要通过痰细胞学、传统白光支气管镜（white light bronchoscopy，WLB）诊断，但诊断敏感性低且多为晚期肺癌。中央型的早期黏膜病变，通常只有几个细胞的厚度。WLB 局限于观测所用可见光波长的限制，早期肺癌诊断率仅约30%，难以满足临床的需求。介入肺脏病学新技术的发展，包括荧光支气管镜、窄谱成像支气管镜、超声支气管镜、荧光共聚焦显微支气管镜、光学相干断层成像等为中央型肺癌的早期诊断带来了希望。

1. 荧光支气管镜（autofluorescence bronchoscopy，AFB） AFB 结合了细胞自发荧光和电脑图像分析技术，利用组织自荧光的不同特性观察支气管黏膜病变，在波长为442nm 的蓝光激发组织时，正常支气管黏膜呈绿色荧光，癌前病变呈棕色，肿瘤组织呈红色，通过色彩的差异来判断病变组织具有较高的敏感性。AFB 诊断的敏感性和特异性分别为90% 和56%，而 WLB 为66% 和69%，AFB 在癌前病变的诊断方面显著优于 WLB。

2. 窄谱成像支气管镜（narrow band imaging，NBI） NBI 利用光学滤光器发生两种带宽的窄谱光：被气道黏膜表面微血管吸收的395 ~445nm（蓝）和被黏膜表面下的血管吸收的530 ~550nm（绿）。在将波长集中于被血红蛋白吸收最强烈的波长415nm 和540nm 时，利用组织的光吸收特性和散射特性，使不同组织层次的血管展现出来。Shibuya 等提出与血管生成性鳞状上皮异型增生（angiogenic squamous dysplasia，ASD）相关的 NBI 典型表现：

毛细血管祥（capillary loops）、点状血管（dotted vessels）、扭曲血管网（complex vascular networks of tortuous vessels）和突然中断的血管（abruptending vessels）。研究表明 NBI 较 WLB 将异常增生和恶变的诊断率提高了 23%。与 WLB 相比，NBI 和 AFB 均显著提高了早期肺癌诊断的敏感性和特异性，而 NBI 和 AFB 两种方法之间相比无显著差异，联合应用 NBI 和 AFB 不能进一步提高诊断率，NBI 和 AFB 检查顺序变化对诊断率也无影响。

3. 经支气管镜腔内超声（endobronchial ultrasound，EBUS）　EBUS 是将超声探头（ultrasonic probe，USP）通过支气管镜进入气管、支气管管腔，通过实时超声扫描，获得气管、支气管管壁各层次以及周围相邻脏器、血管的超声图像，可用于判断黏膜下、管壁内、气道外周病灶的异常变化以及定位周围型病灶。根据超声探头不同，EBUS 分为径向探头（radial probe，RP）EBUS 和凸面探头（convexprobe，CP）EBUS 两种。RP – EBUS 主要用于评估肺癌的支气管壁侵袭程度以及周围型病变的活检和确诊。RP – EBUS 诊断肺癌侵袭支气管壁程度的准确性高达 95.8%，诊断周围型肺癌的敏感性 73%，特异性 100%。CP – EBUS 主要用于大气道周围病灶的观察和活检、判断早期肺癌是否存在淋巴结转移，其淋巴结分期的准确性明显优于 CT 及 PET/CT。

4. 荧光共聚焦显微内镜（fluorescent confocal microscope，FCFM）　FCFM 应用共聚焦显微镜成像原理，使用一根可弯曲的光纤探头（直径 1mm）替代了共聚焦显微镜的物镜，对支气管壁黏膜结构进行扫描，获得活体组织的断层图像，图像可放大 1 000 倍，组织探测深度至 50μm，可实时、分层观察黏膜，发现早期病变。FCFM 检查前需先行 WLB 和 AFB，并需要使用荧光对比剂以增强成像对比效果。FCFM 信号主要来源于气道上皮的基底膜区，不典型增生、原位癌和浸润癌患者的 FCFM 图像主要表现为网状纤维组织的破坏和结构紊乱，与正常组织存在显著区别。该检查目前仍处于前期研究阶段，用于肺癌早期诊断的价值有待进一步验证。

5. 光学相干断层成像（optical coherence tomography，OCT）　OCT 是利用红外线为判定波以获得反射的组织断层扫描图像，其原理和超声断层扫描装置类似，但扫描探头无需和组织紧密接触。OCT 图像空间分辨率 10μm，最大穿透深度 2～3mm，能显示支气管壁的多层显微结构，上皮细胞、上皮下组织和软骨均清晰可辨，与病理结果高度匹配，较以往任何方法的分辨率和敏感性都高。该方法目前仍处于研究阶段，用于肺癌早期诊断的价值有待进一步验证。

（三）生物标记物

生物标记物（biomarker）是作为正常生物学过程、致病过程或对某治疗措施的药理学反应的指标，具有客观上可测量和可评价的特征。在肺癌早期诊断方面，biomarkers 反映的是肺癌致病过程中的指标，主要是肺癌组织和非正常组织产生的与正常组织不同的细胞、生物成分和特征。近年来研究发现了多种与肺癌相关的 biomarkers，包括循环肿瘤细胞，基因的重排、突变、寡核苷酸多态性（single nucleotide polymorphism，SNP）、DNA 甲基化，非编码序列的异常和生成的一些反常产物，各种 RNA 分子的量和结构变化，各种蛋白质（包括肿瘤自身抗体）的量和结构变化，自身抗体等。这些 biomarkers 可从血液、痰液、尿液、唾液、呼出气（包括气体和冷凝物）、肺泡衬液、组织中检测出来，可用于肺癌高危人群的筛选、与 LDCT 整合开展筛查、对肺部早期病变进行良恶性鉴别诊断。

尽管已发现众多 biomarkers 并用于肺癌早期诊断研究，但还没有任何一个 biomarker 可用于临床。首先，因为肺癌是一种异质性疾病，单个 biomarker 可能无法反映出肺癌复杂的生物学特征。组学技术和生物信息学技术的发展使我们认识到，肺癌的生物学基础是一个极其复杂的网络，其中包括众多生物分子、变化特征以及复杂的调控关系。这促使我们积极地去识别这其中的关键分子、关键变化特征、关键调控关系、关键信号通路、关键功能网络，并通过验证工作（转化研究）将其用于肺癌的早期诊断。其次，在 biomarkers 的识别和验证研究中，研究设计可能存在的偏倚将导致研究结果出现诸多不确定性，使真正有价值的 biomarkers 难以得到合理评估。美国国家癌症研究所（national cancer institute，NCI）建立的早期检测研究网络（Early Detection Research Network，EDRN）提出了 biomarkers 研究的五个阶段及相关标准和目标，可为有志于 biomarkers 研究的同行提供参考。

四、小结

提高肺癌早期诊断率是降低肺癌死亡率的重要手段。目前除 LDCT 检查对降低肺癌死亡率有比较明确的结论外，其他的早期诊断方法对肺癌死亡率的影响暂未明确。希望与困难并存，介入肺脏病学新技术、biomarkers 将是未来肺癌早期诊断的重要发展方向。

（王　辉）

第二节　非小细胞肺癌病理新分型与分子病理

肺癌是发病率与死亡率最高的恶性肿瘤，其中约 80% 为非小细胞肺癌（non - small cell lung cancer，NSCLC）。NSCLC 中肺腺癌约占 50%，是肺癌中最常见的病理类型。肺癌是一种高度异质性上皮来源肿瘤，即使病理类型相同，患者的发展与转归也可能完全不同。因此，统一肺癌的组织学分类、诊断术语及诊断标准，有助于临床观察治疗疗效和比较各试验是否有效。

一、非小细胞肺癌病理分型的历史回顾以及病理新分型的临床评价

从 1967 年至今，肺癌病理诊断标准大概经历了 5 个版本的更新。在 1967、1981 与 1999 年版肺癌诊断标准中，主要由病理学家执笔，内容侧重于肺癌病理学诊断的基本概念与简要介绍，对临床的指导意义有限。2004 年，世界卫生组织（worldhealth organization，WHO）对肺癌病理诊断标准进行了重新修订。2004 版肺癌病理分类延续了 1999 年版的分类思路，提出了肺癌的 T（tumor）、N（lymphNode）、M（metastasis）分期，同时对肺癌的流行病学、病因学、基因组学和分子病理学做了进一步阐述，另外还介绍了肺癌分型与肺癌患者的临床特征之间的关系，其内容更加充实、全面，并具有一定的临床实用价值。但在随后的 6 年时间里，关于肺腺癌的诊断与治疗取得了令人瞩目的成就，特别是在分子生物学与肿瘤学方面，如发现：①表皮生长因子受体（epidermal growth factor receptor，EGFR）基因突变可以预测 NSCLC 对酪氨酸激酶抑制剂（tyrosine kinase inhibitor，TKI）的治疗效果；②贝伐单抗治疗不适用于鳞癌患者，因为可能引起致命性大咯血；③培美曲塞更适用于非鳞癌的 NSCLC 患者等。因此，2011 年国际肺癌研究协会、美国胸科协会、欧洲呼吸学会联合制订了肺腺癌的新病理分类（表 9 - 1），该分类是联合了病理学、放射学、肿瘤学、外科学、分

子生物学等多学科的综合诊断标准。新标准提出了新的肺腺癌诊断分类，同时推荐了小活检/细胞学标本的诊断规范。

表9-1　2011年国际肺癌研究协会/美国胸科学会，欧洲呼吸学会手术切除标本肺腺癌新分类

手术切除标本肺腺癌新分类
浸润前病变
非典型腺瘤样增生
原位腺癌（≤3cm，过去的细支气管肺泡癌）
非黏液性
黏液性
黏液性/非黏液性混合型
微小浸润性腺癌（≤3cm，贴壁生长为主的肿瘤，且≤5mm浸润）
非黏液性
黏液性
黏液性/非黏液性混合型
浸润性腺癌
贴壁生长为主（过去的非黏液性细支气管肺泡癌，浸润灶>5mm）
腺泡为主
乳头状为主
黏液产生的实性为主
浸润性腺癌的变异型
浸润性黏液腺癌（过去的黏液性细支气管肺泡癌）
胶样癌
胚胎性（低及高级别）
肠型

（一）原位腺癌

在2004年版的肺癌诊断标准中，细支气管肺泡癌（bronchiolo alveolar carcinoma，BAC）这一病理类型其实包含了一类肿瘤，如原位腺癌（adenocarcinoma in situ，AIS）、微小浸润腺癌、混合型浸润癌、黏液型BAC、非黏液型BAC、浸润型腺癌，它们代表了BAC的不同发展阶段，对治疗选择及预后的影响各不相同，原位癌与微小浸润腺癌的患者术后5年生存率可达到100%，而混合型腺癌和浸润型腺癌的患者则预后不佳。BAC的诊断名称虽然统一，但关于BAC的临床与实验数据间的可比性则较低。因此，在2011年版肺腺癌新分类中建议弃用"细支气管肺泡癌"诊断。而将原BAC中的原位癌，即瘤体小于3cm，以贴壁方式生长，无间质、血管、胸膜浸润的孤立性肺腺癌与非典型腺瘤样增生并列为癌前病变。原位腺癌主要由Ⅱ型肺泡上皮细胞和（或）Clara细胞组成，大部分为非黏液型，极少部分为黏液型，病变经手术完全切除后，患者的5年生存率可达到100%。

（二）微小浸润腺癌

微小浸润腺癌（minimally invasive adenocarcinoma，MIA）是2011年标准中新增加的一

类肺腺癌分型，其是指直径小于3cm，主要以贴壁方式生长，其周围浸润范围小于0.5cm的孤立性肺腺癌。MIA的浸润灶是以腺泡状、乳头状、微乳头状和（或）实性型生长，而不是以贴壁方式生长，但如果浸润灶侵犯淋巴管、血管、胸膜，或浸润灶内出现坏死时则不能诊断为MIA。MIA浸润灶的大小是测量其最大径，如果有多个微转移灶，则测量最大转移灶的最大径，而不是多个转移灶的直径相加。大部分MIA为非黏液型，极少部分为黏液型。肿瘤如经手术完全切除后，患者的5年生存率接近100%。但MIA与AIS的诊断必须建立在完全切除肿瘤标本，经详细检查的基础上，穿刺标本与细胞学标本都不能诊断为AIS和MIA。

（三）贴壁生长为主型腺癌

贴壁生长为主型腺癌（lepidic predominant adenocarclnoma，LPA）也主要由Ⅱ型肺泡上皮细胞或Clara细胞构成，沿肺泡壁生长，形态学上类似于US或MIA，但其周围浸润范围大于5mm。如果浸润范围不足5mm，但肿瘤侵犯了淋巴管、血管、胸膜，或浸润灶内出现坏死时则诊断为LPA，而不能诊断为MIA。在转移瘤和浸润性黏液腺癌中，部分肿瘤细胞也以贴壁生长方式生长，但严格意义上的LPA是指以贴壁生长为主的非黏液腺癌，黏液腺癌不归入此类型中。在2004版肺癌分类中，没有对以贴壁生长为主的腺癌进行评价，而研究显示：以贴壁生长为主的腺癌预后更好，Ⅰ期此类型腺癌经手术切除后，5年生存率可达到90%以上。因此，在新版腺癌分类中推荐使用贴壁生长为主型腺癌这一新分型。

（四）浸润性腺癌

在外科切除的肺癌组织标本中，70%~90%为浸润性腺癌，依据生长方式的不同，浸润性肺腺癌分为贴壁生长型、腺泡型、乳头状型、微乳头状型及实性型。肺癌是一种高度异质性肿瘤，即使在同一瘤体内，肿瘤也常以多种生长方式生长，而在2004年的肺癌分类标准中，则简单地将其归为混合型中，由此可见，混合型包括的范围过宽，不能有效体现各亚型的实际临床意义，因此在新分类中建议弃用"混合型"的诊断，而推荐以生长方式为主型作为亚型分类的依据，其后列出其他亚型及含量。在旧分类中，各亚型界定阈值为10%，但对于微乳头型和实性型，若以10%为阈值则可能被忽略掉，而微乳头型和实性型严重影响患者预后，往往提示患者预后不佳，因此在新分类中建议将各亚型界定阈值由10%降低为5%，以更易评价各亚型的意义，特别是对于微乳头型，有的研究建议将其含量阈值定为1%~5%。

（五）浸润性腺癌变异型

在新版肺腺癌分类中，浸润性腺癌变异型包含四型：胚胎型、胶样型、肠型及浸润性黏液腺癌。删去了旧版中"印戒细胞型及透明细胞型"，新增添了肠型及浸润性黏液腺癌。在旧版肺癌病理分类中，细支气管肺泡癌分为黏液型与非黏液型，而黏液型与非黏液型在临床上、影像学上、病理及遗传学上有很大差别，如非黏液型BAC在女性更多见，黏液型BAC在影像上多表现为多发实性结节影及支气管充气征，而非黏液型BAC多见磨玻璃影。免疫组化研究显示：黏液型BAC与非黏液型相比，CK7表达无明显差异，但CK20表达增强，而TTF-1表达减弱。在基因表型方面，黏液型BAC中KRAS突变率较高，而非黏液型BAC中EGFR突变率较高。因此，在新版肺腺癌病理分类中，建议将黏液型BAC命名为浸润性黏液腺癌列入肺腺癌的变异型。浸润性黏液腺癌细胞呈柱状或杯状，胞质内含有丰富黏液，可呈腺泡状、乳头状、微乳头状或实性型多种生长方式生长，瘤体 >3cm，浸润区 >0.5cm，并常伴有肺内多发结节的影像。另一新增加的亚型为肠型腺癌，当肺腺癌中具有肠型分化的成分大于50%时，可诊断为肠型腺癌。肠型腺癌是肺腺癌中很少见的一种类型，其与结直肠腺癌在形态上和免疫表型上有共同点，故诊断肠型腺癌时须排除胃肠道转移的情况。肠型腺癌具有肺腺癌的高度异质性，也保留了原发肺腺癌的某些生长特点，如贴壁生长等，并具有至少一个阳性的肠型分化标志物（CK20、mucin 2 等），另外 CK7 及 TTF－1 阳性约见于半数病例，有助于肠型腺癌与转移性结直肠腺癌的鉴别诊断。

二、NSCLC 分子病理学及临床意义

分子病理学是采用分子生物学技术（如 DNA 和 RNA 分析）从分子或基因水平上研究疾病的病理变化规律的一门学科。随着分子生物学技术的进步，分子病理学为肺癌的早期诊断、病理分型、发病机制、预后评估、疗效检测以及个体化治疗的研究提供了有力的帮助。

（一）NSCLC 病理分型相关的分子标记物

在 NSCLC 的不同病理类型之间，存在着许多不同的分子标记物，这些分子变化可用于不同病理类型的鉴别。如 KRAS 基因突变主要位于密码子的 12、13 和 61 位，多见于腺癌，与吸烟有关。EGFR 基因突变亦多见于腺癌，而在其他病理类型中几乎检测不到。肺腺癌最常见的基因扩增是定位于 14 号染色体的 TITF－1 基因，它被认为是原发肺腺癌的可靠标志物。因此，KRAS 和 EGFR 基因突变、TITF－1 基因扩增可作为腺癌与鳞癌的鉴别分子标志物。

（二）NSCLC 药物疗效相关的分子标记物

晚期非小细胞肺癌的标准治疗方案是含铂两药联合化疗。顺铂是一种重金属化合物，可以与 DNA 分子形成交联，从而阻止 DNA 的复制和转录。DNA 交联的修复有赖于切除修复交叉互补基因 1（excision repair cross complementing 1，ERCC1）的作用。在非小细胞肺癌患者中，ERCC1 基因 mRNA 过表达与术后患者的生存期正相关。而低表达 ERCC1 基因 mRNA 则提示采用含铂两药化疗患者的生存期更长。因此目前认为检测 ERCC1 基因的表达可以作为提示非小细胞肺癌患者顺铂疗效的分子标志物之一。核糖核苷酸还原酶 1（ribonu－cleoti-de reductase M1，RRM1）是吉西他滨的作用靶点，同时也是其疗效的决定因子。低水平 RRM1 表达与患者预后不良相关，而高水平表达 RRMI 提示患者生存期更长。而 RRM1 基因低表达提示患者可以从吉西他滨方案化疗中获益。

EGFR 基因突变与 NSCLC 患者对 ECFR－TKI 的敏感性有关。90% 的 EGFR 基因突变是 19 号外显子的缺失突变和 21 外显子的单错义突变（L858R），更常见于东亚、女性、不吸烟、病理类型为腺癌的患者中。EGFR 基因突变患者接受 EGFR－TKI 治疗的效果优于化疗，同时 ECFR－TKI 治疗 EGFR 突变患者的疗效优于 EGFR 野生型患者。

近年来关于染色体重排的研究提示染色体 2p 内的倒位使棘皮动物微管相关蛋白 4－间变型淋巴瘤激酶融合（echinoderm microtubule－associated protein－like 4 and anaplastic lym-phoma kinase gene fusions，EMLA－ALK），在腺癌中的发生率约为 3% ~5%，ALK 阳性可预测 crizotinib 治疗有效。对化疗失败并检测到 EMLA－ALK 融合的 NSCLC 患者，给予克唑替尼治疗，中位治疗周期 25 周，客观缓解率为 53%，12 周的疾病控制率为 85%，中位无进展生存期为 8.5 个月。

182

（三）NSCLC 基因谱与蛋白质谱系变化的研究

早期的分子谱研究主要针对单个或一组基因和蛋白，而目前分子谱研究已进展到应用大规模、高通量的方法对 DNA、RNA 和蛋白质进行研究。这些人规模、高通量的方法，可同时分析成千上万条基因，从而对 NSCLC 分子生物学背景的复杂性有了深入的了解。

1. RNA 标签 基于 RNA 的分析方法中，cDNA 芯片主要用于基因表达的整体分析。研究表明，基于芯片的 cDNA 谱可用于肺癌的分子分型、预后以及治疗疗效的判断。一项评价基因表达谱与 I 期 NSCLC 患者预后的相关性研究提示，cDNA 表达谱的预测敏感性大概在72% ~ 79%。应用 cDNA 基因芯片联合定量分型方法，研究人员构建了一组由 5 个基因构成的基因标签，结果提示这 5 个基因构成的基因标签与肺癌患者的无进展生存期和总体生存期密切相关。

2. microRNA 表达谱 microRNAs 是近年来新发现的一组小核苷酸分子（18 ~ 24nt），在人类肿瘤生长与分化过程中起到了广泛的调节作用，其对基因的表达主要起负调控作用。目前对于 microRNAs 的作用评价不一，有的研究提示 microRNA 高表达提示 NSCLC 患者预后不良，总体生存期与无进展生存期都短于低表达的患者。而有的研究则显示其为抑癌基因。关于肿瘤细胞中 microRNAs 的分子标签目前尚没有统一的认识。microRNA 研究领域可能是未来 NSCLC 发病机制与治疗的研究方向。

3. 蛋白质组学标签 蛋白质组学是基因组学的补充，代表了肿瘤生物学的研究方向。由于 mRNA 表达不能完全反映蛋白质的表达水平，同时基于 cDNA 的表达分析不能总是反映蛋白质的表达及其活性。因此，对组织中蛋白质表达类型的综合分析可以提高我们对肿瘤细胞分子复杂性的认识。基质辅助激光解析电离时间飞行质谱可解析组织的蛋白质谱。这项技术不仅可以明确肿瘤组织中的多肽与蛋白质，而且可以用于高通量地分析个体组织中的生物分子谱。最近，使用时间飞行质谱技术在少量冷冻肺癌组织中进行蛋白质模型分析，可用于病理分型以及判断淋巴结转移和预后。如果这些结果可以在大样本的前瞻性研究中得到证实，那么对于 NSCLC 患者则有重要的价值。

4. 新一代测序技术 新一代测序技术可对全基因组、转录组、外显子组等进行序列测定，获得肿瘤细胞丰富的遗传学信息，通过信息学分析获得可作为生物标记物的诸多遗传特征。随着测序成本的进一步下降，未来可望在临床中得到广泛应用。

（王　辉）

第三节　非小细胞肺癌的分子靶向治疗及有关临床问题

一、驱动突变指导分子靶向治疗

肿瘤细胞的发生、生存和增殖依赖于活化的癌基因的现象，这些异常的分子信号也称为驱动（癌）基因，常与分子靶向药物的疗效相关，作为疗效预测的生物标记物（biomarker）指导用药。近年来，非小细胞肺癌（non - small cell lung cancer，NSCLC）分子靶向治疗的进展，特别是针对某些体细胞基因突变（也被称为驱动突变）而进行的分子靶向治疗取得重要突破，使 NSCLC 诊治进入了一个全新的时代。最典型的案例莫过于应用表皮生长因子受体酪氨酸激酶抑制剂 （epidermal growth factor receptor tyrosine kinase inhibitor, EGFR - TKI) 治疗携带 EGFR 突变的肺腺癌患者，治疗有效率可达 70% 以上。因此，临床上需要采取新的思维来适应这种新的诊疗手段。

（一）获取驱动突变的分子流行病学数据

在决定采用某种分子靶向治疗前，我们需要对治疗靶点的驱动突变进行检测。驱动突变在患者中的发生频率高低，很大程度上决定了驱动突变检测的顺序，临床优先选择发生频率高的驱动突变进行检测。随着驱动突变种类的增加，可选择的分子靶向治疗药物越来越多，将来需要综合考虑驱动突变的分子流行病学数据、驱动突变检测方法可靠性、分子靶向治疗的效费比，来选择驱动突变的检测顺序和相对的分子靶向治疗药物。

（二）驱动突变检测工作流程的标准化

从患者的选择、标本的获取和处理、检测方法的设定、结果的解读，到技能熟练的工作人员的培训和符合国内外质量标准的实验室建设，这都会影响到基因突变检测结果的准确性，进而对患者的治疗和转归产生重要影响。目前，国内外就 EGFR 突变、ALK 突变检测推出了指南或专家共识，以指导突变检测的临床应用。但随着越来越多的驱动突变被发现可用于指导分子靶向治疗，将会有更多的相关指南推出，临床医生需要主动学习这些知识，并用于指导临床工作。

（三）将驱动突变检测整合至临床常规病理检测工作中

驱动突变指导分子靶向治疗已对临床产生重要影响。就目前来看，几乎所有的病理组织中含有肺腺癌成分的患者均需要接受驱动突变检测。单个或数个水平较高的实验室难以完成如此巨大的工作量，应当通过在临床设立符合国内外质量标准的分子病理实验室，将驱动突变检测整合至临床常规病理检测工作中，以适应分子靶向治疗时代的到来。

二、肺腺癌的分子靶向治疗进展及相关临床问题

（一）EGFR 抑制剂

EGFR 信号的激活与细胞生长、增殖、转移、凋亡和血管发生密切相关。10% 的欧美 NSCLC 患者存在 EGFR 突变，30% ~40% 的东亚 NSCLC 患者中存在 EGFR 突变。最常见的 EGFR 突变为 19 外显子缺失突变和 21 外显子点（L858R）突变。这些突变与患者的某些临床特征相关，如女性、不吸烟、亚洲人种及肺腺癌等。

1. EGFR - TKI　是 EGFR 胞内区酪氨酸激酶的抑制剂，其疗效与 EGFR 的 19 和 21 外显子突变显著相关。第一代 EGFR - TKI 主要是不可逆抑制剂，代表药物有吉非替尼、厄洛替尼和埃克替尼。尽管因为临床试验数据的差异，这几种药物在不同的临床指南推荐中有所差异，但目前基本取得以下共识。

（1）所有拟接受吉非替尼、厄洛替尼或埃克替尼治疗的患者均推荐进行 EGFR 突变检测，不能基于年龄、性别、种族或吸烟史等临床特征而作为肺腺癌患者接受治疗的依据，也不能凭借这些临床特征作为推荐患者接受 EGFR 突变检测的前提条件。在组织标本量不足以进行 EGFR 突变检测时，只有在患者无法接受或拒绝放化疗时，方可谨慎地依据优势临床特征而选择患者接受治疗，并在治疗前充分地告知获益的可能性明显低于 EGFR 突变阳性患者。

（2）对于 ECFR 突变阳性患者，第一代 EGFR－TKI 单药治疗效果优于一线、二线标准化疗；而对于 EGFR 突变阴性患者，第一代 ECFR－TKI 单药治疗效果不及一线或二线标准化疗；第一代 ECFR－TKI 治疗的患者其生活质量优于化疗。

（3）对于未经 ECFR 突变选择的一线化疗后未进展的患者，可应用吉非替尼或厄洛替尼单药维持治疗。

第一代 EGFR－TKI 的应用还存在以下问题：

（1）一线先 EGFR－TKI 还是先化疗？对于携带 EGFR 敏感突变的患者，第一代 EGFR－TKI 在一线和二线均优于标准化疗，那究竟在何时应用第一代 ECFR－TKI 获益更多？目前有限的数据表明选择在一线或在二线用药的总体生存时间没有区别。

（2）获得耐药的问题：尽管 ECFR 突变患者治疗后有效率高达 70% 以上，但最终均会出现耐药和肿瘤进展。目前已发现的获得耐药机制主要为 EGFR T790M 突变（约占 50%）、MET 基因的扩增或活化（约占 20%～25%）、各种原因导致的 ECFR 下游信号通路的改变、其他信号通路的激活、转化为小细胞癌。针对这些相对明确的获得耐药机制，理论上可采用不可逆的 EGFR－TKI 抑制剂或其他对应的分子靶向药物进行控制。

（3）获得耐药后停药的问题：已有多个研究报道部分出现获得耐药的患者在停药后出现病情的快速进展，而在停药一段时间后恢复用药仍可取得一定疗效，这可能与肿瘤内部仍存在 EGFR－TKI 敏感克隆有关。因此，NCCN 指南推荐在出现获得耐药后应继续用药，并联合其他治疗。

第二代 EGFR－TKI 是 EGFR 胞内区酪氨酸激酶的不可逆抑制剂，同时还可抑制 ECFR 家族其他受体如 HER2 或 HER4，主要代表药物有阿法替尼、dacomitinib。阿法替尼单药用于携带 EGFR 敏感突变的晚期肺腺癌患者一线治疗，其客观有效率（objective response rate，ORR）和无进展生存时间（progression free survival，PFS）显著优于培美曲塞/顺铂或吉西他滨/顺铂化疗，2013 年已获 FDA 批准用于 EGFR 基因 19 外显子缺失或 21 外显子突变的转移性 NSCLC 患者的治疗。Dacomitinib 用于晚期 NSCLC 二线或三线治疗的 II 期研究发现，其 ORR 和 PFS 显著优于厄洛替尼，后续研究正在进行。

2. EGFR 单克隆抗体　可与 EGFR 胞外区竞争性结合，从而抑制 EGFR 信号转导，代表药物有 cetuximab、necltumumab、panitumumab、matuzumab、nimotuzumab 等。在 EGFR 表达阳性的晚期 NSCLC 患者的 III 期临床 FLEX 研究中，cetuximab 联合化疗组（长春瑞滨/顺铂）比单纯化疗组中位生存期（overall survival，OS）延长 1 个月（11.3 个月 vs10.1 个月）。NCCN 指南推荐 EGFR 表达阳性的患者可考虑一线应用 cetuximab 联合长春瑞滨/顺铂。其他 EGFR 单克隆抗体的临床研究正在进行。

（二）ALK 抑制剂

染色体 2p 的倒位生成了 EMIA－ALK 融合基因，其编码的融合蛋白形成非配体依赖性二聚体引起 ALK 激活。ALK 信号可通过激活 RAS－MEK－ERK、JAK3－STAT3 和 PI3 K－AKT 通路导致细胞增殖和生存。EMIA－ALK 融合在 NSCLC 中的发生率约为 3%～5%，与轻微/从未吸烟患者、腺癌、EGFR 野生型（TKI 原发耐药）、年轻患者（＜60 岁）等因素相关。crizotinib 是第一个用于临床的 ALK 抑制剂，它可以竞争性抑制 ALK 的酪氨酸激酶，此外还可抑制 MET、ROS1 的酪氨酸激酶。III 期临床研究结果表明，crizotinib 用于 ALK 阳性的晚期 NSCLC 二线治疗，其 ORR 和 PFS 显著优于化疗，OS 数据尚未成熟有待更新。尽管

crizotinib 用于晚期 NSCLC 一线治疗的研究结果尚未公布，但 NCCN 已推荐其用于 ALK 阳性的晚期 NSCLC 患者一线治疗。尽管有效率比较高（>80%），但克唑替尼治疗有效的患者通常在用药 1 年后就会发生耐药，所以探明克唑替尼耐药机制及如何克服耐药仍有待进一步研究探索。crizotinib 的获得耐药已经出现，其主要机制有 ALK 激酶区突变、ALK 融合基因拷贝数增加、信号旁路的激活、肿瘤的异质性等，第二代 ALK 不可逆抑制剂、其他信号旁路的抑制剂可能有助于克服耐药。此外，与 EGFR–TKI 获得耐药相似，NCCN 指南建议 crizotinib 获得耐药后仍应继续用药，并联合其他治疗。

（三）抗血管内皮生长因子单克隆抗体

贝伐单抗是血管内皮生长因子（vascular endothelial growth factor，VEGF）的重组人源化单克隆抗体，其与 VEGF 有高度亲和力，其可与循环中的 VEGF 结合，从而阻止 VEGF 与其受体结合，进一步抑制下游促血管生成信号的传导。III 期 ECOGE4599 研究比较了 15mg/kg 的贝伐单抗联合化疗（紫杉醇/卡铂）较单纯化疗治疗晚期非鳞的 NSCLC 患者的治疗疗效，结果发现贝伐单抗联合治疗组可较单纯化疗组明显提高 ORR、PFS 和 OS，但严重不良事件发生率也更高。尽管贝伐单抗是 FDA 批准的第一个可与化疗联合用于 NSCLC 治疗的药物，但是作为一个分子靶向药物，缺乏有效的疗效预测指标使患者获益有限，已难以满足临床需求。NCCN 指南仅推荐在近期无咯血的、非鳞的 NSCLC、PS 0～1 分且 EGFR 突变阴性和 ALK 阴性的患者中方可考虑应用贝伐单抗。

（四）ROS1 抑制剂

ROS1 重排是继 ECFR、EML–ALK 重排后发现的又一个肺癌驱动突变，在 NSCLC 患者的发生率约为 1%～2%。ROSI 重排可引起癌基因 ROS1 融合激酶的表达。ROS1 阳性患者已显示出对 cnzotinib 的高度敏感性，ORR 高达 60%，疾病控制率高达 89%。

（五）其他肺腺癌的分子靶向治疗进展

目前还有许多新的分子靶向药物正在研发，治疗靶点主要有 HER2 突变、BRAF 突变、MET、RET、HSP90 及多靶点联合等。KRAS 突变的发生率尽管很高，但目前缺乏直接针对 KRAS 的药物。

三、肺鳞癌的分子靶向治疗进展及相关临床问题

肺鳞癌的分子靶向治疗进展缓慢，可能与肺鳞癌的治疗靶点不明确有关。近几年来全球开展了探索肺鳞癌治疗靶点和分子流行病学的研究，发现了多个潜在的肺鳞癌分子治疗靶点，包括 EGFR、FGFR、PDGFR、IGF1、MET、PARP、PI3K、AKT、DDR2 等。临床亟待肺鳞癌的分子靶向治疗取得类似于肺腺癌的重要进展，为晚期肺鳞癌患者的治疗带来希望。

四、小结

非小细胞肺癌的分子靶向治疗在肺腺癌取得重要进展，但在肺鳞癌还需要加倍努力。驱动突变指导的分子靶向治疗疗效显著，需将驱动突变检测整合至临床常规病理工作中去。尽管疗效显著，分子靶向治疗的获得耐药问题也日益凸显，获得耐药机制及处理策略研究将成为未来 NSCLC 分子靶向治疗领域的重要方向之一！

（王　辉）

第四节 基于分子标记物的肺癌个体化治疗

个体化治疗，指的是所制定的治疗策略特别适合某一个特定的患者。

随着药物基因组学（pharmacogenomics）的兴起，肺癌的个体化治疗有了新的内涵。药物基因组学根据患者的基因型来保证最大疗效的同时将不良反应降到最低，用于探索合理的方法来优化药物治疗方案。因此，基于药物基因组学的肺癌个体化治疗，有可能让我们对每一个肺癌患者量体裁衣，设计出独特的、效果最好和不良反应最低的治疗方案。

肺癌治疗已迈向分子分型（molecular classification）的新时代，在生物标志物（biomarker）指导下的个体化治疗将成为肺癌治疗的发展方向。2011年美国临床肿瘤学会（ASCO）年会的主题"患者、路径、进展（patients，pathways，progress）"再次肯定了肺癌个体化治疗的新内涵，一个完全以每一位肺癌患者为中心的个体化医学新时代即将开始。

一、肺癌遗传异质性是个体化治疗的基础

关于肿瘤异质性目前有两种模型来解释：克隆进化模型和肿瘤干细胞模型。克隆进化模型认为，肿瘤细胞在增殖能力和表型上存在异质性，起源于单个细胞的肿瘤细胞群在发展的过程中继续发生突变，造成肿瘤细胞遗传水平和表型上的多样性和异质性。而根据肿瘤干细胞模型，肿瘤实际上是由一小群具有无限自我更新能力的干细胞样细胞及其产生的分化程度不均的细胞团组成，这群干细胞样的细胞被称为肿瘤干细胞（cancer stem cell，CSC）。在这一模型中，肿瘤干细胞一直以来被认为是导致表型与功能异质性、产生肿瘤多样性的重要机制。总之，肿瘤的遗传异质性主要是由于不同肿瘤细胞依赖的驱动基因存在差异造成的。

在肺腺癌中已发现若干个驱动基因，如EGFR活化突变、K-Ras突变、c-Met扩增、HER2突变和EMLA/ALK的表达增加等，而不同的肺癌个体存在不同的驱动基因，通过检测不同患者的驱动基因将为肺癌个体化治疗提供依据。

肺癌突变联盟（LCMC）正开展一项前瞻性研究，采用一种可以检测出10种已知驱动突变（driver mutation）的多重检测方法对肺腺癌组织进行评估。10种已知的驱动基因包括：KRAS突变（25%）、EGFR突变（23%）、ALK重排（6%）、BRAF突变（3%）、PIK3 CA突变（3%）、MET扩增（2%）、HER2突变（1%）、MEKI突变（0.4%）、NRAS突变（0.2%）、AKT1（0%），其中54%的肿瘤样本只存在一种驱动基因突变，95%的分子突变相互排斥。除肺腺癌外，肺鳞癌的潜在驱动基因研究也在逐步推进。目前已有报道的肺鳞癌可能的驱动基因有：EGFRvⅢ突变（5%）、FGFR1扩增（20%）、DDR2突变（4%）、PI3KCA突变（3%）、PI3KCA拷贝数增加（30%）AKT1突变（1%~7%）。这些研究结果的发布预示着肺癌驱动基因检测指导肺癌个体化治疗的时代已经来临。

二、肺癌驱动基因检测的困惑与局限

在根据驱动基因检测结果，实施个体化治疗过程中，发现如下的困惑与局限：

（一）肺癌驱动基因是否存化人种差异？

研究显示，中国人与西方人种的肺癌驱动基因突变尚存在较大的差异。如亚裔（包括

中国）人群 ECFR 突变率明显高于高加索人群，而 K – RAS 突变在白种人群的发生率远高于中国人群。了解不同人群肺癌驱动基因的差异，对制定肺癌驱动基因检测指导下的个体化治疗方案具有重要意义。

（二）肺癌组织小标本能否满足已知驱动基因的检测？

多数肺癌患者只能获得支气管镜活检标本或肺穿刺标本。一般一张小标本切片上应超过 200 个细胞，10 张切片则可检测已知的分子标志物。在技术上对小标本应选取敏感性较高的定量 PCR 或 ARMS 技术，而不应选取敏感性较低的直接测序技术。

（三）一次检测能否代表肺癌患者驱动基因状态的全貌？

肺癌细胞的适应性决定了肺癌细胞会随着环境的变化而不断适应环境，继而繁殖、生存，从而导致了肺癌遗传异质性的动态变化过程。根据单次肺癌样本活检得出的基因组学信息显然将有可能低估肺癌基因组的遗传异质性；但对肺癌患者遗传异质性（即驱动基因）进行动态监测，则需要多次活检取得不同时期的肺癌样本，而这在临床实践和伦理上仍存在一定的难度。

（四）肺癌驱动基因的外周血检测能否替代组纵标本检测？

外周血检测肺癌驱动基因主要基于外周血中存在循环肿瘤细胞（circulating tumor cell，CTC）与游离 DNA 两种理论。虽然国内外均有研究显示肺癌驱动基因外周血检测具有可行性，但外周血能否替代组织标本目前尚无定论。主要问题在于：①与组织 EGFR 变异（包括突变、扩增、表达等）检测的一致性报道不一，介于 60% ~ 90%；②多种 ECFR 变异检测方法的敏感性、特异性迥异，使各组研究结论不尽相同；③肿瘤细胞或游离 DNA 释放入血，是否能够代表原发灶中肿瘤的生物学行为而对其进行实时监测，尚有待深入研究。

三、肺癌个体化治疗的策略、评价与展望

"患者、路径、进展（patients，pathways，progress）"是现阶段肺癌个体化治疗策略的最佳总结。它联系了肿瘤基础研究（pathways：肺癌细胞驱动基因及其信号通路研究）与临床应用研究（patients：对某一特定靶向药物敏感人群的筛选），从而构建不同分子亚型肺癌的个体化治疗模式。

新的肺癌个体化治疗疗效评价方案有待探索。从 1994 年开始，欧洲癌症研究与治疗组织（EORTC）、美国国立肿瘤研究所（NCI）和加拿大临床研究组经过多次专家研讨，于 2000 年公布了实体瘤疗效评价标准（RECIST 标准）。此后，RECIST 标准作为一种抗癌新药 Ⅱ、Ⅲ期临床试验的疗效评价手段已被广泛采纳。而随着肿瘤治疗方法的不断改进，尤其是大量靶向治疗药物临床试验的开展，对传统 RECIST 标准的质疑声随之而起。

化疗药物是通过细胞毒作用抑制肿瘤细胞增殖，疗效强调的是肿瘤体积的缩小，在一定范围内与剂量呈正比，可通过 RECIST 标准评估。而靶向药物特异性强，通过作用于肿瘤发生的关键分子发挥作用，疗效与靶分子的表达和生物学特征相关。其可在未获得明显肿瘤体积缩小及无明显毒性反应的情况下延长患者总生存期或疾病无进展时间，疗效强调的是疾病稳定。因此，将适用于细胞毒药物的"肿瘤体积缩小"标准（RECIST）用于靶向治疗药物的疗效评估并不合适，新的疗效评估标准正在探索。ASCO 与美国核医学学会（SNM）联合研讨会讨论了采用新分子影像学策略检测药物是否击中靶点，靶向药物是否真正能作用于肿

瘤增殖，治疗对肿瘤是否有效。ASCO与北美放射学会（RSNA）联合研讨会则探讨了采用影像学技术改进传统的肿瘤疗效临床评价标准，形成更符合靶向治疗疗效规律的评价标准。

2011年麻省理工大学Sequist教授及其同事的研究曾引发肺癌诊治领域的震动。该研究动态获取37例靶向治疗前及失败后的重复活检标本进行ECFR敏感与耐药相关基因的分析，发现EGFR-TKI治疗失败时最常见的耐药基因是T790突变，且耐药基因随分子靶向治疗与化疗的交替进行而动态变化。另发现5例初始诊断肺腺癌患者治疗失败后的二次活检病理组织诊断为小细胞肺癌（可能与EMT或表观遗传有关）。

无论化疗或EGFR-TKI治疗均有可能使EGFR状态发生改变。在二线及三线治疗前要根据即时的而不是初始诊断时的标本进行检测。化疗后EGFR突变比率下降，后续的TKI治疗将受到影响，故一线应用TKI将使患者更大程度的获益。这些结论将深刻影响肺癌个体化治疗策略。

（王　辉）

第五节　肺癌多学科综合治疗

肺癌最合适的治疗方案需要根据患者的机体状况、肺癌的病理类型、侵及范围（临床分期）和发展趋向等来制定，采取多学科综合治疗（multi-disci-plinary team，MDT）模式，有计划、合理地应用手术、化疗、放疗、分子靶向治疗、营养支持等治疗手段，以期达到根治或最大程度控制肿瘤、提高治愈率、改善患者的生活质量、延长患者生存期的目的。

一、基于病理类型多学科治疗的思考

（一）小细胞肺癌

小细胞肺癌转移较早，手术根治机会不多，治疗上以化疗和放疗为主。但对于局限期小细胞肺癌，如果能采用手术方法完全切除肿瘤，则选择以手术为主的多学科综合治疗方案，早期手术能改善患者的预后。对于采用非手术治疗的局限期小细胞肺癌者，早期同步放化疗能提高患者的完全缓解率，并能延长患者的总体生存期和无疾病生存期。对于广泛期小细胞肺癌，一般认可胸部放疗和化疗相结合的联合治疗方案，化疗与放疗的联合治疗方案能提高治疗的长期疗效。在可选择的化疗方案中，含铂方案的两药联合化疗EP方案作为目前的标准一线化疗，伊立替康和拓扑替康被认为是最有效的二线治疗药物，而口服分子靶向治疗药物对小细胞肺癌的效疗仍未得到证实。

（二）非小细胞肺癌

与小细胞肺癌相比，非小细胞肺癌具有较多的亚型，且癌细胞有高、中、低分化的差别，治疗方案远较小细胞肺癌复杂多样。手术切除是非小细胞肺癌的重要治疗方法。临床Ⅰ~Ⅱ期非小细胞肺癌首选手术治疗。Ⅱ期非小细胞肺癌推荐术后辅助化疗，Ⅰ期非小细胞肺癌的术后辅助化疗未被证实获益。大约50%左右早期非小细胞肺癌手术切除后仍会复发并在5年内死亡。由于Ⅰ期肺癌的诊断率不高，多数肺癌手术切除后需要术后辅助化疗或放疗。对于不能手术切除的非小细胞肺癌，推荐采用以全身化疗和胸部放疗相结合为主的综合治疗策略。其他治疗如分子靶向药物治疗和免疫治疗等，与手术、化疗、放疗综合运用，也常能起到延长患者生存期和提高生活质量的作用。在非小细胞肺癌中，肺鳞癌和肺腺癌是两个最主要的病理类型，少数为大细胞肺癌，大细胞肺癌的治疗方案参照低分化腺癌。肺鳞癌对放疗反应较腺癌敏感，肺腺癌则对分子靶向治疗的敏感性较肺鳞癌高。

二、基于临床分期多学科治疗的思考

（一）局限期小细胞肺癌

为了制订最合适的治疗方案，小细胞肺癌也可以参照非小细胞肺癌进行临床分期和TNM 分期。对于临床 I 期和 II 期的小细胞肺癌，手术治疗优于非手术治疗。手术切除者中位生存期可达 34 个月，优于非手术治疗的 16 个月，其中肺叶切除者中位生存期可达 39 个月，优于楔形切除的 28 个月，楔形切除亦优于非手术治疗。早期小细胞肺癌，推荐肺叶切除 + 纵隔淋巴结清除术，术后未发现淋巴结转移者，推荐 4 ~ 6 个周期的 EP 方案化疗；如果术后证实存在淋巴结转移，推荐全身化疗同时加纵隔野的放射治疗。对于不适于手术的小细胞肺癌，化疗和放疗为主要的治疗方法，EP 方案的化疗敏感性达 80% 以上，完全缓解率可达 50% ~ 70%。顺铂 + 依托泊苷联合化疗是局限期小细胞肺癌的标准一线化疗方案。对于一般状况较好的患者，推荐采用同步放化疗。放疗可以在完成 1 ~ 2 个周期化疗后进行。

预防性脑放射治疗可以延长对化疗完全缓解者和部分缓解者的生存期。

（二） I 期非小细胞肺癌

非小细胞肺癌转移相对较晚，不少病例仍有手术机会。 I 期非小细胞肺癌首选治疗为根治性手术，手术切除范围为肺叶切除加肺门纵隔淋巴结清除术。实施根治手术的 I 期非小细胞肺癌，一般不推荐术后辅助化疗。但须注意，术前的 TNM 分期不代表患者的最终 TNM 分期，部分隐蔽的小转移灶不易被 CT 扫描等检出，少数临床诊断的 I 期肺癌实际上可能为 II 期或 III 期，癌肿越大者，存在隐蔽病灶的风险越大。在决定未行真正根治手术者，肿块较大者，组织类型为腺癌和大细胞肺癌者，特别是癌细胞分生程度低的 I 期非小细胞肺癌是否免于术后辅助化疗时，仍须持谨慎态度。

（三） II 期非小细胞肺癌

II 期肺癌有两个特点，其一是原发肿瘤较大或同一叶内有卫星结节或对纵隔内器官有直接侵犯；其二是肺门淋巴结转移但没有纵隔淋巴结的转移。在 TNM 分期中，II 期肺癌包括了 TNM 的 6 个组合，其中 II A 期包括了 $T_{2b}N_0M_0$、$T_{1a}N_0M_0$、$T_{1b}N_1M_0$、$T_{2a}N_1M_0$，II B 期包括了 $T_{2b}N_1M_0$、$T_3N_0M_0$ 两个组合。与 I 期肺癌一样，II 期肺癌的治疗方法主要是手术切除，可行肺叶切除术、双肺叶切除术或全肺切除术加肺门纵隔淋巴结清除术等。仅对那些肺功能较差，不能耐受肺叶切除者才考虑更小范围的切除。与 I 期非小细胞肺癌不同之处在于：一般仍推荐术后进行系统的辅助化疗。

（四） III 期非小细胞肺癌

由于局部进展、转移、肺癌进展所导致的患者痛苦增加和体质状况下降等因素，III 期非小细胞肺癌的治疗方案是最复杂的。最合适的治疗方案不仅可能涉及手术、化疗、放疗等多种治疗方法，还常需要采用辅助方法调整患者的体质、心理，以及尽可能保护患者的脏器功能等。从治疗学的观点看，III 期非小细胞肺癌的治疗方案可分为手术切除和非手术术切除两大类。

选用手术切除的患者，一般也需要化疗或放疗的辅助，术前的辅助化疗称为新辅助化疗。采用新辅助化疗有可能使不可切除或难以切除的Ⅲ期非小细胞肺癌的癌肿缩小，使不可切除的淋巴结转移病变降期，有利于随后的手术切除。术前放疗和化疗联合辅助未能显示优于单独的新辅助化疗。Ⅲ期非小细胞肺癌均需要进行术后辅助化疗或放疗。术后辅助化疗建议以4个周期为宜。

选择非手术治疗的Ⅲ期非小细胞肺癌，可以选择含铂方案化疗或放疗或化疗/放疗联合治疗。推荐的治疗方案为含铂方案化疗和胸部放射联合治疗模式，一般不能得到根治。近年来出现的分子靶向治疗与放化疗的联合治疗有可能使患者获得更多的生存受益。

（五）Ⅳ期非小细胞肺癌

非小细胞肺癌Ⅳ期已属晚期，已出现肺内、胸膜或肺外转移，由于肺癌进展导致的症状明显增多，可供选择的治疗方法有限，非病因治疗所占比重相对较大，支持对症治疗是Ⅳ期非小细胞肺癌综合治疗方案中的重要组成部分。对于原发癌肿及孤立性转移病变和转移淋巴结能够手术切除的Ⅳ期非小细胞肺癌，可以进行手术，分别切除肺部癌肿及转移病变，术后再进行辅助化疗或放疗。对于肺部病变不能切除的患者以及不能切除的远处转移者，一般不采用手术治疗。对于不宜手术的Ⅳ期非小细胞肺癌，应当进行基因分型检测，以确定首先采用化疗或分子靶向治疗。

三、健康状况

（一）并发其他慢性疾病

肺癌是中老年患者的常见病，很多患者并发其他慢性疾病，例如慢性阻塞性肺疾病、冠心病并心力衰竭等。除了同时或首先治疗原发病外，制订肺癌的治疗方案时应当充分考虑患者的心、肺等重要脏器的功能状况。有手术指征者，术前须谨慎评价脏器功能，认真作好手术风险评价，手术时选择合适的方案，根据具体情况选择肺叶切除或楔形切除，应注意保护患者的肺功能，不可盲目施行根治手术。对于心肺功能差、不能承受手术的早期肺癌，首选放射治疗，可选择单独的放疗或放疗与化疗联合治疗。晚期肺癌已发生转移者，不宜选用单独放射治疗（脑转移除外），可选择化疗或分子靶向治疗。

（二）一般状况

患者的精神和体力活动表现称为一般状态。通常用PS（performance status，PS）评分来判断。PS评分值与癌进展有关，也与患者的合并疾病及年龄等因素有关。一般状态与患者的预期生存时间、对治疗的承受能力及对治疗的反应性等均有关。PS评分好的患者对化疗、放疗的反应性较好，对化疗、放疗的承受能力较好。PS评分在0~2分之间可以承受常规的一线联合化疗，PS评分2分以上者对化疗的耐受性差，不推荐常规化疗。但也有PS评分差的患者通过合适的化疗仍有延长生存期的报道。口服分子靶向药物治疗不受患者PS评分的限制，PS评分差不能接受化疗的患者仍可以试用分子靶向药物治疗，若分子靶向治疗无效，则以最佳支持治疗为主。

（王　辉）

第六节　肺癌介入治疗现状与展望

肺癌的介入治疗根据介入途径的不同主要可以分为经供血动脉介入治疗、经皮肺穿刺介入治疗和经支气管镜介入治疗。

一、肺癌的血管内介入治疗

局部的化学药物浓度增加1倍，杀伤作用可增强2~10倍。研究显示动脉灌注时靶器官的药物浓度可以达到静脉给药的2~6倍。同时将药物直接注入肿瘤供血动脉，可减少药物与血浆蛋白的结合，增加肿瘤局部游离药物浓度，更大程度地发挥化疗药物的抗肿瘤作用。再者，随血液循环入血的药物可再次进入瘤体，对肿瘤形成第2次打击，从而进一步提高了疗效。

（一）适应证与禁忌证

1. 适应证　不能手术切除的中晚期肺癌；患者拒绝手术或不能耐受手术；肺癌的术前化疗；肺癌术后复发；肺癌并大咯血。

2. 禁忌证　支气管动脉造影禁忌者；严重恶病质；严重凝血功能障碍；严重心肺肝肾功能障碍；脊髓前动脉显影或导管位置不固定为栓塞术的禁忌。

（二）主要方法

1. 经支气管动脉灌注化疗（bronchiai arterial infusion，BAI）　BAI 是通过 seldinger 技术（现多采用 Driscoll 法）选择性插管至肿瘤供血的支气管动脉灌注化疗药物。化疗药物的选择应根据病理类型、参考全身化疗的一线用药，通常以卡铂或顺铂等铂剂为基础，联合吉西他滨、紫杉醇、多西紫杉醇、长春瑞滨、培美曲塞、依托泊苷、伊立替康、阿霉素等。

2. 经支气管动脉化疗栓塞（bronchial arterial chemo embolization，BACE）　BACE 是选择性插管到肿瘤供血的支气管动脉，常规行选择性支气管动脉造影，对适宜栓塞的患者，先行局部灌注化疗，再经导管注入栓塞剂。目前常用的栓塞材料有超液态碘化油、聚乙烯醇颗粒、明胶海绵颗粒等。BACE 不仅可使灌注在肿瘤组织内的化疗药物较长时间保持高浓度，还可以阻断肿瘤血液供应，使肿瘤细胞缺血坏死。BACE 尤其适用于肺癌并咯血者，可以起到抗肿瘤及止血的双重效果。

（三）疗效及其影响因素

肺癌血管内介入治疗近期疗效肯定。中晚期肺癌患者行 BAI 后，缓解率为69.0%，有效率为93.2%。Nakanishi 等选择 Ⅱ~Ⅳ期肺癌，行 BAI 或 BACE，BAI 的缓解率为61.4%，有效率为88.6%；而 BACE 的缓解率为72.5%，有效率为95.0%，平均生存14.5个月。影响疗效的因素包括：肿瘤的血供、组织学类型、临床分期、对抗癌药物的敏感性及药物用量、插管的技术水平及治疗次数等。通常，肿瘤多血管型疗效要优于少血管型，靶血管为单支供血的优于多支者，靶血管为支气管动脉的优于肋间动脉；小细胞癌、鳞癌的疗效优于腺癌，中央型优于周围型；临床分期早期者疗效优于晚期，肿瘤越大疗效越差；联合用药优于单一用药；多次介入治疗优于单次治疗，一般3~5次为一个疗程。

二、肺癌经皮穿刺介入治疗

(一) 经皮穿刺瘤体局部消融治疗

指在影像设备的导向下经皮穿刺至肺癌病灶通过冷或热的物理学作用使病灶坏死，以达到根治或减低肿瘤负荷的目的。常用的热消融方法有射频消融、微波消融、激光消融等，其中以射频消融应用最为广泛。冷冻消融目前主要应用的是氩氦刀技术。

1. 射频消融治疗 (radio – frequency ablation, RFA) 2000 年，Dupuy 等首先报道了 3 例经皮 RFA 治疗肺部恶性肿瘤病例。同年，程庆书等于国内首次报道了 CT 引导下锚状电极 RFA 治疗肺部肿瘤患者 42 例。自此射频消融被引入肺癌的治疗领域。只要患者全身状况允许，早、中、晚期 NSCLC 不能耐受手术、无法手术切除、患者拒绝接受手术或术后复发者均可采用。主要禁忌证包括：重要脏器功能严重衰竭者；肿瘤紧靠肺门或大血管；肺动脉高压；恶性胸腔积液及肺部弥漫性转移病灶者。

RFA 治疗，靶肿瘤完全缓解率为 88%。I 期 NSCLC 的 2 年总生存率达到了 75%。局部复发率为 3.0% ~ 38.1% (平均 11.2%)，疾病无进展时间为 15.0 ~ 26.7 个月 (平均 21 个月)。RFA 对于早期不能手术的 NSCLC 是一种有效的治疗方法。

RFA 治疗 NSCLC 的疗效主要与肿瘤的大小、部位、数目及形态等有关，而与组织学类型无关。多数文献报道病变大小是一项重要的与总生存率及无瘤生存率相关的预后性变量。Akeboshi 对 31 例患者 54 个肺癌病灶 RFA 治疗后随访发现，肿瘤 <3cm 者病灶完全损毁率为 69%，肿瘤 >3cm 者完全损毁率为 39% (P < 0.05)。此外，周围型肺癌疗效优于中央型。原因可能为中央型肺癌靠近大血管，单位时间内局部热量被血流带走，导致消融效果受损。形态不规则的病灶，消融范围不能覆盖所有层面，容易造成病灶残留。对于有多个肺内肿瘤病灶的患者，每次消融不应超过 3 个。

2. 氩氦刀冷冻治疗 氩氦靶向手术系统，简称氩氦刀，其治疗肺癌的主要机制包括直接杀伤肿瘤细胞、局部组织循环停止、诱导细胞凋亡以及激发免疫功能等。

氩氦刀治疗肺癌可有效改善患者症状，提高生活质量，延长生存时间，操作过程简单、安全，并发症少而轻。中晚期 NSCLC 患者氩氦刀冷冻治疗后，患者胸痛、咯血、咳嗽改善率分别为 78.5%、79.2%、69.1%，1 年、2 年生存率分别为 55%、36%。

氩氦刀治疗肺癌的疗效与肿瘤的部位和大小密切相关。鉴于肿瘤组织消融越多疗效越好，有学者将氩氦刀冷冻治疗分为根治性冷冻和姑息性冷冻。根治性冷冻是指有效冷冻范围包绕全部肿瘤组织，且大于肿瘤边缘 0.5 ~ 1cm 以上者，可达到临床治愈，其疗效接近于手术切除。冷冻范围 <80% 者为姑息性冷冻，<60% 者效果较差。研究发现肿瘤直径在 4cm 以内者，显效率达 97.1%；肿瘤直径在 4cm 以上者，显效率仅为 60.7%。周围型肺癌的显效率要高于中央型肺癌。

3. 放射性粒子植入 放射性粒子组织间近距离治疗肿瘤属内放疗范畴，距今已有 100 多年的历史，指通过一定的方法将放射源引人体内肿瘤靶区并滞留在肿瘤内，通过其衰变释放出来的射线来杀伤肿瘤细胞。与外放疗相比，体内近距离放疗由于可以直接植入靶肿瘤，持续低剂量长时间照射，对肿瘤组织杀伤力更大而正常组织损伤轻微。

目前国内外治疗肺癌应用最多的放射性粒子是^{125}I 或^{103}Pd。^{125}I 半衰期为 60 天，组织穿透力为 17mm，对潜在倍增时间 >10 天的肿瘤细胞杀伤效果更好；^{103}Pd 半衰期 17 天，穿透距离 16mm，对潜在倍增时间 <5 天的肿瘤更有效。因此，肺鳞癌、腺癌的治疗应选^{125}I 粒子；而小细胞癌和大细胞癌应选^{103}Pd 粒子。也有学者认为^{125}I 或^{103}Pd 可以混合使用，^{103}Pd 的半衰期短，可以成为攻击癌细胞的"先锋部队"，^{125}I 半衰期较长，作为"后援部队"；且^{103}Pd 对增殖快、分化差的肿瘤细胞杀伤效果好，而^{125}I 适用于增殖慢、分化好的肿瘤细胞。两者混合使用应能更彻底地杀灭肿瘤细胞。这个观点虽无临床研究证实，但可能是未来放射性粒子治疗肿瘤的一个发展方向。

放射性粒子组织间植入主要应用于 NSCLC，对放化疗不敏感的 SCLC 也可试行。适用于不能耐受手术、不能完全切除或无手术指征的肺癌；肺癌术后复发；外放疗失败、病灶残留或剂量补充以及术中预防局部复发等。由于病灶大小是影响疗效的重要因素，>5cm 的病灶建议先行局部消融治疗，再植入粒子。

放射性粒子植入辅助手术治疗 NSCLC 可以减少局部复发，延长生存率。对于不能手术的中晚期 NSCLC 也能较好地控制局部病灶，缓解症状，改善患者生活质量。

三、经支气管镜介入治疗

30% 的肺癌会侵犯到中央气道，包括气管、左右主支气管及右中间支气管。经支气管镜介入治疗是快速解除或减轻中央气道阻塞的主要手段，能够迅速缓解症状，提高患者生活质量，延长患者生存时间，并为进一步的治疗（如分子靶向治疗、化疗、放疗）赢得宝贵的时间。

（一）"硬"与"软"的选择

硬质支气管镜和可弯曲支气管镜是经支气管镜介入治疗的两大工具，两者各有优势。硬质支气管镜在气道高度阻塞时仍能维持气道通畅；能同时给予辅助通气支持，平衡了操作与气道开放的矛盾，有效避免了缺氧；可使用大管径吸引管清理气道，有利于保持清晰的工作面，防止出血窒息；能提供足够的操作通道，使用较大的器械，取出较大的瘤体以及插入软镜操作；镜壁可以直接压迫止血及帮助确定气道的中心轴向等。但硬镜需在全身麻醉下进行；难以达到远端气道，尤其是上叶开口；处理管壁病变或出血较困难；有颈椎疾患及颌面部损伤者禁忌。可弯曲支气管镜局部麻醉下即可进行，由于其管径细、可弯曲，能到达更远端、更狭窄的气道，气管插管或气管切开的患者同样可以施行。

硬镜由于操作过程烦琐，曾一度受到冷落，但随着经支气管镜介入治疗的兴起，硬镜的优势又重新使它受到呼吸介入医生的关注。许多经支气管镜介入操作既可以用可弯曲支气管镜，也可以用硬质支气管镜，两者如何如选择并无定论，可能最终取决于肿瘤的生长部位、操作者的经验、专业知识及个人喜好。有研究比较了硬质支气管镜与可弯曲支气管镜在激光治疗中的应用，总的结果并无差别。将硬镜和软镜结合应用，取长补短，才是当前的发展趋势。

（二）介入治疗技术

1. 机械切除或扩张

（1）直接铲切法：利用硬质支气管镜镜鞘前端的斜面，直接铲除中央气道管腔内或管壁上的肿瘤组织。该法效果明显，但应注意切除组织过大或过深时，有大出血的风险。

（2）支架置入：恶性气道狭窄是气道内支架置入的首选适应证。管壁肿瘤广泛浸润、管腔外肿瘤或转移淋巴结压迫导致的中央气道阻塞和呼吸困难，如已无手术指征，可行气道支架置入。有学者把气道狭窄直径小于原管腔的 2/3 以上和（或）伴有明显相关症状作为支架置入的指征。气道支架置入后 82% ~ 100% 的患者呼吸困难立即缓解，生活质量得到改善。

2. 热消融治疗　支气管镜介导的热消融治疗主要用于无手术指征的气管支气管腔内肿瘤的姑息性治疗，但管外型禁忌。目前临床上已开展的技术包括微波热凝、高频电灼、氩等离子体凝固及激光治疗等。

（1）微波热凝：由于微波不会将病变组织炭化、气化，管腔无即刻反应，故不适用于气道重度狭窄患者。热烧灼效率低、有效范围小，已逐渐被其他热消融治疗技术所取代。

（2）高频电刀：目前用于呼吸内镜下治疗的有电切、电凝以及混合切割模式，可以配合实施圈套摘除肿瘤、切割肿瘤组织及凝固止血。高频电刀对于中央气道狭窄再通即时疗效确切，效率明显高于微波，且所需设备价格适中，所以应用广泛。电切、电凝操作中常发生电极为炭化组织覆盖的问题，应注意及时清理。

（3）氩等离子体凝固（argon plasma coagulation，APC）：APC 尤其适用于可视范围内的气道出血，特别是弥漫性出血的止血治疗。因其对金属支架损伤小，故适用于支架置入后腔内再狭窄的治疗。APC 的适应证与高频电刀和激光类似，但安全性更高，因此 APC 拥有更广阔的发展空间。

（4）激光治疗：Nd：YAG 激光治疗是目前应用最广泛的气道介入治疗。Cavaliere 等对 1 838 例恶性气道阻塞的患者进行了激光治疗，93% 的患者获得了即刻缓解。常见并发症有：气道及其相邻组织穿孔、出血、低氧血症、心血管系统并发症、气道烧伤（吸氧浓度 >40%）等。

3. 冷冻治疗　冷冻治疗适用于无手术指征的气管支气管腔内肿瘤的姑息性治疗。因其不损伤支架，故也可用于支架置入后腔内再狭窄的治疗。冷冻治疗的实施方法包括冷冻消融和冷冻切除。冻融得到的是延迟效应，所以不适用于解除急性中央气道阻塞。冷冻切除是将冷冻探头紧贴肿瘤组织表面或推入其内部，形成冰球后，在冷冻状态下将探头及其黏附的组织一并拖出。冻切可以迅速消减肿瘤组织，减轻或消除气道腔内阻塞，但要注意有导致组织撕裂大出血的风险。

4. 腔内近距离放疗

（1）后装放疗：后装放疗主要用于肺癌累及大气道者、术后切缘癌残留或残端复发者以及气道病变消融治疗的后续治疗。重度气道阻塞者应先行局部治疗保障气道通畅后才能进行。

对于无手术指征的肺癌累及中央气道患者，后装放疗能够控制气道病变，改善生活质量。文献报道患者的症状改善率为 65% ~95%，影像学表现的改善率为 35% ~100%，支气管镜下表现的改善率为 75% ~90%。但后装放疗出现严重并发症的风险较高，如致命性的咯血、气管支气管瘘等，加之所需设备昂贵，大大限制了它的临床使用。

（2）放射性粒子植入：经支气管镜放射性粒子植入术是按肿瘤生长部位不同在病变气道管腔内、管壁上及管壁外植入 ^{125}I 粒子。气道内放射性粒子植入的另一种方法就是 ^{125}I 粒子覆膜支架置入术。^{125}I 粒子覆膜支架是使用一种特殊的管状材料，将放射性粒子按一定方向和间距固定于金属支架上，使其既能适应支架的变形性，又不至滑脱和影响支架的释放。对于肺癌并气道狭窄的患者，^{125}I粒子覆膜支架植入，既解决了气道阻塞的问题，又能同时治疗原发灶。赵立敏等采用^{125}I粒子自膨式镍钛合金气道支架治疗中央气道恶性狭窄，结果显示其再狭窄发生率明显低于不携粒子支架组。

5. 光动力治疗（photodynamic therapy，PDT）　PDT治疗肺癌目前主要限于支气管腔内治疗，即先静脉给予光敏剂，间隔一定时间后通过支气管镜导入一定波长的激光照射肿瘤组织，引起肿瘤组织坏死。

PDT在肺癌中的应用包括早期肺癌的根治及进展期肺癌的姑息治疗。对于病变表浅、直径<1cm、内镜下可直视的原位癌和Ⅰ期肺癌，PDT的疗效可媲美于外科手术，5年生存率接近70%。来自日本的研究报道145例早期NSCLC行PDT治疗后完全缓解率为86%，复发率为13%，长期有效率为75%。<1cm病灶完全缓解率95%，与此同时，支气管镜下肿瘤边缘清晰可见者，完全缓解率高达98%。

对于中晚期肺癌，PDT能有效减少肿瘤负荷、减轻气道阻塞症状、改善患者生存质量，与其他经支气管镜介入治疗技术类似。YAG激光治疗进展期肺癌气道阻塞的疗效，比激光慢，但有较好的生存率。因此，对于中央气道阻塞的患者可先予激光消融，4~6周后再用PDT来治疗残余病灶，以便迅速缓解症状同时提高生存率。

（三）介入治疗策略与思考

经支气管镜介入治疗的技术很多，也各有特色，只要善加利用，对恶性中央气道阻塞的介入治疗缓解率能达90%以上。首先，制订介入治疗方案时应根据病情的缓急和病变的位置综合判断。其次，单一治疗手段如不能达到理想的效果，可以联合2种甚至多种介入技术，以期达到既能迅速缓解阻塞症状，又可以较长时间控制气道病变的目标。

现有的各项介入治疗技术即时效应由强到弱，延迟效应由小到大依次为机械切除→激光、高频电刀、APC→支架置入→冷冻治疗、后装放疗、PDT。因此，急性中央气道阻塞不宜选择以延迟效应为主的冷冻、后装放疗、PDT等手段。

恶性中央气道阻塞根据肿瘤与气道管壁的关系可以分为腔内型、腔外型及混合型。腔内型可以选择机械切除、激光、电刀、APC、冷冻、后装放疗或PDT。腔外型可选择支架植入、后装放疗。混合型则应根据造成中央气道狭窄的原因是以腔内阻塞为主还是管壁外压为主来考虑优先选择何种治疗手段。

如上所述，对于不能手术的肺癌患者，介入治疗技术可以有效缓解临床症状，改善生活质量，安全微创，拥有广阔的临床应用前景。然而，肺癌的介入治疗仍以局部治疗为主，属于姑息性治疗范畴，尽管近期疗效显著，但对提高肺癌患者远期生存的价值有限。由于肺癌是全身性疾病，应强调综合治疗。介入治疗如何与手术、放疗、化疗这三大肺癌治疗的经典武器相结合，各项介入治疗技术又该如何组合使用，是目前肿瘤治疗研究领域有待解决的问题。分子靶向治疗与基因治疗是目前研究的热点，介入治疗该如何与它们结合也还有待进一步的研究。

（王　辉）

第十章 睡眠呼吸障碍性疾病

睡眠呼吸障碍（sleep related breathing disorders, SRBD）是一种发生在睡眠中的呼吸异常性疾病，在国际睡眠疾病分类中被分在第八类睡眠疾病，疾病编号为 ICSD2。睡眠呼吸障碍疾病涵盖多种不同的疾病类型，首先是阻塞性睡眠呼吸暂停综合征（obstructive sleep apnea syndromes, OSAS），这部分患者占睡眠呼吸障碍疾病的绝大多数。还有患者表现为与 OSA 几乎相同的临床症状，睡眠中有轻度低通气但无明确低氧，睡眠中微觉醒（microarousal）频发。由于这种睡眠呼吸异常的发生主要与睡眠中上气道阻力增高有关，被称为上气道阻力综合征（upper airway resistance syndrome）。其次是中枢性睡眠呼吸暂停（central sleep apnea syndromes），包括陈 - 施氏呼吸型中枢性睡眠呼吸暂停（central sleep apnea due to Cheyne - Stokes breathingpattem）、高原间歇性呼吸型中枢性睡眠呼吸暂停（central sleep apnea due to high - altitude penodicbreathing），药物或医源性中枢性睡眠呼吸暂停（central sleep apnea due to medical condition or drug）和原发性婴儿呼吸暂停（primary sleep apnea of in - fancy）。最后一类睡眠呼吸障碍疾病称之为睡眠相关低通气或低氧综合征（sleep related hypoventilation/hypoxaemic syndrome），包括特发性肺阻塞性肺泡低通气综合征（idiopathic sleep related alveolar hypoventilation syndrome）、先天性中枢性肺泡低通气综合征（congenital central alveolar hypoventilation syndrome），和因下气道阻塞、神经肌肉和胸壁疾患、肺实质和肺血管病变引发的睡眠低通气 - 低氧综合征等。在睡眠呼吸障碍疾病中患病率最高的还是睡眠呼吸暂停综合征。因此，在不同场合和不同文献提到睡眠呼吸障碍时多指睡眠呼吸暂停综合征。

第一节 阻塞性睡眠呼吸暂停低通气综合征

睡眠呼吸暂停低通气综合征是一个常见的睡眠呼吸疾病。以睡眠中打鼾或不打鼾，伴有间断的通气量减低和呼吸暂停为特征。临床上多表现为晨起头痛、日间不同程度的嗜睡，常伴发心脑血管并发症和糖与脂类代谢紊乱。临床实践中，中枢型睡眠呼吸暂停的患者比例很小，患者多为阻塞性睡眠呼吸暂停低通气综合征（OSAS）。本章将主要介绍阻塞性睡眠呼吸暂停低通气综合征。

OSAS 为上气道阻塞引起睡眠中反复打鼾伴低通气和（或）呼吸暂停。患者多在 40 岁以上，患病率男性高于女性。睡眠低氧血症、高碳酸血症和睡眠结构的破坏是该综合征主要的病理生理学改变。调查显示 OSAS 的平均患病率为 2% ~9%。其中患病率最高者为 15%，最低者为 1.4%，近年报道患病率有增长趋势。

一、病因和发病机制

OSAS 患者上气道异常阻塞的发生有三个基本特征是明确的：上气道阻塞通常发生在咽部；OSAS 患者通常出现咽部解剖结构的异常；吸气过程中咽腔的大小取决于吸气时咽内产生向内变窄的力与咽腔肌肉产生向外扩张之间力的平衡。OSAS 的发病机制，既有局部的异常，又有全身因素的参与，同时也受性别与年龄的影响。

（一）病因学

OSAS 发生的主要原因是上气道的狭窄和阻塞，上气道是指由鼻孔至声带段的呼吸通道。上气道任何部位的狭窄或阻塞都可以引起 OSAS，而多数患者阻塞的部位发生在咽部。咽部又分为鼻咽、口咽和喉咽三个不同部位，狭窄和阻塞可发生在其中一个或多个部位，咽腔的塌陷部位会随睡眠分期和体位不同而发生变化。鼻腔的肿物、鼻甲肥大、鼻中隔偏曲、扁桃体肥大、巨舌、软腭松弛、肥厚和下垂及小下颌等颌面结构异常都是发病的直接原因，遗传因素也与发病有关。中老年男性、绝经期后的妇女、肥胖者、甲状腺功能低下和肢端肥大症患者等都是 OSAHS 发生的高危人群。

（二）发病机制

上气道是一个缺乏骨和软骨性支持的管腔型器官，其解剖学特点决定了它具有较高的顺应性和易塌陷性，这种情况 40 岁以后随年龄的增长而增加。患者睡眠中会使本来狭窄的上气道顺应性进一步增加，在吸气负压作用下极易闭合并发生呼吸暂停。上气道的机械性狭窄对睡眠中上气道的塌陷和闭合起到重要作用，而上气道解剖结构的狭窄则是发生机械性狭窄的病理学基础。上气道狭窄直接影响是气道内气流的加速和跨腔压增加，构成上气道闭合和塌陷力学基础。

在形成阻塞性睡眠呼吸暂停过程中，上气道扩张肌群维持咽部通畅作用非常重要。上气道的畅通取决于气道塌陷的力，如腔内负压、管外组织压增加和维持气道畅通的咽扩张肌收缩力间的平衡。上气道通畅的决定因素是跨壁压，它代表咽腔内压和周围组织压间的差值。跨壁压对上气道的塌陷作用受到咽腔顺应性的影响。患者清醒状态下上气道具有正常或低于正常水平的顺应性，即使有可以引起气道塌陷的跨管腔压力作用，也不会引起气道的闭合。睡眠状态则使本来狭窄的上气道的顺应性增加和跨管腔压加大，上气道在高的跨管腔压和吸气负压作用下极易闭合和发生呼吸暂停。

保持上气道的开放，有赖于咽腔部位的扩张肌和扩张肌与神经反射功能的正常。上气道扩张肌的活动是受中枢呼吸神经元控制的，扩张肌的活动主要靠胸内负压的刺激启动和维持。患者打鼾的物理性震荡和气道压力异常变化对上气道局部组织的损害，和缺氧对中枢神经系统的损害都可以造成睡眠时上气道扩张肌收缩的神经反射钝化。致使上气道扩张肌收缩力下降，易于发生气道的塌陷。另外，中枢性原因或成分在 OSAS 发病中也起到一定的作用，患者呼吸中枢对体内二氧化碳刺激反应的异常和呼吸调节紊乱 OSAHS 发病的主要中枢机制。近年来，中枢性通气不稳定、唤醒阈值（arousal threshold）和中枢呼吸反馈的环状增益（loop gain）异常等在 OSAS 发病机制中的重要作用越来越被重视。

二、临床表现

OSAS 患者多为 40 岁以上的男性和绝经期后的女性。患者夜间表现为睡眠中打鼾和他人目击与反复发生的呼吸暂停、肢体抽动和睡眠的中断。重者可发生睡眠中憋醒、尿床和神志丧失，少数患者会因为致命性低氧血症引发猝死。日间表现为疲乏无力、咽干、头痛和不同程度的日间嗜睡，常因白天嗜睡而发生恶性交通或生产事故。还可以出现智力和记忆力的减退，抑郁、性格改变。性欲减低与胃食管反流亦不少见。患者多同时伴有高血压、冠心病、脑血管和代谢紊乱等多系统的并发症。

体格检查对 OSAS 是必需的，患者多为肥胖，特别是腹型肥胖，颈围增粗 40cm 以上有诊断意义。常可见鼻腔、咽腔狭窄或阻塞，部分患者可见下颌后缩或小下颌。患者口咽平面的狭窄多见，程度可分为轻、中、重。由甲状腺功能低下和肢体肥大症引发的 OSAS 者，可分别出现非指凹性水肿，舌体、下颌及肢端的肥大。OSAS 引起夜间睡眠中反复发生的低氧和（或）高碳酸血症及睡眠结构的紊乱。该综合征的间歇性低氧是呼吸疾病中特有的低氧模式，造成全身性氧化应激反应和炎症反应。这种系统性的病理反应对全身多个系统和器官造成不同程度的损害，出现诸多的并发症。如高血压、心律失常、缺血性脑血管病、肺动脉高压和肺心病、胰岛素抵抗及 2 型糖尿病、胃食管反流病、认知功能损害、性功能障碍、红细胞增多症和肾脏损害等。

三、实验室检查

多导睡眠监测（polysomnography，PSG）报告的呼吸暂停和低通气指数（apnea hypopnea index，AHI）大于或等于 5 次/小时，或整夜 7 小时睡眠超过 30 次即可初步考虑 OSAS 的诊断。呼吸暂停是指每次呼吸中断的时间大于 10 秒；低通气指呼吸的气流或胸腹呼吸运动的幅度减少 50% 以上，时间大于 10 秒，同时伴有血氧饱和度下降等于或大于 4%。整夜 PSG 的睡眠监测是诊断 OSAS 的最佳手段，简单的睡眠初筛试验亦可以作出初步诊断。

不具备睡眠实验室的医院可以应用简易的包括血氧饱和度、鼾声等关键指标简易型睡眠呼吸初筛仪器进行诊断。指标多为血氧饱和度下降次数，而不是 AHI，一般以每小时 10 次或以上为 OSAS 诊断标准。具有监测功能的自动式气道正压通气机（Auto‑CPAP）也可以用于患者的初筛诊断。

根据 OSAS 诊断指南，除了临床症状、查体和 AHI 符合标准外，还需要评价患者的日间嗜睡状态。国际通用的嗜睡评分为 Epworth sleepinessscale（ESS）评分，大于或等于 9 分者才可以诊断 OSAS。OSAS 的病情严重程度分级：AHI 为 5~15，夜间最低血氧饱和度在 85%~89% 间为轻度；AHI 为 16~30，夜间最低血氧饱和度在 80%~84% 间为中度；AHI 为 30 以上，夜间最低血氧饱和度在 50% 以下为重度。

四、诊断与鉴别诊断

诊断 OSAS 首先要善于发现该综合征的高发人群，对于肥胖、睡眠打鼾和日间嗜睡者，高血压、冠心病和 2 型糖尿病患者需要给予重点关注。诊断 OSAS 要根据病史、体格检查和实验室指标综合分析后作出。需要注意的是患者夜间睡眠的情况需要向患者同屋睡眠者询问。根据打鼾及目击者提供的睡眠中反复发生呼吸暂停的病史，中年以上肥胖、短颈、晨起头痛、日间嗜睡者，及口咽平面狭窄和局部充血水肿，可初步考虑 OSAS 的存在。需要注意的是部分有临床症状的青少年和颌面畸形者不要轻易排除 OSAS 的诊断。PSG 和睡眠呼吸初筛监测是确立诊断必需和必不可少的，但不能仅依靠实验室指标做诊断。与 OSAS 有着相近临床表现的疾病都是应该鉴别的。表 10-1 列出了需要与 OSAS 鉴别诊断的疾病与诊断要点。

表 10-1 需要与 OSAS 鉴别诊断的疾病与诊断要点

症状	需要鉴别的疾病和诊断要点
睡眠打鼾	单纯鼾症或习惯性打鼾：睡眠中有鼾声、无或很少呼吸暂停、无睡眠血氧饱和度减低或睡眠低氧血症 上气道阻力综合征：睡眠打鼾、日间疲劳或嗜睡，脑电图水平的觉醒次数≥10 次/小时，无睡眠血氧饱和度减低
日间嗜睡	发作性睡病：日间不能克制的睡意和发作性睡眠、与情感刺激相关的发作性猝倒，睡眠幻觉和睡眠麻痹。睡眠潜伏期缩短，提前出现的快动眼（REM）睡眠 睡眠不足：睡眠时间不能保证或短于需要的睡眠时间，引起的嗜睡 失眠：因为夜间睡眠差和不足，引起日渐疲劳、瞌睡
睡眠低通气与呼吸暂停	中枢型睡眠呼吸暂停低通气综合征：中枢病因引发的睡眠呼吸暂停，无鼾声、呼吸暂停发生时无胸腹呼吸运动，存在间歇性睡眠低氧或高碳酸血症。实验室诊断标准除鼾声外与 OSAS 诊断标准和病情严重程度判定相同。临床上，除睡眠打鼾外，可以具有 OSAS 的日间和夜间症状和并发症。相当比例的患者同时伴有充血性心力衰竭 肥胖低通气综合征：有睡眠低通气和（或）呼吸暂停，睡眠低氧和高碳酸血症。体重指数（BMI）大于 30kg/m², 清醒状态 PaO_2 小于 70mmHg, $PaCO_2$ 大于 45mmHg

五、治疗

对 OSAS 的治疗首先要明确治疗的目的，即治疗 OSAS 绝不限于消除打鼾、睡眠低氧血症和日间嗜睡等临床症状。治疗的最终目的是预防和治疗 OSAS 引起的多系统并发症，从整体上改善患者的生活和生命质量。

1. 非手术治疗

（1）一般治疗：戒烟、减肥、睡前禁饮酒与禁服镇静安眠药、改卧位为侧位睡眠等措施，对 OSAS 均可收到一定的治疗效果。目前尚无理想的药物治疗。

（2）持续正压气道通气装置（continuous positive airway pressure, CPAP）的治疗：CPAP 是一个可以产生压力的小气泵，它与鼻腔相连接使上气道保持一定的压力（通常为 5～18cmH₂O）可有效地防止睡眠过程中上气道的塌陷。以此来维持上气道的通畅，达到治疗的目的。目前 CPAP 的设计已从单一的压力型改为双相压力型（BIPAP），即呼气与吸气时相给予不同的压力。使之更符合自然的生理过程，更易于患者的适应和接受。近年临床应用的带有反馈系统的自动 CPAP（Auto-CPAP），只在患者发生气道闭合时和需要的时候工作。CPAP 是目前治疗 OSAS 的主要手段和第一选择。

（3）口腔矫治器：是一种防止睡眠中上气道闭合的口腔装置。通过牵拉下颌前伸，使舌根及上气道前壁前移来完成这一功能的，对轻中度 OSAS 患者有较好的疗效。

2. 手术治疗　手术是治疗 OSAS 的重要手段，但非首选。其中以悬雍垂软腭咽成型术（UPPP）最为普遍。

（1）悬雍垂软腭咽成型术：是 OSAS 手术治疗最常选的术式，手术需切除扁桃体、部分扁桃体前后弓及部分软腭后缘（包括悬雍垂）。使口与鼻咽的入口径线增加，防止睡眠时上气道的阻塞，严格的选择适应证对预后是非常重要的。

（2）气管切开和气管造口术：对严重的 OSAS 患者，睡眠中氧饱和度低于 50%、伴严重的心律失常、肺感染并发心力衰竭，气管切开可谓"救命措施"。部分患者经造口术后，长期保留造口亦取得良好的治疗效果。

（3）下颌骨前移"舌骨悬吊术"适于 UPPP 手术失败、舌根与后咽壁间气道狭小者。手术的目的是将舌骨悬吊于前上位置，解除舌根对上气道的阻塞。由于手术难度大、适应证严格，目前尚未广泛开展。

（4）激光和射频消融术：已经作为手术治疗的一部分被临床采用，其临床疗效，特别是远期临床疗效仍在观察中。

（5）胃减容手术：对于重度肥胖患者通过手术缩小胃的容积，进而减少患者的进食量来达到减肥的目的。国外最先开展该手术对治疗 OSAS 取得不错的临床疗效，国内也在尝试中。

（程艳慧）

第二节　以指南指导睡眠呼吸暂停综合征的临床诊治

我国阻塞性睡眠呼吸暂停综合征诊治工作的开展经历了至少三十个年头，近十年来得到迅速的发展和普及，不完全统计具有 OSAS 诊治条件的医院约 200 余家，几十万患者得到及时的诊断和治疗。这是全体致力于 OSAS 同道们艰苦开拓、执着进取的硕果和阶段性标志。同时，我国还拥有世界上最大的 OSAS 患者人群，仅就原有相对苛刻的诊断标准推算患者可达 3 000 万，而实际数字和 OSAS 高危人群远超过这个数字。如何保证如此庞大的患者人群能得到科学、合理和规范的诊断与治疗，是保证患者免受睡眠 OSAS 危害及提高患者生活和生命质量的大事情。为此，2002 年中华医学会呼吸病学分会睡眠呼吸障碍学组组织制定了国内首个"阻塞性睡眠呼吸暂停综合征诊治指南"，"指南"对前一段临床和研究工作起到了很好的指导和规范作用，其在期刊的引用次数达 810 次，居各呼吸疾病指南引用频次之首，反映了临床和研究工作对"指南"的需求和同道们良好的遵循指南的意愿。

然而，首个"指南"发表已经过去了九年，OSAS 的学科领域在发展，更多的循证医学证据得以发表，新的临床问题不断出现，原有"指南"不适合的地方逐渐显现。为此，睡眠呼吸障碍学组的全体成员认真阅读和复习了国内外相关信息和资料，经过反复的讨论推敲，制订了新的一版"阻塞性睡眠呼吸暂停综合征诊治指南"。与原"指南"比较新的指南更加贴近和符合 OSAS 诊断和治疗的临床实际需求，其内容既与国际相关指南接轨，又适合我国的国情。如以往的 OSAS 诊断过分强调嗜睡的程度，将没有嗜睡或达不到嗜睡标准患者排除在诊断之外。这一点在新的指南中得到恰当的处理。多导睡眠图（PSG）报告中，关于OSAS 病情分级的新标准和分别做呼吸暂停低通气次数（AHI）和低氧程度两个诊断的规定，更加符合临床对病情客观的判断。新指南保留了初筛睡眠监测部分内容，充分肯定初筛监测对 OSAS 诊断的应用价值，初筛监测更适合我国的基层和没有睡眠实验室条件的学科开展工作。结合国内外循证医学数据在治疗方面着重强调了无创通气治疗为主和首选，及手术治疗为辅和严格手术适应证的 OSAS 治疗策略。对国内治疗 OSAS 手术过多、过滥的现状是一个有力的纠正。新指南还就 OSAS 多系统、多器官损害的问题，提起呼吸、耳鼻喉之外的学科要认识和重视 OSAS 诊断，避免以呼吸之外并发症就诊患者的误诊和漏诊。

诊断和治疗 OSAS 的两个重要环节是睡眠实验室建设和日常工作的规范管理，与无创通气技术科学合理的应用。由于我国睡眠呼吸疾病领域发展迅速，在实际诊治工作中难免存在不合理和不规范的地方。之前我国没有任何无创通气治疗睡眠呼吸疾病的指导性文件，各医院的无创通气的治疗缺乏统一的标准和必要管理规定。包括无创通气适应证、不同机型适应证，治疗前压力滴定，使用中存在的问题如何处理和治疗的随访与管理等方面。国内睡眠实验室的建设相对随意，实验室的操作规程差异颇大，PSG 的分析没有严格的要求，单纯靠监测仪器出报告的现象非常普遍，人员资质更是无从谈起。结合国内实际状况和国外现有科学严格规范 OSAS 诊治管理经验和理念。2012 年发表的"阻塞性睡眠呼吸暂停低通气综合征患者持续气道正压通气临床应用专家共识（草案）"和"睡眠呼吸病实验室的建立、管理及人员培训的建议"。将就国内现有睡眠实验室工作和无创通气技术的应用提供有章可循的指导意见。期望这些文件的发表能对进一步规范我国 OSAS 诊治工作起到必要和应有的作用，进而推动我国睡眠呼吸暂停综合征疾病临床诊治工作的健康可持续发展，因为它关系到众多 OSAS 患者的健康和生命。

指南的制定和共识的撰写都需要有可靠的循证医学证据为基础，特别是我国自己的指南，更需要我们自己的研究结果和数据。期待着所有关心和从事 OSAS 临床和研究的同道们，不断地积累和丰富我国诊治 OSAS 的经验和设计合理的循证医学证据，为我国科学规范 OSAS 诊治的硕大工程添砖添瓦。我们完全有资格和能力为我国，也为世界的 OSAS 领域的工作多做贡献。

（焦彦歌）

第三节　无创正压通气在阻塞性睡眠呼吸暂停综合征的应用

无创通气技术从开发到应用于阻塞性睡眠呼吸暂停综合征治疗至少经历了三十几年的历史，以治疗 OSAS 为目的的无创通气技术研究开始于 80 年代初。1981 年，澳大利亚、悉尼大学的 Sullivan 医生首先应用无创正压通气装置（CPAP）治疗 OSAS。在过去的 15 年里，CPAP 装置在 OSAS 治疗领域获得令人信服的成功。成为治疗 OSAS 的最主要的主流产品，在美国 CPAP 的研发和生产获得工业赞助及政府基金管理机构、健康维护组织要求的推动。近 10 年来，CPAP 压力传送装置和面罩设计的技术得到不断改进，使 CPAP 在使用数量和质量上均有大幅度的提高，目前世界范围接受 CPAP 治疗的患者高达几千万。尽管目前 CPAP 是治疗 OSAS 的最佳措施，问题是尚有相当数量患者并不使用或不规律使用 CPAP，治疗的依从性较差。急需规范临床 CPAP 使用，提高患者的依从性，以提高疗效，减少不良反应和并发症。

任何一种临床治疗疗效的评价都需要必要的循证医学证据为依据。国外相关研究已证实以 CPAP 为主的无创通气技术治疗 OSAS 是安全有效的，根据证据的级别不同可将疗效分为以下几方面。A 类证据：降低呼吸紊乱低通气指数（AHI＜10）；改善白天嗜睡（主观、客观嗜睡）。B 类证据：提高患者生活质量；改善夜间睡眠质量（增加 3、4 期睡眠）；提高认知功能；降低昼夜血压；降低肺动脉压；降低心血管事件的发生率；降低交通事故的发生；

减少夜尿次数；降低夜间交感神经兴奋性；减少炎性介质的释放；降低复律后房颤的复发率；改善伴有 OSA 心力衰竭患者的射血分数。以上证据阐明了无创通气技术治疗 OSAS 的安全性和可靠性，因此国内外的指南都强调了无创通气或 CPAP 应该作为 OSAS 治疗的首选和一线治疗。

哪些患者适合，哪些患者不宜应用无创通气治疗问题涉及到它的适应证和禁忌证。首先是适应证：①中、重度 OSAHS 患者（AHI≥15）；②轻度 OSAHS（5≤AHI＜15）患者但症状明显（如：白天嗜睡、认知障碍、抑郁等），并发心脑血管疾病、糖尿病等；③经过其他治疗（如：UPPP 手术、口腔矫正器等）后仍存在的 OSA；④OSAHS 并发 COPD 者，即"重叠综合征"；⑤OSAHS 患者的围术期治疗；需要说明的是无创正压通气治疗的疗效很大程度上决定于患者呼吸状态的稳定性和机器性能（反应的敏感性和反应速度），不同 CPAP 之间的性能差别很大，其适用范围也有所不同，在临床使用过程中应根据 CPAP 的适应证及患者的实际情况来选择合适的机型，进而达到良好的治疗效果。对 OSAS 无创通气的禁忌证包括：①胸部 X 线或 CT 检查发现肺大疱；②气胸或纵隔气肿；③血压明显降低（血压低于90/60mmHg）或休克时；④急性心肌梗死患者血流动力学指标不稳定者；⑤脑脊液漏、颅脑外伤或颅内积气；⑥急性中耳炎、鼻炎、鼻窦炎感染未控制时；⑦青光眼等。有些属于相对禁忌，要根据患者的具体情况而定，适当的压力调整可能会使一部分必须使用无创通气治疗而又存在相对禁忌的患者从治疗中得到益处，又保证治疗的安全。

OSAS 患者接受无创通气治疗必须遵守基本操作原则及程序。强调应由具备睡眠及呼吸医学知识、经过无创呼吸机使用培训的医师或呼吸机治疗师对患者进行 CPAP 的治疗操作。使用 CPAP 治疗 OSAS 过程中需要遵循以下程序：①必须经可靠诊断方法确诊的 OSAS 患者；②选择良好的环境和监护条件做为 CPAP 治疗场所；③使用前对患者及家属进行教育，使其理解治疗的目的及注意事项，以便其与操作人员密切配合；④让患者选择舒适体位；⑤选择符合患者面型的鼻罩（或鼻面罩）、头带及合适的连接器（判断是否需要漏气阀等特殊连接器；根据患者面部结构特点、呼吸习惯等选择不同大小和形状的连接设备，并通过试用确定最适合的连接方式）；⑥选择合适类型的呼吸机；⑦将呼吸机与患者连接，摆好体位和调节好头带的松紧度，连接呼吸机管道，指导患者有规律地放松呼吸；⑧采用整夜或分夜的压力滴定来确定合适的治疗压力；开启呼吸机，根据压力滴定设置呼吸机初始化参数，之后逐渐增加辅助通气的压力，使患者逐步适应 CPAP 的治疗；⑨CPAP 使用过程中必须有监测手段评价疗效，一般是通过多导睡眠呼吸监测仪来判断 CPAP 治疗是否有效；⑩CPAP 开始治疗的前几周需要随访确定患者是否能正确使用呼吸机、所设定的压力是否合适、呼吸机的模式是否正确；⑪CPAP 治疗后需要长期随访，每年定期检查面罩、加热湿化器、呼吸机的功能以及使用过程中的其他问题；⑫定期对使用 CPAP 治疗的 OSAS 患者进行疗效评价，观察其白天嗜睡是否改善、夜间有无打鼾等，并根据病情合理调节呼吸机的压力；⑬注意观察治疗并发症和不良反应。

关于 CPAP 压力滴定，选择合适的治疗压力是长期有效 CPAP 治疗的基础。治疗压力过低会影响疗效；治疗压力过高可增加患者的不适感及影响睡眠，并可能导致患者放弃治疗。所以，在接受长期 CPAP 治疗前需要确定最适合压力，即在多导睡眠生理记录仪监测下找出能够消除所有睡眠分期及不同睡姿下发生的阻塞事件、鼾声以及恢复正常睡眠结构等的最低治疗压力，这一过程被称为"压力滴定"。理想的压力滴定标准是满足下列条件的最低有效压：①消除睡眠期和各种体位时呼吸暂停及低通气事件，达到每小时呼吸暂停及低通气事件发生次数（AHI）小于 5 次/小时；②消除鼾声、气流受限；③消除微觉醒，恢复正常睡眠结构；④消除心律失常事件；⑤消除低血氧事件，维持夜间 $SaO_2 > 90\%$。

压力滴定一般在紧接前一天的 PSG 诊断后进行；传统的 CPAP 滴定通过人工增减气流压力，通过反复调压以准确获取最低的有效治疗压力，此方法虽可靠但烦琐。Auto - CPAP 进行压力滴定，自动压力滴定当晚对患者进行治疗相关知识教育并选择合适的鼻面罩连接 Auto - CPAP 后让患者入睡，第二天根据自动报告确定治疗压力。虽然此方法简单方便，但如果鼻罩或连接管漏气则会显著干扰压力调定结果，因此其结果需有经验的医师判读，以识别可能存在的漏气。

CPAP 治疗的问题、不良反应及对策：CPAP 治疗可能的不良反应，如不及时处理会影响患者对 CPAP 治疗的依从性、影响、疗效，因此早发现、早处理非常重要，是决定 CPAP 治疗成功与否的关键。由面罩引起结膜炎和皮肤压痕、压伤。可选择合适的面罩及固定方式；避免头带过紧，或更换为其他类型的面罩。鼻塞、充血等鼻部症状，可给予吸入糖皮质激素、抗组胺药物，夜间使用局部缩血管剂，鼻吸入异丙托溴胺，鼻腔内滴入盐水或加用加温湿化等。压力不能耐受或胃胀气，更改机型，重新设置压力上升梯度、降低治疗压力，或改变治疗方式（减肥、侧卧、抬高床头）。使用 BiPAP、PR - PAP 型呼吸机，或降低治疗压力。

无创通气治疗失败原因分析及对策。在 70% 的睡眠时间里患者每夜使用 CPAP 少于 4 小时被定义为治疗失败。首先要询问和分析失败原因，协助患者克服心理障碍和焦躁情绪、提高耐受性，尽可能地协助患者解除使用机器的不适感和 CPAP 引起的不良反应。必要时对患者进行使用 CPAP 技术训练。对于面罩不合适或鼻腔过敏问题应及时调换合适的面罩，有针对性地治疗鼻腔充血和过敏性鼻炎。确定 CPAP 治疗失败后首先考虑不给予任何治疗患者危险性有多大，尤其是那些严重日间嗜睡和有严重多系统并发症伴日间低氧血症者。对仍不能接受 CPAP 治疗的轻、中度患者可以考虑口腔矫治器或颌面及咽部手术，重度患者必要时做气管造口术。夜间氧疗有一定的辅助治疗作用，但不能替代 CPAP。

提高 OSAS 患者无创通气治疗的依从性。无创通气的治疗依从性一直是影响治疗效果的重要因素，患者对治疗的依从是疗效的保证。依从性良好的标准：治疗期间患者有 ≥70% 的夜晚接受 ≥4h/晚的 CPAP 治疗。研究显示患者坚持长期（≥6 个月）使用 CPAP 仅为 25.7% ~29%。如何提高依从性，应从下列几个方面入手：①与患者进行良好的沟通，加强患者对 OSAHS 的临床预后及治疗意义的认识，在心理上充分做好接受长期治疗的准备。②正确评估 CPAP 治疗过程中可能存在的其他因素，如鼻腔阻力过高等，必要时协同耳鼻喉科医生共同解决。③正确的操作程序可使患者逐渐适应 CPAP 治疗，选择合适的机型、工作模式及鼻面罩是获得良好依从性的关键性因素。新型的鼻面罩如防侧漏的动态鼻罩、鼻枕等更强调舒适性、轻便性及开放性等，患者更易于接受。④理想的压力滴定，CPAP 参数的合理设置，个体化解决方案是最终获得良好依从性的根本所在。⑤定期随访，尤其在 CPAP 治疗的第一周及第一个月内可以及时发现问题，寻找引起患者不适和不能耐受的原因，及时处理可明显提高依从性。⑥健康教育，社会及家庭的支持和鼓励可帮助 OSAHS 患者树立良好的心态，增加治疗的信心，从而提高 CPAP 治疗的长期依从性。

CPAP 治疗成功的关键在于患者接受治疗的依从性、医师的经验和技术人员的熟练程度，以及深入的健康教育和有效的随访工作。通常情况下，CPAP 治疗的第一周、第一个月内要进行严密的随访工作，了解患者在佩戴过程中有何不适，疗效、依从性及耐受性如何，是否需给予必要的处理，并将随访的情况记录在病案中。在 CPAP 治疗的第六个月和一年后应建议患者进行 PSG 监测，了解 CPAP 参数设定是否需要调节。

（焦彦歌）

第四节 阻塞性睡眠呼吸暂停综合征的系统性损害

阻塞性睡眠呼吸暂停综合征是一个极为常见的睡眠呼吸疾病，人类对这个疾病认识的历史很短，因为它发生在人们很难感知的睡眠过程中，不易被发现，特别是不易为患者本人发现。很多人还误把睡眠中响亮鼾声视作睡眠质量好的标志，以至于患病很久也不去就医，甚至发生了睡眠猝死还不知道真正的死因是 OSAS。同时 OSAS 还是一个极易发生并发症，对身体多个系统都会造成损害的疾病，是一个名副其实的全身性疾病。

OSAS 对人类的危害始于生命的孕育阶段，妊娠女性发生 OSAS 的概率增加，尤其在妊娠的后期，妊娠会使孕前已经存在的 OSAS 病情加重。OSAS 对母体和胎儿造成诸多的损害，使孕妇发生妊娠高血压与先兆子痫的概率增加。研究显示 OSAS 孕妇血压均明显高于非 OSAS 者，夜间血压增高更为突出。妊娠并发 OSAS 者发生妊娠高血压的概率是非 OSAS 者 7.5 倍。先兆子痫孕妇中鼾症和 OSAS 患病率高达 85%。OSAS 直接影响和恶化胎儿生长发育的环境，影响胎儿生长发育和出生后的健康，严重者会发生死胎。数据显示 OSAS 者胎儿生长发育受影响率为 7.1%，非 OSAS 者为 2.6%。OSAS 者新生儿生理评分低于 7 者的比例明显高于非 OSAS 者。国内研究证实，OSAS 孕妇早产率和剖宫产、产后出血比率均显著增高，还会发生肺动脉高压、妊娠糖尿病及巨大胎儿、胎儿畸形等。

OSAS 对心血管系统的损害涉及高血压、肺动脉高压、冠心病、心律失常和心力衰竭等多个方面。有文章称 OSAS 是一种新的心血管疾病。为此 2008 年美国 7 个心血管疾病相关学术组织联合发表了"睡眠呼吸暂停与心血管疾病"的专家共识，以大量循证医学证据全面地分析了两者间的关系，并提出相应的诊断和治疗策略及措施。对指导我国睡眠呼吸暂停与心血管疾病患者的防治起到了很好的作用。国内 20 家医院的数据证实，我国 OSAS 高血压患病率为 49.3%，OSAS 患者中 24 小时非杓形、反杓形血压改变及夜间高血压的现象非常普遍。有研究证实顽固性高血压患者中 OSAS 患者高达 83%，这部分患者治疗 OSA 对血压的下降有肯定的疗效。大量研究结果反复证实 OSAS 对肺动脉高压、冠心病、心律失常和心功能衰竭的影响和成因是确定的，治疗 OSA 对预防和治疗心血管损害的作用是可靠的。

脑卒中是一个致死致残率很高的疾病，OSAS 显著增加卒中的发生率。大规模流行病学研究显示睡眠呼吸暂停次数与缺血性卒中的发病密切相关，OSAS 人群发生卒中的概率是对照组的 4.33 倍，死亡率是对照组的 1.98 倍，而患者发生卒中后 OSAS 的发生率亦显著提高，且增加已有 OSAS 的严重程度。另一项荟萃分析显示卒中患者呼吸暂停低通气指数（AHI）大于 5 的比例达 72%，20 以上达 38%，且反复发生卒中患者伴 OSAS 的比例为 74%。研究还证实并发冠心病的 OSAS 患者一旦发生脑卒中，死亡率大大提升，是对照组的

5倍。因此，并发冠心病的患者治疗OSAS不但有预防卒中的作用，还是保护生命重要措施。

OSAS与慢性阻塞性肺疾病（COPD）均为常见的呼吸疾病，者并存率很高，被称为"重叠综合征"。OSAS患者中22%伴有COPD，COPD患者中20%～40%患OSAS。"重叠综合征"与任何单一疾病比较，其夜间低氧和日间低氧与高碳酸血症更严重，更易发生肺动脉高压并导致死亡率增加。日间高碳酸血症发生率，单纯COPD为8%，单纯睡眠呼吸暂停为11%，重叠综合征为27%，而夜间低氧血症近50%。单纯呼吸暂停患者肺动脉高压率为12%～20%，而重叠综合征发生率为75%。重叠综合征会加重机体的系统性炎症，进而加重冠状动脉硬化，导致心血管并发症与死亡率的增加。

OSAS与哮喘相互影响，研究证实OSAS患者哮喘患病率为35.1%。哮喘患者37%伴习惯性打鼾，40%具有高度OSAS可能，这种OSAS发生率与哮喘的严重程度有关。慢性咳嗽调查发现，患者中44%患有呼吸暂停，93%患者治疗呼吸暂停同时咳嗽严重程度减轻。由于OSAS会导致机体的凝血机制紊乱和血管内皮损伤，因此患者肺栓塞发生的可能性会增加，目前该方面的研究还很少，已经引起了临床的关注。

OSAS对消化系统系统的损害以胃食管反流最为突出，调查证实OSAS人群的胃食管反流症状发生率在50%～76%，24小时食管pH监测显示53.4%的反流事件与睡眠呼吸暂停和低氧相关。CPAP治疗OSAS后反流事件明显减少，药物治疗胃食管反流呼吸暂停事件明确减少，睡眠结构紊乱好转。OSAS还可以引发低氧性肝损害，研究发现OSAS人群肝脏转氨酶水平升高，病理学检查发现肝脏组织存在炎症反应和炎性因子和脂类过氧化物水平提高。一项163确诊OSAS患者研究发现20%肝脏酶升高。Sing等发现在190位转氨酶增高患者中，影像学与病理诊断为非乙醇性肝损害患者中87人，占46%有OSAS的临床症状。肝脏活检证实病情严重者伴有OSAS症状的比率高达63%。

OSAS对代谢的影响集中表现为胰岛素抵抗、糖尿病和血脂代谢紊乱，流行病学调查显示OSAS与糖代谢紊乱及糖尿病密切相关，两者有很高共患率，特别在肥胖人群。OSAS患者中糖尿病患病率>40%，而糖尿病患者中OSAS患病率可达23%以上。对OSAS人群的研究证实患者空腹血糖增高、胰岛素抵抗和糖尿病发生率远高于健康人群。睡眠呼吸次数和睡眠最低血氧饱和度与胰岛素抵抗独立相关。重要的是呼吸暂停和胰岛素抵抗的关联也存在于非肥胖患者，说明OSAS对糖代谢的影响是独立于肥胖的。研究发现睡眠血氧饱和度下降与空腹和口服葡萄糖耐量试验（OGIT）2小时血糖浓度显著相关，OSAS严重程度与胰岛素抵抗程度相关。3个月的CPAP治疗可提高胰岛素敏感性，非肥胖OSAS患者疗效优于肥胖者。治疗不但可改善胰岛素敏感性，还有助于控制血糖和降低糖化血红蛋白，这些都可以反证OSAS对糖代谢影响的存在。

血脂异常在OSAS人群普遍存在，研究证实OSAS患者的高血脂与AHI、呼吸暂停持续时间、夜间SaO_2降低程度和持续时间有关，且随OSAS程度的加重而改变。总胆固醇（TC）、低密度脂蛋白（LDL）和载脂蛋白-B与体重指数（BMI）、AHI呈正相关，载脂蛋白-A与BMI、AHI呈负相关，高密度脂蛋白（HDL）与BMI呈负相关，说明OSAS与肥胖共同影响了血脂代谢。与对照组比较，OSAS患者存在高密度脂蛋白和氧化低密度脂蛋白功能异常，AHI可以解释30%的高密度脂蛋白功能异常。研究还发现OSAS患者高密度脂蛋白保护低密度脂蛋白不被氧化的能力减低，这种减低与OSAS和氧化应激的严重程度相关。OSAS还在调整和修饰体内低密度脂蛋白和胆固醇为过氧化形式，成为动脉粥样硬化的重要成分。

实际上，OSAS 对身体的损害远不止这些，患者的日间嗜睡会导致严重的生产和交通事故，因此每年被夺取的生命成千上万。日间症状和患者健康状态不同程度影响生活和工作质量。除此之外，OSAS 还造成对泌尿生殖、内分泌、神经、血液等系统多方面的影响。由于患者红细胞增多和血小板功能改变，发生凝血机制异常，在动脉粥样硬化和栓塞性疾病中起重要作用。OSAS 对患者性与生殖功能的损害，影响正常的生活质量甚至人类的繁衍。最近还发现部分患者发生青光眼、视神经病变和视野缺失等眼部疾患。随着研究的深入和认识的提高，相信一些不被认识的损害还会不断地被揭示和认识。然而，OSA 作为一个系统性损害疾病的概念是不会改变的，需要患者、医生和社会给予这个疾病更多的重视和及时采取有效的诊治措施。

（焦彦歌）

第五节　睡眠呼吸暂停综合征研究热点

阻塞性睡眠呼吸暂停综合征的并发症之多，对健康和生命危害之大，在呼吸乃至其他系统疾病中均为少见。究其原因主要与 OSAS 特定的病理损伤因素和异样的病理生理学机制有关。其中近年来关注较多的研究热点是睡眠呼吸暂停模式的间歇低氧的损害及其机制。仅从国家自然科学基金资助项目分析，从 2007 年以来的 6 年中，与间歇低氧相关的课题被资助高达 20 余项，近 2013 年就有 5 项。检索 PuMed，与间歇低氧相关的文章近 10 年来呈快速增长，特别是最近 5 年。所以睡眠呼吸暂停相关性间歇低氧的研究成为睡眠呼吸疾病领域，乃至呼吸、心脑血管和代谢疾病的热点。

研究反复证实 OSAS 核心的病理损伤因素是体内长期存在的间歇低氧环境，尽管同时存在睡眠质量低劣、胸腔压力异常和可能伴随的间歇高碳酸血症等。近年有关 OSAS 的基础研究多是围绕间歇低氧进行的，在去除其他影响因素后，单纯的试验性间歇低氧条件近乎完全地显现了 OSAS 患者体内的主要病理生理学过程和结果。OSAS 造成的间歇低氧被称为睡眠呼吸暂停模式间歇低氧，具有正常氧和低氧交替出现、发生频率高、低氧程度严重、血氧变化幅度大等特点，因此机体难以适应且损伤程度严重。需要强调的是，此种间歇低氧存在再氧合或复氧时相，再氧合过程中产生大量的自由氧簇，引发氧化应激反应和一系列过氧化损伤。这种低氧/再氧合损伤机制与心脑血管疾病的缺血/再灌注非常类似，只是缺血再灌注损伤影响是局部，而间歇低氧的损伤影响的是全身。与持续低氧不同，间歇低氧不但可以使交感神经兴奋性持续增强，还启动和促进了全身的氧化应激和炎性反。临床表现为多器官的功能障碍，病理生理学基础是一系列细胞和基因水平的损伤和改变。

从整体水平讲间歇低氧引发机体的异常反应主要表现为交感神经兴奋性持续增强，研究分别报告了 OSAS 患者血中去甲肾上腺素和尿中儿茶酚胺水平增高，11 年后研究证实了 OSAS 患者肌肉交感神经周期性兴奋增强。研究还证实长期间歇低氧会引发中枢及外周交感神经系统的长期易化（long term facilitation，LTF），即随着化学感受器的敏感性增加，交感神经对低氧刺激的反应性和兴奋性持续增强，同时这种长期易化现象还表现在呼吸系统。这些反应是间歇低氧独有的特点，而非持续性低氧所具备。颈动脉体作为低氧感受器在间歇低氧而非高碳酸血症引发的交感神经兴奋性增强过程中起到重要作用，间歇低氧选择性引起颈动脉体功能和结构的异常改变，在交感神经兴奋增强的同时还伴随肾素 - 血管紧张素 - 醛固酮系统活性增强，其结果致使心率增快、呼吸增强、代谢增强和紊乱、全身耗氧量增加、血小板积聚力增强、血管内皮功能损伤和血管扩张能力减低等异常病理改变，进而发生高血压、心脑血管疾病和代谢综合征等与交感神经过度兴奋相关的临床表现或疾病。

近年来，多个临床和实验性研究证明间歇低氧的细胞损伤主要与氧化应激和炎症机制有关。研究证实间歇低氧会导致机体多个器官细胞的氧化应激和炎性生物标志物增高，包括循环血、血管内皮细胞、心肌细胞、中枢和外周神经细胞、肝细胞、胰岛细胞、肌细胞等，且其增高程度与细胞功能改变和损伤的程度有关。2003 年，David 结合多项研究结果首先提出 OSAS 是一种氧化应激性疾病的概念，后继的研究不断地证实和充实了这一概念。氧化应激的发生主要与间歇低氧的周期性再氧合时相的存在有关，再氧合时相细胞线粒体中不稳定的氧分子急剧增加，产生大量的活性氧基团（ROS）。ROS 是高度活性的化学分子，可造成细胞的损伤和凋亡，通过脂质、蛋白质、糖和核酸等大分子的过氧化，改变细胞的生理过程，包括膜的功能改变、蛋白激酶的生成与激活、离子通道平衡的失调及对一些基因转录的启动和调整。因此，未加控制的 ROS 是引发多种疾病的根源，特别是心脑血管和代谢性疾病。实际上，氧化应激损伤是机体氧化和抗氧化系统的平衡失调的表现，研究证明间歇低氧在激发过氧化反应的同时还造成机体抗氧化系统活性减低。

早在 1997 年有研究报告 OSAS 患者血清中细胞因子 IL - 6 和 α - TNF 升高。之后的研究不断发现 OSAHS 患者血清或间歇低氧动物实验受损伤组织细胞中具有增高的肿瘤坏死因子 α（TNF - α）、白介素 6（IL - 6）、白介素 8（IL - 8）、C 反应蛋白（CRP）、内皮素 1（ET - 1）、基质金属蛋白酶 9（MMP - 9）、黏附分子等介导 OSAS 系统性损害。因此，全身性炎症反应并不是单纯的临床现象，已经成为 OSAS 重要的病理生理学特点和发病机制。研究特别注意到间歇低氧引发的炎性反应与血管内皮功能障碍和动脉粥样硬化有一定的因果关系，这一动向受到国内外的普遍关注。

而氧化应激与炎症反应之间又是一种什么关系？目前研究结果倾向前者引发后者，且炎症与氧化应激反应相互作用，互相加重。实验证实炎症反应是 ROS 及相应产物作用的结果，氧化应激反应和产物诱导炎症相关易感基因表达与炎症蛋白等生物活性物质的合成，引发炎症反应，引起细胞的生理和病理学改变。ROS 及其产物激活敏感性信号通路和转录因子如核因子 - κB（NF - κB）和激活蛋白 - 1（AP - 1），进而上调相关炎症因子基因的表达，大量细胞因子和黏附分子的产生和释放，形成炎症瀑布效应，导致系统性炎症反应和细胞、组织的损伤。氧化应激产物既是氧化应激的结果，又是氧化应激的介质，它将导致炎症反应的永恒化和持续的氧化损伤。

自 2002 年以来，间歇低氧系统性损伤机制的研究受到普遍关注和重视，国内相关研究论文发表于 2003 年。在睡眠呼吸病学组的倡导下，研究工作正在不断地深入，水平在不断提高，结果是可信的和有说服力的。在了解了发病机制后，我们可以想象从机制上阻断间歇低氧的系统性损伤，很可能成为防治 OSAS 系统性损伤的新策略。有临床观察发现应用 β 受体阻滞剂对睡眠呼吸暂停相关的高血压有肯定的治疗作用，如何降低过度增强的交感神经兴奋性有望成为一个新的治疗切入点。针对炎症反应治疗的研究通过抑制核因子 - κB 活性和控制炎性因子转录达到了抗感染治疗的效果，目前还停留在试验阶段。因为 OSAS 被定位为氧化应激性疾病，近年临床和基础研究更多注重于开拓抗氧化治疗，研究发现不同靶点抗氧化治疗不仅减低了氧化应激标志物水平、缓解过氧化损伤，还兼有缓解炎症反应和降低交感神经兴奋性的作用，有可能起到防治间歇低氧系统性损伤的疗效，可见抗氧化治疗策略不但可行，而且有很好应用前景。

为此我们可以预见，随着临床实践和研究的深入，以发病机制为基础的新的 OSAS 治疗策略和方法创立和应用于临床的日子不会很久了。它将对单纯的针对呼吸暂停的 OSAS 治疗是一种无可替代的补充和完善，必将造福于 OSAS 患者和人类的健康。

（毛 芳）

第十一章 呼吸科疾病护理

呼吸系统疾病是一种常见病、多发病，病变轻者出现咳嗽、咳痰、胸痛、呼吸受影响，重者可出现呼吸困难、发绀，甚至呼吸衰竭死亡。近年来呼吸系统疾病如肺癌、支气管哮喘的发病率明显增加，慢性阻塞性肺疾病居高不下，肺结核发病率有增高趋势，肺动脉高压也日益受到关注。从 2002 年年底以来，在中国及世界范围内暴发的传染性非典型肺炎（severe acute respiratory syndrome，SARS）及人禽流感等，多发生于中青年，其传染性强，病死率高，给国民经济造成了巨大的损失。因此，正确认识呼吸系统疾病，对其进行有效的治疗、护理及预防显得尤其重要。

第一节 概述

一、吸系统的结构功能与疾病的关系

呼吸系统是由鼻、咽、喉、气管、各级支气管、肺及胸膜、胸廓组成。鼻、咽、喉统称为上呼吸道，气管至终末细支气管称为下呼吸道。呼吸道为气体进出的通道，上呼吸道能对吸入的气体进行加温、湿润和过滤；呼吸性支气管、肺泡管、肺泡囊为膜性气道，参与换气，换气主要在肺泡进行。呼吸系统的主要功能是进行气体交换，并具有防御功能、免疫功能及内分泌、代谢功能。

呼吸系统与外界相通，有害物质可直接侵入造成病损。引起呼吸系统疾病最常见的病因是感染，其他致病因素有大气污染、吸烟、理化因素、变态反应、创伤、肿瘤及老龄化等因素，全身性疾病也可侵犯肺部。

呼吸系统疾病主要病变部位在支气管和肺泡。咳嗽、咳痰、咯血、呼吸困难和胸痛为呼吸系统疾病常见的五大症状。

二、呼吸系统疾病患者常见症状体征的护理

（一）咳嗽、咳痰

咳嗽是呼吸系统疾病最常见的症状，是一种保护性反射动作，借咳嗽反射可以清除呼吸道分泌物和异物。但频繁、剧烈和长久的咳嗽使肺泡内压力增高，加重呼吸和循环的负担，影响睡眠和消耗体力，甚至诱发呼吸道黏膜出血和自发性气胸。咳痰是借助支气管上皮纤毛运动、支气管平滑肌收缩及咳嗽反射，将呼吸道分泌物从口腔排出体外的动作。咳嗽、咳痰最常见的病因是呼吸道感染。

1. 护理评估

（1）健康史：询问咳嗽、咳痰的起病情况、性质、程度、音色、发生的时间、与体位

的关系、伴随症状和病程长短等；有无受凉、气候变化、花粉或粉尘吸入、服用药物或精神因素等诱因；评估患者的既往健康史、过敏史、吸烟史、个人史、家族史；了解患者既往和目前检查、用药和治疗情况。

（2）身体状况

1）咳嗽的性质、时间、音色：咳嗽无痰或痰量甚少称干咳，多见于急性上呼吸道感染初期、肺癌；咳嗽伴有痰液称湿咳，多见于慢性支气管炎、支气管扩张、肺脓肿等。慢性支气管炎、支气管扩张的咳嗽多于晨间体位改变时出现，夜间阵发性咳嗽见于左心衰竭。带金属音的咳嗽，多见于支气管腔狭窄或受压，如支气管肺癌、纵隔肿瘤、主动脉瘤；嘶哑性咳嗽，多见于声带炎、喉炎等。

2）痰液的性状、量、气味：根据痰液的性状可分为泡沫性、浆液性、黏液性、脓性和血性。无色透明痰见于病毒感染；白色泡沫痰或黏液痰见于支气管炎、肺炎、支气管哮喘；脓性痰见于呼吸道化脓性感染；铁锈色痰见于肺炎球菌肺炎；粉红色泡沫痰见于急性肺水肿；血性痰液见于肺结核、肺癌、肺梗死出血；红棕色胶胨样痰见于克雷白杆菌感染；灰黑色痰见于尘肺、大气污染；痰液有恶臭味见于厌氧菌感染。

痰液可收集于干净容器内观察，必要时静置数小时后观察测量。支气管扩张和肺脓肿时，咳大量脓痰，静置后出现分层现象。痰量增减可反映病情进展，原有大量脓性痰，未经积极治疗而痰量减少，且伴发热者，则提示支气管引流不畅。痰多黏稠且排痰无力时，应警惕呼吸道痰液堵塞，有发生窒息的危险。

3）伴随症状：是否伴有发热、胸痛、呼吸困难、烦躁不安等表现。

4）体征：患者有无体温升高、脉率增快、呼吸困难、意识障碍；有无出现三凹征、口唇肢端发绀、杵状指（趾）、颈部锁骨上淋巴结肿大；有无气管移位、桶状胸，肺部听诊有无呼吸音异常和（或）消失，是否出现干湿啰音等。

（3）心理－社会状况：频繁、剧烈咳嗽，尤其是夜间咳嗽和大量咳痰，患者常出现烦躁不安、失眠、注意力不集中、焦虑、抑郁等情绪，从而影响生活和工作。当患者出现血性痰时，常出现紧张、恐惧等情绪。

（4）辅助检查：血常规检查、痰液检查（细菌培养及药敏试验、痰脱落细胞检查等）及胸部 X 线检查。

2. 护理诊断及合作性问题

（1）清理呼吸道无效：与呼吸道感染、痰液黏稠、疲乏、胸痛、意识障碍等有关。

（2）焦虑：与剧烈咳嗽、排痰不畅、病情加重有关。

（3）有窒息的危险：与呼吸道分泌物增多、无力排痰、意识障碍有关。

3. 护理措施

（1）一般护理

1）环境与体位：提供整洁、舒适的病房环境，注意保暖，避免受凉，减少不良刺激，尤其避免尘埃和烟雾的刺激。保持室内空气新鲜、洁净，通风 2 次/日，15～30 分/次，保持适宜的温度（18～22℃）、湿度（50%～70%）。

2）饮食护理：给予高热量、高蛋白、高维生素饮食，不宜油腻辛辣等刺激性食物。适当补充水分，一般饮水量 1 500ml/d 以上，使呼吸道黏膜湿润，利于痰液稀释和排出。

3）基础护理：咳脓痰者加强口腔护理，昏迷患者加强翻身，每次翻身前后注意吸痰。

（2）病情观察：密切观察患者的神志、呼吸、发绀、咳嗽、咳痰等情况，详细记录痰液的性状、量、气味，正确收集痰液标本。如患者突然出现烦躁不安或神志不清，面色苍白或发绀，出冷汗、咽喉部明显的痰鸣音，应警惕窒息；对意识障碍、年老体弱、咳嗽、咳痰无力、咽喉部明显痰鸣音、神志不清者，突然大量呕吐物涌出等高危患者，提示窒息。及时采用机械吸痰，做好抢救准备，并报告医生协助抢救。

（3）配合治疗护理除按医嘱用祛痰药外，可协助患者有效排痰

1）指导有效咳嗽：适用于神志清醒能咳嗽的患者。有效咳嗽、咳痰的方法为：患者取舒适的坐位或卧位，坐位时腹部置软枕促使膈肌上抬，先行 5~6 次深而慢的呼吸，于深吸气末屏气，身体前倾，做 2~3 次短促咳嗽，将痰液咳至咽部，再迅速用力将痰咳出。经常变换体位有利于痰液咳出。

2）湿化呼吸道：适用于痰液黏稠不易咳出者。超声雾化吸入使痰液稀释，在雾化液中可加入痰溶解剂，如 α-糜蛋白酶或复方安息香酊；抗生素，如硫酸庆大霉素；解痉平喘药，如硫酸特布他林、沙丁胺醇等，以达到祛痰、消炎、止咳、平喘的作用。雾化的药液量不宜过多，雾化时间以 10~20 分钟为宜，需注意①防止窒息：干结的痰液湿化后易膨胀阻塞支气管；②防止降低吸入氧浓度；③防止感染：如无菌操作不严格，易发生呼吸道交叉感染。

3）胸部叩击与胸壁震荡：适用于久病体弱、长期卧床、排痰无力的患者。叩击与震荡时间以 5~15 分/次为宜，应安排在餐前 30 分钟或餐后 2 小时进行。①胸部叩击法：患者取侧卧位，医护人员两手指并拢，指关节微曲，从肺底由下向上、由外向内拍击胸壁，震动气道，边拍边鼓励患者咳嗽，以促进痰液排出。②胸壁震荡法：双手掌重叠置于欲引流的胸廓部位，从吸气末开始，在整个呼气期手掌紧贴胸壁，施加一定压力，并做轻柔的上下抖动，震荡患者胸壁 5~7 次，每一部位重复 6~7 个呼吸周期。

4）体位引流：适用于痰液量较多，呼吸功能尚好者。如支气管扩张、肺脓肿，利用重力原理，辅以拍背、有效咳嗽，排出痰液。

5）机械吸痰：适用于意识不清、无力咳痰，尤其是昏迷、气管插管、气管切开患者。经患者的口、鼻腔、气管或气管切开处进行负压吸痰。昏迷患者每次吸痰前后应给氧，每次吸痰时间不超过 15 秒，两次抽吸间隔时间大于 3 分钟，防止因吸痰引起低氧血症。

4. 护理目标及评价　患者呼吸道通畅，咳嗽、咳痰减轻或消失；情绪稳定，积极配合治疗与护理；呼吸平稳，无窒息发生。

（二）咯血

咯血是指喉以下呼吸道或肺组织出血经口咳出。引起咯血的呼吸系统常见疾病有肺结核、支气管扩张、肺癌、慢性肺脓肿等。

1. 护理评估

（1）健康史：询问患者既往健康史，有无呼吸系统疾病如肺结核、支气管扩张、肺癌；循环系统疾病如心力衰竭；血液系统疾病如血小板减少性紫癜、再生障碍性贫血、急性白血病等病史。在我国，肺结核是引起咯血最常见的病因。

（2）身体状况：询问患者咯血伴有的症状，咯血的颜色、量及病情变化。

1）咯血的颜色、量及性状：咯血的颜色一般为鲜红色。根据咯血量的多少，分为痰中带血、少量咯血、中量咯血和大量咯血。24 小时咯血量小于 100ml 为小量咯血、100~

500ml 为中等量咯血、大于 500ml 或一次咯出 300ml 者为大咯血。大量咯血可致窒息，若不及时抢救，将危及患者生命。

呕血是指消化道出血经口呕出。咯血与呕血的鉴别见表 11 - 1。

表 11 - 1　咯血与呕血的鉴别

鉴别点	咯血	呕血
病史	肺结核、支气管扩张、原发性肺癌等	消化性溃疡、肝硬化、急性胃黏膜病变、胃癌等
出血前症状	喉部发痒、胸闷、咳嗽等	上腹不适、恶心呕吐等
出血方式	咯出	呕出
血的颜色	鲜红	棕黑色、暗红色、有时鲜红
血中混合物	痰、泡沫	食物残渣、胃液
酸碱反应	碱性	酸性
黑便	无（咽下可有）	有，可呈柏油样便，持续数天
出血后痰的性状	常有痰中带血	无痰

2）窒息表现：大咯血患者尤应警惕窒息的发生，如患者出现情绪紧张、面色灰暗、胸闷气促、咯血不畅，往往提示窒息先兆；如患者出现表情恐怖、张口瞪目、大汗淋漓、唇指发绀、牙关紧闭或意识丧失等，提示已发生窒息。

3）体征：观察患者呼吸次数、深度、节律，有无呼吸困难，肺部听诊有无呼吸音改变，注意面色、脉搏、心率、血压、神志等变化。

（3）心理 - 社会状况：患者一旦咯血，不论咯血量多少，都会出现焦虑、紧张等情绪反应，反复咯血者常有烦躁不安、恐惧等心理反应。

（4）辅助检查：凝血时间检查、纤维支气管镜检查、胸部 X 线、CT、MRI 检查、支气管造影、支气管动脉造影等。

2. 护理诊断及合作性问题

（1）恐惧：与突然大咯血或反复咯血不止有关。

（2）有窒息的危险：与大咯血阻塞气道有关。

3. 护理措施

（1）一般护理

1）休息与体位：保持病室安静，避免不必要的谈话。少量咯血者静卧休息，大量咯血者绝对卧床休息，协助患者取患侧卧位或平卧位头偏向一侧，嘱其尽量将血轻轻咯出，绝对不要屏气，以免诱发喉头痉挛，造成呼吸道阻塞而发生窒息。

2）饮食护理：大量咯血者暂禁食，少量咯血者宜进少量温凉流食，避免刺激性食物，多饮水，多食含纤维素的食物，保持大便通畅。及时为患者进行口腔护理，保持口腔清洁、舒适，以免因口腔异味刺激引起再度咯血。

（2）配合治疗护理

1）镇静止血：对烦躁不安患者遵医嘱应用镇静剂，如地西泮 5 ~ 10mg 肌内注射，禁用吗啡、盐酸哌替啶，以免抑制呼吸。遵医嘱应用止血药物，如垂体后叶素，并注意观察疗效及不良反应。垂体后叶素 5 ~ 10U 加入 50% 葡萄糖 40ml 中，在 15 ~ 20 分钟内缓慢静脉推注，或将 10U 垂体后叶素加入 5% 葡萄糖 500ml 中静脉滴注维持治疗。垂体后叶素有收缩小动脉的作用，故高血压、冠心病及孕妇忌用，注射过快会引起恶心、便意、心悸、面色苍白等不良反应。

2）窒息的预防：咯血时密切观察病情变化，准确记录咯血量，观察呼吸、血压、脉搏，注意双肺呼吸音变化。指导患者有效咳嗽，不屏气。禁用呼吸抑制剂和镇咳剂，备好吸痰器、鼻导管、气管插管和气管切开包等急救用品。对于年老体弱咳嗽无力、心肺功能不良应警惕有无窒息先兆，一旦出现立即用套纱布的手指清除口鼻腔内血块，必要时用吸引器吸除血块，保持呼吸道通畅。

3）窒息的抢救配合：一旦发现窒息，立即通知医生，置患者于头低足高位，头偏向一侧，轻拍背部以利血块排出，清除口鼻腔内血块，或用鼻导管接吸引器插入气管内抽吸，以清除呼吸道内积血。必要时立即气管插管或气管镜直视下吸取血块。如患者血块清除后未恢复自主呼吸，应给予人工呼吸，高浓度吸氧，遵医嘱应用呼吸兴奋剂。同时密切观察病情变化并详细记录，监测血气分析。

（3）心理护理：守护在患者身边，安慰患者，轻声、简要解释病情，减轻患者的紧张情绪，消除恐惧感，告知患者心情放松有利止血，并配合治疗。

4. 护理目标及评价　患者安静休息、情绪稳定；患者咯血停止，无窒息发生。

（三）肺源性呼吸困难

肺源性呼吸困难是由于呼吸系统疾病引起的通气和或换气功能障碍，引起缺氧和（或）二氧化碳潴留所致，患者主观上感觉空气不足、呼吸费力，客观上有呼吸频率、节律与深浅度改变。根据呼吸困难发生的时相，临床上将其分为吸气性呼吸困难、呼气性呼吸困难和混合性呼吸困难三种类型（表11-2）。

表11-2　呼吸困难的分型

鉴别点	吸气性呼吸困难	呼气性呼吸困难	混合性呼吸困难
病变部位	喉、气管、主支气管	支气管	肺泡、胸膜腔
临床表现	吸气困难，吸气时间延长；喘鸣、三册征	呼气困难，呼气时间延长，伴有哮鸣音	吸气、呼气均困难，呼吸表浅、频率加快
常见疾病	喉、气管狭窄，如炎症、喉头水肿、异物和肿瘤等	支气管哮喘和阻塞性肺病	重症肺炎、肺纤维化、大量胸腔积液、气胸等

1. 护理评估

（1）健康史：询问患者有无慢性阻塞性肺疾病、支气管哮喘等病史，有无呼吸道异物、张力性气胸、肺不张等；有无过敏物质接触史、剧烈活动等诱因，目前检查和用药治疗情况等。

（2）身体状况

1）起病缓急：呼吸困难是突然发生，还是逐渐加重。突发者多见于呼吸道异物、张力性气胸，起病缓慢者多见于慢性阻塞性肺疾病、肺心病、肺结核等。

2）呼吸困难和缺氧程度：呼吸困难、缺氧程度，依据呼吸的变化、发绀程度、血气分析监测结果判断。

3）体征：观察患者呼吸的频率、节律、深浅度改变，观察患者意识状态、有无烦躁不安、谵妄、昏迷，有无口唇、肢端发绀、鼻翼扇动、张口呼吸或点头呼吸，有无"三凹征"。肺部听诊有无啰音、哮鸣音等异常呼吸音及呼吸音消失。

4）伴随症状：有无咳嗽、咳痰、胸痛、发热、神志改变。

（3）心理－社会状况：了解患者的心理反应，有无焦虑、紧张、抑郁或恐惧。

（4）辅助检查：血气分析、胸部 X 线检查、纤维支气管镜检查等。

2. 护理诊断及合作性问题

（1）气体交换受损：与呼吸道痉挛、呼吸面积减少、换气功能障碍有关。

（2）活动无耐力：与机体缺氧、疲乏有关。

3. 护理措施

（1）一般护理

1）休息与体位：提供安静舒适、空气洁净的病房环境，温度、湿度适宜，避免刺激性气体吸入。协助患者采取舒适的体位，可抬高床头，取半卧位或端坐位。严重呼吸困难者应尽量减少活动和不必要的谈话，减少耗氧量。

2）饮食护理：保证每日摄入足够的热量、给予高维生素、易消化食物。张口呼吸者给予足够的水分，水的摄入量在 1 500~2 000ml/d，口腔护理 2~3 次/日。

（2）配合治疗护理

1）抗炎排痰：遵医嘱给予抗感染药物、支气管扩张药、祛痰药。气道分泌物较多者，协助患者有效排痰，保持气道通畅。

2）氧疗：氧疗是纠正缺氧，改善呼吸功能，缓解呼吸困难的一种最有效方法。它能提高动脉血氧分压，减轻组织损伤，恢复脏器功能，提高机体运动的耐受力。

根据病情和血气分析结果，给予患者不同的氧疗方法与浓度。遵医嘱给予合理氧疗，单纯缺氧患者给予中高流量的面罩给氧，缺氧伴二氧化碳潴留患者给予持续、低流量、低浓度的鼻导管或鼻塞给氧。

（3）心理护理：医护人员应陪护患者，适当安慰患者，做好心理疏导，使患者增强安全感，减轻焦虑紧张情绪。

4. 护理目标及评价　患者呼吸平稳，无呼吸困难；患者日常活动不感疲乏，活动耐力提高。

（四）胸痛

胸痛是由于胸内脏器或胸壁组织病变引起的胸部疼痛。引起胸痛的呼吸系统常见疾病有胸膜炎、胸膜肿瘤、自发性气胸、肺炎、支气管肺癌等；胸壁疾病有肋骨骨折、带状疱疹等，以及心血管疾病、纵隔疾病等。因痛阈的个体差异性大，故胸痛的程度与原发病的病情轻重并不完全一致。

1. 护理评估

（1）健康史：注意询问患者胸痛的起病情况、诱发因素、疼痛的特点；了解胸痛部位、性质、持续时间和伴随症状等；评估病情进展、治疗经过，以及了解既往病史。

（2）身体状况

1）疼痛的特点：疼痛可表现为隐痛、钝痛、刺痛、灼痛、刀割样或压榨样疼痛。肺癌，多为胸部闷痛或隐痛；胸膜炎，常在胸廓活动较大的两侧下胸部腋前线或腋中线附近，呈尖锐的刺痛或撕裂样痛，且在深呼吸或咳嗽时加重，屏气时减轻；自发性气胸，在剧咳或屏气时突然发生剧痛。

2）伴随症状：有无发热、咳嗽、咳痰、咯血、呼吸困难、发绀、休克等。

（3）心理-社会状况：胸痛发作时，患者常烦躁不安、坐卧不宁，因对疾病的担心而情绪抑郁、焦虑甚至恐惧。

2. 护理诊断及合作性问题

（1）疼痛：胸痛与病变累及胸内脏器或胸壁组织有关。

（2）焦虑：与疼痛不能缓解，对疾病的担心有关。

3. 护理措施

（1）一般护理：保持病房环境安静、舒适，协助患者采取舒适的体位，胸膜炎、肺结核患者采取患侧卧位，以减少胸壁与肺的活动，缓解疼痛，同时利于健侧肺呼吸。

（2）配合治疗护理

1）护理：指导患者在咳嗽、深呼吸或活动时，用手按压疼痛部位制动，或在呼气末用15cm宽胶布固定患侧胸壁，以降低呼吸幅度，减轻疼痛。亦可采用局部热湿敷或肋间神经封闭疗法止痛。教会患者采用减轻疼痛的方法，如放松技术、局部按摩、穴位按压及欣赏音乐等，以转移对疼痛的注意力。

2）止痛药：对疼痛剧烈者，遵医嘱使用镇痛药物，观察并记录疗效及不良反应。

（3）心理护理：向患者说明胸痛的原因及医护措施，取得患者的信任。与患者及家属讨论疼痛发作时分散注意力的方法，保持情绪稳定，注意休息，配合治疗。

4. 护理目标及评价　患者胸痛已减轻或消失，学会控制疼痛的方法；患者情绪稳定，积极配合治疗。

（刘彩玲）

第二节　急性上呼吸道感染

一、疾病概要

（一）概述

急性上呼吸道感染（简称上感），是鼻、咽或喉部急性炎症的总称。多数由病毒引起，少数由细菌所致。发病率高，免疫功能低下者易感，一般病程较短，病情较轻，预后良好，具有一定的传染性，但少数患者可产生严重并发症，应积极预防和治疗。

本病全年皆可发病，冬春季节多发，病原体主要通过飞沫传播，也可通过被病毒污染的手或用具接触传播。多数为散发，在气候突变时易造成流行。由于病毒的类型较多，人体对各种病毒感染后产生的免疫力较弱且短暂，病毒间又无交叉免疫，且在健康人群中有病毒携带者，故一年内可有多次发病。

（二）病因和病机

70%～80%急性上呼吸道感染由病毒引起，主要有鼻病毒、冠状病毒、流感病毒、副流感病毒、呼吸道合胞病毒、腺病毒、埃可病毒、柯萨奇病毒、麻疹病毒、风疹病毒等；20%～30%的急性上呼吸道感染由细菌引起，直接或继发于病毒感染之后，以溶血性链球菌多见，其

次为流感嗜血杆菌、肺炎球菌和葡萄球菌等，偶见革兰阴性杆菌。在受凉、淋雨、过度疲劳等因素作用下，呼吸道防御功能降低，病毒或细菌迅速繁殖引起本病，尤其是老幼体弱者更易患病。

（三）诊断及治疗要点

受凉后出现发热，咽部充血，扁桃体肿大，表面有白点可诊断为急性扁桃体炎。

1. 对症治疗　目的是减轻症状，缩短病程和预防并发症。选用抗感冒复合剂和中成药。
2. 抗菌药物治疗　如细菌感染，根据病原菌选用敏感的抗生素。
3. 抗病毒药物治疗　早期应用抗病毒药治疗。

二、疾病护理

（一）护理评估

1. 健康史　了解患者有无受凉、淋雨、过度疲劳等诱因，以及使机体抵抗力降低等因素；注意询问本次起病情况，既往健康情况，有无呼吸道慢性疾病史等。

2. 身体状况　根据不同病因有不同临床类型，各型之间无明显界限，可互相转化。主要症状和体征个体差异较大，常见类型如下。

（1）普通感冒：俗称"伤风"，最常见的病原体是鼻病毒，以鼻咽部卡他症状为主要表现。潜伏期短（1~3天），起病较急。初期有咽干、喉痒，继之喷嚏、鼻塞、流清水样鼻涕，2~3天后分泌物变稠。伴咽痛，有时由于耳咽管炎使听力减退，出现流泪、声音嘶哑、味觉迟钝、咳嗽或少量黏液痰等。一般无发热及其他全身症状，或仅有低热、轻度头痛、全身不适等症状。检查可见鼻腔黏膜充血、水肿、有分泌物，咽部轻度充血。如无并发症，一般5~7天痊愈。

（2）病毒性咽炎和喉炎：急性病毒性咽炎表现为咽部发痒和灼热感，局部疼痛不明显；当有吞咽疼痛时，提示链球菌感染，偶有咳嗽，发热和乏力。体检咽部明显充血和水肿，颌下淋巴结肿大且有触痛，腺病毒感染时伴有眼结膜炎。

急性病毒性喉炎常有发热，临床特征为声嘶，说话困难，咳嗽、咳痰时喉部疼痛。体检可见喉部水肿、充血，局部淋巴结轻度肿大和触痛，可闻及喘息声。

（3）细菌性咽、扁桃体炎：多由溶血性链球菌引起。起病急，咽痛明显，吞咽时加剧，伴畏寒、发热，体温达39℃以上。体检可见咽部充血明显，扁桃体充血肿大、表面有黄色点状渗出物，颌下淋巴结肿大，有压痛。

（4）并发症：常并发急性鼻窦炎、中耳炎、气管－支气管炎；部分患者继发风湿热、急性肾小球肾炎、心肌炎等。

3. 心理－社会状况　患者症状轻者，经休息、治疗很快痊愈，一般不影响生活和工作；患者症状重者，常因发热、全身酸痛而不能很好休息，表现疲惫不堪，情绪低下；青年人对疾病轻视，不能及时就诊，易致病情延误，病情加重，出现并发症。

4. 辅助检查　分为以下几种情况。

（1）血常规检查：病毒感染时白细胞计数正常或偏低，淋巴细胞比例升高；细菌感染时白细胞计数偏高，中性粒细胞增多或核左移。

（2）病毒和细菌检测：根据需要检测病毒和（或）病毒抗体，判断病毒类型。细菌培养可判断细菌类型并进行药敏试验，指导用药。

（二）护理诊断及合作性问题

1. 体温过高　与病毒和（或）细菌感染，引起体温调节中枢失调有关。

2. 舒适的改变　与急性病毒或细菌感染中毒有关。

（三）护理措施

1. 一般护理　适当休息，不要过度疲劳，发热患者卧床休息，保持室内空气流通，调节适宜的温度、湿度；给予清淡、易消化的高热量、高维生素、低脂肪的流质或半流质饮食，摄入足够的水分，维持体液平衡。

2. 病情观察　每4小时测体温、脉搏、呼吸并记录，观察患者发热程度和热型。

3. 配合治疗护理　分为以下情况。

（1）对症护理：当患者体温超过39℃时，可物理降温，如头部冷敷、温水或乙醇擦浴、4℃冷盐水灌肠等。必要时遵医嘱应用药物降温，观察记录降温效果；患者寒战时，注意保暖；退热时及时擦干汗液，更换衣物及被褥。

（2）用药护理：发热伴头痛、全身酸痛者，遵医嘱服用阿司匹林、索米痛片、感冒清热颗粒等解热止痛药；鼻塞、流涕用1%盐酸麻黄碱滴鼻液滴鼻；咳嗽时给予盐酸溴己新片；咽痛、声嘶，用淡盐水含漱或消炎喉片含服，局部雾化治疗。遵医嘱给予抗生素或抗病毒药物治疗，防治感染并注意观察药物疗效。

4. 心理护理　告知患者通过积极处理，本病预后良好，但不要过于轻视。对出现并发症的患者，护士应与其积极沟通，缓解焦虑、紧张情绪，鼓励积极配合治疗。

（四）护理目标及评价

患者体温恢复正常，躯体不适缓解。

三、健康教育

1. 疾病知识指导　向患者介绍疾病的相关知识和自我护理方法，避免受凉、淋雨、过度疲劳等诱因；恢复期若出现眼睑水肿、心悸、关节痛等症状，及时就诊。

2. 生活指导　加强体育锻炼，坚持耐寒训练，增强体质。在流行季节尽量少去公共场所，注意隔离患者，防止交叉感染。

3. 用药指导　室内用食醋 $5 \sim 10ml/m^3$ 加等量水稀释，关闭门、窗，加热熏蒸，1次/日，连用3日；注射流感疫苗；也可用贯众、板蓝根、野菊花、桑叶等中草药熬汤饮用。

（李海燕）

第三节　慢性支气管炎、阻塞性肺气肿

一、疾病概要

（一）概述

慢性支气管炎简称慢支，是指气管、支气管黏膜及其周围组织的慢性非特异性炎症。临床上以慢性咳嗽、咳痰或伴有喘息及反复发作为主要特征。本病多见于中老年人，是严重危害人民身体健康的常见病。

阻塞性肺气肿简称肺气肿，系指终末细支气管远端（呼吸性细支气管、肺泡管、肺泡囊和肺泡）（图 11 - 1）的气道弹性减退、过度充气膨胀、肺容积增大，或同时伴有气管壁破坏的病理状态（图 11 - 2）。肺气肿多由慢性支气管炎发展而来，临床上将具有气流阻塞特征的慢性支气管炎和（或）肺气肿统称为慢性阻塞性肺疾病（COPD）（图 11 - 3）。COPD 是一种常见病，呈慢性进行性发展。近年来对我国北部及中部地区 10 万余成年人进行调查，COPD 的患病率为 3.17%，且随年龄增长而增加。慢支逐渐形成阻塞性肺气肿及肺源性心脏病。

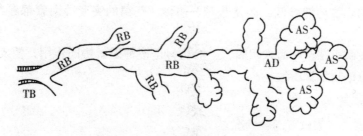

图 11 - 1 支气管树的结构示意图
TB：终末细支气管；RB：呼吸性细支气管；AD：肺泡管；AS：肺泡囊

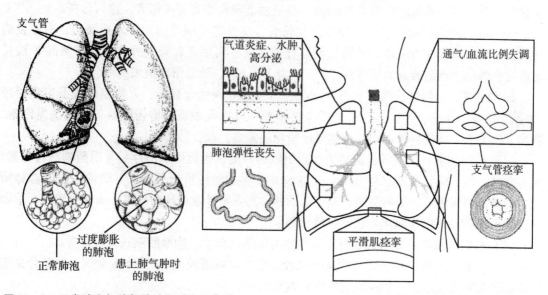

图 11 - 2 正常肺泡与肺气肿肺泡对比示意图　　**图 11 - 3 COPD 的病理生理进程**

（二）病因和发病机制

慢支、慢阻肺的病因及发病机制较为复杂，一般认为与下列因素有关。

1. 吸烟　是重要发病因素。烟草中的多种有害物质损伤呼吸道黏膜上皮细胞，使纤毛运动减弱、吞噬细胞功能降低；支气管黏膜充血、水肿，杯状细胞增生，黏液分泌增多，气道净化能力下降；此外，吸烟还引起支气管平滑肌痉挛，这些变化均有利于继发细菌感染。吸烟者的患病率比不吸烟者高 2～8 倍，且烟龄越长，吸烟量越大，患病率越高。

2. 空气污染　空气中的有害气体，如二氧化硫、二氧化氮、氯气等损伤气道黏膜，引起纤毛清除功能降低，黏液分泌增加，为细菌入侵创造条件。

3. 感染　反复感染是慢支、慢阻肺发生、发展的最重要因素。主要是病毒和细菌感染，常见病毒为鼻病毒、流感病毒、腺病毒和呼吸道合胞病毒等；细菌感染以肺炎链球菌、流感嗜血杆菌、葡萄球菌和奈瑟球菌多见。

4. 过敏因素　过敏反应引起支气管收缩或痉挛，加重组织损伤和炎症反应。喘息型慢支与过敏因素尤为密切。常见的过敏原有细菌、真菌、尘螨、花粉、尘埃、某些食物和化学气体等。

5. 其他因素　除上述因素外，如自主神经功能失调引起的副交感神经反应性增高、老年人呼吸道局部防御功能降低，以及营养、遗传、气温的突变等因素都参与疾病的发生和发展。

肺气肿的发病机制至今尚未明确，一般认为是多种因素协同作用，使支气管黏膜充血、水肿、管腔内分泌物积聚所致。

（三）诊断及治疗要点

1. 诊断要点　分为以下两种情况。

（1）慢性支气管炎的诊断依据：根据咳嗽、咳痰或伴喘息，每年发病至少 3 个月，连续 2 年或以上，并排除具有类似症状的其他心、肺疾病时，可做出诊断；如果每年发病持续不足 3 个月，而有明确的胸部 X 线检查、呼吸功能异常等客观依据者，也可诊断。

（2）肺气肿的诊断依据：有慢性支气管炎、支气管哮喘等病史；发病缓慢，有原发病症状，逐渐加重的呼吸困难，早期无明显异常体征，典型者有肺气肿体征；有胸部 X 线检查改变；肺功能测定表现为残气量、肺总量增加、残气/肺总量比值增高等。

2. 治疗要点　慢性支气管炎患者在急性发作期和慢性迁延期，以控制感染及对症治疗（祛痰、镇咳、解痉、平喘）为主；临床缓解期，以加强锻炼，增强体质，避免诱发因素，预防复发为主。肺气肿患者同时应加强呼吸功能锻炼，改善肺功能。

（1）控制感染：根据病原菌类型和药物敏感情况选择抗生素治疗。常用药物有青霉素、头孢菌素、喹诺酮类或氨基糖苷类抗生素，并依据症状轻重给予口服、肌内注射或静脉滴注；轻者常口服用药，如阿莫西林或氨苄西林，左氧氟沙星或环丙沙星，头孢拉定等；重者第三代头孢菌素和氨基糖苷类联合静脉用药。

（2）祛痰、镇咳：常用药物有氯化铵、盐酸溴己新片、枸橼酸喷托维林片等。

（3）解痉、平喘：用于伴有喘息的患者，常选用氨茶碱或 β_2 受体激动剂；气道舒张剂使用后仍有阻塞现象，可使用糖皮质激素泼尼松等。

（4）氧疗：是纠正缺氧、缓解呼吸困难最有效的治疗手段。患者需持续低流量低浓度吸氧。

二、疾病护理

（一）护理评估

1. 健康史　询问呼吸道感染史、吸烟史，过敏原接触史；了解患者生活工作环境和职业，有无有害气体、烟雾、粉尘等吸入史；了解既往健康情况，有无慢性肺部疾病，以及此次患病的起病情况、表现特点和诊治经过等。

2. 身体状况 有以下几种情况。

（1）症状：慢性支气管炎，主要症状是咳、痰、喘。缓缓起病，病程较长，因反复急性发作而加重。初期症状轻微，常在寒冷季节、吸烟、劳累、感冒后引起急性发作、症状加重，气候转暖时自然缓解。咳嗽、咳痰一般是晨间起床时为重，排痰较多，白天咳嗽较轻，睡眠时有阵咳。痰一般为白色黏液或浆液泡沫痰，偶见痰中带血。伴有细菌感染时，则变为黏液脓性痰，痰量增加。部分患者因支气管痉挛而出现喘息，常伴有哮鸣音。

阻塞性肺气肿：主要症状是进行性加重的呼吸困难，活动后明显。早期仅在体力劳动或上楼、爬坡等活动时出现气促，随着病情发展逐渐加重，以致在日常活动甚至休息时也感到气短，是COPD的标志性症状。急性发作时，支气管分泌物增多，呼吸困难进一步加重，严重时出现发绀、头痛、嗜睡、神志恍惚等呼吸功能衰竭的表现。

（2）体征：慢支早期无任何异常体征。急性发作期，多在背部或两肺下部闻及干、湿啰音，咳嗽后减少或消失。喘息型慢性支气管炎可闻及哮鸣音和呼气延长，且不易完全消失。阻塞性肺气肿患者早期体征不明显，长期反复发作出现肺气肿体征。视诊：桶状胸，肋间隙增宽，呼吸运动减弱；触诊：语颤减弱或消失；叩诊：呈过清音，肺下界和肝浊音界下移，心浊音界缩小或不易叩出；听诊：肺部呼吸音减弱，呼气延长，心音遥远，并发感染时肺部可闻及湿啰音。

（3）临床分型、分期

1）分型：分为单纯型和喘息型两型。单纯型主要表现为咳嗽、咳痰；喘息型除有咳嗽、咳痰外尚有喘息，常伴有哮鸣音，喘鸣于睡眠时明显，阵咳时加剧。

2）分期：慢性支气管炎按病情进展分为三期。①急性发作期，指一周内出现脓性或黏液脓性痰，痰量明显增加，或伴有发热等炎症表现，或"咳"、"痰"、"喘"症状中任何一项明显加剧。②慢性迁延期，指不同程度的"咳"、"痰"、"喘"症状迁延1个月以上者。③临床缓解期，经治疗症状基本消失或偶有轻微咳嗽、咳痰，持续2个月以上者。

（4）并发症：常见的并发症有慢性呼吸衰竭、自发性气胸、慢性肺源性心脏病等。

3. 心理-社会状况 早期往往不重视，后期由于病程长，病情反复发作，导致劳动能力逐渐丧失，给患者带来较重的精神负担和经济负担，患者易出现焦虑、悲观、沮丧等心理反应，甚至对治疗失去信心。

4. 辅助检查 分为以下几种检查。

（1）血液检查：细菌感染时出现白细胞总数和中性粒细胞增多。喘息型者，嗜酸粒细胞增多。

（2）痰液检查：痰涂片或培养可见肺炎球菌、流感嗜血杆菌等致病菌。涂片中可见大量中性粒细胞，喘息型患者有较多的嗜酸粒细胞。

（3）胸部X线检查：早期无异常，反复发作者可见两肺纹理增粗、紊乱，呈网状、条索状或斑点状阴影，以双肺下野明显。肺气肿时典型X线表现为胸廓前后径增大，肋间隙增宽，肋骨平行，膈肌低平；两肺透亮度增加；肺纹理减少或有肺大泡征象；心脏呈垂位，心影狭长。

（4）肺功能检查：是判断气流受阻的主要客观指标。早期常无异常，随病情发展逐渐出现阻塞性通气功能障碍，第1秒用力呼气量占用力肺活量比值（FEV1/FVC）<60%，最

大通气量（MBC）＜80％预计值。尚有残气量（RV）增加，残气量占肺总量的百分比（RV/TLC）＞40％，为诊断肺气肿的重要指标。

（5）动脉血气分析：阻塞性肺气肿如出现明显缺氧和二氧化碳潴留时，则 PaO_2 降低，$PaCO_2$ 升高，出现呼吸性酸中毒时，pH降低。

（二）护理诊断与合作性问题

1. 清理呼吸道无效　与呼吸道炎症、阻塞，痰液过多而黏稠，咳嗽无力有关。

2. 气体交换受损　与呼吸道阻塞、呼吸面积减少引起通气和换气功能障碍有关。

（三）护理措施

1. 一般护理　从以下两方面护理。

（1）体位与休息：患者取舒适卧位，呼吸困难患者可取半坐位或端坐位，以改善呼吸。根据病情合理指导活动，活动量适中。病房内空气流通，温、湿度适宜。注意保暖，防止受凉。

（2）饮食护理：根据患者的喜爱和饮食习惯，给予高热量、高蛋白、高维生素的易消化饮食，提高机体抵抗力。避免过冷、过热及产气食物，以防腹胀而影响膈肌运动。指导患者少食多餐，避免因过度饱胀而引起呼吸不畅。鼓励患者多饮水，使痰液稀释，易于排出，戒烟酒。

2. 病情观察　观察患者咳嗽、咳痰发作情况，观察体温、呼吸、脉搏变化，如体温超过39℃应给予物理降温或遵医嘱药物降温。监测动脉血气分析、电解质、酸碱平衡状况。

3. 配合治疗护理　从以下几方面护理。

（1）促进排痰：指导患者深吸气后咳嗽，翻身拍背，酌情采用胸部物理治疗，如胸部叩击和震荡，以利排痰，保持气道通畅。

（2）氧疗护理：氧疗是纠正缺氧最直接和最有效的方法，但不适当的氧疗不仅影响疗效，甚至造成较严重的后果。如患者缺氧同时出现二氧化碳潴留，则持续（＞15h/d）、低流量（1～2L/min）、低浓度（25％～29％）鼻塞给氧；严重呼吸困难者，通过面罩加压呼吸机辅助呼吸，必要时建立人工气道。

氧疗有效指标，患者呼吸困难减轻、呼吸频率减慢，发绀减轻，心悸缓解、活动耐力增加或 PaO_2 达到55mmHg以上，$PaCO_2$ 呈逐渐下降趋势。

（3）用药护理：遵医嘱使用抗炎、祛痰、镇咳药，观察药物的疗效和不良反应。对痰液较多或年老体弱者以抗炎、祛痰为主，避免使用中枢镇咳药，如磷酸可待因，以免抑制咳嗽中枢，加重呼吸道阻塞，导致病情恶化。磷酸可待因有麻醉性中枢镇咳作用，适用于剧烈干咳者，有恶心、呕吐、便秘等不良反应，应用不当可能成瘾；枸橼酸喷托维林片是非麻醉性中枢镇咳药，用于轻咳或少量痰液者，无成瘾性，有口干、恶心、腹胀、头痛等不良反应；盐酸溴己新片使痰液中黏多糖纤维断裂，痰液黏度降低，偶见恶心、转氨酶升高，胃溃疡者慎用。

（4）呼吸功能训练：其目的是使浅而快的呼吸，变为深而慢的有效呼吸。具体方法如下。

腹式呼吸训练：指导患者采取立位、坐位或平卧位，全身肌肉放松，静息呼吸。吸气时，用鼻吸入，尽力挺腹，胸部不动，吸气末自然且短暂地屏气，造成一个平顺的呼吸形态使进入肺的空气均匀分布；呼气时，用口呼出，同时收缩腹部，胸廓保持最小活动幅度，缓呼深吸，增进肺泡通气量，吸与呼时间之比为 1 ：2 或 1 ：3；呼吸 7～8 次/分，10～15 分/次，训练 2 次/日。熟练后增加训练次数和时间，使之成为不自觉的呼吸习惯。练习时患者一只手置于腹部，另一只手置于胸部，感受自己的呼吸是否正确（图 11 - 4）。

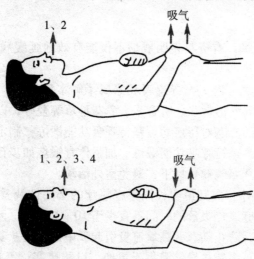

图 11 - 4　腹式呼吸训练

缩唇呼吸训练：用鼻吸气用口呼气，呼气时口唇缩拢似吹口哨状，持续而缓慢地呼气，同时收缩腹部。吸与呼时间之比为 1 ：2 或 1 ：3，尽量深吸慢呼，呼吸 7～8 次/分，10～15 分/次，训练 2 次/日。缩唇呼气使呼出的气体流速减慢，延缓呼气气流下降，防止小气道因塌陷而过早闭合，改善通气和换气（图 11 - 5）。

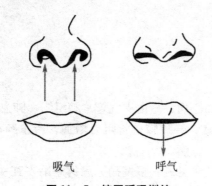

图 11 - 5　缩唇呼吸训练

松弛法：延长呼气时间，减少肺内残气量。以下几种方法促进松弛：①配合呼吸旋转头部，当头从左边转向右边时吸气，头从右边转向左边时呼气；②配合呼吸转动肩膀，当肩膀向后转动时吸气，向前转回时呼气；③配合呼吸旋转手臂，当手臂向上朝后旋转时吸气，手臂向下朝前旋转时呼气。以上几种松弛方法，均由鼻吸气，噘嘴呼气，换气的形态须保持放松而且舒适。

4. 心理护理　由于病程长，长期的呼吸困难，容易使患者对治疗缺乏信心，出现焦虑、抑郁情绪，护士应细心聆听患者的诉说，做好患者与家属之间的沟通，协助患者取得家属及社会的支持，缓解心理压力，积极配合治疗。

（四）护理目标及评价

患者能有效咳嗽、排痰，保持呼吸道通畅；患者学会呼吸功能锻炼的方法，缺氧得到改善。

三、健康教育

1. 疾病知识指导　戒烟，有资料表明戒烟不仅能有效地延缓病情的进展，对于早期患者，戒烟可使病情逆转。

2. 生活指导　保持健康心态，指导患者和家属了解本病发生、发展及治疗的知识，引导患者适应慢性疾病，培养外出散步、听音乐、养花种草等爱好，以分散注意力，减少孤独感，缓解焦虑，并以积极的心态对待疾病。坚持呼吸功能锻炼：制定个体化的锻炼计划，选择空气新鲜、安静的环境，进行呼吸功能锻炼。加强体育锻炼如步行、慢跑、气功等，以增强体质。在潮湿、大风、严寒气候条件下，避免室外活动。

3. 用氧指导　家庭氧疗：向其说明长期家庭氧疗的必要性及重要性，以取得患者的配合。告知患者及家属，家庭氧疗吸氧的时间不宜少于 10～15 小时/天，尤其夜间睡眠时，不宜间断吸氧。监测氧流量，防止随意调高氧流量引起氧中毒。注意安全，供氧装置周围严禁烟火，防止氧气燃烧爆炸；吸氧鼻导管需每天更换，以防堵塞；氧疗装置定期更换、清洁、消毒，防止感染。

（李海燕）

第四节　慢性肺源性心脏病

一、疾病概要

（一）概述

慢性肺源性心脏病简称肺心病，是由支气管－肺组织、肺血管或胸廓的慢性病变引起的肺组织结构和（或）功能异常，导致肺血管阻力增加，产生肺动脉高压，使右心室肥厚扩张，最终发展为右心衰竭的心脏病。

肺心病是我国中老年人的常见病、多发病，患病年龄多在 40 岁以上，随年龄增长患病率增高。我国肺心病的患病率存在地区差异，北方高于南方，农村高于城市，吸烟者比不吸烟者明显增多。急性呼吸道感染是肺心病急性发作的主要诱因，常导致肺、心功能衰竭。目前重症肺心病的病死率仍然较高。

（二）病因和病机

按原发病的不同部位，其病因分为三类。

1. 支气管、肺疾病　以慢性阻塞性肺疾病（COPD）最为多见，占 80%～90%，其次为支气管哮喘、支气管扩张、重症肺结核、肺尘埃沉着病、慢性弥漫性肺间质纤维化、结节病等。

2. 胸廓运动障碍性疾病　较少见，如脊椎后凸或侧凸、脊椎结核、类风湿关节炎等引起的严重胸廓或脊柱畸形，以及神经肌肉疾患，如脊髓灰质炎、多发性神经炎等，均引起胸廓活动受限、肺受压、支气管扭曲或变形，肺功能受损。

3. 肺血管疾病　甚少见，如广泛或反复发生的多发性肺小动脉栓塞及肺小动脉炎；以及原因不明的原发性肺动脉高压等。

引起右心室肥大的因素很多，但先决条件是肺的结构和功能的不可逆性改变。气道的反复感染、低氧血症和（或）高碳酸血症，导致一系列体液因子和肺血管的变化，使肺血管阻力增加、肺动脉血管重构，肺动脉高压形成。其中缺氧是肺动脉高压形成的最重要因素，而肺动脉高压的形成是肺心病发生的关键环节（图 11 - 6）。

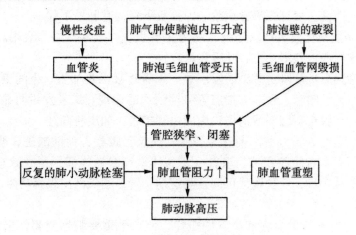

图 11 - 6　肺动脉高压的形成机制

（三）诊断及治疗要点

1. 诊断要点　有慢性肺部原发疾病史，发病年龄多在 40 岁以上；肺心功能代偿期和失代偿期临床表现；体检可有肺气肿征、肺动脉瓣第二心音亢进、三尖瓣区收缩期杂音及奔马律、颈静脉怒张、肝大、肝颈静脉回流征阳性、腹腔积液及下肢水肿等；X 线检查可有肺气肿改变；心电图可有电轴右偏，肺型 P 波，右心室肥厚，右束支传导阻滞；超声心动图可见肺动脉高压改变；肺功能检查及血气分析、酸碱度测定均有助于诊断。

2. 治疗要点　分两期进行。

（1）急性加重期：社区获得性感染以革兰阳性菌占多数，医院感染则以革兰阴性菌为主。选用两者兼顾的抗生素，如青霉素类、氨基糖苷类、喹诺酮类及头孢菌素类等控制感染。维持呼吸道通畅，合理用氧，纠正缺氧和二氧化碳潴留，改善呼吸功能。慢性肺心病患者一般在积极控制感染，改善呼吸功能后，心力衰竭便能得到改善；对治疗无效的重症患者，适当选用利尿、强心或血管扩张药物控制心力衰竭，慎用镇静剂。

（2）缓解期：以中西医结合的综合措施为原则，防治原发病，去除诱发因素，避免或减少急性发作，提高机体免疫功能，延缓病情的发展。

二、疾病护理

（一）护理评估

1. 健康史　询问患者既往健康情况，有无 COPD、支气管哮喘、支气管扩张、重症肺结核、肺尘埃沉着病等慢性肺部疾病，以及严重胸廓、脊柱畸形、神经肌肉疾患等病史；了解此次患病的诱发因素、临床特点和诊治经过等。

2. 身体状况　本病发展缓慢，临床上除原有肺、心疾病的各种症状和体征外，主要是逐步出现的肺、心功能衰竭和其他器官损害的表现。

（1）肺、心功能代偿期：此期以慢阻肺为主要表现。慢性咳嗽、咳痰、气促，活动后有心悸、呼吸困难、乏力和活动耐力下降。体检有明显肺气肿体征，听诊多有呼吸音减弱，感染时肺部可闻及干、湿啰音。肺动脉瓣区第二心音亢进，提示有肺动脉高压。三尖瓣区出现收缩期杂音，或剑突下心脏搏动增强，提示有右心室肥大。部分患者因肺气肿胸膜腔内压升高，阻碍静脉血回流，可见颈静脉充盈。因膈肌下降，有肝界下移。

（2）肺、心功能失代偿期：以呼吸衰竭为主要表现，或伴有心力衰竭。由肺血管疾患引起的肺心病，则以心力衰竭为主，呼吸衰竭较轻。

呼吸衰竭，常因急性呼吸道感染诱发所致。患者呼吸困难加重、夜间更甚，发绀明显，甚至出现烦躁、谵妄、嗜睡、昏迷、抽搐等肺性脑病的表现。患者发绀明显，球结膜充血、水肿，视乳头水肿，腱反射减弱或消失，周围血管扩张，如皮肤潮红、多汗。

心力衰竭，以右心衰竭为主，表现为心悸、气急、腹胀、食欲缺乏、恶心、呕吐等症状；下肢水肿，严重者有腹腔积液。患者主要为体循环淤血体征，颈静脉怒张、肝大伴压痛、肝颈静脉回流征阳性、三尖瓣区可闻及收缩期杂音，心尖区出现奔马律，也可出现各种心律失常。

（3）并发症：由于低氧血症和高碳酸血症，使多个重要脏器受累，出现严重并发症，如肺性脑病、酸碱失衡及电解质紊乱、心律失常、消化道出血、弥散性血管内凝血等。

3. 心理 - 社会状况　患者因病程冗长，肺、心功能减退，逐渐丧失生活自理能力，久治无效，患者自觉治疗无望，拖累家人而心情沉重、情绪低落，丧失信心，产生孤独、自卑、悲观绝望心理；由于患者工作能力的丧失，亦给家庭带来沉重的生活负担和经济负担。

4. 辅助检查　从以下几方面检查。

（1）胸部 X 线检查：除原发病的 X 线征象外，尚有肺动脉高压和右心室肥大的征象。

（2）心电图检查：心电图表现为右心房肥大图形，P 波尖而高耸，其振幅≥0.25mV，以Ⅱ、Ⅲ、aVF 导联表现最为突出，又称"肺型 P 波"，以及右心室肥大的改变（图 11 - 7）。

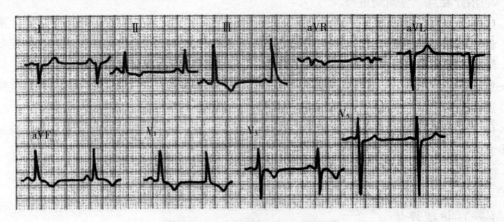

图 11 - 7　慢性肺心病心电图改变

（3）超声心动图：可显示肺动脉内径增大（≥18mm）、右心室流出道内径增宽（≥30mm）、右心室内径增大（≥20mm）、心室壁和室间隔增厚。

（4）血气分析：出现低氧血症、高碳酸血症，当 $PaO_2 < 60mmHg$，$PaCO_2 > 50mmHg$ 时，提示呼吸衰竭。

（5）血液检查：红细胞和血红蛋白升高，系缺氧所致，全血黏度和血浆黏度增加；并发感染时，白细胞总数增高，中性粒细胞增加。部分患者血清学检查有肾功能、肝功能的异常及电解质紊乱。

（6）其他检查：肺功能检查对早期或缓解期肺心病患者有意义。肺心病急性加重期通过痰细菌学检查可指导抗生素的选用。

（二）护理诊断与合作性问题

1. 气体交换受损　与呼吸道阻塞、呼吸面积减少引起通气和换气功能障碍有关。
2. 清理呼吸道无效　与呼吸道感染、痰液过多而黏稠或咳嗽无力有关。
3. 活动无耐力　与心肺功能减退有关。
4. 体液过多　与右心功能不全、静脉回流障碍、静脉压升高有关。
5. 潜在并发症　肺性脑病、酸碱失衡与电解质紊乱、心律失常、上消化道出血等。

（三）护理措施

1. 一般护理　从以下几方面护理。

（1）休息与体位：急性发作期，卧床休息，取半卧位，减少机体耗氧量，减轻心脏负担；缓解期，指导患者根据肺心功能状况适当地进行活动，增强体质，改善心肺功能。

（2）饮食护理：摄取低盐、低热量、清淡、易消化和富含维生素及纤维素的饮食。限制钠盐摄入，钠盐 <3g/d，入液量限制在 1~1.5L/d。因碳水化合物可增加二氧化碳的生成，所以在热量供给中，一般碳水化合物供热 <60%。根据患者饮食习惯，少量多餐。应用排钾利尿剂的患者注意钾的摄入，鼓励患者多吃含钾高的食物和水果，如香蕉、枣子等，保持大便通畅。避免含糖高的饮食，以免引起痰液黏稠。

（3）皮肤护理：对久病卧床、水肿明显者应加强皮肤护理，避免腿部和踝部交叉受压，保持衣服宽大、柔软，在受压部位垫气圈或海绵垫，有条件者用气垫床，帮助患者抬高下肢，促进静脉回流，定时更换体位，预防压疮。

2. 病情观察　密切观察病情变化，监测生命体征及血气分析。观察呼吸频率、节律、深度及其变化特点，若患者出现点头、提肩等呼吸，或呼吸由深而慢，转为浅而快等不规则呼吸，提示呼吸衰竭；若患者出现注意力不集中、好言多动、烦躁不安、昼睡夜醒、神志恍惚等，提示肺性脑病的先兆症状，立即报告医生，并协助抢救。

3. 配合治疗护理　从以下几方面配合。

（1）促进排痰：加强巡视，保持呼吸道通畅。指导患者深吸气后咳嗽，翻身拍背，酌情采用胸部物理治疗，如胸部叩击和震荡、体位引流、吸痰等以利排痰，保持气道通畅。对昏迷患者，可进行机械吸痰，需注意无菌操作。

（2）氧疗护理：根据缺氧和二氧化碳潴留程度不同，合理给氧。患者缺氧伴二氧化碳潴留时，则持续（>15h/d）、低流量（1~2L/min）、低浓度（25%~29%）给氧，使 PaO_2 控制在60mmHg或略高。其原因是当缺氧伴二氧化碳潴留时，呼吸中枢对二氧化碳的刺激已

227

不敏感，主要依靠缺氧来维持其兴奋性。若高浓度给氧，可使缺氧迅速被纠正，使外周化学感受器失去低氧血症的刺激，反而抑制自主呼吸，加重缺氧和二氧化碳潴留。若病情需要提高氧浓度，应辅助呼吸兴奋剂刺激通气，或使用呼吸机辅助呼吸，必要时建立人工气道。

氧疗有效指标：患者呼吸困难减轻、呼吸频率减慢，发绀减轻，心悸缓解、活动耐力增加或 PaO_2 达到 55mmHg 以上，$PaCO_2$ 呈逐渐下降趋势。

（3）肺性脑病的护理：①及时清除痰液，解除支气管痉挛，保持呼吸道畅通。②定时翻身、拍背，勤吸痰。定期改变患者的体位，每2小时翻身拍背一次，以防止痰液在呼吸道内积聚的作用，痰液松动，有利于患者自行排痰。如痰栓引起窒息应立即行气管插管或气管切开，机械吸痰。③鼓励患者饮水，使体液能得到充分的补充，必要时给予静脉输液，有利于痰液稀释和排出。湿化气道，清除呼吸道分泌物。特别注意对雾化吸入器的消毒和使用。④肺性脑病患者适于持续低流量低浓度吸氧，吸氧方法用鼻塞法较为适合。

（4）用药护理

1）利尿剂：有减少血容量，减轻右心负荷，消除水肿的作用。以缓慢、小量和间歇用药为原则，常用药物有氢氯噻嗪；尿量多时需加用10%的氯化钾，或选用保钾利尿药，如氨苯喋啶。重度或急性需行利尿者用呋塞米肌内注射或口服。利尿剂尽可能在白天给药，以免因频繁排尿而影响患者夜间睡眠。用药后应观察精神症状、痰液黏稠度、有无腹胀、四肢无力等，准确记录液体出入量。利尿剂应用过多易导致：①脱水使痰液黏稠不易咳出，加重呼吸衰竭；②低钾、低氯性碱中毒，抑制呼吸中枢，通气量降低，耗氧量增加，加重神经精神症状；③血液浓缩增加循环阻力，且易发生弥散性血管内凝血。

2）强心剂：宜选用速效、排泄快的制剂，剂量宜小。常用药物有毒毛花苷 K 0.125 ~ 0.250mg，或去乙酰毛花苷 0.200 ~ 0.400mg 加入 10% 葡萄糖液内缓慢静脉推注。用药前应纠正缺氧，防治低钾血症，以免发生药物毒性作用。遵医嘱给药，注意药效并观察毒性反应。由于肺心病患者长期处于缺氧状态，对洋地黄类药物耐受性很低，故疗效差、易中毒，用药前注意纠正缺氧。

3）呼吸兴奋剂：遵医嘱使用呼吸兴奋剂，注意保持呼吸道通畅，适当增加吸入氧浓度，用药过程中如出现恶心、呕吐、震颤，甚至惊厥，提示药物过量，及时通知医生。

4）血管扩张剂：可减轻心脏前、后负荷，降低肺动脉压，如酚妥拉明、硝普钠、硝苯地平、卡托普利等。

5）对二氧化碳潴留、呼吸道分泌物较多的重症患者慎用镇静剂、麻醉剂、催眠剂，如必须使用，用药后必须密切观察是否抑制呼吸中枢和咳嗽反射情况。

4. 心理护理　耐心对待患者，多与患者沟通交流，诚心安慰患者，给予患者理解与支持，鼓励患者积极配合治疗与护理，树立信心；学会自我护理，避免各种诱发因素，保护肺、心功能；动员患者的家人与亲友多陪护探视，增强患者的支持系统。

（四）护理目标及评价

患者呼吸困难减轻；能有效咳痰；活动耐力增加；尿量增加；水肿减轻或消失；无并发症产生。

三、健康教育

1. 疾病知识指导　向患者宣传及时控制呼吸道感染、增强体质、改善心肺功能、防止肺心病进一步发展的重要性；积极防治呼吸道慢性疾患，避免各种诱发因素。教会患者和家属观察病情，患者如感到呼吸困难加重、咳嗽剧烈、咳痰、尿量减少、水肿明显，或家属发现患者神志淡漠、嗜睡或兴奋躁动、口唇发绀，提示病情变化或加重，及时就诊。

2. 生活指导 增加营养，保证足够的蛋白质及热量的供应，以补充机体消耗，增加抗病能力。

3. 呼吸训练指导 教会患者呼吸训练的方法，如腹式呼吸和缩唇式呼吸，并嘱家属督促其长期坚持。

（王金花）

第五节 支气管哮喘

一、疾病概要

（一）概述

支气管哮喘简称哮喘，是一种以嗜酸粒细胞、肥大细胞和 T 淋巴细胞等多种炎症细胞参与的气道慢性炎症性疾病。其炎症导致气道反应性增加，通常引起广泛性、可逆性的呼吸道阻塞症状。其表现特点为反复发作的喘息、呼气性呼吸困难，伴哮鸣音、胸闷、咳嗽等症状，可自行缓解或经治疗后缓解。

支气管哮喘是全球最常见的慢性病之一，全球约有 3 亿患者，我国的患病率为 1% ~ 4%。成人男女患病率大致相同，儿童发病率高于成人，发达国家高于发展中国家，城市高于农村。约 40% 的患者有家族史。

（二）病因和病机

1. 病因 其病因不十分清楚，目前认为与多基因遗传有关，同时受遗传因素和环境因素的双重影响。

（1）遗传因素：患者亲属患病率高于群体患病率，亲缘关系越近，患病率越高；患者病情越严重，其亲属患病率也越高，而哮喘患儿的双亲大多存在着不同程度的气道高反应性。

（2）环境因素：环境中存在着某些诱发或加重哮喘的刺激因素，包括吸入物，如尘螨、花粉、动物皮屑、真菌、二氧化硫、刺激性气体等；感染因素，如细菌、病毒、寄生虫等；食物，如鱼、虾蟹、奶制品、花生、豆制品等；药物，如盐酸普萘洛尔、阿司匹林等；其他，如气候变化、运动、精神刺激等。

2. 发病机制 哮喘的发病机制不完全清楚。目前普遍认为，哮喘的发病与变态反应、气道炎症、气道高反应性及神经精神等因素相互作用有关（图 11 - 8）。

（1）变态反应：哮喘多由接触变应原而触发。变应原进入具有特异性体质的机体后，刺激机体产生大量 IgE，并与炎症细胞表面的 IgE 受体结合；当变应原再次进入体内，即与受体上 IgE 交联，从而激活该炎性细胞释放多种炎性介质；引起呼吸道平滑肌痉挛、血管通透性增加，黏液分泌增多和炎性细胞浸润，出现呼吸道狭窄和哮喘症状。

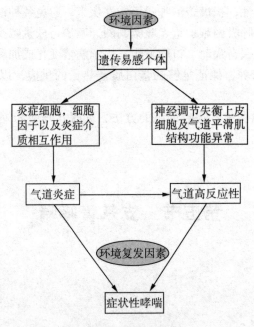

图 11 - 8 哮喘发病机制

（2）呼吸道炎症：其本质是呼吸道慢性炎症，表现为肥大细胞、嗜酸粒细胞和 T 淋巴细胞等多种炎症细胞在呼吸道内浸润和聚集；分泌多种炎性介质，导致呼吸道反应性增高、呼吸道平滑肌痉挛、黏液分泌增多和血管通透性增加。

（3）气道高反应性：是哮喘发生发展中的一个重要因素，受遗传因素影响，常有家族倾向。气道炎症是导致气道高反应的重要机制之一，然而出现气道高反应者并非都是支气管哮喘，长期吸烟、上呼吸道感染、慢性阻塞性肺疾病等也出现气道高反应性。

（4）神经因素：哮喘患者的自主神经功能障碍主要表现在迷走神经张力亢进，而 β - 肾上腺素受体功能低下，进而引起支气管平滑肌收缩，促进呼吸道炎症。

根据变应原吸入后哮喘发生的时间长短，将哮喘分为速发型哮喘和迟发型哮喘。速发型哮喘，在吸入变应原的同时立即发生反应，15 ~ 30 分钟达到高峰，2 小时后逐渐恢复正常；迟发型哮喘，约 6 小时发病，持续时间长，达数天。

（三）诊断及治疗要点

1. 诊断要点　①反复发作喘息、咳嗽、气促、胸闷，多与接触变应原、冷空气，呼吸道感染及运动等有关，常在夜间和（或）清晨发作或加剧。②发作时在双肺可闻及散在或弥漫性，以呼气相为主的哮鸣音。③上述症状、体征经抗哮喘治疗有效或自行缓解。

2. 治疗要点　从以下几方面治疗。

（1）消除病因：过敏者脱离变应原，感染者控制感染。

（2）药物治疗：支气管舒张剂，主要用于缓解哮喘发作。主要作用是舒张支气管平滑肌，使痉挛的气道松弛、扩张，同时也具有抗炎等作用。①β_2 - 受体激动剂：通过选择性刺激气道内的 β_2 - 肾上腺素能受体，松弛气道平滑肌，改善气道阻塞，是控制急性发作的首选药物。短效药，如沙丁胺醇、硫酸特布他林等，吸入后 1 ~ 5 分钟即可出现效应，疗效持续时间 4 ~ 6 小时；长效药，如盐酸丙卡特罗片、沙美特罗等，疗效持续时间 12 ~ 24 小时，适用于夜间哮喘。②茶碱类药物：通过抑制磷酸二酯酶，拮抗腺苷受体；刺激肾上腺素分泌，增强膈肌收缩，同时使支气管平滑肌松弛、气道扩张，减轻或缓解哮喘。常用氨茶碱。③抗胆碱药物：通过阻断胆碱能神经释放的乙酰胆碱而松弛支气管平滑肌、扩张气道，缓解哮喘；还具有抑制肥大细胞释放炎性介质、阻止炎症反应和抑制迷走神经兴奋引起的黏膜分泌增加作用，减少气道内的分泌物，减轻气道的堵塞。常用溴化异丙托品。

抗炎药，主要用于控制或预防哮喘发作。①糖皮质激素：通过抑制炎症细胞的迁移和活化，抑制细胞因子的生成，抑制炎症介质的释放，具有抗炎、抗过敏、抗渗出等作用。吸入剂有氟替卡松；常用口服片剂，醋酸泼尼松龙片等；重症患者静脉滴注地塞米松或氢化可的松，待病情控制后逐渐减量，改为口服和吸入剂维持给药。糖皮质激素是目前最有效的抗炎药物。②色苷酸钠：是一种非糖皮质激素抗炎药，部分抑制肥大细胞释放介质，对其他炎症细胞释放介质亦有选择性地抑制。

其他药物，抗白三烯药物能够抑制白三烯的合成、阻断其生物活性，是一种安全有效的抗炎、抗哮喘药物，作为糖皮质激素吸入的替代疗法，治疗轻度持续性哮喘。

3. 重症哮喘治疗 从以下几方面治疗。

（1）持续雾化吸入 β_2 - 受体激动剂等；氧疗；病情恶化缺氧不能纠正时，机械通气，必要时行气管切开，通畅气道。

（2）静脉滴注氨茶碱和糖皮质激素，如氢化可的松 100～300mg/d，待病情控制和缓解后激素再逐渐减量，改为口服维持给药。

（3）注意维持水、电解质平衡，纠正酸碱平衡失调；控制感染。

二、疾病护理

（一）护理评估

1. 健康史 询问患者过敏原接触史、感染史、个人史和家族史。了解患者有无吸入花粉、尘螨、动物皮屑，食人鱼、虾、蟹，服用盐酸普萘洛尔、阿司匹林药物等情况；了解患者有无感染、气候变化、运动、精神刺激等诱发因素；了解患者既往发作的情况；了解患者家族中有无哮喘等过敏性疾病史，以及本次发病经过、诊断和治疗情况。

2. 身体状况 分为以下几种情况。

（1）症状：哮喘发作前常有干咳、呼吸紧迫感、连打喷嚏、流泪等先兆表现；典型表现为发作性呼气性呼吸困难，伴胸闷和咳嗽，严重者被迫坐起或呈端坐呼吸，有哮鸣音。哮喘多在夜间或凌晨发作，亦在接触过敏原、病毒感染或情绪波动后迅速发作。哮喘症状可自行缓解或经治疗后缓解，缓解后无任何症状。可反复发作，每次发作短者仅数分钟，长者达数日或更长。哮喘根据其临床特点可分为内源性哮喘、外源性哮喘（表11-3）。

表11-3 哮喘的临床分型

鉴别点	内源性哮喘	外源性哮喘
发病年龄	成年	儿童和青少年
家庭史、过敏史	有	无
诱因	感染	接触过敏原

续　表

鉴别点	内源性哮喘	外源性哮喘
临床表现	先有上呼吸道感染、逐渐出现哮喘。常年发病	起病前多有鼻瘙痒、喷嚏等过敏先兆症状，继之出现呼气性呼吸困难。呈可逆性反复发作
发病规律	间歇期长短不一，无规律性，多在冬季发病	发作常与季节有关，多在春秋季发病
嗜酸粒细胞	正常	增多
血清 IgE	正常	增加
过敏原皮试	阴性	阳性

（2）体征：哮喘发作时，胸部视诊可见颈静脉怒张，胸廓饱满呈吸气状；触诊语颤可减弱；叩诊呈过清音；听诊两肺可闻及哮鸣音，并发感染者闻及湿啰音。严重哮喘发作时，可见唇、指（趾）发绀，大汗淋漓，脉搏增快，奇脉，两肺满布哮鸣音。当患者处于危重状态时，由于呼吸无力或气道有严重阻塞时，哮鸣音则不明显，亦称为寂静胸或沉默胸。

（3）重症哮喘：亦称哮喘持续状态，指严重哮喘发作持续 24 小时以上，经一般支气管扩张剂治疗不能缓解。诱发重症哮喘的因素有：感染未控制、过敏原未消除、失水使痰液黏稠阻塞细支气管、治疗不当或突然停用糖皮质激素、精神过度紧张、并发自发性气胸或肺功能不全等。患者发作时表现为张口呼吸，端坐呼吸、发绀明显、大汗淋漓、烦躁不安。如病情不能控制，会出现呼吸衰竭和循环衰竭。

（4）分期：急性发作期，哮喘症状突然发生或加剧，呼吸困难，常因接触过敏源或治疗不当所致。病情加重可在数小时内出现，严重者可在数分钟内危及生命。慢性持续期，哮喘症状持续间断存在。缓解期，哮喘症状消失，肺功能恢复，并持续 4 周以上。

（5）并发症：哮喘发作时，可发生自发性气胸、纵隔气肿、肺不张或肺炎；长期反复发作和感染，并发慢性支气管炎、肺气肿、支气管扩张和肺源性心脏病。

3. 心理－社会状况　哮喘发作时出现呼吸困难，造成患者焦虑、烦躁不安；若连续发作，则患者易对医护人员、家人和平喘药物产生依赖心理；若出现重症哮喘，患者易产生濒死感、恐惧感。哮喘缓解后，患者担心哮喘复发、不能痊愈而影响工作和生活；反复发作者易对治疗失去信心。

4. 辅助检查　常做以下检查。

（1）血常规检查：嗜酸粒细胞升高，感染时白细胞总数和中性粒细胞增高。

（2）肺功能检查：FEV、FEV_1/FVC、呼气峰流速（PEER）均显著减少，症状缓解后，上述指标明显改善。家庭中常用简易峰流速仪检测肺功能。

（3）动脉血气分析：哮喘发作时可有缺氧，表现为低氧血症并发代谢性酸中毒。由于过度通气，二氧化碳不潴留，可表现为呼吸性碱中毒。

（4）痰液检查：痰涂片可见较多嗜酸粒细胞、尖棱结晶、黏液栓。

（5）胸部 X 线检查：哮喘发作期两肺透明度增高，呈过度充气状态；缓解期无异常；并发呼吸道感染，可见肺纹理增强和炎症浸润阴影。

（6）变应原检测：在缓解期，用可疑变应原做皮肤划痕或皮内试验，帮助寻找变应原，但应注意防止过敏反应。

（二）护理诊断与合作性问题

1. 低效性呼吸型态　与支气管狭窄、呼吸道阻塞有关。

2. 焦虑/恐惧　与哮喘发作时出现极度呼吸困难、濒死感、健康状态不佳有关。

3. 潜在并发症：呼吸衰竭　与呼吸道阻塞等致缺氧和二氧化碳潴留有关。

（三）护理措施

1. 一般护理　从以下几方面护理。

（1）环境：保持室内空气流通、新鲜，维持室温在 18 ~ 22℃、湿度在 50% ~ 70%；避免环境中的过敏原，不宜在室内放置花草及用羽毛枕头；避免房间内尘埃飞扬，避免吸入刺激性物质而导致哮喘发作。

（2）体位：发作时协助患者采取半卧位、坐位或端坐位，以利呼吸和减轻体力消耗。

（3）饮食：提供清淡、易消化、足够热量的饮食，避免进食硬、冷、油腻食物，不宜食用鱼、虾、蟹等易过敏食物。多饮水，保持大便通畅。

2. 病情观察　观察患者神志、面容、出汗、发绀、呼吸困难的程度等；了解病情和治疗效果。重症哮喘患者有专人护理，严密观察病情变化，监测动脉血气分析结果和肺功能指标等。

3. 配合治疗护理　从以下几方面配合。

（1）吸氧：哮喘发作时，PaO_2 有不同程度的下降，遵医嘱给予吸氧，2 ~ 4L/min，伴有高碳酸血症时，低流量（1 ~ 2L/min）低浓度吸氧。吸氧时注意呼吸道的湿化和通畅，避免气道干燥和寒冷气流的刺激而导致气道痉挛。

（2）补充体液、促进排痰：补液是纠正失水，稀释痰液、促进排痰、改善通气的最有效方法。若无心、肾功能不全，鼓励患者饮水 2 ~ 3L/d。重症哮喘者静脉补液，纠正失水，一般补液量为 2 ~ 3L/d，滴速以 30 ~ 50 滴/分为宜，避免单位时间内输液过多而诱发心力衰竭。若痰液黏稠不易排出时，用雾化吸入，辅以拍背，促进痰液排出；但不宜用超声雾化吸入，因颗粒过小使较多的雾滴进入肺泡，或过饱和的雾液进入支气管，刺激支气管痉挛，加重哮喘症状。

（3）用药护理：常用给药方法，吸入法、口服给药和静脉注射。由于吸入法给药，药物直接作用局部，起效快、全身不良反应小，常作为首选用药方法。

使用气雾剂吸入治疗是治疗哮喘的有效方法之一，吸入治疗的效果与吸入装置及正确的使用方法有关。

压力定量气雾吸入器（MDI）：是由药物、推进剂、表面活性物质或润滑剂三种成分组成。使用此种吸入装置的气雾剂有硫酸沙丁胺醇气雾剂、硫酸特布他林气雾剂、异丙托溴铵气雾剂、丙酸倍氯米松气雾剂、丙酸氟替卡松吸入气雾剂、布地奈德气雾剂等。使用方法为：①移去套口的盖，使用前轻摇储药罐使之混匀。②头略后仰并缓慢地呼气，尽可能呼出肺内空气。③将吸入器吸口紧紧含在口中，并屏住呼吸，以示指和拇指紧按吸入器，使药物释出，并同时做与喷药同步的缓慢深吸气，最好大于 5 秒（有的装置带笛声，没有听到笛声则表示未将药物吸入）。④尽量屏住呼吸 5 ~ 10 秒，使药物充分分布到下气道，以达到良好的治疗效果。⑤盖子套回喷口上。⑥用清水漱口，去除上咽部残留的药物。

干粉吸入器：是通过使用者主动吸入空气的动能分散药物微粒，干雾颗粒的流速与使用者的吸气流速相吻合。国内常用的干粉吸入器有三种：储存剂量型涡流式干粉吸入器，俗称都保，如布地奈德都保、富马酸福莫特罗粉吸入剂。另一种为旋蝶式干粉吸入器如必酮蝶和喘宁蝶。第三种为准纳器，如舒利迭。

都保的使用方法：①旋转并移去瓶盖。②检查剂量指示窗，看是否还有足够剂量的药物。③一手拿都保，另一手握住底盖，先向右转到底再向左转到底，听到"咔"一声，即完成一次剂量的充填。④吸入之前，先轻轻地呼出一口气（勿对吸嘴吹气），将吸嘴含于口中，并深深地吸口气，即完成一次吸入动作。⑤吸药后屏气 5 ~ 10 秒。⑥用完后将瓶盖盖紧。

旋蝶式干粉吸入器的使用方法：此类吸入装置是专为吸入使用而设，配备一个蝶式吸纳器。必酮蝶和喘宁蝶的每个小泡内盛有非常细微的相应药物，由双层箔片保护着，8 个小泡有规律地分布在蝶上。使用时将蝶片放入旋蝶式干粉吸入器内，吸入器上的刺针会刺穿蝶片上的一个小泡，将里面的药物粉末放在蝶式吸入器里，患者只需轻轻一吸（即使吸气速率极低），便可以将药物送到肺部。这对儿童和老年人来说也是很容易操作的。

准纳器的使用方法：①一手握住准纳器外壳，另一手拇指向外推准纳器的滑动杆直至发出咔哒声，表明准纳器已做好吸药的准备。②握住准纳器并使远离嘴，在保证平稳呼吸的前提下，尽量呼气。③将吸嘴放入口中，深深地平稳地吸气，将药物吸入口中，屏气约 10 秒。④拿出准纳器，缓慢恢复呼气，关闭准纳器（听到咔哒声表示关闭）。

药物不良反应：

β_2 - 受体激动剂，出现头痛、头昏、心悸或心律失常等不良反应，特别在用量大或静脉滴注速度快时出现，停药后消失。患者按需用药，不宜长期用药，以免出现药物耐受。使用气雾剂时，指导患者在用药时深吸气，吸气后屏气几秒钟，使药物吸入细小支气管以发挥更好的效果。原发性高血压病、糖尿病、甲亢、心肌缺血、心功能不全及老年人慎用或不用。

茶碱类药物，常见不良反应是恶心、呕吐、头痛、兴奋、失眠、心悸、严重心律失常等，其反应有很大的个体差异，患者应以常规剂量为基准，根据个体反应稍作调整。

糖皮质激素，部分患者吸入后出现声音嘶哑、口腔念珠菌感染或咽喉肿痛等，指导患者在喷药后及时、充分漱口；长期口服激素引起或加重消化道溃疡、骨质疏松等，应注意预防。

4. 心理护理　哮喘发作时患者精神紧张、烦躁、恐惧，而不良情绪常会诱发或加重哮喘发作。应提供良好的心理支持，尽量守护在患者床旁，或允许患者家属陪伴，多安慰患者，使其产生信任和安全感：发作时常伴有背部发胀、发凉感觉，采用背部按摩法使患者感觉通气轻松，并通过暗示、诱导或现身说法等方式使患者身心放松，情绪稳定，有利于症状缓解。

（四）护理目标及评价

患者呼吸困难减轻，能有效咳痰，保持呼吸道通畅，患者情绪稳定，无并发症发生。

三、健康教育

1. 疾病知识指导　向患者说明避免接触或吸入过敏原的重要性，减少与空气中变应原的接触。戒烟、避免被动吸烟和预防上呼吸道感染。教会患者正确使用定量气雾吸入器和超声波雾化吸入器。

2. 生活指导　避免食用易诱发哮喘发作的食物，如牛奶、鱼、虾等；鼓励多饮水；锻炼身体，增强体质；保持乐观情绪，避免身心过劳。

3. 用药指导　指导患者熟悉哮喘发作的先兆及相应的处理方法；了解支气管舒张剂的作用和不良反应。

（王金花）

第六节　支气管扩张

一、疾病概要

（一）概述

支气管扩张是支气管慢性异常扩张的疾病。主要由于支气管及其周围组织的慢性炎症和支气管阻塞，引起支气管管壁肌肉和弹性组织的破坏，导致支气管管腔扩张和变形。其表现特点为慢性咳嗽，大量脓痰和（或）反复咯血。多发生于儿童和青年，随着人民生活水平的提高，免疫接种和抗生素的广泛应用，其发病率已明显降低。

（二）病因和病机

1. 支气管－肺组织感染和阻塞　婴幼儿麻疹、百日咳、支气管肺炎等感染为常见原因。由于儿童支气管较细，管壁薄弱，易阻塞，反复感染破坏支气管管壁各层组织，尤其是平滑肌和弹性纤维的破坏削弱了对管壁的支撑作用，或因细支气管周围肺组织纤维增生和收缩牵拉，导致支气管变形扩张。感染使支气管黏膜充血、水肿、分泌物阻塞管腔，导致引流不畅而加重感染，两者互为影响，促使支气管扩张发生发展。此外，肿瘤、异物吸入或管外肿大的淋巴结压迫，也导致远端支气管－肺组织感染而致支气管扩张。

2. 先天性发育缺陷和遗传因素　此类支气管扩张较少见，如巨大气管－支气管症、内脏逆位－鼻窦炎－支气管扩张综合征、肺囊性纤维化、先天性丙种球蛋白缺乏症等。

3. 免疫功能失调　目前已发现类风湿关节炎、克罗恩病、溃疡性结肠炎、系统性红斑狼疮、支气管哮喘等疾病同时伴有支气管扩张；有些不明原因的支气管扩张患者体液免疫和（或）细胞免疫功能有不同程度的异常，提示支气管扩张可能与机体免疫功能失调有关。

（三）诊断及治疗要点

1. 诊断要点　多见于儿童和青年。有慢性咳嗽、大量脓痰、反复咯血病史，少数患者仅见反复大量咯血症状；下胸部和背部可听到固定、局限性湿啰音。长期反复感染者可有杵状指；X 线检查：病变部位肺纹理增粗、紊乱，后期呈不规则环状透亮阴影或卷发样阴影，甚至有液平面；支气管造影检查可确定病变部位、性质和范围；支气管镜检查可明确诊断。

2. 治疗要点　治疗原则是控制呼吸道感染，保持呼吸道引流通畅，必要时手术治疗。

（1）控制感染：是急性感染期的主要治疗措施。轻者口服阿莫西林或氨苄西林，或第一、二代头孢菌素；氟喹诺酮类，如环丙沙星。重症者，第三代头孢菌素和氨基糖苷类联合静脉用药。慢性感染时，选用磺胺甲噁唑（SMZ－TMP）；厌氧菌混合感染时，加用甲硝唑

（灭滴灵）或替硝唑。必要时根据痰菌敏感试验选择抗生素。

（2）加强痰液引流：痰液引流和抗生素治疗同样重要，保持气道通畅，减少继发感染和减轻全身中毒症状。祛痰药，选用氯化铵或盐酸溴己新片；出现支气管痉挛，口服氨茶碱，或其他茶碱类药物；进行体位引流。

（3）手术治疗：适用于病灶范围较局限，全身情况较好，经药物治疗仍有反复大咯血或感染者。根据病变范围做肺段或肺叶切除；病变范围广泛或伴有严重心、肺功能障碍者不宜手术治疗。

（4）咯血处理：少量咯血给予6-氨基己酸、氨甲苯酸（止血芳酸）、酚磺乙胺（止血敏）、卡巴克络（安络血）等药物止血；大咯血时常用垂体后叶素缓慢静脉注射，经药物治疗无效者，行支气管动脉造影，根据出血小动脉的定位，注入明胶海绵或聚乙烯醇栓，或行栓塞止血。

二、疾病护理

（一）护理评估

1. 健康史　询问患者既往是否有麻疹、百日咳、支气管肺炎迁延不愈；有无反复发作的呼吸道感染病史。

2. 身体状况　分为以下两种情况。

（1）主要症状：①慢性咳嗽、大量脓痰。咳嗽、咳痰与体位改变有关，晨起及晚间卧床改变体位时咳嗽明显、痰量增多。急性感染发作时，黄绿色脓痰明显增加，一日达数百毫升；若有厌氧菌混合感染时，痰有恶臭味，呼吸有臭味。痰液收集于玻璃瓶中静置后分四层：上层为泡沫，中层为混浊脓性黏液，底层为坏死组织沉淀物。②反复咯血。50%~70%的患者反复咯血，咯血量不等，从痰中带血至大咯血。部分患者唯一症状为咯血，无咳嗽、脓痰等症状，临床上称为"干性支气管扩张症"，多发生于引流良好的上叶支气管，且不易感染。③继发肺部感染。其特征是同一肺段反复发生肺炎并迁延不愈。因扩张的支气管清除分泌物的功能丧失，引流差，易反复发生感染。④全身中毒症状。反复的肺部感染引起全身中毒症状，出现发热、乏力、食欲减退、盗汗、消瘦、贫血等，严重者出现气促或发绀。

（2）体征：早期或干性支气管扩张无异常肺部体征。重症或继发感染时常在两肺下方、背部闻及固定而持久的局限性粗湿啰音，有时可闻及哮鸣音；结核引起的支气管扩张，湿啰音多位于肩胛间区；慢性重症支气管扩张肺功能严重障碍时，出现杵状指（趾）。

3. 心理-社会状况　支气管扩张是长期反复感染的慢性疾病，病程长，发病年龄较轻，给患者的学习、工作，甚至婚姻带来影响，尤其病情迁延反复，检查治疗效果不显著，患者出现悲观、焦虑情绪；痰多、有口臭的患者，在心理上产生极大压力，表现自卑、孤独、回避。

4. 辅助检查　①胸部X线检查：早期轻者一侧或双侧肺纹理增多、增粗现象；典型X线表现为粗乱肺纹理中有多个不规则的蜂窝状透亮阴影，或沿支气管的卷发状阴影，感染时阴影内出现液平面（图11-9）。②胸部CT检查：显示管壁增厚的柱状扩张，或成串成簇的囊样改变（图11-10）。③支气管造影：确定病变部位、性质、范围、严重程度，为治疗或手术切除提供重要参考依据。④纤维支气管镜检查：明确出血、扩张或阻塞部位，还可进行局部灌洗、局部止血，并取冲洗液做微生物学检查。⑤其他检查，继发肺部感染时白细胞总数和中性粒细胞数增多。痰涂片或培养发现致病菌。

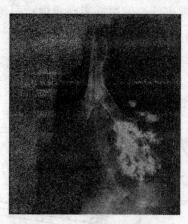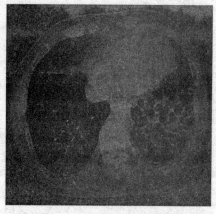

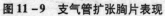

图 11 -9　支气管扩张胸片表现　　　图 11 -10　支气管扩张胸部 CT 表现

（二）护理诊断与合作性问题

1. 清理呼吸道无效　与呼吸道反复感染、痰多黏稠、咳嗽无效、体位不当等有关。

2. 营养失调：低于机体需要量　与感染导致机体消耗增多有关。

3. 有窒息的危险　与痰液黏稠或大咯血造成气道阻塞有关。

（三）护理措施

1. 一般护理　从以下几方面护理。

（1）休息与体位：急性感染或病情严重者卧床休息；保持室内空气流通，维持适宜的温度、湿度，注意保暖；使用防臭、除臭剂，消除室内异味。避免到空气污染的公共场所，戒烟，避免接触呼吸道感染患者。

（2）饮食护理：加强营养，摄入总热量以不低于 3 000kcal/d 为宜，指导患者多进食肉类、蛋类等高蛋白、高热量及豆类、蔬菜、水果等富含维生素和矿物质的饮食，增强机体抵抗力；高热者给予物理降温，鼓励患者多饮水，保证摄入足够的水分，饮水量在 1.5～2L/d，利于痰液稀释，易于咳出。

（3）口腔护理：支气管扩张患者排痰较多，且痰液有臭味，应加强口腔护理，晨起、睡前、饭后和体位引流前后均应保持口腔清洁，减少感染，增进食欲。

2. 病情观察　观察患者咳嗽、咳痰的量、颜色、黏稠度及痰液的气味；观察咯血的程度，体温、脉搏、呼吸的变化；病情严重者需观察有无窒息前症状，发现窒息先兆，立即向医生汇报并配合处理。

3. 配合治疗护理　如下所述。

（1）促进有效排痰：指导有效咳嗽和正确的排痰方法，可选用祛痰剂或 β_2 受体激动剂超声雾化吸入，使支气管扩张，痰液稀释，配合胸部叩击或胸壁震荡，指导患者有效咳嗽以促进排痰。注意体液补充，利于痰液稀释排出。

（2）体位引流：是利用重力原理，依据病变部位选择引流体位，使病变部位处于高位，其引流支气管的开口向下，促使痰液借重力作用引流咳出，减少继发感染和全身中毒症状。体位引流一般于饭前 1 小时进行，引流时可配合胸部叩击，雾化吸入，以提高引流效果。引流时间可从每次 5~10 分钟增加到每次 15~20 分钟。引流毕漱口，记录引流出的痰液量及性状；引流过程中注意观察患者有无不适，如出现出汗、发绀等表现应中止引流。高血压、呼吸衰竭及危重患者禁止体位引流（图 11-11）。

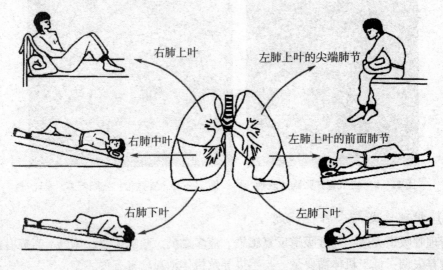

右肺上叶　　左肺上叶的尖端肺节

右肺中叶　　左肺上叶的前面肺节

右肺下叶　　左肺下叶

图 11-11　体位引流示意图

4. 心理护理　以尊重、亲切的态度，多与患者交谈，给予心理支持，帮助患者树立治疗疾病的信心，消除紧张、焦虑情绪。

（四）护理目标及评价

患者能有效清除痰液，保持呼吸道通畅；患者能摄入足够营养，体重渐增；患者能配合体位引流，未发生窒息。

三、健康教育

1. 疾病知识指导　开展麻疹、百日咳等呼吸道传染病的预防接种工作，积极防治支气管肺炎、肺结核等呼吸道感染；治疗上呼吸道的慢性病灶，如扁桃体炎、鼻窦炎、龋齿等，减少呼吸道反复感染的机会。急性感染期，选用有效的抗生素，防止病情加重。注意口腔清洁卫生，用复方硼酸溶液漱口，一日数次。痰液经灭菌处理或焚烧。

2. 生活指导　保持室内空气流通，维持适宜的温度、湿度，注意保暖；加强营养，多进食肉类、蛋类、豆类及新鲜蔬菜、水果等高蛋白、高热量及富含维生素和矿物质的饮食，增强机体抵抗力；鼓励患者多饮水。

3. 体位引流指导　教会患者体位引流的方法和选择体位的原则，如两上肺叶的病变，选择坐位或头高脚低的卧位；中、下肺叶的病变，选择头低脚高的健侧卧位。体位的选择不宜刻板，患者还可根据自身体验（有利于痰液排除的体位）选择最佳的引流体位。指导患者和家属掌握有效咳嗽、雾化吸入的方法，观察感染、咯血等症状，以及引流过程中的不良反应，一旦症状加重，及时就诊。

（魏柯柯）

第七节 肺炎

一、疾病概要

（一）概述

肺炎是由多种原因引起的终末气道、肺泡和肺间质的急、慢性炎症，是呼吸道的常见病、多发病。引起肺炎最常见的病因是感染，如细菌、病毒、真菌、寄生虫等，还有理化因素、免疫损伤、过敏及药物等。

肺炎按病因分为感染性和非感染性肺炎，其中感染性肺炎分为细菌性、病毒性、真菌性、非典型病原体（衣原体、支原体等）所致肺炎和其他病原体所致肺炎、理化因素所致肺炎，临床上以细菌性肺炎最常见；按病理解剖分为大叶性（肺泡性）、小叶性（支气管性）和间质性肺炎；按患病环境和宿主状态可分为社区获得性（也称院外感染）和医院获得性肺炎（院内感染）。社会获得性肺炎是在院外由细菌、病毒、衣原体和支原体等多种微生物所引起的。医院获得性肺炎亦称医院内肺炎，是指患者入院时不存在、也不处感染潜伏期，而于入院48小时后发生的，由细菌、真菌、支原体、病毒或原虫等病原体引起的各种类型的肺实质炎症，常见致病菌为革兰阴性杆菌。本节主要介绍肺炎球菌感染引起的细菌性肺炎。

肺炎球菌肺炎（也称大叶性肺炎）是由肺炎球菌感染引起的肺段或肺叶的急性炎性实变。好发于冬季和初春，常伴有呼吸道病毒感染，患者常为既往健康的男性青壮年、老人或婴幼儿。典型表现为突然起病、寒战高热、咳嗽、咳铁锈色痰和胸痛。

（二）病因及发病机制

1. 病因　肺炎球菌肺炎是肺炎链球菌引起的。
2. 诱因　受凉、淋雨、饥饿、疲劳、醉酒、呼吸道感染、应用免疫抑制剂等。
3. 发病机制　肺炎球菌是寄生在口腔及鼻咽部的正常菌群，当存在上述诱因或某些基础疾病如慢性阻塞性肺疾病、糖尿病、肿瘤、心力衰竭等使机体抵抗力低下和呼吸道防御功能削弱时，有毒力的肺炎球菌侵入肺泡而致病。致病力主要是荚膜对肺组织的侵袭作用，不引起原发性肺组织的坏死或形成空洞，故病变消散后肺组织结构多无损坏，不留纤维瘢痕。

肺炎的病理特点为渗出性炎症和肺实变。肺炎球菌肺炎属大叶性肺炎，典型病理改变包括四期：充血期、红色肝变期、灰色肝变期和炎症消散期。

（三）诊断及治疗要点

肺炎球菌肺炎的治疗原则为积极控制感染、对症治疗及处理并发症。肺炎球菌肺炎首选青霉素，对青霉素过敏或者耐药者，可选用红霉素、头孢菌素类，疗程一般5~7天，或热退3天后停药。重症患者可用头孢菌素类或喹诺酮类抗生素。并发感染性休克时，除加强抗菌治疗外，尚需积极抗休克（扩容、纠酸、活血管、激素、防止心肾衰竭）处理。

二、疾病护理

（一）护理评估

1. 健康史　了解有无慢性阻塞性肺疾病、糖尿病、肿瘤等慢性疾病史；有无发病诱因；有无应用免疫抑制剂史；是否吸烟及烟量。

2. 身体状况　分为以下几种情况。

（1）症状：自然病程多为 1~2 周。起病急骤，先有寒战，继之高热，体温在数小时内高达 39~40℃，呈稽留热，伴全身肌肉酸痛；咳嗽，咳痰，开始痰少可带血丝，典型者呈铁锈色痰；可有恶心、呕吐、腹痛、腹胀或腹泻等消化道症状；严重者有呼吸困难，累及胸膜时胸部刺痛，可放射至肩部或上腹部，疼痛在咳嗽或深呼吸时加剧。

（2）体征：患者呈急性病容、面颊绯红、口唇有疱疹，严重时可有发绀；早期肺部明显体征，仅患侧呼吸运动减弱、呼吸音减低及少量湿啰音；肺实变时，触诊语颤增强，叩诊呈浊音或实音，听诊可闻及支气管呼吸音；炎症累及胸膜时可有胸膜摩擦音；消散期可闻及湿啰音。

（3）休克型肺炎：也称感染性休克或中毒性休克，感染严重时，出现面色苍白、四肢湿冷、尿量减少、血压下降、心动过速、烦躁及意识模糊等休克征象，而高热、胸痛、咳嗽等不明显；肺部听诊呼吸音低或闻及少量湿啰音，可有或无肺实变体征。

3. 心理－社会状况　由于起病突然，短时间内出现高热、伴胸痛、呼吸急促，患者及家属常有焦虑不安的情绪；当并发感染性休克时，常有高度紧张甚至恐惧心理。

4. 辅助检查　①血常规：白细胞计数多在 $10 \times 10^9 \sim 20 \times 10^9$/L，中性粒细胞在 80% 以上。常伴核左移，细胞内可见中毒颗粒。②痰液检查：痰涂片及痰培养可见肺炎球菌，明确诊断。③X 线检查：早期仅见肺纹理增粗。实变时表现为肺叶、肺段分布一致的片状、均匀、致密阴影。病变累及胸膜时，可有少量胸腔积液征象。

（二）护理诊断与合作性问题

1. 体温过高　与肺炎球菌引起肺部炎症有关。

2. 急性疼痛　胸痛与肺部炎症累及胸膜有关。

3. 清理呼吸道无效　与肺部炎症、胸痛、咳嗽无力等有关。

4. 气体交换受损　与肺部感染引起的有效呼吸面积减少有关。

5. 潜在并发症　休克型肺炎。

（三）护理措施

1. 一般护理　①休息：病室应安静、舒适、温湿度适宜，室温 18~20℃，湿度 50%~60%，协助患者采取有利于呼吸的高枕卧位或半卧位休息，减少组织的耗氧。胸痛患者可采取患侧卧位。②饮食护理：给予高热量、高蛋白、高维生素、易消化的流质或半流质饮食，鼓励患者多饮水，每天 1 000~2 000ml，以补充丢失的水分并利于排痰；高热及暂时不能进食者需静脉补充液体，滴速不宜过快，尤其是年老体弱者，以免引起肺水肿。

2. 病情观察　严密观察并记录患者的生命体征、神志、尿量等，以及时评估其病情转归。若经抗菌药物治疗后，体温降而后复升或 3 天后仍不降温，可考虑肺炎球菌的肺外感染；发现有休克征象时，应立即报告医生并配合抢救。

240

3. 配合治疗护理　①降温给氧：畏寒时注意保暖，适当增加衣物、被褥；高热时给予物理降温或按医嘱给予小剂量退热药，并及时补充液体以防虚脱；同时应做好患者口腔和皮肤的护理。②给氧：做好咳嗽、咳痰的护理；出现呼吸困难和发绀者，遵医嘱吸氧，氧流量一般为 4~6L/min；若为 COPD 患者，应持续低流量（1~2L/min）吸氧。③止痛：协助患者采取患侧卧位，指导其在咳嗽或深呼吸时用手按压患侧胸部以降低呼吸幅度，减轻胸痛，必要时遵医嘱给予少量镇痛药。④用药护理：遵医嘱使用抗生素，注意观察疗效和不良反应，使用抗生素 48~72 小时内，若体温下降、症状改善说明有效，若 72 小时后病情无改善应及时报告医生处理。

4. 休克型肺炎的护理　①一般护理：患者取仰卧中凹位，头胸部抬高 20°、下肢抬高 30°，以利于呼吸和静脉回流。尽量减少搬动，注意保暖（忌用热水袋），高流量吸氧，维持 $PaO_2 > 60mmHg$，改善缺氧状况。②抗休克处理：速建立两条静脉通道。一条静脉通道扩容（输入低分子右旋糖酐）及应用抗生素等，快速扩容时应注意呼吸、脉搏、出入量等，以防脑水肿；另一条静脉通道纠正酸中毒（输入 5% 碳酸氢钠）、活血管（多巴胺）等，使用血管活性药时防止药液外漏，并密切监测血压。③病情观察：严密监测和随时评估患者的生命体征、神志、皮肤黏膜、尿量等，以判断病情的转归。当患者神志逐渐清醒、表情自然、皮肤转红、脉搏有力、呼吸平稳而规则、血压回升（收缩压 > 90mmHg）、尿量增多（> 30ml/h）、皮肤及四肢变暖时，说明病情已好转。

5. 心理护理　加强与患者及家属的沟通，做好解释工作，告知患者大部分肺炎球菌肺炎预后良好，消除焦虑、紧张的情绪，树立治愈疾病的信心。

（四）护理目标及评价

患者体温降至正常；能学会运用缓解疼痛的方法，胸痛减轻或消失；能有效咳嗽、咳痰维持良好的气体交换状态；对本病的相关知识有所了解，能按医嘱正确服药并会观察药效和不良反应；无休克发生。

三、健康指导

向患者介绍肺炎的基本知识，强调预防的重要性。指导患者合理膳食，加强营养，劳逸结合，适当参加体育锻炼，增强抗病能力。纠正吸烟等不良习惯，避免受凉、淋雨、酗酒和过度劳累等诱因，防止呼吸道感染。

（魏柯柯）

第八节　肺结核

一、疾病概要

（一）概述

肺结核是由结核分枝杆菌引起的慢性呼吸道传染病。结核分枝杆菌可侵犯全身多个脏器，但以肺部受累引起肺结核最为常见。临床上主要表现为咳嗽、咳痰、咯血（或痰中带血)、胸痛、低热、盗汗、乏力、消瘦。目前肺结核仍是严重的、全球性的需要高度重视的公共卫生和社会问题；在我国，结核病的疫情一直处于"三高一低"，即患病率高、病死率高、耐药率高、年递减率低。

2004 年我国实施新的结核病分类标准如下：①原发型肺结核，包括原发综合征和胸内淋巴结结核，儿童最多见；②血行播散型肺结核，有急性血行播散型肺结核（急性粟粒型肺结核）、亚急性血行播散型肺结核和慢性血行播散型肺结核；③继发型肺结核，包括浸润性肺结核、空洞性肺结核、结核球、干酪性肺炎、纤维空洞性肺结核，此型成年人多见，病灶多在锁骨上下，痰中常有结核菌，为结核病的重要传染源；④结核性胸膜炎，有干性胸膜炎、渗出性胸膜炎和结核性脓胸；⑤其他肺外结核，如骨结核、肠结核、肾结核等；⑥菌阴肺结核，3 次痰涂片及 1 次痰培养阴性的肺结核。

（二）病因及发病机制

1. 病因　肺结核是由结核分枝杆菌引起。分为人型、牛型、鼠型和非洲型，其中引起人致病的主要是人型。结核杆菌具有抗酸性，故又称抗酸杆菌，对干燥、冷、酸、碱等抵抗力较强，在阴湿环境中能生存 5 个月以上，在干燥环境中存活数月或数年，但在烈日下曝晒 2 小时，病房紫外线灯消毒 30 分钟，5% ~12% 来苏尔液接触 2 ~12 小时，70% 乙醇接触 2 分钟或煮沸 5 分钟即可被杀灭。将痰吐在纸上直接焚烧是最简单彻底的灭菌方法。

2. 流行病学　有以下几方面。

（1）传染源：主要是痰菌阳性的肺结核患者。

（2）传播途径：呼吸道飞沫传播是肺结核最重要的传播途径，经消化道和皮肤、泌尿生殖道传播者已很少见。

（3）易感人群：人群普遍易感，尤其是存在生活贫困、居住拥挤、营养不良等社会因素和婴幼儿细胞免疫系统不完善、老年人、HIV 感染者、长期免疫抑制剂使用者、慢性疾病如糖尿病患者等机体抵抗力低下时均为结核病的易感人群。

（三）诊断及治疗要点

根据临床特点结合 X 线检查，痰中找到结核分枝杆菌可确诊。合理的抗结核化疗加强对症、支持治疗，最终达到临床痊愈。化疗原则：早期、联合、适量、规律、全程。整个化疗方案分强化和巩固两个阶段。

二、疾病护理

（一）护理评估

1. 健康史　询问有无肺结核患者接触史、疫苗接种史，生活环境和既往健康状况，是否长期使用糖皮质激素、免疫抑制剂等药物。

2. 身体状况　从以下两方面考虑。

（1）症状：①全身中毒症状，表现为午后低热（最常见）、盗汗、乏力、食欲减退、消瘦等。若病灶播散可有不规则高热、畏寒等症状。女性患者可有月经失调或闭经。②呼吸系统症状，咳嗽、咳痰是肺结核最常见的症状，多为干咳或少量白色黏液痰；若合并支气管结核则表现为刺激性咳嗽；有空洞形成时痰量增多，并发细菌感染时可呈脓痰。1/3 ~1/2 患者有不同程度的咯血，多为少量，少数可出现大咯血。病变累及胸膜时出现胸痛，在深呼吸和咳嗽时加重。干酪性肺炎或大量胸腔积液患者可伴呼吸困难。

（2）体征：取决于病变的性质和范围。病变范围小或位置深者多无异常体征。锁骨上下、肩胛间区于咳嗽后闻及湿啰音有参考价值。渗出性病变较大或干酪性坏死时可有肺实变体征。较大的空洞性病变可听到支气管呼吸音。结核性胸膜炎时有胸腔积液体征。

3. 心理－社会状况　患者缺乏对结核病的正确认识，病后怕影响生活和工作，加之结核病是传染病需要一定的隔离措施，可有焦虑、悲观、孤独、多疑等不良心理。

4. 辅助检查　①痰结核菌检查：痰菌阳性（痰直接涂片或集菌法或培养法）是确诊肺结核最可靠的方法，也是制订化疗方案和判断疗效的主要依据。②胸部 X 线检查：是早期诊断肺结核的重要方法，而且对病灶部位、范围、性质、发展情况和治疗效果做出判断，也是肺结核临床分型的主要依据（图11－12）。③结核菌素试验：有助于判断有无结核杆菌的感染，对儿童和青少年的结核病诊断有参考意义。目前 WHO 和国际防痨和肺病联合会推荐使用的结核菌素为纯蛋白衍化物（PPD）。取 PPD0.1ml（5IU）在左前臂屈侧中下 1/3 交界处作皮内注射，使之形成一直径为 6~10mm 的皮丘，注射后 48~72 小时观察皮肤硬结直径，若硬结直径≤4mm 为阴性（－），5~9mm 为阳性（＋），10~19mm 为中阳性（＋＋），≥20mm 或局部有水泡或坏死为强阳性（＋＋＋~＋＋＋＋）。结核菌素试验阳性仅表示曾有结核杆菌感染或接种过卡介苗，并不一定现在患病，但 3 岁以下儿童呈强阳性反应，提示有新近感染的活动性结核病灶。结核菌素试验阴性除见于未感染结核杆菌外，还见于结核菌感染尚未到 4~8 周，体内变态反应尚未完全建立；免疫力下降和变态反应暂时受抑制如应用糖皮质激素、免疫抑制剂者，年老体弱、营养不良患者，以及严重结核病和危重患者。

原发综合征　　急性粟粒性肺结核　亚急性和慢性血行播散型肺结核　浸润性肺结核　　结核球

干酪性肺炎　　　　　纤维空洞性肺结核

图 11 - 12　各型肺结核

（二）护理诊断与合作性问题

1. 知识缺乏　与缺乏结核病的相关防治知识有关。

2. 营养失调：低于机体需要量　与机体消耗增加、食欲减退有关。

3. 有传播感染的危险　与开放性肺结核患者痰液排菌有关。

4. 体温过高　与结核分枝杆菌感染和结核病灶播散及病情恶化有关。

5. 孤独　与呼吸道隔离有关。

6. 潜在并发症　呼吸衰竭、胸腔积液、自发性气胸等。

(三) 护理措施

1. 一般护理 ①休息：提供安静、舒适、整洁的病房环境，依据病情安排患者休息，活动性肺结核患者增加休息时间，重症患者卧床休息；恢复期患者适当增加户外活动，如散步、打太极拳、做保健操等，增强体质，提高机体的抗病能力；轻症患者在坚持化疗的同时，可以正常工作，但应避免劳累和重体力劳动，做到劳逸结合。②饮食护理：向患者和家属解释加强营养与疾病康复的重要性，指导患者选用高热量、高蛋白、高维生素的食物，如鱼、肉、蛋、牛奶、豆类、蔬菜、水果等，注意合理搭配，科学烹调，促进食欲，增强机体的抗病能力和修复能力。每周测体重并记录，观察进食与营养状况改善的情况。③消毒隔离：患者单居一室，进行呼吸道隔离，室内保持良好通风，每日用紫外线照射消毒，或用1%过氧乙酸1~2ml加入空气清洁剂溶液内做空气喷雾消毒；告诫患者应注意个人卫生，严禁随地吐痰，咳嗽和打喷嚏时以双层纸巾掩住口鼻，并将纸巾直接焚烧灭菌；痰菌培养阳性的患者，痰液吐在纸上用火焚烧，或吐在有盖的痰杯内加消毒液浸泡1小时后方可倒掉，接触痰液后用流水洗手；不要和家人共同进餐，患者用过的食具先煮沸5分钟后再洗涤；被褥书籍要经常在烈日下曝晒2小时以上。患者外出或探视患者的人均应戴口罩。

2. 病情观察 观察发热、盗汗、咳嗽、咳痰、胸痛、咯血等症状体征的变化，注意生命体征和意识状态的变化，如发生窒息、呼吸衰竭等严重并发症，立即报告医生进行配合抢救。

3. 配合治疗护理 ①用药护理：向患者和家属宣传并强调坚持规律、全程、合理化疗的重要性，与患者和家属共同参与制订治疗与护理计划，取得配合，督促患者按医嘱服药。常用抗结核药物的不良反应和注意事项（表11-4）。②做好胸腔积液患者胸腔穿刺术的护理配合。

表11-4 常用抗结核药物的不良反应和注意事项

药名	不良反应	注意事项
异烟肼 (H, INH)	周围神经炎、消化道反应、偶有肝功能损害	避免与抗酸药同时服用，注意消化道反应、肢体远端感觉及精神状态：监测肝功能
利福平 (R, RFP)	肝损害、过敏反应	服药后体液及分泌物呈橘黄色；与对氨基水杨酸钠、乙胺丁醇合用可加重肝毒性和视力损害：监测肝功能
链霉素 (S, SM)	听力障碍、眩晕、口周麻木、肾损害、过敏反应	用药前和用药后每1~2个月进行听力检查，注意有无平衡失调：监测尿常规
吡嗪酰胺 (Z, PZA)	胃肠道不适、肝损害、高尿酸血症、关节痛	警惕肝脏毒性，监测肝功能；注意关节疼痛，监测血清尿酸；孕妇禁用
乙胺丁醇 (E, EMB)	球后视神经炎、胃肠道反应、偶有肝损害	用药后1~2个月进行1次视力和辨色力检查：幼儿禁用
对氨基水杨酸钠 (P, PAS)	胃肠道反应、过敏反应、肝损害	饭后服药，减轻消化道不适，监测肝功能

4. 心理护理 充分理解和尊重患者，主动与其交流，鼓励其倾诉患病后的身心感受，使之了解结核病是一种慢性呼吸道传染病，病程长，但只要坚持正规化疗，就能取得满意的

疗效；同时向患者及家属解释呼吸道隔离的必要性和方法，使患者及早适应环境，减轻或消除孤独感。指导并帮助患者和家属学会寻求社会支持。

（四）护理目标及评价

患者能获得结核病防治的有关知识，得到家庭和社会的支持，治疗信心增强，接受和完成治疗计划。能说出加强营养的重要性，合理地摄取营养，营养状况得到改善。学会基本的消毒隔离方法，未发生结核的传播。体温逐渐恢复到正常。能按医嘱正确服药并会观察药效和不良反应。调整良好心理状态，积极配合治疗。

三、健康指导

1. 疾病知识的指导　①控制传染源：早期发现患者，及时给予合理的化疗是现代防痨工作的中心环节。确诊病例应合理化疗，做到定期随访，直至痊愈。②切断传染途径：禁止随地吐痰，对痰菌阳性患者的痰、日用品，以及周围的东西要加以消毒和适当处理。室内可用紫外线照射消毒，每日或隔日一次，每次 2 小时，患者用过的食具应煮沸消毒 10 ~ 15 分钟，被褥在烈日下暴晒 4 ~ 6 小时，痰盂、便器可用 5% ~ 10% 来苏水浸泡 2 小时，吐在纸上的痰要烧掉或用 20% 漂白粉溶液泡 6 ~ 8 小时。③增强免疫力、接种卡介苗：卡介苗是一种无致病力的活菌苗，接种于人体后可使未受结核菌感染者获得对结核病的特异性免疫力，保护率约为 80%。可维持 5 ~ 10 年。接种对象是未受结核菌感染、结核菌素试验阴性者，年龄越小越好，一般在出生时注射。

2. 生活指导　戒烟、酒，注意补充营养，保证充足的睡眠和休息时间，避免劳累。预防呼吸道感染。

3. 用药指导　向患者及家属说明坚持规则合理化疗的重要性，向患者和家属强调指出不规则用药、过早停药不仅可导致治疗失败，还会诱导结核菌产生继发耐药，增加复治的困难，甚至成为难治病例。并嘱患者定期随诊复查，以便及时调整治疗方案。

（魏柯柯）

第九节　原发性支气管肺癌

一、疾病概要

（一）定义

原发性支气管肺癌（简称肺癌），是源于支气管黏膜或腺体的恶性肿瘤。早期主要是刺激性咳嗽、痰中带血等呼吸道症状，晚期有肿瘤侵犯、压迫及转移引起的症状和体征。本病 40 岁以上发病，发病高峰在 60 ~ 79 岁，男女患病比例为 2.3 : 1。肺癌是男性恶性肿瘤中排第四位，女性中排第五位，个别城市已跃居第一位。

（二）病因及发病机制

肺癌是一种典型的与环境因素及生活方式有关的疾病，其病因和发病机制尚未明确，但认为与下列因素有关。

1. 吸烟　吸烟是公认的肺癌重要的危险因素，纸烟中含有各种致癌物质，其中苯并芘为致癌的主要物质。男性肺癌 80%～90% 与吸烟有关，且吸烟量越大，吸烟时间越长，开始吸烟年龄越早，肺癌的发病率和死亡率越高，女性肺癌与被动吸烟关系密切。

2. 职业因素　石棉、烟煤、沥青等均有致癌作用。石棉与吸烟有协同致癌作用，石棉厂吸烟工人肺癌的死亡率是一般吸烟者的 8 倍。

3. 空气污染　包括室内污染和室外污染。室内污染有被动吸烟、燃料燃烧和烹调时产生的油烟雾，室外污染常见汽车废气、工业废气、公路沥青主要含苯并芘等致癌物。

4. 电离辐射　大剂量电离辐射可引起肺癌。据统计医疗照射占 44.6%，其中 X 线诊断占到 36.7%。

5. 饮食与营养　食物中维生素 A 含量少或血清维生素 A 含量低时，患肺癌的危险性增高。

6. 其他　结核病、病毒感染、真菌毒素、内分泌失调及家族遗传等均对肺癌的发生起一定的促进作用。

（三）分类

1. 按解剖学分类　分为中央型肺癌（多为鳞癌和小细胞癌）和周围型肺癌（以腺癌较多见）。

2. 按组织病理学分类　可分为以下几类。

（1）鳞状上皮细胞癌（鳞癌）：最常见，与吸烟关系密切，多见于老年男性。生长速度较慢、转移较迟，治疗首选手术，对放、化疗不敏感。

（2）小细胞未分化癌（小细胞癌）：恶性程度最高，生长快，转移早，对放、化疗敏感。

（3）大细胞未分化癌（大细胞癌）：恶性程度较高，但转移较小细胞癌晚，手术切除的机会较大。

（4）腺癌：恶性程度介于鳞癌和小细胞癌之间，局部浸润和血行转移较早，易转移至肝、脑和骨，更易累及胸膜而引起胸腔积液，对放、化疗敏感性较差。多见于女性和不吸烟者。

（四）诊断及治疗要点

根据病史、护理体检和相关辅助检查结果进行综合判断，80%～90% 的患者可确诊。肺癌的治疗方案包括手术治疗、化学药物治疗及放射治疗等综合治疗方案。小细胞肺癌的治疗以化疗为主，辅以手术和（或）放疗。非小细胞肺癌（包括鳞癌、腺癌、大细胞癌）的治疗首选手术治疗，辅助放疗和化疗。化疗最敏感的是小细胞未分化癌，鳞癌其次，腺癌效果最差。

二、疾病护理

（一）护理评估

1. 健康史　重点询问吸烟史、职业史、慢性肺部疾病史和家族史。询问患者有无吸烟史及开始吸烟的年龄、烟龄及每日吸烟的支数；了解生活环境和职业及生产劳动保护条件，是否长期接触有害气体；了解既往健康情况，有无慢性肺部疾病史；家族中有无类似疾病患者。

2. 身体状况　肺癌的临床表现与其发生的部位、大小、类型、发展阶段、有无并发症或转移有密切关系。大多数患者因呼吸系统症状就诊，5%～15%患者在发现肺癌时无症状。

（1）症状：①咳嗽：为最常见的早期症状，表现为阵发性刺激性呛咳，无痰或少许黏液痰；肿瘤增大引起支气管狭窄时，咳嗽呈高调金属音；继发感染时，痰量增多呈黏液脓性。②咯血：约1/3以上患者以咯血为首发症状，表现为间断性或持续性痰中带血，若癌肿侵蚀大血管常引起大咯血。③胸闷、气急、喘鸣：肿瘤阻塞或压迫使支气管狭窄引起胸闷、气急，吸气时出现局限性喘鸣音，当病灶广泛播散或大量胸腔积液时，气急加重。④发热：多由继发感染引起，或由肿瘤所致，抗生素治疗效果不佳。⑤体重下降：为恶性肿瘤的常见症状之一，由感染、疼痛、肿瘤毒素等引起，晚期表现恶病质。⑥肿瘤局部扩展引起的症状：癌肿直接侵犯胸膜、肋骨和胸壁，出现胸痛；压迫大气道引起呼吸困难；压迫食管引起吞咽困难；压迫喉返神经引起声音嘶哑；肿瘤侵犯纵隔、压迫上腔静脉，使头部静脉回流受阻，出现面、颈部和上肢水肿，以及颈静脉曲张，称上腔静脉阻塞综合征；位于肺尖的肺癌（如肺上沟癌）压迫颈部交感神经，引起病侧眼睑下垂、瞳孔缩小、眼球内陷、同侧额部少汗，称 Horner（霍纳）综合征。⑦肺外转移引起的症状：发生脑转移，表现为头痛、呕吐、复视、共济失调、偏瘫、颅内高压等；肝转移，表现为黄疸、肝大、肝区疼痛、腹腔积液等；骨转移，常见肋骨、脊椎等局部疼痛。肿瘤作用于其他系统如内分泌、神经肌肉、结缔组织等引起的异常改变称副癌综合征，表现有杵状指（趾）、肥大性骨关节病、Cushing（库欣）综合征、男性乳房发育、周围神经病变等。

（2）体征：早期无阳性体征，肿瘤致部分支气管阻塞时，有局限性哮鸣音，随病情进展患者出现消瘦、阻塞性肺炎、肺不张及胸腔积液体征，晚期有贫血、恶病质、锁骨上及腋下淋巴结肿大，以及肿瘤压迫和转移侵犯邻近器官所引起的肺内外表现。

3. 心理-社会状况　评估患者因患病、诊断、治疗所产生的心理反应，早期接受各种检查容易产生揣测、焦虑不安；一旦确诊癌症，患者表现惊恐、沮丧、孤独、退缩；随着病情的不断恶化，治疗效果不佳，产生抑郁、自卑、悲观绝望甚至自杀的念头。还应了解患者的社会支持情况及患者的经济状况等。

4. 辅助检查　①胸部影像学检查：是发现肺癌最主要的方法。通过胸部 X 线片、CT、MRI、支气管或血管造影等检查，了解肿瘤的部位、大小、肺门和纵隔淋巴结肿大、支气管阻塞，以及肺内、肺外转移的情况，确定分期，提供诊断和治疗的依据。②痰脱落细胞检查：可找到癌细胞，是简单有效的早期诊断方法，阳性率一般在 70%～80%。③纤维支气管镜检查：是诊断肺癌最可靠的手段。④其他：经胸壁肺穿刺检查、开胸手术探查、胸腔积液癌细胞检查、淋巴结活检、癌胚抗原检测等。

（二）护理诊断与合作性问题

1. 恐惧　与肺癌的确诊、面临治疗对机体功能的影响及死亡威胁有关。

2. 疼痛　与癌细胞的浸润、肿瘤压迫或转移有关。

3. 营养失调：低于机体需要量　与癌肿致机体过度消耗、化疗致食欲下降等有关。

4. 潜在并发症　呼吸衰竭、化疗药物毒性反应、放疗的不良反应等。

（三）护理措施

1. 一般护理　①休息：提供安静的环境，根据病情调整舒适体位，保证患者充分休息。

②饮食护理：给予高蛋白、高热量、高维生素的易消化饮食，避免食用产气多的食物，少量多食。有吞咽困难给予流质饮食进行鼻饲或静脉输入脂肪乳剂、复方氨基酸和含电解质的液体，保证营养供给；必要时酌情输血、血浆或清蛋白，增强机体抗病能力。病情允许指导患者取半坐卧位进餐，进餐宜慢，以免发生吸入性肺炎或呛咳。

2. 病情观察　监测患者生命体征的变化；注意观察患者的常见症状胸痛、呼吸困难、吞咽困难等的动态变化；观察是否出现肿瘤转移症状；监测体重、尿量、血白蛋白和血红蛋白；密切观察放、化疗的不良反应；做好手术患者的病情监测。

3. 配合治疗护理　①化疗药物的护理：评估化疗药物的不良反应；监测血常规，注意骨髓抑制程度，预防感染，保护血管，加强防感染护理，做好口腔及皮肤护理。②放疗护理：向患者讲明放疗的目的、方法、不良反应，告知患者放疗本身无痛苦以解除思想顾虑，在皮肤放射部位涂上标志，照射结束后切勿擦去。放疗时协助患者采取舒适体位，并嘱其不要随便移动。做好皮肤护理，保持皮肤干燥，宜穿宽松柔软的衣物；避免照射皮肤搔抓、挤压、摩擦；照射部位只能用清水洗而忌用肥皂等刺激性洗液，避免直接阳光照射和冷热刺激；不能在照射部位涂擦凡士林、红汞、乙醇、各种乳液和药粉等，忌贴胶布。防止放射性食管炎的发生，有咽下疼痛或吞咽困难的患者，遵医嘱可给予氢氧化铝凝胶口服，必要时应用利多卡因胶浆，饮食给予无刺激性的流食或半流食。一旦出现放射性肺炎，协助患者进行有效排痰，遵医嘱及早使用抗生素、糖皮质激素治疗。③疼痛的护理：疼痛常给患者带来躯体的折磨和精神困扰，也是产生绝望的原因之一。根据疼痛程度给予相应镇痛措施，如可以采取局部按摩、冷敷、变换体位、支托痛处等措施；也可让患者听音乐等转移对疼痛的注意力；指导和协助患者在咳嗽、变换体位时用手或枕头按住胸部以减轻疼痛；必要时给予药物止痛。

4. 心理护理　了解患者及家属心理及承受能力，根据患者的年龄、职业、文化、性格等情况以适当的方式和语言告知患者病情并与其讨论之，引导患者面对现实，积极配合相关检查和治疗。家属有特别要求时，应协同家属采取保护性措施。多与患者交谈，耐心倾听患者的诉说，并指导家属关心、支持患者，以唤起患者求生的欲望，树立与病魔作斗争的信心。

（四）护理目标及评价

患者能面对现实，能维持基本营养需求，营养状态有所改善。患者疼痛缓解或消失；对本病的相关知识有所了解，能按医嘱正确服药并会观察药效和不良反应；消除恐惧心理。

三、健康指导

（1）与患者沟通，讲解有关本病的病因和防治知识，正确认识肺癌鼓励患者正确面对疾病，坚持积极的化疗或放疗，并根据患者具体的病情进行指导。减少或避免吸入有害气体，对高发人群进行重点普查，早期发现，及时治疗是关键。

（2）戒烟、改善工作环境和劳动场所，控制环境污染；防治呼吸系统疾病；合理安排休息和活动；加强营养，平衡膳食；根据病情可选择性运动，提高免疫力。

（3）指导患者按医嘱服药，注意观察不良反应，积极进行配合治疗。

（刘彩玲）

第十节 胸膜炎和胸腔积液

一、疾病概要

(一)定义

胸膜炎是由于感染、肿瘤、变态反应、化学性和创伤性等多种原因引起的胸膜壁层和脏层的炎症。临床上除原发病表现外,常有发热、干咳和胸痛,可出现胸腔积液,并随胸腔积液量的增加胸痛逐渐减轻,而呼吸困难却逐渐加重。临床上以结核性胸膜炎较常见。胸膜炎按病理学可分为干性胸膜炎和渗出性胸膜炎。本节介绍的主要是结核性胸膜炎。

胸腔积液(简称胸水)是指任何原因使胸腔内液体形成过多或吸收过缓,致胸腔内液体异常积聚的现象。临床最常见的症状为呼吸困难,常伴胸痛和咳嗽。胸腔积液的病因包括肺、胸膜和肺外疾病,其发生与胸膜毛细血管内静水压升高、胸膜通透性增加、胸膜毛细血管内胶体渗透压下降、胸壁膜淋巴引流障碍及损伤等有关。按发病机制和化学成分将胸腔积液分为漏出液、渗出液、血液(血胸)、脓液(脓胸)和乳糜液(乳糜胸)。

(二)病因及发病机制

胸膜炎多由胸膜感染(无结核分枝杆菌、肺炎球菌、金黄色葡萄球菌等)、肿瘤(肺癌、淋巴瘤及胸外转移癌等)、变态反应(风湿病、系统性红斑狼疮等)、化学性和创伤性等所致。胸腔积液可由结核性胸膜炎、胸膜肿瘤、心力衰竭、缩窄性心包炎、上腔静脉阻塞、低蛋白血症、肝石化、肾病综合征及胸部损伤等引起。

胸腔积液的发病机制:胸膜毛细血管内静水压增高;胸膜毛细血管壁通透性增加;胸膜毛细血管内胶体渗透压降低;壁层胸膜淋巴引流障碍;胸膜损伤等所致胸腔内出血。

胸腔内可有液体积聚(渗出性胸膜炎)或无液体积聚(干性胸膜炎)。当炎症消退后,胸膜可恢复至正常,或发生两层胸膜相互粘连。干性胸膜炎时,胸膜表面有少量纤维渗出,表现为剧烈胸痛,似针刺状,检查可发现胸膜摩擦音等改变。渗出性胸膜炎时,随着胸膜腔内渗出液的增多,胸痛减弱或消失,患者常有咳嗽,可有呼吸困难。

(三)诊断及治疗要点

根据临床症状呼吸困难、胸痛、咳嗽及体征胸膜摩擦音及积液区叩诊呈浊音和相关辅助检查结果可诊断。针对病因治疗尤为重要。结核性胸膜炎引起的胸腔积液除抗结核治疗外,原则上应尽量抽尽胸腔内液体;炎性胸腔积液的治疗原则为控制感染,引流胸腔积液;恶性胸腔积液治疗方法包括原发病治疗和胸腔积液治疗。

二、疾病护理

(一)护理评估

1. 健康史 ①胸膜炎:询问患者有无肺结核病史;有无肺癌、胸膜间皮瘤、淋巴瘤及胸外转移癌等肿瘤病史;有无系统性红斑狼疮、风湿病等免疫性疾病病史;有无肺梗死、胸部挫伤及食管破裂等病史。②胸腔积液:了解患者有无肺结核(特别是结核性胸膜炎)、胸膜肿瘤、心力衰竭、缩窄性心包炎、低蛋白血症、肝硬化、肾病综合征等病史。

2. 身体状况　常见症状有呼吸困难、胸痛、咳嗽等。病因不同，症状各异。

（1）结核性胸膜炎：多见于青年人，干性胸膜炎主要表现为胸痛，深吸气、咳嗽时加重，可闻及胸膜摩擦音；渗出性者全身结核中毒症状明显，胸痛减轻或消失，而随着渗液量的增多出现逐渐加重的呼吸困难，胸痛可缓解。

（2）胸腔积液：临床症状的轻重取决于积液量和原发疾病。①呼吸困难：最常见，与积液量有关，积液量少于 300 ~ 500ml 时症状多不明显，当积液量超过 500ml 时出现胸闷和呼吸困难，并随积液量的增多而加重。②胸痛：多见于干性胸膜炎，常为单侧锐痛，可向肩、颈或腹部放射，深呼吸或咳嗽时加重，随着胸腔积液量的增多，胸痛逐渐减轻。③伴随症状：病因不同，伴随症状不同。结核性胸腔积液多见于青年人，常有发热、干咳；癌性胸腔积液多见于中老年患者，一般无发热，胸部隐痛，伴消瘦和呼吸道或原发部位肿瘤的症状；炎性积液多为渗出性，伴有咳嗽、咳痰、胸痛及发热；心力衰竭所致胸腔积液多为漏出液，常伴有心力衰竭的表现。

（3）体征：少量积液时，体征不明显；中等至大量胸腔积液时气管、纵隔向健侧移位，患侧呼吸运动受限，肋间隙饱满，触觉语颤减弱或消失，积液区叩诊为浊音；积液增多时，两层胸膜隔开，胸痛可以缓解；干性胸膜炎可触及胸膜摩擦感，闻及胸膜摩擦音。

3. 心理 - 社会状况　结核性胸膜炎患者因不能与亲友密切接触，多有悲观、多疑等情绪；癌性胸腔积液患者，因胸腔积液产生快、疗效差、预后不良，易产生烦躁、焦虑、恐惧甚至绝望等心理。

4. 辅助检查　①X 线检查：少量胸腔积液，患侧肋膈角变钝或消失；中等量积液，呈内低外高的弧形阴影；大量积液，整个患侧胸部呈致密阴影，气管和纵隔推向健侧；积液常遮盖肺内原发病灶。②超声检查：用于估计胸腔积液的量和深度，并协助胸腔穿刺术穿刺点的定位。③胸腔穿刺术及胸腔积液检查：可鉴别漏出液和渗出液，有助于病因诊断，并可作为一种治疗方法。④CT 检查：肺部 CT 有助于病因诊断。

（二）护理诊断与合作性问题

1. 气体交换受损　与大量胸腔积液压迫肺组织使肺不能充分扩张、气体交换面积减少有关。

2. 营养失调：低于机体需要量　与胸膜炎、胸腔积液引起过度消耗、食欲下降等有关。

3. 急性疼痛：胸痛　与胸膜摩擦和胸腔穿刺有关。

（三）护理措施

1. 一般护理　①休息：大量胸腔积液致呼吸困难或发热者，应卧床休息。胸腔积液消失后继续休息 2 ~ 3 个月，避免过度劳累。取半卧位或患侧卧位，半卧位有利于呼吸，患侧卧位有利于缓解疼痛。待体温恢复正常，胸腔积液抽吸或吸收后，鼓励患者逐渐下床活动，以增加肺活量。②饮食护理：给予高热量、高蛋白、高维生素、易消化饮食。

2. 病情观察　观察患者有无呼吸困难、胸痛及程度，注意咳嗽、发热等情况；监测动脉血气分析；胸腔穿刺抽液术后患者，应密切观察其呼吸、脉搏、血压的变化，并注意观察穿刺部位有无渗血或渗液。

3. 配合治疗护理　呼吸困难时注意保持呼吸道通畅，吸氧，鼓励排痰；胸痛者协助采取患侧卧位，必要时用宽胶布固定胸壁，以减少胸廓活动度来给予减轻疼痛，或按医嘱给予止痛剂。胸腔积液抽吸后，根据病情鼓励患者下床活动，增加肺活量。

4. 心理护理 有胸痛和呼吸困难的应稳定其情绪，与家属配合做好其心理护理，分散注意力避免精神紧张，消除恐惧；对结核性胸膜炎患者，告知患者该病虽为慢性疾病，但坚持按医嘱用药可以治愈，消除沮丧、焦虑等情绪。对恶性肿瘤所致的胸腔积液，应多交谈，鼓励患者说出内心感受，帮助患者树立战胜疾病的信心。

（四）护理目标及评价

患者能了解引起呼吸困难及胸痛的原因；对本病的相关知识有所了解，能运用缓解疼痛的方法和技巧；使患者上腹部疼痛缓解或消失；能按医嘱正确服药并会观察药效和不良反应；无上消化道出血等并发症发生；紧张焦虑情绪消失，心理状态良好。

三、健康指导

（1）向患者及家属解释病情，指出原发病治疗和对症治疗的重要性和必要性。

（2）指导患者合理安排休息与活动，避免过度劳累，向患者及家属讲解加强营养对疾病康复的重要性，嘱患者进食高热量、高蛋白及富含维生素的食物，促进组织修复，增强抵抗力。

（3）指导患者遵医嘱用药，介绍药物的剂量、用法及不良反应。对结核性胸膜炎患者，特别强调规律全程化疗的重要性，不可自行停药，嘱患者定期复查，防止复发。

（刘彩玲）

第十一节 慢性呼吸衰竭

一、疾病概要

（一）概述

呼吸衰竭（简称呼衰）是由各种原因引起的肺通气和（或）换气功能严重障碍，以致在静息状态下不能维持正常的气体交换而导致的缺氧伴（或不伴）二氧化碳（CO_2）潴留，并由此而产生一系列病理生理改变和相应临床表现的综合征。明确诊断有赖于动脉血气分析：在海平面、静息状态、标准大气压及呼吸空气条件下，动脉血氧分压（PaO_2）<60mmHg（8.0kPa）和（或不伴）二氧化碳分压（$PaCO_2$）>50mmHg（6.7kPa），并排除心内解剖分流和原发于心排血量降低等因素所致的低氧血症，即可诊断。

按照动脉血气分析分型可分为：

（1）Ⅰ型呼吸衰竭又称缺氧性呼吸衰竭，缺氧而无二氧化碳潴留，主要为换气功能障碍的疾病（通气/血流比例失调、弥散功能损害和肺动-静脉分流），如急性呼吸窘迫综合征（ARDS）。

（2）Ⅱ型呼吸衰竭又称高碳酸性呼吸衰竭，缺氧伴二氧化碳潴留，常是肺泡通气不足所致，如慢性阻塞性肺疾病（COPD）。

（二）病因及发病机制

病因很多，包括气道阻塞性病变、肺组织病变、肺血管疾病、胸廓与胸膜病变，如COPD、重症哮喘、肺气肿、重症肺结核、肺水肿、肺栓塞、肺血管炎、胸外伤造成连枷胸、胸廓畸形、气胸、大量胸腔积液等引起气道阻塞和通气不足、肺泡有效弥散面积减少或伴有通气/血流比例失调而导致缺氧和CO_2潴留引起呼吸衰竭；神经肌肉疾病如脑血管病、颅脑外伤、镇静催眠类药物中毒，直接或间接抑制呼吸而致。其中COPD是最常见的病因，而呼吸道感染是最常见的诱发因素。

1. 气道阻塞性病变　气管－支气管的炎症、痉挛、肿瘤、异物、纤维化瘢痕，如COPD、重症哮喘等引起气道阻塞和肺通气不足，或伴有通气/喘、血流比例失调，导致缺氧和CO_2潴留，发生呼吸衰竭。

2. 肺组织病变　各种累及肺泡和（或）肺间质的病变，如肺炎、肺气肿、严重肺结核、弥漫性肺纤维化、肺水肿、硅沉着病等，均致肺泡减少、有效弥散面积减少、肺顺应性减低、通气/血流比例失调，导致缺氧或并发CO_2潴留。

3. 肺血管疾病　肺栓塞、肺血管炎等可引起通气/血流比例失调，或部分静脉血未经过氧合直接流入肺静脉，导致呼吸衰竭。

4. 胸廓与胸膜病变　胸部外伤造成连枷胸、严重的自发性或外伤性气胸、脊柱畸形、大量胸腔积液或伴有胸膜肥厚与粘连、强直性脊柱炎、类风湿性脊柱炎等，均可影响胸廓活动和肺脏扩张，造成通气减少及吸入气体分布不均，导致呼吸衰竭。

5. 神经肌肉疾病　脑血管疾病、颅脑外伤、脑炎及镇静催眠剂中毒，可直接或间接抑制呼吸中枢。脊髓颈段或高位胸段损伤（肿瘤或外伤）、脊髓灰质炎、多发性神经炎、重症肌无力、有机磷中毒、破伤风及严重的钾代谢紊乱，均可累及呼吸肌，造成呼吸肌无力、疲劳、麻痹，导致呼吸动力下降而引起肺通气不足。

（三）诊断及治疗要点

呼吸衰竭缺乏特异性临床表现，确诊要靠血气分析检查。治疗原则是在保持呼吸道通畅的条件下，迅速纠正缺氧、CO_2潴留和代谢紊乱，防治多器官功能损害，积极处理基础疾病，消除诱因，预防和治疗并发症。

二、疾病护理

（一）护理评估

1. 健康史　了解患者有无基础疾病如COPD、重症哮喘、肺气肿、重症肺结核等病史；有无呼吸道感染等诱因；了解生活环境和是否吸烟及烟量。

2. 身体状况

（1）症状：除原发病症状外，主要是缺氧和CO_2潴留引起的呼吸困难和多脏器功能受累的表现。①呼吸困难：是缺氧最早、最突出的症状，有呼吸频率、节律、深度的改变。表现为呼吸费力伴呼气延长，严重时呼吸浅快，点头或提肩呼吸，并发二氧化碳潴留时，出现浅慢呼吸或潮式呼吸，严重时会出现间歇样呼吸。②发绀：是缺氧的典型表现，尤其以口唇、指（趾）甲等处较为明显。贫血者可不明显或不出现，而红细胞增多者发绀更明显。③精神神经症状：轻度缺氧有注意力不集中、定向力减退，随缺氧加重逐渐出现烦躁、嗜

252

睡，甚至昏迷。轻度 CO_2 潴留表现兴奋症状，如烦躁、多汗、昼睡夜醒等；中度 CO_2 潴留表现为皮肤温暖、红润多汗、球结膜充血水肿等外周血管扩张症状；严重时出现肌群抽搐、神志恍惚、昏迷等 CO_2 麻醉现象，称肺性脑病。④心血管系统症状：早期心率增快、血压升高，晚期心率减慢、血压下降、心律不齐等。⑤其他：严重呼衰对肝、肾功能和消化系统都有影响。如转氨酶升高，部分有黄疸；尿中有蛋白、红细胞和管型；部分可因应激性溃疡而出现上消化道出血。

（2）体征：外周体表静脉充盈、皮肤潮红、温暖多汗及球结膜充血水肿；血压早期升高，后期下降；心率多数增快；部分患者可出现视乳头水肿，瞳孔缩小，腱反射减弱或消失，锥体束征阳性等。

（3）心理－社会状况：由于受长期慢性基础疾病的折磨，特别是呼吸困难，患者常出现焦虑、恐惧、绝望等心理，加上病情突然加重，采用人工气道或机械通气时，患者出现情绪低落、精神错乱，甚至不配合治疗。部分患者过分依赖呼吸机，撤机时会对自主呼吸缺少信心。

（4）辅助检查：①动脉血气分析：可以确认呼吸衰竭，是呼吸衰竭分型最有意义。②血pH及电解质测定：主要异常有低氧血症、高碳酸血症、酸中毒、高钾血症等。$PaCO_2$ 增高 >45mmHg，提示呼吸性酸中毒；减少 <35mmHg，提示呼吸性碱中毒。

（二）护理诊断与合作性问题

1. 低效性呼吸型态　与肺通气不足、通气/血流比例失调、肺泡弥散障碍有关。
2. 清理呼吸道无效　与呼吸道分泌物多而黏稠、咳嗽无力、意识障碍或人工气道有关。
3. 焦虑　与呼吸困难、病情危重、死亡威胁等有关。
4. 营养失调：低于机体需要量　与食欲减退、久病消耗增多、人工气道有关。
5. 潜在并发症　消化道出血、感染等。

（三）护理措施

1. 一般护理　①休息：病室保持安静、空气新鲜、温湿度适宜。协助患者取舒适体位（半卧位或坐位有利于改善呼吸状态），卧床休息，尽量减少活动。②饮食护理：给予高热量、高蛋白、富含维生素的易消化、少刺激性的流食或半流食，做好昏迷患者的饮食护理。

2. 病情观察　严密观察呼吸困难的程度、呼吸频率、节律和深度，并记录患者的生命体征、意识状态、皮肤黏膜色泽、尿量变化等，监测并记录出入量，并配合进行血气分析和血生化的监测；观察呕吐物和粪便性状，观察有无神志恍惚、烦躁、抽搐等肺性脑病表现。

3. 配合治疗护理　①氧疗：临床常用鼻导管、鼻塞、面罩、呼吸机给氧等。缺氧伴 CO_2 潴留者，可用鼻导管、鼻塞法给氧，不能使用面罩给氧；缺氧无 CO_2 潴留者，可用面罩给氧。氧疗指征：慢性呼吸衰竭患者 PaO_2 <60mmHg 是氧疗指征，PaO_2 <55mmHg 为必须氧疗的指征。氧疗原则：Ⅰ型呼吸衰竭给予较高浓度（35%～50%）或高浓度（>50%）氧气吸入（注意，长时间高浓度吸氧可引起氧中毒导致急性肺损伤和 ARDS）。Ⅱ型呼吸衰竭，主要由 COPD 引起，应给予低流量（1～2L/min）、低浓度（25%～29%）持续给氧（因慢性呼吸衰竭时主要靠缺氧刺激化学感受器主动脉体和颈动脉窦维持呼吸）。疗效：给氧过程中若呼吸困难缓解、心率减慢、发绀减轻、尿量增多、神志清醒、皮肤转暖，提示氧疗有效；若呼吸过缓或意识障碍加深，要警惕 CO_2 潴留。②保持呼吸道通畅：气道通畅是改善呼吸功能的重要环节。做好咳嗽、咳痰的护理。建立人工气道，做好气管插管或气管切开的准备，当病情严重时配合医生建立人工气道，进行机械通气。做好人工气道和机械通气的常规护理，如保持气管切开伤口无菌，吸引器和呼吸器的消毒，以及密切观察呼吸机的工作状况和详细记录各项数据等。③用药护理：长期应用抗生素的患者，注意其有无"二重感染"。遵医嘱使用支气管舒张剂，在呼吸道通畅的情况下，遵医嘱使用呼吸兴奋剂，适当提高吸入氧流量及氧浓度，静脉输液速度不宜过快，可出现恶心、呕吐、烦躁、面色潮红及皮肤瘙痒等，提示呼吸兴奋剂过量，需减量或停用。对烦躁不安、夜间失眠的患者禁用麻醉剂、慎用镇静剂，防止引起呼吸抑制。

4. 心理护理　多了解和关心患者的心理状况，尤其是使用呼吸机者，要学会与其进行语言或非语言交流以安慰患者情绪，指导并协助患者分散注意力，缓解其紧张和焦虑。

（四）护理目标及评价

患者呼吸困难缓解，血气分析指标得到改善；痰能顺利咳出，气道通畅；焦虑减轻；营养改善；无并发症发生。能按医嘱正确氧疗并会观察药效和不良反应；意识能恢复。

三、健康指导

（1）向患者及家属介绍慢性呼衰发生、发展和病情恶化的原因、诱因；向患者说明积极治疗基础疾病和避免诱因可延缓呼吸功能恶化的进程；强调防治呼吸道感染的重要性，鼓励患者进行耐寒锻炼（如冷水洗脸）和呼吸功能锻炼（膈式呼吸法、缩唇呼吸法），以增强抗病能力、改善呼吸功能。

（2）指导患者保持规律生活，多食高热量、高蛋白、富含多种维生素、易消化的、少刺激的流质或半流质饮食，加强营养，注意休息；劝告吸烟者戒烟。

（3）指导患者及家属遵医嘱正确用药，了解药物的用法、用量及注意事项、不良反应。强调家庭氧疗的重要性并指导学会氧疗的方法和注意事项；指导患者及家属观察病情变化，出现异常立即就诊。

（李言言）

第十二节　气管插管术/气管切开术的配合与护理

一、气管插管术的配合护理

（一）目的

气管插管是指将特制的气管导管经口腔或鼻腔插入气管内，以保持呼吸道通畅，清除呼吸道分泌物，保证有效的通气，为有效给氧、人工正压呼吸及气管内给药等提供条件，为进行气管内吸引，减少胃内容物、唾液、血液及呼吸道分泌物等误吸的可能等。

（二）适应证

（1）呼吸、心搏骤停而进行心肺脑复苏者。

（2）严重呼吸衰竭、ARDS，不能满足机体通气和氧供的需要而需人工加压给氧和机械辅助通气者。

（3）昏迷或神志不清而有胃内容物反流，随时有误吸危险者。

（4）需建立人工气道行全身气管内麻醉或静脉麻醉等各种手术患者。

（5）存在有上呼吸道损伤、颌面部、颈部等部位大手术，呼吸道难以保持通畅者。

（三）禁忌证

（1）急性喉炎、喉头水肿和黏膜下血肿、脓肿、插管创伤引起的严重出血等。

（2）胸主动脉瘤压迫，插管可导致主动脉瘤破裂。

（3）咽喉部肿瘤、烧灼伤或异物存留。

（4）颈椎骨折、脱位者。

（5）下呼吸道分泌物潴留所致呼吸困难，难以从插管内清除者。

（四）用物准备

气管导管：应根据患者的年龄、性别、身材选用不同型号的气管导管，开口器、插管钳、导管芯、牙垫、注射器、吸引器、吸痰管、听诊器及简易呼吸器等。

（五）操作步骤

1. 经口插管术　经口插管术为最常用、最广泛的一种气管内插管方法。

（1）体位：仰卧位，头向后仰，使口、咽和气管基本保持在一条轴线上，可在患者的肩背部垫一枕头，抬高头部 8 ~ 10cm，使头尽量后仰，以利于喉头的充分暴露。

（2）操作者位置：站在患者的头顶侧。

（3）开口：用一手的拇指和示指适当使患者张开嘴，以两手为开口器，使嘴张开。昏迷或牙关紧闭而难于手法张口者，可应用开口器。

（4）置入喉镜打开喉镜，一手持喉镜手柄，另一手将带照明的喉镜呈直角自一侧口角舌面插入，将舌体推向对侧，并缓缓向下推进，见到会厌壁的腭垂后，镜片移向中线，顺舌背的弯度再稍前进，看到会厌的边缘，并显露声门。

（5）插入导管：紧贴喉镜镜叶，在患者声门打开时，将导管轻轻插入，导管气囊过声门后，先拔出导管芯，再将导管沿弧形弯度旋转继续进入气管，并缓慢送至预定的深度，并判断导管在气管内，而非在食管内。同时用吸痰管清除呼吸道内分泌物。

（6）妥善固定：导管插入并确定无误后方可固定，摆正患者体位，将胶布剪成"工"字形，两条横臂的一条将气管导管和牙垫固定一起，另一条粘在上唇和两颊部。

（7）囊套充气：一般用注射器给气囊充气，压力大小可以通过挤压注气导管尾端的小气囊判断，使气囊恰好封闭气道为准。导管气囊充气后，将导管与其他通气设施相连接即可。

2. 经鼻插管术　对需较长时间留置气管导管者或口插管难于耐受者，可使用该方法，但所用气管导管较细而可增加气道阻力，同时也不利于呼吸道分泌物的清除；技术要求较高，操作难度大且费时，易损伤鼻腔黏膜等。患者体位及操作者位置同经口插管。

（六）护理配合要点

（1）检查、评估、核对患者，向患者（清醒）及家属解释气管插管的目的、方法以及可能发生的意外，以取得配合；术前备齐气管插管物品；做好充分的准备工作，防止各种意外情况的发生。

（2）协助患者取合适体位，以便于气管插管。

（3）在插管过程中及时吸出呼吸道分泌物，以防窒息。

（4）术中密切观察患者生命体征，发现异常，及时报告医生并进行及时处理。

（5）气管插管固定要牢固并保持清洁，要随时观察固定情况和导管外露的长度。

（6）术后协助患者取合适体位；整理用物，物品分类处理；对病情进行观察记录。

（七）注意事项

（1）应根据置患者的特点或插管的目的选择相适宜插管方法。需较长时间置管，可选经鼻插管，而手术麻醉一般选经口插管。

（2）经鼻插管者，应先检查鼻腔是否有鼻中隔歪曲等。

（3）避免造成口唇、舌、鼻咽黏膜、咽后壁、声带的损伤、牙齿松动，以及喉头水肿等。操作者要动作轻柔，操作迅速、准确；操作喉镜时，不应以门牙为支持点，以防门牙脱落。

（4）对颈短、体胖而难以暴露声门者，可借助手按压喉结、肩垫高以便清楚暴露声门。

（5）误入食管多由操作不当，导致插管位置不当误插入食管内。插管过程中应认真细致，注意暴露声门；插管后应检查是否插入气管内。

（6）导管脱出：对导管位置进行评估，记录导管外露的长度；对意识障碍的患者要经常巡视，以防止其自行拔管等。

二、气管切开术的配合护理

（一）目的

解除呼吸梗阻，保持呼吸道通畅；改善通气，便于加压给氧或机械通气；清除气道内分泌物或异物，以防窒息危险发生；取出不能经喉取出的较大的气管内异物。

（二）适应证

（1）上呼吸道阻塞：各种原因造成的上呼吸道阻塞造成呼吸困难，如喉水肿、急性喉炎、上呼吸道烧伤、喉部及气管内异物；严重颌面，颈部外伤，以及上呼吸道外伤伴软组织肿胀或骨折、异物等。

（2）下呼吸道分泌物潴留造成的呼吸困难：严重的颅脑外伤及其他原因造成的昏迷患者以及重大胸、腹部手术后患者，导致咳嗽、排痰功能减退，呼吸道分泌物黏稠潴留，使下呼吸道阻塞、肺不张等，造成肺泡通气不足。

（3）肺功能不全所致的呼吸功能减退或衰竭，需要机械通气。

（4）某些手术的前置手术：颌面部、口腔、咽、喉部手术时，为防止血液流入下呼吸道或术后局部肿胀阻碍呼吸，行预防性气管切开术。

（5）不能经口、鼻气管插管者，以及呼吸道内异物不能经喉取出者；气管插管留置时间超过72h仍然需呼吸机支持者。

（三）禁忌证

一般而言，气管切开无绝对禁忌证，只有相对禁忌证。有明显出血倾向时要慎重，下呼吸道占位而导致的呼吸道梗阻等需注意。

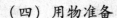

（四）用物准备

气管切开包，根据年龄及体型选择合适型号的气管套管，1%～2%普鲁卡因或2%利多卡因1支，简易呼吸器，吸痰装置，10ml注射器，无菌手套，棉签，消毒液，无菌生理盐水，照明灯，备抢救药物等。

（五）操作步骤

1. 体位　患者仰卧位，肩部垫一枕头或沙袋，头后仰，并固定于正中位，使下颌对准胸骨伤切迹，让下颌、喉结、胸骨切迹在一条直线上，以便暴露和寻找气管。

2. 麻醉　皮肤消毒铺巾后，局部颈前皮下及筋膜下浸润麻醉，颈前正中线上甲状软骨下至胸骨上切迹。对昏迷、无知觉或情况紧急者可不予麻醉。

3. 切口　手术切口有横、纵切口两种，其中纵切口较为常用。应选择在胸骨上窝、两侧胸锁乳突肌前缘的三角区域内，以第3、4气管软骨环为中心做切口。

（1）横切口：在环状软骨下约3cm处，沿颈前皮肤横纹做4～5cm切口，切开皮肤、皮下达颈前筋膜。

（2）纵切口：自环状软骨下缘至胸骨上窝上一横指处，颈前正中线，纵行切开皮肤及皮下组织，并进行分离，暴露颈前正中白线。

4. 暴露气管　分离颈前组织，用拉钩用相同的力量拉开双侧肌缘，保持气管正中位置，分离气管筋膜与肌肉，即可暴露气管。甲状腺峡部的大小影响暴露气管，如甲状腺峡部妨碍气管暴露，可在其下缘用小钩将峡部向上牵拉，必要时可用血管钳夹持切断包扎。

5. 气管切开　用示指触摸气管以确认气管，显示第3、4、5气管软骨环，用刀片自下而上切开，一般切开两个软骨环即可。

6. 插入气管套管　气管切开后，迅速用弯钳或气管切口撑开器将切口撑开，插入大小合适的气管套管，之后取出管芯，放入内管，并吸净气管内的分泌物及血液，使气管与其他通气管道相连，气囊适当充气。

7. 缝合切口及固定气管套管　如皮肤切口长，可在切口上方缝合1～2针，套管下方创口不予缝合，以免发生气肿及便于引流；在套管与伤口之间垫一开口纱布，覆盖伤口；气管导管两侧用系带打结固定，两侧系带与皮肤之间垫纱布，减少系带对皮肤的摩擦，松紧度以插进一指为宜。

（六）护理配合要点

（1）检查、评估、核对患者，向患者（清醒）及家属解释气管切开的目的、方法及可能发生的意外，以取得配合；术前将物品备齐。

（2）协助患者取合适体位，仰卧，垫高患者肩部，使头向后仰，以充分暴露气管轮廓。

（3）协助医生进行颈部皮肤消毒及打开气管切开包，操作过程中严格无菌操作，进行物品的传递。

（4）术中密切观察患者生命体征，发现异常，及时报告医生并进行及时处理。

（5）术中应及时吸出气管内分泌物及血性液体。

（6）配合医生固定气管套管，并用剪刀剪开纱布快夹于气管套管两面侧，覆盖伤口；两侧系带与皮肤之间垫纱布，松紧度以插进一指为宜；气管套管口覆盖1～2层无菌生理盐水湿无菌纱布或链接呼吸机。

（7）术后协助患者取合适体位，一般取平卧位；整理用物，物品分类处理；对病情进行观察记录。

（七）注意事项

（1）医护人员要严格执行无菌操作原则，预防交叉感染。

（2）取合适体位，不能仰卧者可以取坐位或半坐位，对呼吸困难者不必强求体位，以不加重呼吸困难为原则。

（3）做切口时保证在颈前正中线上，以免损伤颈部的血管及甲状腺；术中分层切开皮肤及皮下组织，进行仔细止血。

（4）气管前筋膜、胸骨上窝及气管旁组织不需过多分离，以免引起纵隔气肿或气胸。

（5）分离颈前组织后要确认气管，可用示指触摸有弹性及凸凹感；对不能确定者，用注射器穿刺，在3、4软骨环间进入，抽出气体即为气管。

（6）气管切开时，切开时刀刃应向上，自下而上挑开，刀尖不可刺入太深，以2～3mm为宜；刀尖插入过深，容易刺伤气管后壁及食管前壁，可引起气管食管瘘。

（7）气管套管插入时，拔出管芯，应确定在气管内，可听诊两肺呼吸音及观察是否有气流从导管中流出进行判断；如患者有强烈咳嗽，应立即拔出管芯，并及时吸尽气管内分泌物及血性液体，再放入内套管。

（8）术后应进行仔细检查：伤口有无出血，皮下有无气肿，导管是否通畅，呼吸运动情况及听诊心肺，一切正常可以离开。

（李言言）

第十三节　机械呼吸的监护及人工气道的管理

机械呼吸是抢救呼吸衰竭的一项应急措施，是支持呼吸、改善通气和氧合的一种手段。它的应用在危重患者的急救中争取了宝贵的时间和条件；但是这些作用只有在全面有效的医疗护理措施的保障下，才有实现的可能，因此，它是ICU护理的重要内容。

一、机械呼吸及护理

（一）机械呼吸的病情观察及护理

机械呼吸应设专人护理，严格遵守操作规程，密切观察患者，并做好记录。

1.意识水平　脑组织对缺氧的耐受性很差，机械呼吸的患者若通气不足或氧合不良，缺氧和二氧化碳潴留加剧，可表现为意识状态的改变，甚至昏迷。若呼吸机调节适当，可逐步纠正缺氧和二氧化碳潴留，神志转为清醒，各种反射逐渐恢复。

2.血压　由于正压通气回心血量减少，因此可以出现低血压及心率增快，特别是吸气压力过高，吸气时间过长或PEEP过大且同时伴有低血容量症时。此时应适当调整以上指标，并积极补足血容量。

3.呼吸　对呼吸的频率、幅度及呼吸肌运动的观察有助于判断治疗效果。使用呼吸机后如调节恰当，则患者安静，自主呼吸与呼吸机同步；如出现烦躁不安、自主呼吸与呼吸机不同步，则应重新调整呼吸机参数，或检查气道有无阻塞或泄漏。机械通气时，两肺呼吸音强弱应相等，若胸部两侧起伏不等或一侧呼吸音减弱，应排除插管固定不牢、在患者躁动时滑入一侧支气管等原因，并给予相应处理。

4. 皮肤　皮肤潮红或表浅静脉充盈，经治疗后减退，提示二氧化碳潴留缓解，肤色苍白、四肢末端湿冷，可能是低血压、休克或酸中毒的表现。

5. 体温　体温升高通常是感染的表现。至少每4h测一次体温，必要时给予物理降温等措施，并应降低电热蒸发器的温度，改善呼吸道的散热作用。体温下降伴皮肤苍白、湿冷，则应注意发生休克，并找出原因。

6. 尿量　长期机械通气影响肾功能，常伴有少尿。一般随着低氧血症和高碳酸血症的缓解，肾功能的改善，尿量增多，水肿随之逐渐减退。每日应记录出入量。

7. 口腔护理　机械通气患者绝大部分不能经口进食，又由于患者抵抗力减弱，口腔内微生物大量繁殖。口腔内黏液又可流入气管内，从而诱发肺部感染，所以做好口腔护理很重要。为预防感染，每日需做 2～3 次口腔护理，并注意观察黏膜的变化，必要时将气囊充气后用凉开水进行口腔冲洗。

8. 血气监测　血气分析是判断肺通气和氧合情况的重要依据，是使用机械呼吸治疗监测的重要手段，所以要经常进行动态观察，尤其是在开始机械呼吸、重新调节参数或病情变化时，均必须检查。在抽取血标本时，如此前曾进行吸引呼吸道分泌物，或调整通气参数的操作，则应 20min 后再抽取血标本。采血后应立即进行测定，如标本不能及时送检，应放在冰水中保存。采血及保存过程中谨防标本与空气接触。抽血前注射器内的肝素应推尽，以免影响 pH 的测定结果。

9. 通气过度　每分钟通气量过大可导致通气过度，而造成呼吸性碱中毒。此时患者出现兴奋、谵妄、抽搐、肌痉挛，甚至低血压昏迷。对此应减少通气量，或适当增加管道无效腔或封闭部分呼气口。

10. 通气不足　主要由于各种原因引起通气量过低，如气源压力不足、气路漏气或气道梗阻等。临床上常表现心率增快、血压升高、自主呼吸频率减慢或增快、呼吸同呼吸机拮抗、胸廓运动幅度减小等。

11. 气胸　肺的压力损伤通常是由于潮气量过大或压力过高造成，多发生在有肺大泡、严重肺气肿等慢性肺部疾患病史者及肺部手术后。表现为气胸、纵隔气肿、肺间质气肿等。临床上，气道压力较高时患者如又出现憋气、发绀、心率增快、血压下降、呼吸困难等症状时要给予高度重视，警惕肺压力损伤的发生。

12. 心理护理　机械呼吸的患者，人工气道造成的咽喉不适是清醒患者难以接受的；加之语言交流的障碍及医务人员对非致命后果交代得不够清楚，造成患者很多的心理障碍，影响配合治疗。因此，需要护理人员在患者神志清醒，但有表达障碍的情况下，对各阶段的治疗耐心解释。护士要经常主动到床旁，认真观察病情变化，把床头呼叫器放到患者身边使他们有安全感，从而减少心理上的压力，增加治愈的信心。

（二）呼吸机的监测

密切观察机器运转的情况，及时观察它的各项指标，严密监视机械工作状态，确保患者的安全是护理人员的责任。不能完全依赖报警装置，如呼吸器报警失灵或关闭就不能发现可能发生的问题。因此，除注意报警外，还要密切观察各种指示仪表和显示。一旦发生故障要镇静，按顺序检查，如故障不能立即排除，首先应使患者脱离呼吸机。如果患者无自主呼吸，可使用简易呼吸器维持通气及给氧，保证患者安全，脱机在断电、停电和呼吸转换障碍时非常重要。

1. 检查故障的一般规律

（1）可按报警系统所提出的问题进行检查。

（2）如无报警可先检查电源，注意稳压器有无保护或故障，电源是否接紧。

（3）查气源，注意中心供氧压力或氧气瓶压力的变化，并注意空气压缩机的工作压力变化。

（4）空氧混合器是否通畅。

（5）查看连接部分是否衔接紧密，尤其是机器与人工气道、各管道的连接是否漏气。

2. 对气囊的检查　听：有无漏气声；看：口鼻有无"烟雾状"湿化的气体漏出；试：气囊放气量与充气量是否相等；查：套管位置有无改变致使漏气。

3. 气道压力的监测　气道压力表上的数值直接反映了通气道的状态，其数值的变化往往有很重要的临床意义。气道压力报警是最常见的，其原因很多。

（1）吸气压力增高的因素：呼吸道有痰液滞留；患者气管痉挛，或并发气胸；气道异物阻塞或套囊脱落；输入气体的管道打折或被压于患者身下；输入气体管道内的水逆流入呼吸道，发生呛咳；人工设置气道压力"上限报警限"太低；胸部顺应性降低等。

（2）气道压力降低的因素：各部位管道衔接不紧；气囊漏气或充盈不足；供气不足等。如果排除气道梗阻和气胸，则气道压力过高通常提示肺顺应性下降。在这种情况下，绝不应使气道内压力 > 60mmHg（8kPa），否则有导致肺泡破裂的可能。

4. 通气量的监测　呼吸机的作用主要是维持有效的通气量，通气量的设置要视病情、年龄、体重而定。为保证恰当的通气量，应经常监测每分钟实际呼出气量表的变化并与设置的通气量比较。通气量下降的原因有：①气囊漏气；②管道衔接不紧；③气源不足。

5. 氧浓度的监测　氧浓度要根据病情和血气结果来调节，一般不超过 40%。如浓度 >50%，则不应持续超过 1~2d，以免发生中毒。一般情况下，PaO_2 维持在 70~80mmHg（9.3~10.6kPa）即可，不必为追求过高的 PaO_2 而给予过高的氧浓度。

6. 监听呼吸机运转的声音　不同类型的呼吸机有不同的监测重点，监听呼吸机节奏或声响的改变是判断呼吸机是否正常运转的重要方面之一。比如定压型呼吸机，要监听呼吸机送气声音的变化，送气声音延长或不切换，可能有管道系统漏气或气源不足。吸气声变短，提示呼吸道阻力增大。多功能呼吸机报警说明有异常情况，必须立即处理，不能擅自关掉报警装置。

7. 检查呼吸道湿化效果　注意湿化瓶内耗水量，及时补充液体，螺纹管内及积水器中的积水要及时倾倒，以免误吸。

二、人工气道管理

1. 气管内吸痰　机械呼吸时由于人工气道的建立，使呼吸道纤毛运动失效；又因患者多数神志不清、反射迟钝，或即使神志清楚，也因声门失去作用，不能形成肺内足够的压力，因此，咳嗽反射减弱甚至消失。有鉴于此类患者自身难以清除淤积的分泌物，故正确、及时地吸痰，保持气道通畅是防止严重并发症的重要措施之一。

（1）一般采用 40~50cm 表面光滑、柔韧适度、头端有侧孔的吸痰管，其管径不宜过粗，外径应小于套管内径的一半以上，防止负压过大造成肺泡萎陷。

（2）吸痰动作要稳、准、快，避免损伤黏膜：将吸痰管下到底后，再踩吸引器，将痰管轻轻提出，一次吸痰便可完成。切忌将吸痰管在气道内反复长时间地抽插，因为这样易造成黏膜损伤。吸痰管插入不宜过深，因强烈刺激支气管隆突部可引起反射性心跳、呼吸骤停。

（3）每次吸痰时间不要超过 15s，以免吸痰后出现低氧血症：危重患者吸痰前后要充分吸氧，痰多者不宜一次吸净，应与吸氧交替进行。

（4）痰少或"无痰"常是痰液过于黏稠或由于某些原因未能有效地将痰吸出。为保持呼吸道通畅，应每隔 0.5~1h 吸痰一次，防止分泌物阻塞。

（5）吸痰时痰管进入人工气道可引起呼吸困难，故吸痰前最好将气囊内气体放尽。

（6）对严重肺部感染伴有痰液潴留的患者，可行气道洗涤术，成人可向气道内注入 2% 碳酸氢钠溶液或质量分数为 0.9% 氯化钠溶液 5~10mL。操作前提高氧浓度及通气量，吸痰动作要迅速，吸痰管在气道内停留应 <20s。操作全过程最好同步心电监护，出现明显心电图改变及发绀应立即停止操作并给予吸氧。

进行有效的翻身、叩背是机械通气患者不可忽视的问题，它可改善通气/灌注比例，预防褥疮，促进痰液的引流。

在翻身的同时，应给予叩背，叩背时手掬起呈杯状，在胸背部进行有力的叩击。翻身时注意头部与人工气道及机械送气管道保持在一条水平线上，并注意固定人工气道防止脱出。

2. 气道湿化　正常的气管黏膜分泌黏液，呼吸道纤毛使黏液向上移动并排出体外，起到自净作用。这种黏液在温度 37℃、湿度 100% 的情况下，方可保持适当的黏度而易于清除。机械通气的患者由于人工气道的应用，失去了鼻腔的过滤、加温、湿化功能，同时每日由呼吸道丢失的水分达 450mL，若得不到有效的加温、湿化，可导致气管黏膜干燥，降低纤毛的保护功能，增加分泌物的黏稠度，使之结痂更不易吸出。因此，患者必须吸入相当于体温的、经过水蒸气充分湿化的气体，才有利于呼吸道的净化。机械通气的气道湿化效果受气流量、室温及输气管道长短等因素的影响。

（1）电热蒸发器湿化吸入：①电热蒸发器一般要求每小时蒸发 20mL 左右；②温度以 35~38℃为宜。使用电热蒸发器加温时要监测患者吸气入口的温度并以其温度作调节指标。此时加热器内的水温可达 40~45℃；③蒸发器与呼吸道的连接管不能过长，否则会降低吸入气温度；④对发热患者应降低加湿温度。加入湿化罐的水应是蒸馏水，切忌加入生理盐水，以免损坏湿化器。

（2）雾化吸入：超声雾化器是目前临床上使用最普遍的湿化装置。这种雾化方法对于使用人工气道，尤其对停机过程的患者更有意义。护理人员在做雾化治疗时将气雾对准气道开口，教会患者在呼气末缓缓吸气，在吸气末再屏气 10s 以增加雾粒沉降的机会。某些型号的呼吸机具有雾化装置，可在机械通气的同时进行雾化吸入。

（3）气管内直接滴入：在没有超声雾化器及其他加湿装置，或呼吸机无良好的加温湿化装置时，可用气管内直接滴注的方法，一般湿化液在 200~400mL/d。痰液的黏稠程度和吸引是否通畅，是衡量湿化效果的可靠指标。如果痰液稀薄无痰痂说明湿化满意，患者出现频繁咳嗽，分泌物稀薄、量多，提示湿化过度。在间断停机或停机观察阶段的气道湿化也不能忽视。此时吸入气体无鼻腔及上呼吸道的加湿作用，要特别注意室内的空气湿化及气道内湿化液的滴注，或进行雾化吸入治疗，并要及时吸痰，以保持呼吸道通畅。

3. 防止气道阻塞

（1）气囊脱落：国产导管气囊滑脱可堵塞导管出气口形成活瓣，机械正压进入肺的气体不能呼出，可很快导致患者窒息死亡。因此，选择套囊时应与套管型号相符，并在套囊外留部分测量长度做好标记，以判断套囊有无移位。

（2）管道扭曲：聚氯乙烯一次性套管可发生扭曲，因此，插管前要注意充气用的侧细管位置，并做好标志（一般在9点处），以此位置判断有无扭转。

（3）管腔内异物造成管腔内部分或完全阻塞：气道分泌物形成痰液堵塞是最常见的原因。气管切开时，如用金属套管，要注意清洗内套管。最好准备有同型号管芯两个，交替使用，管芯采用流水冲洗法清洗较为安全。

4. 防止气道压伤　人工气道和气囊的压迫可引起声带或气管的水肿、溃疡、肉芽肿形成以至狭窄。气管黏膜溃疡可发生于导管气囊压迫部位及导管头端摩擦气管壁的部位，对此患者可诉疼痛。因此机械呼吸时，最好选择高容积低压套囊，或双囊套囊。当套囊压力在30mmHg（4kPa）时，相应部位气管黏膜血流减少，压力在50mmHg（6.7kPa）时血流完全中断，尤其在低血压时对患者的危害更大。所以，充气量大而压力低的气囊，可在使单位气囊壁承受压力最小的情况下，有效地封住气道。气道力宜维持在低于毛细血管充盈压的水平，即 <25mmHg（3.3kPa）。现多认为气囊充气量掌握在以允许少量漏气的水平为佳，即在吸气高峰时允许50~100mL的气体自气道溢出，这时气管壁受压部位的缺血最轻。插管或气管切开前，要检查气囊是否完整、漏气，气囊与套管是否相符，并先注入气体，了解气量和压力，以减少盲目性。在使用橡胶套管时必须注意每4h放气囊一次。不使用呼吸机时气囊则不必充气，但进食时气囊应无气，以防吞咽时食物或液体误入气管。

5. 气管切开护理　气管切开是较理想的人工气道，使用机械呼吸时，气道阻力小，解剖无效腔也小。切开早期要注意局部出血及皮下气肿、纵隔气肿等发生。后期注意伤口感染、气道阻塞、气管食管瘘、气管肉芽肿等并发症。

（1）带橡胶套囊的套管要每4h放气一次。并将充气细管的位置做标记，随时观察其深浅度，防止套囊脱落。

（2）内套管应每日煮沸消毒2次。最好备同型号内套管在消毒时交替使用。

（3）保持套管外清洁，每日应对切口周围皮肤进行清洁消毒。外套管至少要2周更换一次。

（4）及时进行痰液的吸引及充分湿化，保持气道畅通。

（5）床旁应备急救物品，尤其在切开早期。

6. 气管插管的护理　气管插管多用于临床危及生命的通气障碍患者，一般维持6~7d，否则，过久地压迫声门和气管黏膜可致缺血、水肿、糜烂、出血或坏死，因此，护理上要求做到以下几点。

（1）为减轻插管对咽后壁的压迫，头部宜稍后仰，并定时轻轻左右转动头部。

（2）为保持插管深浅适度，可在其入口处做一标记，便于发现导管移位。

（3）为防止气囊长期压迫黏膜，应每4h放气囊一次，要采取小容量充气。

（4）吸入气体应注意充分湿化。

（5）口腔护理每日3次，必要时做口腔冲洗，冲洗时将气囊充满。

（6）吸痰管宜选用长约50cm，质地适宜的塑料管，以便充分吸痰。

（7）经鼻孔插管口径小，痰痂极易阻塞管道，对此充分地湿化与吸痰更为重要。

7. 拔除人工气道　决定拔管时应向患者讲清程序及要求，并在拔管前充分湿化、叩背和吸痰。

（1）先吸净气道内痰液，然后吸净口腔、鼻腔内分泌物。

（2）提高吸入氧浓度。

（3）放气囊，再次吸净气管内及气囊上可能存留的分泌物。

（4）令患者深呼吸后，在吸气时轻轻将管子拔出。

（5）继续从口腔或鼻腔吸痰，并给予吸氧，鼓励患者深呼吸和咳嗽。

（6）拔管后的监护：①喉痉挛：是一种较常见的随拔管而出现的问题。因声带痉挛导致气道梗阻，因此应备好插管急救设备；②拔管后因声门水肿可出现声音嘶哑、咽喉疼痛，要给予蒸汽吸入、激素和抗生素等药雾化治疗；③注意吸入气体的湿化和加温，掌握好给氧浓度，必要时配合面罩给氧。拔管并不代表治疗的结束，而是新阶段治疗和护理的开始，只有正确的治疗和严密地观察护理，才能帮助患者进一步康复。拔除气管切开套管与拔除气管插管有所不同，拔除气管切开套管前，先试行部分堵管，再予完全堵塞，只有患者完全能够耐受时，才能拔管。拔管后局部伤口用油纱敷料覆盖。

三、机械呼吸感染的预防

对机械呼吸过程中呼吸机及其配件的消毒，在操作过程中严格执行无菌技术，是预防发生肺内感染的重要环节，也是取得机械呼吸治疗成功的保证。

1. 加强消毒隔离工作　气管切开时，应做好房间消毒，术中、术后应尽量减少人员流动，严格控制探视人员。术后每日做好房间、空气及地面消毒或采用空气净化器等洁净措施。

对接受机械通气治疗的患者，医护人员要严格无菌操作，每次操作或接触导管前后均应洗手或戴手套。

2. 吸痰的无菌技术操作

（1）每位患者应单独地准备一套吸痰用盘，其所有用物均应24h更换、消毒一次，并专人专用。

（2）吸痰管要高压灭菌或煮沸消毒，一根管只能吸引一次。口腔吸引后的痰管切忌再用于气管内吸引，痰管用完在消毒液中浸泡后清洗。

3. 套管的清洗及消毒

（1）每日更换和煮沸消毒内套管1~2次，煮沸前应在流水下清洗表面附着物。

（2）导管口在停机时应盖双层盐水纱布，防止空气中的细菌、灰尘及异物吸入气道。敷料及周围皮肤应保持清洁、干燥并经常更换敷料。

（3）长期使用机械呼吸、气管切开的患者应定期更换气管外套管，进行彻底清洗消毒。

4. 湿化器及湿化液

（1）用于湿化的液体，必须保持无菌，药液应在24h更换，湿化液要注意保存方法并注意失效日期。

（2）每日加湿化液或雾化液前要倒掉残存的药液。湿化器每日要冲洗，保持湿化器装置的无菌状态。管道及积水器中的积水要及时倒掉，防止逆流入气道。

5. 机械及配件的更换与消毒

（1）停止使用的呼吸机必须将其气路系统进行彻底的终末消毒，即将所有管道（包括主机内部管道系统）逐一拆下彻底消毒后再装好备用。

（2）持续应用呼吸机治疗时，应每24h更换一套呼吸管路，尤其是连接导管开口处的短管更应注意消毒。

（3）按要求定时更换或消毒呼吸机中的空气细菌过滤器、传感器和吸入气体过滤气体管道等。

6. 防止误吸　因气管套压迫食管，胃管的插入阻止了食管下段括约肌的收缩关闭和气管切开后声门关闭受到干扰等原因，机械通气患者常有误吸现象发生。为了减少食物反流和误吸的机会，尤其在进食时床头最好抬高30°~45°。

（李言言）

第十四节　呼吸内科临床护理新进展

一、COPD 患者长期家庭氧疗的护理新进展

长期氧疗（long-term oxygen therapy，LTOT）是指患者脱离医院环境后返回社会或家庭，每日实施吸氧，并持续较长时期。一般用鼻导管吸氧，氧流量为 1.0~2.0L/min，吸氧时间 >15h/d。目的是使患者在静息状态下，达到 $PaO_2 \geq 8.0kPa$ 和（或）SaO_2 升至90%。慢性阻塞性肺疾病是一种世界范围的常见疾病，由于病情迁延反复，逐渐加重，对个人、家庭和社会都造成了沉重的精神和物质负担。研究表明，长期氧疗能够提高患者的生命质量。患者每天平均吸氧15h，5年存活率提高62%，10年提高26%。

（一）LTOT 的指征

（1）$PaO_2 \leq 7.33kPa$，或 $SaO_2 \leq 88\%$，有或没有高碳酸血症。

（2）PaO_2 7.33~8.0kPa，或 $SaO_2 < 89\%$，并有肺动脉高压、心力衰竭或红细胞增多症（血细胞比容 >0.55）。

（二）长期家庭氧疗的主要目的

纠正低氧血症，减缓和逆转缺氧所致的组织损伤和器官功能损害，同时尽量保持患者的活动能力。

（三）LTOT 对 COPD 患者的主要作用

（1）纠正低氧血症。

（2）改善肺功能。

（3）降低肺动脉压。

（4）延长 COPD 的生存期，降低病死率。

（5）提高生活质量 LTOT。

（6）改善神经精神症状。

（四）氧疗的依从性（LTOT）是达到良好治疗效果的关键问题

1. 国内外氧疗依从性的现状　欧洲地区 LTOT 依从率为 45%～65%。Pepin 等对 14 个地区 930 例 LTOT 患者进行氧疗时间的监测和问卷调查发现：45% 的患者有效使用了 LTOT（≥15h/d），33% 的患者在如厕、进食、娱乐等情况下继续使用氧气。4% 的患者在户外活动时仍然吸氧，大多数患者仅在休息时吸氧。Thomas 对丹麦 16 个不同地区的 1 354 例行 LTOT 的 COPD 患者调查发现，LTOT 依从率为 14%～63%。颜红英等对 96 例 COPD 患者进行家庭氧疗的使用及对其了解程度调查询问，结果显示在动脉血氧饱和度低于 88% 的 46 例患者中，仅有 4 例每日吸氧时间在 15h 以上。袁岚等对成都 13 家医院门诊及住院的 70 例 COPD 患者进行调查，结果仅有 18.5% 的患者日吸氧超过 15h。杨晶等对 60 例 COPD 患者 LTOT 依从性的调查发现，5% 的患者日吸氧 >15h，37.8% 的患者能够正确选择氧流量。陈燕等对 190 例患者进行现状调查发现：没有进行家庭氧疗的 125 例（66%），进行了家庭氧疗的 65 例（34%），其中仅有 4 例患者达到 LTOT 的治疗要求。李萍等对 50 例患者进行调查，仅 12 例进行家庭氧疗，且绝大多数的吸氧时间没有达到氧疗的要求，每日吸氧时间 <2h 者占 83.3%，每日吸氧时间 >15h 者仅 2 例。荆明霞等对 90 名 COPD 患者进行调查发现：家庭氧疗者有 78 例（87%），吸氧时间每天 <2h 者有 41 名，>15h 者有 12 名，其中不确定氧流量，感到气急时加大氧流量，缓解时减少流量或不吸氧者有 25 名。从上述国内外的调查研究中可以看出，只有少部分患者能够保证足够长的吸氧时间和正确的使用氧气，患者对氧疗的依从性不高，但国外情况稍好于国内。

2. 影响氧疗依从性的因素　包括以下几点。

（1）患者知识缺乏：患者知识缺乏是氧疗依从性差的原因之一。患者缺乏相关的医学知识而不能正确认识氧疗，从而影响了氧疗的依从性。Stamatis 等报道有 63% 的患者不了解长期家庭氧疗对疾病的治疗作用。患者常认为吸氧对疾病治疗无效或意义不大而自行减少吸氧时间。国内研究显示患者不能坚持长期吸氧的主要原因是患者认为长期吸氧容易产生依赖，吸氧对于预防、治疗疾病意义不大。姜燕等对 647 例 COPD 患者和部分家属进行家庭氧疗知识调查，发现 COPD 患者严重缺乏家庭氧疗知识，其家人对氧疗知识了解也很少。由于缺乏正确的氧疗知识，患者往往根据自觉症状的轻重来调节吸氧时间和吸氧流量；另外由于不了解长期家庭氧疗的真正含义，大多数患者的吸氧时间远远 <15h，使 LTOT 失去了真正的意义，变成缓解胸闷、气急的手段。吕果梅在对慢性阻塞性肺疾病家庭氧疗依从性的调查与对策中，不能坚持用氧的原因中，选择"长期吸氧会产生依赖和吸氧是抢救手段"分别是 64% 和 50%，提示患者缺乏相关的医学知识，而不能正确认识氧疗，错误地认为吸氧是为了缓解症状，没有认识到其治疗的意义。李英杰对 40 例慢性阻塞性肺疾病家庭长期氧疗依从性的调查及分析中显示有 32 人存在错误观念占 80%，这些患者中错误地认为吸氧只是为了缓解症状，没有从根本上认识到其治疗的意义，有些患者认为长期吸氧会"成瘾"，会产生"依赖性"，或像使用抗生素一样产生"耐药现象"，而拒绝氧疗。

（2）病情的严重程度：Hayashi 等在调查中发现 LTOT 的依从性与年龄轻度正相关，与动脉血氧分压轻度负相关。病情严重、住院频繁、动脉血氧分压越低、动脉二氧化碳分压越高的患者氧疗的依从性好。Pepin 等对 930 例 COPD 患者氧气使用情况进行调查，发现 175 例患者由于病情加重而延长了吸氧时间；由此可见，患者病情的严重程度与患者的依从性有关。

（3）治疗的不适感：供氧装置和吸氧工具均可产生不适感。制氧机工作时发出的噪声影响患者的休息和睡眠。吸氧会引起患者鼻咽部干燥不适，甚至引起鼻黏膜损伤。

（4）社会支持系统：LTOT 多在患者家中进行，需要专用的供氧装置和给氧工具，从而增加了治疗的费用，氧气费用高、设备不方便、患者的家庭经济条件、社会支持系统、居住城市的条件、医疗保障系统的不健全，社会医疗落后等因素在一定程度上也影响了患者对家庭氧疗的依从性。

（5）医务人员方面：医务人员在 LTOT 方面的宣教力度不够，其原因可能与医务人员对氧疗知识宣教的时间不足，并且目前并无对健康教育的监测及评价，因而影响了患者对氧疗知识的掌握程度。

3. 提高患者氧疗依从性的主要措施　包括以下几点。

（1）加强对患者 LTOT 知识的宣教：护士针对 COPD 氧疗患者知识缺乏的现状应做好相关知识的健康教育，让患者充分认识 LTOT 的必要性和重要性。根据患者的不同情况，采取不同的方式，给予患者有效的指导。对患者的教育形式可多样化，如编写宣传手册、知识讲座、一对一指导等。健康教育的内容可涉及 LTOT 的基本知识。应向患者指出氧疗是属于治疗的一种方法，对疾病的预后有重要的影响，氧疗的效果是目前所有药物不能比拟的，更要向患者说明氧疗是改变 COPD 自然病程的一种方法，不会产生"成瘾"及"耐药"现象。指导患者具体实施 LTOT 治疗的方法，如氧疗的时间和浓度；给氧的方式；日常活动时如何去做；用氧安全；氧气的湿化；用氧装置的清洗和消毒等。

（2）协助患者选择合适的给氧装置和给氧方式：目前常用的供氧装置有三种：压缩氧气瓶、液态氧和氧浓缩器（oxygen concentrator）俗称"制氧机"。压缩氧气瓶的主要优点是价格便宜、不存在浪费或耗失以及容易获得等；而缺点是较笨重、贮氧量少、需反复充装，适合于用氧量少的患者。制氧机的主要优点是无需贮氧设备及固定供氧源，使用期间特别是需要连续供氧时，费用较低，对持续吸氧者特别是家庭氧疗比较方便；而缺点是设备购入价格昂贵、移动不便、有噪声和需要定期维修。液态氧的主要优点是贮氧能力大（1 立方英尺液氧＝860 立方英尺气态氧）、轻便，适合于长期康复治疗；而缺点是费用高、容易泄露和造成浪费。一般认为当患者每月需要使用 10 个以上压缩氧气瓶时，应建议患者使用液氧系统。这些供氧装置各有优缺点，患者应根据自身的生活方式进行选择。给氧方法包括鼻导管、鼻塞、面罩及节氧装置（oxygen saving devices）。节氧装置是一组更符合呼吸生理要求，并能减少氧需要量和提高氧疗效益的装置。目前主要有 3 种：经气管导管（transtracheal catheters）、贮氧导管（reservoir oxygen cannula）和按需脉冲阀（pulsed demand valve）。贮氧导管简便、实用、价廉、应用范围广，适合于我国国情。

（3）加强对医护人员的培训：护士与患者接触时间及交流机会最多，应成为氧疗知识宣教的主角，因而要重视护士的自身学习，培养专科护士，进一步加强 COPD 治疗、康复、护理等方面的新知识、新进展等的学习，提高业务水平。确保在氧疗过程中给予患者合适的指导，使患者能清楚地了解氧疗的时间和使用条件。

（4）加强社会支持系统：现在我国的家庭随访做得不到位。定时家庭访视是我们应尽快完善的工作。医护人员应做好定期的家庭访视，反复提醒患者正确使用氧疗装置，强调长期家庭氧疗的重要性，提高患者氧疗的依从性。提供换氧服务，建议医院、社区医院安装供氧电话，电话联系，送货上门，负责安装，保障用氧安全。同时呼吁社会、家庭、子女的支持，在医疗保险中增加家庭氧疗的项目，加大宣传力度，鼓励患者积极投保。

LTOT 在欧美国家和发达国家开展较为普遍，在亚洲及一些发展中国家由于受到社会经济发展水平和医疗保险不完善的限制，开展较少。但是随着给氧设备向小型便携式发展，吸氧管向节氧方面改进，以及我国医疗保险和社区医疗的逐渐成熟，长期家庭氧疗将在我国得到越来越广泛的应用。医护人员应加强自身教育，更好地掌握家庭氧疗的有关知识，以便更好地指导患者。

二、COPD 患者肺康复方案

肺康复（pulmonary rehabilitation）又称呼吸康复（respiratory rehabilitation）是康复医学的分支。肺康复研究的是慢性呼吸系统疾病给患者带来的由于呼吸功能受损而产生的呼吸困难、运动耐力下降、生活质量下降、心理－行为的异常。肺康复的对象以慢性阻塞性肺疾病患者为主，其他慢性肺疾病只要存在呼吸困难、运动耐力下降同样需要康复治疗。

肺康复的临床意义是尽量改善被损害的肺功能，通过治疗提高呼吸效率，作为一个对社会有用的人回归社会。但实际不能回归社会的严重肺功能不全患者不占少数，对于这些患者，通过治疗使之能够从医院回归家庭具有非常重要的意义。近来，随着医学的进步，肺康复已经扩大到包括使患者经过治疗后减少反复住院的次数，提高生活质量，尽量维持长期的家庭生活等内容。

COPD 是慢性呼吸疾病中所占比例最大的疾病，COPD 患者是肺康复的主要对象，因此COPD 的康复方案也是使用最广的方案。这些患者由于支气管慢性阻塞导致一系列病理生理改变而使他们日常生活活动能力下降，社会参与能力下降，临床则表现为呼吸困难。除了呼吸困难，COPD 患者活动能力下降的主要原因是外周肌肉疲劳导致的运动耐力下降，因此COPD 的康复方案是以运动疗法为中心的综合肺康复方案。

（一）肺康复的定义

1999 年，美国胸科学会将肺康复定义为：肺康复是为慢性呼吸损伤患者进行的，按照个体化原则设计的一个多学科的治疗计划，其目的是尽可能有效地促使患者躯体和社会功能及自主性得到改善。

（二）肺康复治疗的目的

阻止或延缓肺部病变进展，改善生活质量；有效地利用现存的肺功能，并争取改善肺功能，预防肺功能进行性降低；提高机体活动能力，防止急性加重，预防和治疗并发症；改善心理及情绪状态；延长生命。

（三）肺康复的技术结构

肺康复依靠的是多学科的康复小组。多学科康复小组是以患者和他的家庭为中心，由呼吸科医生、康复医生、护士、物理治疗师、呼吸治疗师、精神科医生、营养师、社会工作者组成的医疗康复小组。

（四）肺康复的适应证

根据1977 年美国胸科医师协会（ACCP）和美国心肺康复协会（AACVPR）的肺康复指南，肺康复适用于所有的稳定期呼吸系统疾病患者的治疗，对于呼吸困难等临床症状未得到改善，运动耐力低下，日常生活有障碍的患者均可以进行呼吸康复。对于肺康复的适宜人群不需要根据肺功能来判断，轻症到重症的患者均适合于肺康复。将肺康复确定为对患者实施全面治疗的一部分，其中患者主动参与康复的意义是非常重要的。表11-5是非COPD疾病的适应证。

表11-5 非 COPD 疾病的适应证

症状	疾病
哮喘	选择性的神经肌肉疾病
胸壁疾病	围手术期（胸部或腹部手术）
囊性纤维化	脊髓灰质炎后综合征
间质性肺病、包括 ARDS 后的肺纤维化	肺移植前和移植后
肺癌	肺减容术前和术后

（五）肺康复的禁忌证

COPD 的急性加重期；近期心肌梗死和不稳定心绞痛；进展期的关节炎使得患者活动受限；并发其他器官功能衰竭；老年痴呆症；高度近视；听力障碍；糖尿病酮症；血氧饱和度小于90%。以上禁忌证是相对的，主要是针对运动疗法而言，其他的康复课程（如戒烟、教育、心理和营养干预等）上述的大多数患者仍可参与。活动很少的患者不是肺康复的理想人选；但是，如果他们参加康复课程，其活动水平可能会改变。

（六）肺康复形式

肺康复的形式有住院康复、门诊康复、家庭康复、社区康复四种。

肺康复的条件设置因为工作人员情况、康复周期、组织结构，以及个别组成部分的不同而可以有很大不同。选择何种条件设置常依赖于患者在康复前的生理的、功能的和心理-社会状况，还有实用性和距离的远近，保险支付协议，以及患者的意愿。在门诊、住院和家庭为基础的肺康复。

住院康复的优点是可以使重症或伴随其他系统疾病患者得到在医疗监护下的肺康复，所谓重症是指那些在严重度分级处于Ⅱ级或Ⅲ级的患者。老年人特别是70岁以上者以住院康复更为安全。医院康复可以提供完善的医疗监护，除了心肺功能监护外还可以提供辅助通气治疗、运动中的血氧监测以及对意外事件的及时处理等。

门诊康复可以节约经费，又有医生监督和指导，能够保证康复质量，对于需要长期康复的患者是十分有利的，但是对于路途较远、没有家属陪同者是有困难的。

家庭为基础的康复的优点是节约和方便，对于自我控制力强的患者，家庭康复是延续住院康复效果的最佳选择，但是即使在密切监督下的运动疗法，家庭康复在运动耐力和生活质量上的改善都小于门诊和住院康复的改善。而且对于病情重、并发其他系统疾病患者效果不肯定。

社区康复介于门诊康复和家庭康复之间，在有条件的社区可以取得与门诊康复同样的效果。所谓条件是指基础设施和训练有素的医生和护士（或呼吸治疗师），有一套完整的康复流程和康复方案。

（七）肺康复方案

方案主要有4个内容：包括运动疗法、教育、心理-社会/行为干预和效果评价。其中核心是运动疗法。美国胸科医生学院（ACCP）/美国心血管和肺康复学会（ACCVPR）指南小组在1977年发表的询证指南中显示的证据分级见表11-6。

表11-6 COPD患者肺康复的推荐总结和证据分级

内容/结果	推荐	分级
下肢运动	包括运动耐力训练的下肢运动作为肺康复的一部分被推荐	A
上肢运动	包括对抗和耐力的上肢功能和运动训练应当包括在肺康复中	B
通气肌训练	科学证据不支持在肺康复中常规使用，在伴有呼吸肌力量减弱或喘息的患者可以选用	B
心理学、行为学、教育内容和结果	证据不支持作为单独治疗方式的短期心理学干预的益处，长期干预可能是有益的，专家的意见支持把教育和心理干预作为肺康复的内容	C
呼吸困难	肺康复包括呼吸困难的症状	A
生活质量	肺康复包括与健康相关的生活质量	B
健康管理利用	肺康复已经减少了住院人数和住院天数	B
生存期	肺康复可以改善生存期	C

注：A. 提供的科学证据有良好的设计，很好的管理和显著结果的对照试验（随机和非随机）来支持指南的推荐；

B. 提供的科学证据是由观察研究或可靠性较低的对照研究结果来支持指南的推荐；

C. 由于无法获得科学证据或没有可靠的结果或缺乏对照研究，仅靠专家的观点来支持指南的推荐。

1. 运动疗法 如下所述。

（1）运动疗法的目的：运动疗法是肺康复的基础。维持身体活动是正常生活的基础。运动训练可以改善呼吸功能，提高包括肌力、耐力等在内的全身运动能力，使之适应日常生活及社会活动。

（2）COPD患者运动能力减退的原因：COPD患者往往病程较长，肺功能已遭到不同程度的损害，出现呼吸困难、恐惧、抑郁等。呼吸困难限制了患者的活动，活动减少使身体适应能力下降，病情加重。病情加重使活动进一步受限，导致恶性循环。以上状态长期持续存在容易引起低氧血症、红细胞增多症、肺心病和心力衰竭等并发症，影响患者的生活质量。

（3）运动疗法在COPD患者康复中的作用：运动能增加最大摄氧量，增强运动能力；运动能增强运动耐力，减轻再运动时的痛苦，缩短恢复运动所需时间。

（4）适用于肺康复的运动方法：适用于肺康复的运动方法有床上锻炼，呼吸体操，10min步行，上台阶，蹬自行车等。选择运动方式的关键是因人而异，使患者能够耐受。一般通常采用的是平地步行和呼吸体操。

（5）进行运动训练时的注意事项

1）根据自觉症状终止运动的标准：胸痛、急剧的气促、极度的疲劳、头晕、恶心等。

2）运动的正常反应：适度的疲劳感、适度的气促、适度的出汗、适度的肌肉痛。

（6）运动负荷试验：运动负荷试验对于检查患者的呼吸困难程度或活动受限程度，有无活动后血氧饱和度降低是非常有意义的。呼吸系统疾病患者属运动负荷试验禁忌者不多。6min步行试验非常简单易行，不需要特殊的仪器和设备，对患者的负担小，对于设定运动初期处方非常有用，现在临床应用非常广泛。

6min 步行试验的具体实施方法是让患者在 6min 内以最快的速度进行步行，要有在此时间内"再也不能走了"的感觉。最少应进行 2 次，取距离较长的一次。记录并评价步行距离，步行后心率的上升，血压的变动，呼吸困难，血氧饱和度下降的程度和恢复时间等。

（7）运动方式：根据运动部位不同分为上肢运动和下肢运动。上肢运动包括举重物（小沙袋 250～500g，每组 10～15 次，每次 2～3 组），上肢弹力带操、上肢功率车等。上肢运动对完成生活自理、家务劳动是非常重要的。下肢运动包括步行、蹬车、爬山、跑步机和功率自行车运动等。下肢运动对于提高运动耐力、扩大活动范围、生活自理、社会活动参与是重要的。在肺康复循证医学指南中上肢运动的证据级别为 B 级，下肢运动证据级别为 A 级。但是在临床肺康复实施中对于上肢和下肢运动都要进行，因为上肢运动对于进行精细动作，完成日常生活活动是必要的。

（8）运动量的调整：运动量的调整需要根据患者当前身体状况、年龄、对初始运动的反应。进行康复前运动较少的患者对运动的适应性较差容易出现运动性并发症，对这类患者开始运动时的水平应较低，需要逐渐增加运动量和运动时间。对于功能储备低的患者也应从低运动量开始，一般开始时可以用低于目标运动强度的 10% 的运动量，运动持续时间和频率也从低限开始。在开始调整时也应先通过调整运动时间来增加运动量而不是调整强度和频率。

（9）通气肌训练：通气肌训练对患者改善症状和生活质量的用处还没有得到循证医学的证据，还缺少大样本的随机对照研究。最近有研究报告在严重 COPD 患者使用吸气压力支持训练取得良好效果。目前推荐伴有严重呼吸困难、呼吸肌无力、中至重度呼吸损伤但不是终末阶段的肺气肿和膈肌变平的 COPD 患者进行通气肌训练。

通气肌训练的方式是阻力训练，强度可以从 10% 的最大吸气压开始，逐渐增加至 50%，至少应在 30% 以上，尽量接近最大吸气压更好。每周训练 5 次，2 次/d，15min/次。呼吸 12～15 次/min。可以使用手持吹气装置或其他训练装置。

2. 教育　单独的教育对患者的运动耐力和生活质量的影响没有显著的意义，但是与其他康复内容一起组成的方案中必须包括教育。教育鼓励自主参与健康管理，使患者能够更好地理解患肺疾病时生理的和心理的改变，帮助患者及其家庭找出应对这些改变的方法。通过教育的过程使患者更加熟练自我管理和支持治疗计划。

教育可以是以小组的形式或个体的形式，根据患者的需要、地点和资源来设计康复方案。一般来说，在初期评价时就确定了肺康复参与这种需要教育干预的患者。很多标准的教育课题列在表 11-7，呼吸训练、能量保持和药物疗法三个题目将做进一步的详细描述。生命终末期计划对慢性肺疾病患者是重要的，我们也将进一步讨论。

表 11-7　教育内容中的常用题目

肺的解剖和生理学	避免环境刺激
肺疾病的病理生理学	呼吸和胸部治疗技术
气道管理	症状管理
呼吸训练计划	心理因素——应对能力，焦虑，惊恐控制
能量保持和工作简化技术	强化管理
药物疗法	生命中末期计划

自我管理技术	戒烟
运动的益处和安全性指南	旅行/业余生活/性生活
氧疗	营养

（1）呼吸训练：患者可能从缩唇呼吸和膈肌呼吸中得到益处。缩唇呼吸包括鼻吸气，随之让气流对抗紧缩的口唇，避免用力呼气。这种方法经常被 COPD 患者无意识地使用，以便在呼吸困难期间增加运动耐力和通气需求。膈肌呼吸的方法是在吸气时主动地扩张腹壁，使膈肌下降。从理论上讲，这将增加 COPD 患者通气时膈肌运动的效果，减少上抬肋骨的无效运动。尽管早期的研究报告膈肌呼吸增加了膈肌的活动，但是后来的研究显示整个胸部运动不同步，腹部的矛盾运动，减少了胸部的机械运动效果，用这种方法增加了呼吸做功，没有改善肺的通气分布。最终发现膈肌呼吸增加而不是减少呼吸困难。根据这些结果，在肺康复中不推荐常规使用膈肌呼吸训练。

（2）能量保持和工作简单化：能量保持和工作简单化的原则是帮助患者维持日常生活活动能力，像自我照顾，家务，购物和完成职业相关的任务。方法包括步行调节呼吸，在身体活动时计算呼吸频率，有效地利用体能，改进计划，优先安排必需的活动，使用辅助的装置。这些技术可以帮助患者有效地利用能量，保证从事基本日常生活、业余生活和社会活动。结合运动训练，能量保持技术可以使一些晚期疾病的患者甚至重新开始享乐。

（3）药物疗法和其他疗法：在一个综合的肺康复程序中在药物治疗方面的教育包括药物的类型、作用、不良反应、剂量、服药频率、所有口服和吸入药物的合理使用。

（4）生命终末期教育：COPD 患者由于通气限制，未来的病情进展存在呼吸衰竭的危险，而且这种危险将随着时间的延长而增加。患者将面临着一旦出现呼吸衰竭时需要做出是否进行气管插管和机械通气的选择，这将提供保全生命的支持，治疗呼吸衰竭的发作或延长疾病终末期的死亡过程。但是，由 COPD 引起的呼吸衰竭临床可以评估的影响因素中很少能预测机械通气的后果。开始生命支持的决定并不纯粹是自然的医疗问题，它需要患者决定是否接受生命维持阶段的管理，这是一个他们的医生也不能明确地判断对于恢复患者自身生活价值的意义的复合治疗。然而，由于大多数肺疾病患者在疾病的稳定阶段没有与他们的疾病管理提供者讨论有关的问题，因此很少能参与这种从开始讨论到做出决定的过程。这些讨论常常被推迟到终末住院阶段才为患者提供有限的机会做出正式的决定。

在肺康复阶段，生命终末期教育为患者提供一个理解生命维持干预和预先计划重要性的机会。近期的数据表明，参加肺康复的患者中99%的人要求更多地了解生命终末期的管理，也就是说，大多数患者希望在他们的疾病没有进展到出现急性并发症之前的稳定阶段，在门诊治疗时有能力讨论这个问题的时候预先提出计划。还没有研究者检验在肺康复中对提出生命终末期计划问题的不同的授课技术的效果，只有一个研究提出了通过一盘录像带就这个问题做演示、说明和小组讨论，这样教育者只花很少的时间就能够促使更经常地在患者和医生之间就生命终末期管理交换意见。而在肺疾病患者中对这个问题的讨论有很高的兴趣，在肺康复课程中需要更多地编入这个题目，在美国，现在对肺康复患者提供生命终末期教育的仅有8%。

对于生命终末期的讨论就像安乐死的讨论一样涉及医学、道德伦理学和法学，患者有充分的知情权但是缺少必要的医学知识和经验，医生既要尊重患者的选择又要用通俗易懂的讲解使他们了解实施插管/机械通气的利和弊，而在机械通气的过程中又有很多不确定的影响因素，特别是患者家属在其中所起的作用也是很重要的。因此这个问题目前还是一个模糊不清的问题，这种讨论能否给患者带来益处也是不清楚的。而在中国文化的影响下与患者讨论死亡会使一些人认为是不近情理的，所以医生在与患者本人讨论这一问题时应慎重选择对象和时机。

3. 心理 – 社会和行为干预　心理和行为问题，像焦虑、抑郁，对与慢性肺疾病抗争感到困难，自我效率减低（与疾病抗争的能力）是进展性呼吸系统疾病患者发生障碍的原因。呼吸困难有明显的情绪影响，呼吸困难产生的主观恐惧可以进一步限制患者参与日常生活活动的能力。此外，与慢性肺疾病相关的焦虑和减少活动水平可以影响患者的自我效率（self-efficacy）。

在综合肺康复方案中心理 – 社会和行为干预能够作为常规教育课程或者作为强化管理的支持的特殊问题。使肌肉松弛的指令，减少紧张，控制恐惧可以帮助减少呼吸困难和焦虑。因为家庭在慢性呼吸疾病中的作用；鼓励家庭成员和朋友参加肺康复小组。在肺康复期间对常见症状，忧虑和问题的非正式的讨论可以使患者得到情感的支持。在肺康复中偶尔提供集体治疗，应对困难和角色转变。肺康复中的集体治疗的有用性还没有确定。

肺康复的心理学效果还没有清楚的定义。在一个肺康复的非对照研究中观察到肺康复1个月以后抑郁和焦虑症状的显著减轻，在这个康复程序中除了每周5d的运动训练和教育课题，还包括了每周2次的集体心理面谈和强化管理课程。而在另一个随机对照的门诊肺康复研究中，抑郁没有显著改变。

日常生活能力是行为功能的基本体现。日常生活自理能力下降（如自己洗澡、洗漱、穿衣、吃饭需要他人帮助）、睡眠有障碍和活动性减少是由于COPD患者体能下降所导致的。另外步行和做家务困难，不能参加娱乐和社会活动也是他们在日常生活活动中功能降低的表现。但是肺功能与功能状况并不直接相关，而心理因素和行为表现直接或间接影响功能。

运动对减轻抑郁和焦虑都体现了很好的作用。但是在伴有严重抑郁焦虑的患者其参与运动的主观愿望和依从程度会使运动的效果受到限制。因此对这些患者就更要注重综合肺康复，通过改善心境、提高社会支持和家庭支持来使患者提高改善生活质量的需求，提高主动参与意识，达到康复目的。

医疗顺从性也是行为医学中的重要内容。在COPD患者中对医疗顺从性普遍较差。在COPD患者中自行减少药物种类和剂量，忘记服药是经常发生的。造成这种现象的原因一方面与患者文化水平有关，而主要的原因与我们在教育上的不足有关，因为目前我国医院医生为患者诊病的时间约10min，医生无法在如此短的时间内对患者进行教育，这就使我们必须对患者进行集体教育，集体教育在支气管哮喘上的优势已经得到证明，我们在设计患者教育内容时也将药物的正确使用单独列出。除了对药物治疗的依从性外，在营养、运动、戒烟等方面都要进行集体教育，有利于改善患者的依从性。

4. 效果评价　效果评价是综合肺康复的重要的内容，一方面确定个体患者对康复的反应，另一方面评价了方案的整体有效性。康复方案的评价是通过标准化的结果测定来确定方案的总体有效性和作为质量改善的工具。

康复效果评价的基本原则：康复的目的是减轻症状、增加能力、改善生活质量。结果评价就是用定量的方法来表示以上方面经康复后取得的改变。因此康复效果评价并不是评价肺的生理改变，例如 FEV_1 而是评价患者的呼吸困难症状、周围肌肉耐力和心血管状况、与呼吸困难相关的焦虑等。

　　（1）肺康复效果评价的基本原则

　　1）肺康复效果评价是与生理学异常无关的参数，如呼吸困难减轻、生活质量改善。

　　2）评价患者在症状、运动能力、功能状况、生活质量方面的基线损伤和康复后的改变。

　　3）个体化的肺康复干预方案在患者中是不同的，因此改善的程度也是不同的。

　　4）评价也可以让患者看到他们症状改善的证据，对于促进患者长期坚持康复的努力是有益的。

　　5）评价后的结果有利于康复医生为患者调整更理想的康复方案，以此鼓励患者继续努力，取得更好的康复效果。

　　6）康复前后效果评价为第三方付款人（保险人）提供康复方案有效性的客观证据，而进一步得到他们的支持。

　　7）为临床研究提供康复的有效性结果。

　　（2）肺康复效果评价内容

　　1）运动试验：包括峰值递增运动试验、稳态耐力试验。递增运动试验能够显示肺康复的运动训练的生理学效果，是理想的评价方法。耐力运动试验也是评价康复效果的良好指标。

　　2）场地运动试验：6min 步行试验、递增的和稳态的往返步行试验。6min 步行试验有意义的改变距离最低是 70m。改良的 10m 往返步行试验是在室外以步测量的运动容量测定。

　　3）呼吸困难

　　用力呼吸困难：VAS 和 Borg 刻度尺评分。

　　总的呼吸困难：基线的和变化的呼吸困难指数和医学研究会呼吸困难评分。

　　4）健康相关生活质量问卷

　　全身状况的问卷：SF－36。

　　呼吸特异性的问卷：慢性呼吸病问卷、St. George's 问卷。

　　5）功能状况测定问卷

　　全身状况问卷：ADI 评分。

　　呼吸特异性问卷：肺功能状况刻度尺、肺功能状况和呼吸困难问卷。

　　6）营养状况。

　　7）生存状况。

　　8）健康照顾资源利用。

（李海燕）

第十二章　改善呼吸功能的护理技术

呼吸是人的基本需要。无论是急性突发性呼吸困难，还是慢性持续性呼吸困难，都会导致机体缺氧而危及生命和健康。护士有责任采取有效措施，掌握改善呼吸功能的护理技术，以解除患者的痛苦，满足患者的需要。

第一节　吸痰法

吸痰法（aspiration）是指经口、鼻腔、人工气道将呼吸道的分泌物吸出，以保持呼吸道通畅，预防吸入性肺炎、肺不张、窒息等并发症的一种方法。临床上主要用于年老体弱、危重、昏迷及麻醉未清醒前等各种原因引起的不能有效咳嗽排痰者。

临床有电动负压吸引器吸痰法和中心吸引装置吸痰法。

一、电动负压吸引器

（一）引器的构造及作用原理

1. 构造　主要由马达、偏心轮、气体过滤器、压力表及安全瓶和储液瓶组成。安全瓶和储液瓶是两个容器，容量为 1 000mL，瓶塞上有 2 根玻璃管，并有橡胶管相互连接。

2. 原理　接通电源后，马达带动偏心轮，从吸气孔吸出瓶内的空气，并由排气孔排出，这样不断地循环转动，使瓶内产生负压，将痰吸出。

（二）用物

（1）电动吸引器 1 台，多头电源插板。

（2）无菌治疗盘内放有盖容器 2 只（分别盛有无菌生理盐水和消毒吸痰管数根，成年人 12 ~ 14 号，小儿 8 ~ 12 号，气管插管患者 6 号），无菌纱布，无菌止血钳或镊子，无菌持物钳置于盛有消毒液瓶内，弯盘。

（3）必要时备压舌板，开口器，拉舌钳，盛有消毒液的玻璃瓶（系于床栏）。

（三）操作方法

（1）检查吸引器各部连接是否完善，有无漏气。接通电源，打开开关，检查吸引器性能，调节负压。一般成年人吸痰负压 0.3 ~ 0.4mmHg（0.04 ~ 0.053kPa），小儿吸痰 0.25 ~ 0.3mmHg（0.033 ~ 0.04kPa），将吸痰管置于水中，试验吸引力，并冲洗皮管。

（2）将患者头部转向护士，并略有后仰。夹取纱布，吸痰管与玻璃接管另一侧连接。

（3）插入吸痰管，其顺序是由口腔前庭→颊部→咽部，将各部吸尽。如口腔吸痰有困难时，可由鼻腔插入（颅底骨折患者禁用），其顺序由鼻腔前庭→下鼻道→鼻后孔→咽部→气管（20 ~ 25cm），将分泌物逐段吸尽。若有气管插管或气管切开时，可由插管或套管内插入，将痰液吸出。昏迷患者可用压舌板或开口器先将口启开，再行吸引。

（4）吸痰时，吸痰管应自下向上，并左右旋转，以吸尽痰液，防止固定一处吸引而损伤黏膜，吸痰管取出后，吸水冲洗管内痰液，以免阻塞。

（5）吸痰中，随时擦净喷出的分泌物，注意观察患者呼吸频率的改变。在吸引过程中，如患者咳嗽厉害，应稍等片刻后再行吸出。

（6）吸毕，关闭吸引器开关，弃吸痰导管于小桶内，吸引胶管玻璃接头插入床栏上盛有消毒液瓶内备用，将患者口腔周围擦净。观察吸出液的量、颜色及性状，必要时做好记录。

（四）注意事项

（1）吸痰前，检查电动吸引器性能是否良好，连接是否正确。

（2）严格执行无菌操作：需分别由鼻、口腔、气管插管或气管套管内吸痰时，应各用 1 根吸痰管，防止上呼吸道感染播散到下呼吸道。每吸痰 1 次，更换 1 次吸痰管。

（3）插管时不可带负压，即反折吸痰管，吸痰动作轻柔，不可上下提插，避免损伤呼吸道黏膜。

（4）一次吸痰时间不应超过 15s，吸引器连续使用时间不超过 3min。

（5）痰液黏稠时，可使用蒸汽吸入，也可向气管插管或气管套管内滴入生理盐水或化痰药物，使痰稀释便于吸出。所用的吸痰管，其外径不得超过套管口径的 1/2。

（6）储液瓶内的吸出液应及时倾倒，不应超过瓶的 2/3，以免痰液吸入马达，损坏机器。储液瓶洗净后，应盛少量的水，以防痰液黏附于瓶底，妨碍清洗。

二、中心吸引装置

利用管道通路到达各病室床单位，替代电动吸引器，较为普遍。中心吸引装置吸痰法操作方法如下。

（一）用物

（1）壁挂式吸引器。

（2）治疗盘内放：一次性带盖治疗碗 3 个（分别盛放试吸液、冲管液和无菌纱布），一次性 PE 手套，一次性吸痰管。

（二）操作方法

（1）备齐用物，携至床旁，检查壁挂式吸引器各管连接是否正确，吸气管和排气管是否接错。

（2）将吸引器后盖的两个挂孔对准固定在墙上的真空管路插孔挂牢，玻璃接管与吸引器导管连接。

（3）按增加的方向旋动调节手轮，仪器即可接通真空管路的负压。调节负压，一般成人吸痰负压 0.3 ~ 0.4mmHg，小儿 0.25 ~ 0.3mmHg。

（4）向患者解释，以取得合作，将患者的头侧转，面向护士，并略有后仰。戴上 PE 手套，吸痰管与玻璃接管另一侧连接。

（5）抽吸生理盐水润滑导管前端检查是否通畅，有无漏气，左手反折导管，右手拿取导管前端缓慢插入口、鼻腔，由深部向上提拉，左右旋转，吸净痰液。每次吸痰时间不超过

15s，痰多者应间隔 3 ~ 5min 再吸。

（6）每次吸痰完毕，应用无菌生理盐水抽吸冲洗，以防导管被痰液阻塞。

（7）吸毕，关吸引管，按减少的方向把调节手柄旋转，切断瓶内及吸管的负压。

（三）注意事项

（1）吸痰前应检查吸引器效能是否良好，各种连接管连接是否严密、正确。

（2）吸痰时要遵守无菌操作的原则，各种无菌物、导管及无菌水均应定时更换，以防污染呼吸道。

（3）插入导管动作应轻稳，不可用力，减少导管在呼吸道黏膜上拖、拉，采取间断吸引，以保护呼吸道黏膜。

（4）两次吸引之间应重新给患者吸氧，以防血氧过低。发现阵发性咳嗽及心律失常应立即停止吸引。

（魏柯柯）

第二节　氧气吸入疗法

氧是生命活动所必需的物质，如果组织得不到足够的氧或不能充分利用氧，组织的代谢、功能，甚至形态结构都有可能发生异常改变，这一过程称为缺氧。

氧气吸入疗法（oxygen therapy）是指通过给氧，提高动脉氧分压（PaO_2）和动脉血氧饱和度（SaO_2），增加动脉血氧含量（CaO_2），纠正各种原因造成的缺氧状态，促进组织的新陈代谢，维持机体生命活动的一种治疗方法。

一、供氧装置

现在临床常用的供氧装置是中心供氧装置。供应站总开关控制，各用氧单位配氧气表，打开流量表即可使用。此法迅速、方便。

目前，也有一些基层医院或室外临时救护所不具备中心供氧的条件，可以选择氧气筒供氧，配备氧气压力装置表。

二、供氧方法

1. 双侧鼻导管给氧法　将双侧鼻导管插入鼻孔内约 1cm，导管环固定稳妥即可。此法比较简单，患者感觉比较舒服，容易接受，因而是目前临床上常用的给氧方法之一。

2. 面罩法　将面罩置于患者的口鼻部供氧，用松紧带固定，再将氧气接管连接于面罩的氧气进孔上，呼出的气体从面罩两侧孔排出。由于口、鼻部都能吸入氧气，效果较好。调节氧流量每分钟 6 ~ 8L。可用于病情较重、氧分压明显下降者。

3. 头罩法　将患者头部置于头罩里，罩面上有多个孔，可以保持罩内一定的氧浓度、温度和湿度。头罩与颈部之间要保持适当的空隙，防止二氧化碳潴留及重复吸入。此法主要用于小儿。

4. 氧气枕法　氧气枕是一长方形橡胶枕，枕的一角有一橡胶管，上有调节器可调节氧流量，氧气枕充入氧气，接上湿化瓶即可使用。此法可用于家庭氧疗、危重患者的抢救或转运途中，以枕代替氧气装置。

三、供氧浓度

空气中的氧含量为20.93%，为达到治疗效果，吸入氧气的浓度必须高于空气中的氧气浓度。吸氧浓度可通过以下公式换算：

吸入氧浓度% = 21 + 4 × 氧流量（L/min）

氧气用量依病情而定，给氧浓度取决于缺氧状态，用鼻导管，成人轻度缺氧者，一般每分钟1~2L；中度缺氧者每分钟2~4L；重度缺氧者每分钟4~6L。对于缺氧伴有二氧化碳潴留的患者，应控制氧流量每分钟1~2L，以改善缺氧，同时又可避免二氧化碳潴留加重。对重度缺氧，不伴有二氧化碳潴留的患者，吸入氧浓度不需加以控制，通常达35%以上。高浓度吸氧时，常用间断给氧，如持续给氧的时间超过24h，则浓度不超过60%为宜，以防发生氧中毒。

四、注意事项

（1）用氧前，检查氧气装置有无漏气，是否通畅。

（2）严格遵守操作规程，注意用氧安全，切实做好"四防"，即防震、防火、防热、防油。

（3）使用氧气时，应先调节流量后应用。停用氧时，应先拔出导管，再关闭氧气开关。中途改变流量，先分离鼻导管与湿化瓶连接处，调节好流量再接上。以免一旦开关出错，大量氧气进入呼吸道而损伤肺部组织。

（4）用氧过程中，注意观察患者脉搏、血压、精神状态、皮肤颜色、呼吸方式等情况有无改善，衡量氧疗效果，同时可监测动脉血气分析判断疗效，根据变化及时调整用氧浓度。

（5）常用湿化液有蒸馏水。急性肺水肿用20%~30%酒精，具有降低肺泡内泡沫的表面张力，使肺泡泡沫破裂、消散，改善肺部气体交换，减轻缺氧症状的作用。

（魏柯柯）

第三节 吸入疗法

一、氧气驱动雾化吸入

氧气驱动雾化吸入疗法是临床上一种较好的祛痰、消炎、局部用药手段。具有操作简单、药物直达病灶、局部病灶药物浓度高、安全性好、不良反应小等优点。

（一）原理

基本原理是利用高速氧气流通过毛细管口并在管口产生负压，将药液由相邻的管口吸出，所吸出的药液又被毛细管口高速的氧气流撞击成细小的雾滴，成气雾状喷出，随患者呼吸进入呼吸道而达到治疗的作用。

（二）目的

（1）治疗呼吸道感染，消除炎症，稀释痰液以有利于痰液的排出，治疗急、慢性呼吸道炎症。

（2）解痉平喘，改善通气功能，用于治疗哮喘。

（三）用物准备

1. 必备物品

（1）雾化吸入器1套。

（2）吸氧装置1套：吸氧装置和湿化瓶（不装水）。

（3）10mL注射器：用于抽吸药液。

（4）药品：按医嘱备药。

2. 常用药物及其作用

（1）湿化祛痰药：如α-糜蛋白酶2.5~5mg加生理盐水10mL稀释后应用。

（2）支气管扩张药：如异丙肾上腺素0.25~0.5mg加生理盐水5~10mL；0.5%非布丙醇加生理盐水10mL；地塞米松2~5mg加生理盐水5~10mL。

（3）抗生素类药：常用药物有青霉素每次5万~10万U，加生理盐水5~10mL，注意应在皮试阴性的情况下应用；庆大霉素每次4万~8万U，加生理盐水10mL，以达到控制炎症的功效。

（四）操作方法

（1）按医嘱抽取药液，用蒸馏水稀释或溶解药物在10mL以内，注入雾化器的储液罐内。

（2）将雾化器储液罐与入管口旋紧连接，然后下端再与氧气装置的延长导管相连，注意连接应紧密，防止漏气。

（3）将洁净的口含嘴取出，与雾化器的吸入管口相连。

（4）调节氧气装置，储液罐有雾化液气体出现，下端无药液漏出，即雾化器安装完毕。

（五）注意事项

（1）在治疗前护士应详细介绍雾化吸入疗法的意义和方法、时间、效果及如何正确地配合，以达到最佳的治疗效果。

（2）操作时先检查雾化器各部件连接是否良好，有雾气出现时再让患者吸入。初次做此治疗，应教会患者使用方法：嘱患者漱口以清洁口腔，取舒适体位，最好采用半坐位或坐位，患者手持雾化器，用口完全含住雾化器吸嘴，紧闭口唇，用持雾化器的手堵住雾化器的开放端口，同时深吸气，可使药液充分达到支气管和肺内，吸入雾化液气后再屏气1~2s，效果更好。

（3）吸入时间不宜过长，一般为15~20min，氧流量不宜过大。

（4）治疗完毕，取下雾化器，关闭氧气，清理用物，协助患者漱口。每次要将储液罐、吸入管口、口含嘴冲洗干净，消毒后再用冷开水洗净，使患者能得到更好的休息。

二、超声雾化吸入

超声波雾化器是应用超声波声能，将药液变成细微的气雾，由呼吸道吸入，达到治疗目的，其特点是雾量大小可以调节，雾滴小而均匀，药液随着深而慢的吸气被吸入终末支气管及肺泡。又因雾化器电子部分能产热，对雾化液有加温作用，使患者吸入温暖、舒适的气雾。

（一）超声波雾化器的结构

（1）超声波发生器：通电后输出高频电能。雾化器面板上操纵调节器有电源开关、雾化开关、雾量调节旋钮、指示灯及定时器。

（2）水槽与晶体换能器：水槽盛冷蒸馏水，其底部有一晶体换能器，接收发生器输出的高频电能，将其转化为超声波声能。

（3）雾化罐（杯）与透声膜：雾化罐盛药液，其底部是一半透明的透声膜，声能可透过此膜与罐内药液作用，产生雾滴喷出。

（4）螺纹管和口含嘴（或面罩）。

（二）原理

当超声波发生器输出高频电能，使水槽底部晶体换能器转换为超声波声能，声能振动并透过雾化罐底部的透声膜，作用于雾化罐内的液体，破坏了药液的表面张力和惯性，使药液成为微细的雾滴，通过导管随患者吸气而进入呼吸道。

（三）目的

（1）消炎、镇咳、祛痰。

（2）解除支气管痉挛，使气道通畅，改善通气功能。

（3）在胸部手术前后，预防呼吸道感染。

（4）配合人工呼吸作呼吸道湿化或间歇雾化吸入药物。

（5）应用抗癌药物治疗肺癌。

（四）使用方法

（1）接上电源，雾化储液罐与雾化器连接。

（2）将待吸入的药物放入储液罐。

（3）打开雾化器上的开关，嘱患者深呼气至残气位，张开口腔，张口咬住喷嘴，缓慢深吸气到肺总量时可屏气 $4 \sim 10s$，注意吸气时盖住储液罐上端开口，呼气时打开。

（4）持续雾化时间 $10 \sim 15min$。

（五）注意事项

（1）使用前，先检查机器各部有无松动，脱落等异常情况。机器和雾化罐编号要一致。

（2）水槽底部的晶体换能器和雾化罐底部的透声膜薄而质脆，易破碎，应轻按，不能用力过猛。

（3）水槽和雾化罐切忌加温水或热水。

（4）特殊情况需连续使用，中间须间歇 $30min$。

（5）每次使用完毕，将雾化罐和"口含嘴"浸泡于消毒溶液内 $60min$。

（王金花）

参考文献

[1] 中华医学会呼吸病学分会慢性阻塞性肺疾病学组. 慢性阻塞性肺疾病诊疗指南（2013 修订版）[J]. 中华结核和呼吸杂志, 2013, 187（4）: 347-365.

[2] 刘又宁, 余丹阳, 孙铁英, 等. 中国 1998—2007 年临床确诊肺真菌病的多中心回顾性调查 [J]. 中华结核和呼吸杂志, 2011, 34: 86-90.

[3] 杨华林, 朱莉贞, 成诗明. 现代结核病诊断与治疗 [M]. 长沙: 湖南人民出版社, 2010.

[4] 李礼舜, 曹彬. 糖皮质激素在重症流感治疗中的争议 [J]. 中华医学杂志, 2012, 92: 2379-2381.

[5] 王辰, 翟振国, 杨媛华. 全国推进我国肺血栓栓塞症的防治网络体系建设 [J]. 中华医学杂志, 2012, 92: 1801-1803.

[6] 郑劲平. 慢性阻塞性气道疾病的临床研究: 设计与实践 [J]. 内科理论与实践杂志, 2010, 5: 330-333.

[7] 刘又宁. 呼吸内科学高级教程 [M]. 北京: 人民军医出版社, 2015.

[8] 罗彬. 呼吸系统疾病诊疗技术 [M]. 北京: 科学出版社, 2014.

[9] 蔡柏蔷, 李龙芸. 协和呼吸病学 [M]. 北京: 中国协和医学大学出版社, 2011.

[10] 钟南山. 呼吸病学新进展 [M]. 北京: 人民军医出版社, 2015.

[11] 郭其森. 现代肺癌诊断治疗学 [M]. 济南: 山东科学技术出版社, 2010.

[12] 韩颖萍, 李俊, 刘勤社. 实用呼吸病临床手册 [M]. 北京: 中国中医药出版社, 2016.

[13] 朱毅. 最新呼吸科疾病诊疗指南荟萃 [M]. 南京: 东南大学出版社, 2013.

[14] 赵建平. 呼吸疾病诊疗指南 [M]. 北京: 科学出版社, 2016.

[15] 李万成, 姜轶. 微创呼吸病学 [M]. 成都: 四川科学技术出版社, 2016.

[16] 杨岚, 沈华浩. 呼吸系统疾病 [M]. 北京: 人民卫生出版社, 2015.

[17] 吴丛山, 李勋光, 顾峰, 等. 呼吸系统疾病的检验诊断与临床 [M]. 上海: 上海交通大学出版社, 2016.

[18] 舒惠萍. 呼吸疾病安全用药手册 [M]. 北京: 科学出版社, 2015.

[19] 林典义. 呼吸内科疾病诊疗新进展 [M]. 西安: 西安交通大学出版社, 2015.

[20] 白春学, 蔡柏蔷, 宋元林. 现代呼吸病学 [M]. 上海: 复旦大学出版社, 2014.

[21] 李云霞, 王静. 呼吸系统疾病 [M]. 北京: 人民卫生出版社, 2014.

[22] 梁群. 呼吸重症疾病的诊断与治疗 [M]. 北京: 人民卫生出版社, 2014.

[23] 王红阳, 李球兵, 刘飒. 呼吸内科并发症诊疗学 [M]. 北京: 科学出版社, 2013.

[24] 何全瀛. 呼吸内科诊疗常规 [M]. 北京: 中国医药科技出版社, 2012.

[25] 王浩彦. 实用临床呼吸病学 [M]. 北京: 科学文献出版社, 2012.